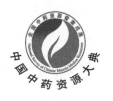

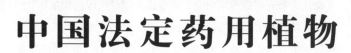

中国法定药用植物

Legal Medicinal Plants of China

赵维良／主编

浙江省食品药品检验研究院　编著

科学出版社

北京

内 容 简 介

本书收集历版中国药典、局颁标准、部颁标准（含藏药维药蒙药）和全国各省、自治区、直辖市颁布的中药材及民族药等标准 120 余册，收录其收载植物药材的所有基源植物，并对其中的同名异物和同物异名进行归纳、考证和校订，共整理出药材基源植物 221 科 2965 种。因这些植物均来源于法律法规所允许的药用标准，故首次使用"法定药用植物"一词来定义这些植物。按植物分类系统排列，内容有法定药用植物的中文名称（含别名）、植物拉丁学名（含异名）、药材名称、药用部位及药用标准等。

本书适于从事中医药及植物研究、教学、生产、检验、临床配方等有关人员参考。

图书在版编目（CIP）数据

中国法定药用植物 / 赵维良主编；浙江省食品药品检验研究院编著.—北京：科学出版社，2017.6
（中国中药资源大典）
ISBN 978-7-03-052920-6

Ⅰ.①中… Ⅱ.①赵…②浙… Ⅲ.①药用植物-国家标准-中国

Ⅳ.① R282.71-65

中国版本图书馆CIP数据核字(2017)第116367号

责任编辑：刘 亚 曹丽英 / 责任校对：郑金红
责任印制：肖 兴 / 封面设计：黄华斌

科学出版社出版
北京东黄城根北街16号
邮政编码：100717
http://www.sciencep.com
中国科学院印刷厂 印刷
科学出版社发行 各地新华书店经销

2017年6月第 一 版 开本：889×1194 1/16
2017年7月第二次印刷 印张：29 1/2
字数：878 000

定价：238.00 元
（如有印装质量问题，我社负责调换）

本书编委会

浙江省食品药品检验研究院　编著

主　　编　赵维良

顾　　问　陈时飞　洪利娅

副 主 编　马临科　郭增喜　方翠芬　戚雁飞

编　　委（按姓氏笔画排序）

马临科　方翠芬　张文婷　陈时飞

郑　成　赵维良　祝　明　郭增喜

黄琴伟　戚雁飞

参加编写（按姓氏笔画排序）

王　钰　史煜华　严爱娟　李文庭

陆静娴　陈　浩　范志英　周　颖

黄文康　黄盼盼　谭春梅

审　　稿　来复根　陈锡林

主编简介

　　赵维良，1959年生，浙江诸暨人，1979—1986年就读并毕业于浙江大学药学院（原浙江医科大学药学系），获学士及硕士学位。历任浙江省药品检验所、浙江省食品药品检验所副所长、浙江省食品药品检验研究院副院长，主任中药师。国家药典委员会第八至十一届委员、国家药品审评专家库专家、国家保健食品审评专家、《中草药》、《中国现代应用药学》和《中国药业》杂志社编委。曾主持及参与完成国家科技部、国家药典会、香港卫生署、浙江省食药监管局等部门科研课题20余项，《浙江省中药炮制规范》2005年版、2015年版及《浙江省医疗机构制剂规范》2005年版副主任委员，参与《中华人民共和国药典》2015年版及《中药志》等9部标准和著作的编写，发表论文47篇。

序　言

　　中医药是中华民族的瑰宝，在我国各族人民长期的生产生活实践和与疾病的抗争中逐步形成并不断丰富发展，建立了完整的理论体系，为中华民族的繁衍生息、人民生命健康作出了重要贡献。中药主要来源于植物，著名的本草著作从《神农本草经》、《新修本草》、《经史证类备急本草》、《本草纲目》至《植物名实图考》，收载来源于植物的中药数量持续增加，药味和功效的描述更为准确，形态描述从仅有文字发展到图文对照，图谱也从粗糙逐渐至精准。新中国成立后，国家高度重视中药工作，针对我国幅员辽阔、民族众多、医派纷呈的特点，组织中医药专家建立了国家中药材（民族药）标准，推进我国中药标准化建设，促进中药事业健康发展。各省（自治区、直辖市）根据地区及各民族用药的特点，建立了具有地方特色和民族特色的中药材（民族药）及饮片标准，传承各地区、各民族的医药文化精髓和宝贵财富。

　　我国古代医药不分家，以"本草"来涵盖中药（民族药）、草药和供药用的植物。近代中医药在几千年的发展基础上，对中医药进行系统分类，形成了不同专业学科，除了中药（民族药）和草药外，还出现了药用植物的概念。随着科技的迅猛发展以及法制观念的不断增强，传统的药用植物概念又开始令中医药工作者感到困惑：一是药用植物和植物的区分标准不清晰；二是某些植物被称作药用植物，但经采集加工后并不允许作为药材用来治病，只有按照国家药品（药材）标准、地方中药材（民族药）标准和炮制规范收载的，方能正规用来治病防病。为此，浙江省食品药品检验研究院组织有关专家经过深入研究，编写了《中国法定药用植物》一书，把上述所有标准收载的中药材（民族药）和饮片的植物基源定义为法定药用植物，划定了植物和法定药用植物之间的界限，在一定的地域范围及标准有效期内，法定药用植物采集加工成药材、经炮制加工成中药饮片可供正规药用。

　　该书编写人员参考历版《中国药典》，国家标准、部颁标准以及全国各地不同版本的中药（民族药）标准120余册，并进行系统的编辑整理，与《中国植物志》、*Flora of China*、《中国真菌志》、《中国海藻志》等权威植物学著作对照，进行植物名和拉丁学名校对、订正和异名归并，并按近年权威植物分类著作，对某些变种和变型进行归并，整理归纳出法定药用植物共有2965种，基本囊括了近代至2016年我国国家标准和地方标准收载的中药材（民族药）的植物基源，收录植物中文名、拉丁学名、药材名、药用部位和收载标准等内容，并按分类系统排列。

　　该书内容简明、科学性强，具有很高的应用价值，是一本供中医药学和植物学临床、科研、生产、使用的重要参考书。相信该书的出版，将更好地助力我国中医药事业发展。

　　欣然为序！

中国工程院院士

中国中医科学院常务副院长

2017 年 1 月

前　言

　　中华民族历史悠久，在数千年与人类疾病的斗争中，凭借着智慧和聪颖，积累了丰富而有效的中医药知识，并逐渐建立了独特的理论体系，成为中国传统文化不可或缺的组成部分。中药作为中医药体系的物质基础，系治病防病的源头。古人留下的中药著作汗牛充栋，其中《神农本草经》载药365种，是我国现存最早的药学著作，《新修本草》载药844种，是我国第一部官修药典，亦为世界上第一部药典，《经史证类备急本草》载药1558种，《本草纲目》载药1892种，《植物名实图考》收载植物药1714种，载药数量逐渐增加，文字描述内容也日渐精准，图谱也经历了从无到有，从粗糙至精细的发展过程。

　　我国幅员辽阔，民族众多，各族人民以居住地资源为基础，在民族医学发展的同时，也总结出了各具特色的品种鉴别、采集加工和临床应用的民族药体系，形成了藏药、维药、蒙药、壮药、瑶药、傣药、彝药、畲药等丰富多彩的民族药种类。

　　上述诸多中药和民族药绝大多数源自植物。随着近代植物分类学的兴起和发展，来源于植物的中药、民族药的基源日渐明晰。新中国成立后，制定了较为完备的中药、民族药标准体系。这些标准既有为全国各地普遍应用的国家标准，也有各省（自治区、直辖市）根据本地区及各民族特点而制定的地方标准，这些标准内容丰富，充分体现了中医药各流派及各民族医药的精华，可谓百家争鸣、精彩纷呈，为促进中医药和民族医药的发展发挥了重要作用。同时，上述标准的制定也具有充分的药品法律法规依据。

　　随着植物分类学的发展，特别是当代基因学的发展，植物物种的鉴定越来越精确，但植物和药用植物间的界限尚无清晰的界定。不同的著作以及不同的中医药学者，对何者是药用植物、何者是不供药用的普通植物的回答并不一致；况且随着医药有关法律法规的日益完善和执法力度的增强，某些植物虽被定义为药用植物，但因其并非是标准收载的中药材的植物基源，采集加工炮制后不能正规的作为中药使用，导致了药用植物不能供药用的情况。为此，有必要对目前有标准或炮制规范收载的中药材及饮片的植物基源确定一个概括性的术语，现定义为"法定药用植物"（Legal Medicinal Plants）。概括地说，法定药用植物是指我国历版国家标准或各省、自治区、直辖市历版地方标准及其附录收载的药材饮片的基源植物，绝大部分在我国有野生分布，部分我国有栽培，少部分我国无分布亦无栽培，属进口药材的基源植物。相应地对法定药用植物的各项内容进行研究的学科定义为"法定药用植物学"（Legal Medicinal Botany）。法定药用植物和植物之间的界限明确，且法定药用植物按各版标准采集加工炮制后的中药材或饮片，在标准有效实施期间及有效的地域范围内曾经使用或现仍可正规合法的使用。某些在历史上曾合法使用的现在虽已停止使用，但仍有研究和利用的价值，故仍收录于本书中。本书的"法定药用植物"一词属学术用语，且收载的植物基源既包含现行有效版也包含非现行有效版的标准和炮规，故收载于本书的法定药用植物并非均能现行正规使用。

　　编写人员从各种渠道共收集到1953—2015年历版《中国药典》10册（另有1930年出版的《中

华药典》），卫生部及食药监总局颁布的药品、中药材、藏药、维药、蒙药及中药成方制剂（附录中药材）共 21 册，各省、自治区、直辖市及港、台历版中药材、藏药、维药、壮药、瑶药、傣药、彝药等标准共 82 册，及个别单独收载基源植物较多的省炮制规范；另参考了《中国药材标准名录》记录的 10 余册成册标准和部分零星标准。上述内容包括了国家及各省、自治区、直辖市已出版的所有涉及中药材的成册标准。

编写人员对上述所有的中药材标准的药材名、原植物中文名、拉丁学名、药用部位及分类系统进行了认真细致的整理、归类、订正和校对，并对所有的植物中文名和拉丁学名与《中国植物志》、《中国真菌志》、《中国海藻志》、《中国藓类植物志》、*Flora of China* 等植物学著作进行了校订，对不同标准收载的药材饮片的植物基源的中文别名和拉丁学名异名进行考证合并，并根据最近国内权威的分类著作，对一些种类进行归并，最后整理出法定药用植物名录共 222 科 2965 种（含种以下分类等级），其中藻类 4 科 7 种，菌类 13 科 45 种，地衣 5 科 7 种，苔藓类 1 科 2 种，蕨类 27 科 88 种，种子植物 172 科 2816 种，其中裸子植物 8 科 38 种，被子植物 164 科 2778 种，其中双子叶植物 141 科 2423 种，单子叶植物 23 科 355 种。所有维管束植物均按分类系统（蕨类植物按秦仁昌系统，裸子植物按郑万钧系统，被子植物按恩格勒系统）排列，每一个品种的内容均有植物中文名、拉丁学名、药材名、药用部位和收载标准。

由于中药材和民族药标准公开发行的面较窄，且许多标准属内部发行，无论是纸质出版物或网络信息很难收集齐全，如果查询某一冷僻药材和饮片的植物基源，尤其是通过植物基源查询药材或饮片时常感到困难。本书提供了我国国家和地方有关标准收载的药材饮片原植物基源的全貌和概况，及它们在全国各地的应用范围等情况，并可由药材名称为线索，查阅到原收载标准药材和饮片的各种信息。本书的出版，将为中药民族药、药用植物及植物的生产、使用、研究、教学、监管工作者带来检索的便利，为我国中医药事业的发展贡献微薄之力。

本书承蒙黄璐琦院士撰写序言，并得到了国家中医药管理局中药资源普查试点办公室的指导和资助，得到了全国各省、自治区、直辖市食品药品检验机构、部分食药监管局及浙江省内部分市级食品药品检验院（所），尤其是浙江金樟照、内蒙古周凯、青海刘亚蓉、四川周娟、山东徐丽华、山西史宪海、香港赵中振等老师的大力支持与热心帮助，得到了浙江省食品药品检验研究院相关部门的大力协助，在此对他们所付出的辛勤劳动表示衷心的感谢！

由于水平及各种条件所限，书中难免会有疏漏之处，敬请谅解并批评指正。

赵维良

2017 年 1 月于钱塘江畔

编写说明

1. 本书共收录法定药用植物 2965 种（含种以下分类等级），法定药用植物系历版中国药典、部颁标准、局颁标准、各省（自治区、直辖市）（含香港、台湾）颁布的中药材饮片标准及中华药典所收载的药材饮片的基源植物。

2. 法定药用植物按植物分类系统排列，其中蕨类植物依据秦仁昌系统，裸子植物依据郑万钧系统，被子植物依据恩格勒系统。

3. 每种法定药用植物收载内容有中文名、拉丁学名、药用部位、药材名和收载标准。基本格式为：

独行菜 ← （中文名）

Lepidium apetalum Willd. ← （拉丁学名）

（药用部位）　（药材名）　（收载标准）

干燥成熟种子用作葶苈子，收载于药典 1963—2015、新疆药品 1980 二册、内蒙古蒙药 1986 和台湾 1985 一册。

4. 所采用的法定药用植物中文名及拉丁学名以《中国植物志》的名称为正名，如收载标准中的中文名和（或）拉丁学名系别名或异名的，均加括号列于正名后，并在正名上标注 "*" 号，注明《中国植物志》收载该种的卷（期）页。《中国植物志》电子版和纸质版的页码偶尔略有差异的，采用电子版页码。如果收载标准的拉丁学名有拼写等问题的，则不予列入。

5. 不同标准收载的同一法定药用植物拉丁学名的属名和种加词相同，但定名人有异的，一般依据《中国植物志》确定。

6. *Flora of China* (FOC) 对《中国植物志》的中文名或拉丁学名若有订正，则本书依据 *Flora of China* 修改，修改的名称上标注 "*"，注明收载该种法定药用植物的《中国植物志》的卷（期）页，并标注 "FOC"。如：

倒卵叶野木瓜 * （卵钝药野木瓜）

Stauntonia obovata Hemsl. (*Stauntonia leucantha* Diels ex Y. C. Wu)

干燥藤茎用作野木瓜藤，收载于贵州药材 2003。

*《中国植物志》第 29 卷 045 页 -FOC。

7. 属于种的鉴定错误或基源植物的误用，参照《中国植物志》，在该拉丁学名的种加词和定名人之间加 auct. non，并加括号置于正确基源植物的拉丁学名后。

8. 根据《中国植物志》正名对不同标准中收载的异名进行归并，如素心蜡梅 *Chimonanthus praecox* (Linn.) Link var. *concolor* Makino 和磬口蜡梅（红心腊梅）*Chimonanthus praecox* (Linn.) Link var. *grandiflorus* (Lindl.) Makino 均为蜡梅 *Chimonanthus praecox* (Linn.) Link 的异名，故把

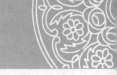

前两者均归并至蜡梅项下。

9. 依据 *Flora of China* 对某些种或变种予以归并，如四叶厚朴归并至厚朴、素华党参归并至党参等。如果归并可能引起用药的混乱，则不予归并，如昆明山海棠仍单列不归并至雷公藤，川楝仍单列不归并至楝等。

10. 中华药典 1930 年版中收载的中药材，部分未载明中文名，本书根据有关资料从其拉丁学名查得中文名。

11. 菌藻地衣和藓类的中文名和拉丁学名依据《中国真菌志》、《中国的真菌》、《中国真菌总汇》、《中国海藻志》和《中国藓类植物属志》，另适当考虑中国药典用法。

12. 将不同标准收载的同一法定药用植物的药材按药材名归类叙述，对于药用部位相同而药材名不同的，后文叙述时药用部位从略。如：

大血藤

Sargentodoxa cuneata (Oliv.) Rehd. et Wils.

干燥藤茎用作大血藤，收载于药典 1977—2015、广西壮药 2008 和贵州药材 2003 附录；用作红藤，收载于新疆药品 1980 二册。

13. 对收载标准中个别药用部位的不恰当描述予以改正，如把石衣的药用部位由"干燥子实体"改正为"干燥地衣体"。

标准简称及全称对照

药典 1953　中华人民共和国药典 . 1953 年版 . 中央人民政府卫生部编 . 上海：商务印书馆 . 1953

药典 1963　中华人民共和国药典 . 1963 年版一部 . 中华人民共和国卫生部药典委员会编 . 北京：人民卫生出版社 . 1964

药典 1977　中华人民共和国药典 . 1977 年版一部 . 中华人民共和国卫生部药典委员会编 . 北京：人民卫生出版社 . 1978

药典 1977 附录　中华人民共和国药典 . 1977 年版一部 . 附录

药典 1985　中华人民共和国药典 . 1985 年版一部 . 中华人民共和国卫生部药典委员会编 . 北京：人民卫生出版社、化学工业出版社 . 1985

药典 1985 附录　中华人民共和国药典 . 1985 年版一部 . 附录

药典 1990　中华人民共和国药典 . 1990 年版一部 . 中华人民共和国卫生部药典委员会编 . 北京：人民卫生出版社、化学工业出版社 . 1990

药典 1990 附录　中华人民共和国药典 . 1990 年版一部 . 附录

药典 1995　中华人民共和国药典 . 1995 年版一部 . 中华人民共和国卫生部药典委员会编 . 广州：广东科技出版社、化学工业出版社 . 1995

药典 1995 附录　中华人民共和国药典 . 1995 年版一部 . 附录

药典 2000　中华人民共和国药典 . 2000 年版一部 . 国家药典委员会编 . 北京：化学工业出版社 . 2000

药典 2000 附录　中华人民共和国药典 . 2000 年版一部 . 附录

药典 2005　中华人民共和国药典 . 2005 年版一部 . 国家药典委员会编 . 北京：化学工业出版社 . 2005

药典 2005 附录　中华人民共和国药典 . 2005 年版一部 . 附录

药典 2005 增补　中华人民共和国药典 . 2005 年版增补本 . 国家药典委员会编 . 北京：化学工业出版社 . 2009

药典 2010　中华人民共和国药典 . 2010 年版一部 . 国家药典委员会编 . 北京：中国医药科技出版社 . 2010

药典 2010 附录　中华人民共和国药典 . 2010 年版一部 . 附录

药典 2015　中华人民共和国药典 . 2015 年版一部 . 国家药典委员会编 . 北京：中国医药科技出版社

药典 2015 附录　中华人民共和国药典 . 2015 年版四部 (418-424). 国家药典委员会编 . 北京：中国医药科技出版社

部标 1963　中华人民共和国卫生部药品标准 (部颁药品标准) 1963 年 . 中华人民共和国卫生部编 . 北京：人民卫生出版社 . 1964

部标 1988　中华人民共和国卫生部部标准 (试行). 中华人民共和国卫生部药典委员会编 . 1988

部标蒙药 1998　中华人民共和国卫生部药品标准 · 蒙药分册 . 中华人民共和国卫生部药典委员会编 . 1998

部标蒙药 1998 附录　中华人民共和国卫生部药品标准 · 蒙药分册 . 附录

部标维药 1999　中华人民共和国卫生部药品标准 · 维吾尔药分册 . 中华人民共和国卫生部药典委员会编 . 乌鲁木齐：新疆科技卫生出版社 . 1999

部标维药 1999 附录　中华人民共和国卫生部药品标准 · 维吾尔药分册 . 附录

部标藏药 1995　中华人民共和国卫生部药品标准 · 藏药 · 第一册 . 中华人民共和国卫生部药典委员会编 . 1995

部标藏药 1995 附录　中华人民共和国卫生部药品标准 · 藏药 · 第一册 . 附录

部标中药材 1992　中华人民共和国卫生部药品标准 · 中药材 · 第一册 . 中华人民共和国卫生部药典委员会编 . 1992

部标进药 1977　进口药材质量暂行标准 . 中华人民共和国卫生部编 . 1977

部标进药 1986　中华人民共和国卫生部进口药材标准.中华人民共和国卫生部药典委员会编.1986

局标进药 2004　儿茶等 43 种进口药材质量标准.国家药品监督管理局注册标准.2004

部标成方一册 1989 附录　中华人民共和国卫生部药品标准中药成方制剂·第一册·附录.中华人民共和国卫生部药典委员会编.1989

部标成方二册 1990 附录　中华人民共和国卫生部药品标准中药成方制剂·第二册·附录.中华人民共和国卫生部药典委员会编.1990

部标成方三册 1991 附录　中华人民共和国卫生部药品标准中药成方制剂·第三册·附录.中华人民共和国卫生部药典委员会编.1991

部标成方四册 1991 附录　中华人民共和国卫生部药品标准中药成方制剂·第四册·附录.中华人民共和国卫生部药典委员会编.1991

部标成方五册 1992 附录　中华人民共和国卫生部药品标准中药成方制剂·第五册·附录.中华人民共和国卫生部药典委员会编.1992

部标成方六册 1992 附录　中华人民共和国卫生部药品标准中药成方制剂·第六册·附录.中华人民共和国卫生部药典委员会编.1992

部标成方七册 1993 附录　中华人民共和国卫生部药品标准中药成方制剂·第七册·附录.中华人民共和国卫生部药典委员会编.1993

部标成方八册 1993 附录　中华人民共和国卫生部药品标准中药成方制剂·第八册·附录.中华人民共和国卫生部药典委员会编.1993

部标成方九册 1994 附录　中华人民共和国卫生部药品标准中药成方制剂·第九册·附录.中华人民共和国卫生部药典委员会编.1994

部标成方十册 1995 附录　中华人民共和国卫生部药品标准中药成方制剂·第十册·附录.中华人民共和国卫生部药典委员会编.1995

部标成方十一册 1996 附录　中华人民共和国卫生部药品标准中药成方制剂·第十一册·附录.中华人民共和国卫生部药典委员会编.1996

部标成方十二册 1997 附录　中华人民共和国卫生部药品标准中药成方制剂·第十二册·附录.中华人民共和国卫生部药典委员会编.1997

部标成方十三册 1997 附录　中华人民共和国卫生部药品标准中药成方制剂·第十三册·附录.中华人民共和国卫生部药典委员会编.1997

部标成方十四册 1997 附录　中华人民共和国卫生部药品标准中药成方制剂·第十四册·附录.中华人民共和国卫生部药典委员会编.1997

部标成方十五册 1998 附录　中华人民共和国卫生部药品标准中药成方制剂·第十五册·附录.中华人民共和国卫生部药典委员会编.1998

部标成方十七册 1998 附录　中华人民共和国卫生部药品标准中药成方制剂·第十七册·附录.中华人民共和国卫生部药典委员会编.1998

北京药材 1998　北京市中药材标准.1998 年版.北京市卫生局编.北京:首都师范大学出版社.1998

北京药材 1998 附录　北京市中药材标准.1998 年版附录

山西药材 1987　山西省中药材标准.1987 年版.山西省卫生厅编

山西药材 1987 附录　山西省中药材标准.1987 年版.附录

内蒙古蒙药 1986　内蒙古蒙药材标准.1986 年版.内蒙古自治区卫生厅.赤峰:内蒙古科学技术出版社.1987

内蒙古药材 1988　内蒙古中药材标准.1988 年版.内蒙古自治区卫生厅编

辽宁药品 1980　辽宁省药品标准.1980 年版.辽宁省卫生局编

辽宁药品 1987　辽宁省药品标准.1987 年版.辽宁省卫生厅编

辽宁药材 2009　辽宁省中药材标准·第一册.2009 年版.辽宁省食品药品监督管理局编.沈阳:辽宁科学技术出版社.2009

吉林药品 1977　吉林省药品标准.1977 年版.吉林省卫生局编

黑龙江药材 2001　黑龙江省中药材标准.2001 年版.黑龙江省药品监督管理局编

上海药材 1994　上海市中药材标准.1994 年版.上海市卫生局编.1993

上海药材 1994 附录　上海市中药材标准.1994 年版.附录

江苏药材 1986 一　江苏省中药材标准(试行稿)第一批.1986 年版.江苏省卫生厅编

江苏药材 1986 二　江苏省中药材标准(试行稿)第二批.1986 年版.江苏省卫生厅编

江苏药材 1989　江苏省中药材标准.1989 年版.江苏省卫生厅编.南京:江苏省科学技术出版社

浙江药材 2000　浙江省中药材标准.浙江省卫生厅文件.浙卫发 [2000]228 号.2000

浙江药材 2000(续)浙江省中药材标准(续编).浙江省药品监督管理局文件.浙药监注 [2000]187 号.2000 年 12 月

浙江药材 2001　浙江省中药材标准.浙江省食品药品监督管理局文件.浙药监注 [2001]147 号.2001

浙江药材 2004　浙江省中药材标准.浙江省食品药品监督管理局文件.浙药监注 [2004]136 号.2004

浙江药材 2005　浙江省中药材标准.浙江省食品药品监督管理局文件.浙药监注 [2005]147 号.2005

浙江药材 2006　浙江省中药材标准.浙江省食品药品监督管理局文件.浙药监注 [2006]51、56、186、189 号.2006

浙江药材 2007　浙江省中药材标准.浙江省食品药品监督管理局文件.浙药监注 [2007]97 号.2007

浙江药材 2012　浙江省中药材标准.浙江省食品药品监督管理局文件.浙药监注 [2012] 10 号.2012

浙江炮规 2005　浙江省中药炮制规范.2005 年版.浙江省食品药品监督管理局编.杭州:浙江科学技术出版社.2006

浙江炮规 2015　浙江省中药炮制规范.2015 年版.浙江省食品药品监督管理局编.北京:中国医药科技出版社.2016

山东药材 1995　山东省中药材标准.1995 年版.山东省卫生厅编.济南:山东友谊出版社.1995

山东药材 2002　山东省中药材标准.2002 年版.山东省药品监督管理局编.济南:山东友谊出版社.2002

山东药材 2012　山东省中药材标准.2012 版.山东省食品药品监督管理局编.山东科学技术出版社.2012

江西药材 1996　江西省中药材标准.1996 年版.江西省卫生厅编.南昌:江西科学技术出版社.1997

江西药材 2014　江西省中药材标准.江西省食品药品监督管理局编.上海:上海科学技术出版社.2014

福建药材 1990　福建省中药材标准(试行稿)第一批.1990 年版.福建省卫生厅编

福建药材 1995　福建省中药材标准(试行本)第三批.1995 年版.福建省卫生厅编

福建药材 2006　福建省中药材标准.2006 年版.福建省食品药品监督管理局.福州:海风出版社.2006

河南药材 1991　河南省中药材标准.1991 年版.河南省卫生厅编.郑州:中原农民出版社.1992

河南药材 1993　河南省中药材标准.1993 年版.河南省卫生厅编.郑州:中原农民出版社.1994

湖北药材 2009　湖北省中药材质量标准.2009 年版.湖北省食品药品监督管理局编.武汉:湖北科学技术出版社.2009

湖南药材 1993　湖南省中药材标准.1993 年版.湖南省卫生厅编.长沙:湖南科学技术出版社.1993

湖南药材 2009　湖南省中药材标准.2009 年版.湖南省食品药品监督管理局编.长沙:湖南科学技术出版社.2010

广东药材 2004　广东省中药材标准·第一册.广东省食品药品监督管理局编.广州:广东科技出版社.2004

广东药材 2011　广东省中药材标准·第二册.广东省食品药品监督管理局编.广州:广东科技出版社.2011

广西药材 1990　广西中药材标准.1990 年版.广西壮族自治区卫生厅编.南宁:广西科学技术出版社.1992

广西药材 1990 附录　广西中药材标准.1990 年版.附录

广西药材 1996　广西中药材标准·第二册.1996 年版.广西壮族自治区卫生厅编

广西壮药 2008　广西壮族自治区壮药质量标准·第一卷.2008 年版.广西壮族自治区食品药品监督管理局编.南宁:广西科学技术出版社.2008

广西壮药 2011　二卷 广西壮族自治区壮药质量标准.第二卷.2011 年版.广西壮族自治区食品药品监督管理局编.南宁:广西科学技术出版社.2011

广西瑶药 2014　一卷 广西壮族自治区瑶药材质量标准.第一卷.2014 年版.广西壮族自治区食品药品监督管理局编.南宁:广西科学技术出版社.2014

海南药材 2011　海南省中药材标准·第一册.海南省食品药品监督管理局编·海口：南海出版公司.2011

四川药材 1977　四川省中草药标准（试行稿）第一批.1977 年版.四川省卫生局编.1977

四川药材 1979　四川省中草药标准（试行稿）第二批.1979 年版.四川省卫生局编.1979

四川药材 1980　四川省中草药标准（试行稿）第三批.1980 年版.四川省卫生厅编

四川药材 1984　四川省中草药标准（试行稿）第四批.1984 年版.四川省卫生厅编

四川药材 1987　四川省中药材标准.1987 年版.四川省卫生厅编

四川药材 1987 增补　四川省中药材标准.1987 年版增补本.四川省卫生厅编.成都：成都科技大学出版社.1991

四川药材 2010　四川省中药材标准.2010 年版.四川省食品药品监督管理局编.成都：四川科学技术出版社.2011

四川藏药 2014　四川省藏药材标准.四川省食品药品监督管理局编.成都：四川科学技术出版社.2014

贵州药材 1965　贵州省中药材标准规格·上集.1965 年版.贵州省卫生厅编

贵州药材 1988　贵州省中药材质量标准.1988 年版.贵州省卫生厅编.贵阳：贵州人民出版社.1990

贵州药材 1988 附录　贵州省中药材质量标准.1988 年版.附录

贵州药品 1994　贵州省药品标准.1994 年版修订本.贵州省卫生厅批准

贵州药材 2003　贵州省中药材、民族药材质量标准.2003 年版.贵州省药品监督管理局编.贵阳：贵州科技出版社.2003

贵州药材 2003 附录　贵州省中药材、民族药材质量标准.2003 年版附录

云南药品 1974　云南省药品标准.1974 年版.云南省卫生局编

云南药品 1996　云南省药品标准.1996 年版.云南省卫生厅编.昆明：云南大学出版社.1998

云南药材 2005 一册　云南省中药材标准·2005 年版.第一册.云南省食品药品监督管理局.昆明：云南美术出版社.2005

云南彝药 2005 二册　云南省中药材标准·2005 年版.第二册·彝族药.云南省食品药品监督管理局编.昆明：云南科技出版社.2007

云南傣药 2005 三册　云南省中药材标准·2005 年版.第三册·傣族药.云南省食品药品监督管理局编.昆明：云南科技出版社.2007

云南彝药Ⅱ 2005 四册　云南省中药材标准·2005 年版.第四册·彝族药（Ⅱ）.云南省食品药品监督管理局编.昆明：云南科技出版社.2008

云南傣药Ⅱ 2005 五册　云南省中药材标准·2005 年版.第五册·傣族药（Ⅱ）.云南省食品药品监督管理局编.昆明：云南科技出版社.2005

云南彝药Ⅲ 2005 六册　云南省中药材标准·2005 年版.第六册·彝族药（Ⅲ）.云南省食品药品监督管理局编.昆明：云南科技出版社.2005

云南药材 2005 七册　云南省中药材标准·2005 年版.第七册.云南省食品药品监督管理局编.昆明.云南科技出版社.2013

西藏藏药 2012 一册　西藏自治区藏药材标准·第一册.西藏自治区食品药品监督管理局编.拉萨：西藏人民出版社.2012

西藏藏药 2012 二册　西藏自治区藏药材标准·第二册.西藏自治区食品药品监督管理局编.拉萨：西藏人民出版社.2012

藏药 1979·西藏、青海、四川、甘肃、云南、新疆.第一版第一、二分册合编本.1979

宁夏药材 1993　宁夏中药材标准.1993 年版.宁夏回族自治区卫生厅编.银川：宁夏人民出版社.1993

甘肃药材（试行）1991　八月炸等十五种甘肃省中药材质量标准（试行）.甘卫药发 [1991]95 号.甘肃省卫生厅编

甘肃药材（试行）1992　水飞蓟等二十二种甘肃省中药材质量标准（试行）.甘卫药字（92）第 417 号.甘肃省卫生厅编

甘肃药材（试行）1995　甘肃省 40 种中药材质量标准（试行）.甘卫药发（95）第 049 号.甘肃省卫生厅

甘肃药材（试行）1996　甘肃省第四批 24 种中药材质量标准（试行）.甘卫药发 [1996] 第 347 号.甘肃省卫生厅编

甘肃药材 2009　甘肃省中药材标准.2009 年版.甘肃省食品药品监督管理局编.兰州：甘肃文化出版社.2009

青海药品 1976　青海省药品标准.1976 年版.青海省卫生局编

青海药品 1986　青海省药品标准.1986 年版.青海省卫生厅编

青海药品 1992　青海省药品标准.1992 年版.青海省卫生厅编

青海藏药 1992　青海省藏药标准.1992 年版.青海省卫生厅编

青海藏药 1992 附录　青海省藏药标准 . 1992 年版 . 附录

青海藏药 1992 增补　青海省藏药标准 . 1992 年版增补本 . 青海省卫生厅编 . 1995

新疆维药 1993　维吾尔药材标准・上册 . 新疆维吾尔自治区卫生厅编 . 新疆科技卫生出版社 (K). 1993

新疆药品 1980 一册　新疆维吾尔自治区药品标准・第一册 . 1980 年版 . 新疆维吾尔自治区卫生局编

新疆药品 1980 二册　新疆维吾尔自治区药品标准・第二册 . 1980 年版 . 新疆维吾尔自治区卫生局编

新疆药品 1987　新疆维吾尔自治区药品标准 . 1987 年版 . 新疆维吾尔自治区卫生厅编

新疆维药 2010 一册　新疆维吾尔自治区维吾尔药材标准・第一册 . 2010 年版 . 新疆维吾尔自治区食品药品监督管理局编 .
　　新疆人民卫生出版社 . 2010

中华药典 1930　中华药典 . 卫生部编印 . 上海 : 中华书局印刷所 . 1930 (中华民国十九年)

香港药材一册　香港中药材标准・第一册 . 香港特别行政区政府卫生署中医药事务部编制 . 2005

香港药材二册　香港中药材标准・第二册 . 香港特别行政区政府卫生署中医药事务部编制 . 2008

香港药材三册　香港中药材标准・第三册 . 香港特别行政区政府卫生署中医药事务部编制 . 2010

香港药材四册　香港中药材标准・第四册 . 香港特别行政区政府卫生署中医药事务部编制 . 2012

香港药材五册　香港中药材标准・第五册 . 香港特别行政区政府卫生署中医药事务部编制 . 2012

香港药材六册　香港中药材标准・第五册 . 香港特别行政区政府卫生署中医药事务部编制 . 2013

香港药材七册　香港中药材标准・第五册 . 香港特别行政区政府卫生署中医药事务部编制 . 2015

台湾 1980　中华中药典 . "行政院卫生署" 中华药典编修委员会编 . 台北 : "行政院卫生署". 1980

台湾 1985 一册　中华民国中药典范 (第一辑全四册) ・第一册 . "行政院卫生署" 中医药委员会、中药典编辑委员会编 . 台
　　北 : 达昌印刷有限公司 . 1985

台湾 1985 二册　中华民国中药典范 (第一辑全四册) ・第二册 . "行政院卫生署" 中医药委员会、中药典编辑委员会编 . 台
　　北 : 达昌印刷有限公司 . 1985

台湾 2004　中华中药典 . "行政院卫生署" 中华药典中药集编修小组编 . 台北 : "行政院卫生署". 2004

台湾 2006　中华中药典 . "行政院卫生署" 中华药典编修委员会编 . 台北 : "行政院卫生署". 2006

台湾 2013　中华中药典 . "行政院卫生署" 中华药典编修小组编 . 台北 : "行政院卫生署". 2013

目　录

藻类 ALGAE

一、颤藻科 Oscillatoriaceae

钝顶螺旋藻
Spirulina platensis (Nordst) Geitl.

干燥藻体用作螺旋藻，收载于山东药材 2012 和海南药材 2011。

二、翅藻科 Alariaceae

昆布
Ecklonia kurome Okam.

干燥叶状体用作昆布，收载于广西壮药 2011 二卷、台湾 1985 一册和台湾 2013。

海带
Laminaria japonica Aresch.

干燥叶状体用作海带，收载于台湾 1985 一册；用作昆布，收载于药典 1963[*]、广西壮药 2011 二卷和台湾 2013。

　* 该标准称本种为昆布。

裙带菜
Undaria pinnatifida (Harv.) Sur.

干燥叶状体用作昆布，收载于台湾 1985 一册；用作裙带菜，收载于山东药材 2012。

三、马尾藻科 Sargassaceae

羊栖菜
Hizikia fusiforme (Harv.) Okamura[*][*Sargassum fusiforme* (Harv.) Setch.]

干燥藻体或干燥全草用作海藻，收载于药典 1963—2015、新疆药品 1980 二册和台湾 1985 一册。

　*《中国海藻志》第 3 (2) 卷 32 页。

海蒿子

Sargassum confusum C. Agardh[*][*Sargassum pallidum* (Turn.) C. Ag.]

干燥藻体或干燥全草用作海藻，收载于药典 1963—2015 和新疆药品 1980 二册。

[*]《中国海藻志》第 3 (2) 卷 52 页。

四、红叶藻科 Delesseriaceae

美舌藻

Caloglossa leprieuri (Mont.) J. Ag.

干燥叶状体用作岩头菜，收载于浙江炮规 2005。

菌类 FUNGI

一、曲霉科 Eurotiaceae

红曲红曲霉
Monascus anka Nakazawa et Sato.

接种于蒸半熟的粳米，经培育的红曲米用作红曲，收载于河南药材 1991。

紫色红曲霉
Monascus purpureus Went

接种于蒸半熟的粳米上，经培育的红曲米或其菌丝体及孢子，接种于禾本科植物稻 *Oryza sativa* Linn. 的种仁（大米）上的经人工培养物，或寄生在粳米上而成的红曲米，或接种于禾本科植物粳稻蒸熟的种仁上经发酵形成菌丝而制成的红曲米用作红曲，收载于药典 1990 附录—2015 附录、部标成方二册 1990 附录、部标成方七册 1993 附录、河南药材 1991、云南药材 2005 一册、山东药材 1995、山东药材 2002、内蒙古药材 1988、山西药材 1987 附录、福建药材 2006、北京药材 1998 和湖北药材 2009；接种于蒸至半熟的粳米上的经培养物用作红曲米，收载于山东药材 2012。

二、麦角菌科 Clavipitaceae

麦角菌
Claviceps purpurea (Fr.) Tul.

干燥菌核用作麦角，收载于药典 1963 和中华药典 1930。

大蝉草
Cordyceps cicadae Shing

寄生在蝉科昆虫 cicada flammata Dist 幼虫上的真菌孢梗束子座及寄主的干燥复合体用作蝉花，收载于四川药材 1987、四川药材 2010 和江西药材 1996。

新疆虫草菌
Cordyceps gracilis Dur. et Mont.

寄生在蝙蝠蛾科昆虫幼虫体上的子座及幼虫尸体的复合体用作新疆虫草，收载于新疆维药 2010 一册。

凉山虫草
Cordyceps liangshanensis M. Zang, D. Q. Liu ex R. Y. F

寄生在鳞翅目幼虫上的子座及幼虫尸体的干燥复合体用作凉山虫草，收载于四川药材 1987 增补和四川药材 2010。

冬虫夏草[*]（虫草、冬虫夏草菌）
Cordyceps sinensis (Berk.) Sacc.

寄生在蝙蝠蛾科昆虫幼虫上的子座及幼虫尸体的干燥复合体或寄生于鳞翅类昆虫幼虫之干燥尸体用作冬虫夏草，收载于药典 1963—2015、新疆药品 1987、青海药品 1976、内蒙古蒙药 1986、台湾 1985 二册、台湾 2004 和台湾 2013；用作虫草，收载于云南药品 1974；菌丝体（包括菌液和发酵液）用作冬虫夏草菌丝体，收载于广西药材 1996。

*《中国真菌总汇》115 页。

蝉蛹草[*]（蝉菌）
Cordyceps sobolifera (Hill.) Berk. et Br.

寄生在蝉科动物蛁蟟 *Cncotymana maculaticollis* Motsh. 及他种蝉的若虫的子座及寄主尸体（菌核）用作蝉花，收载于四川药材 1977。

*《中国的真菌》148 页。

中国被毛孢
Hirsutella sinensis Liu,Guo, Yu et Zeng

经液体发酵培养所得菌丝体的干燥粉末用作发酵冬虫夏草菌粉，收载于国家食药监管局国家药品标准 WS_3-181 (Z-60) -2006 (Z) -2010。

三、肉座菌科 Hypocreaceae

竹生小肉座菌
Hypocrella bambusae (B. et Br.) Sacc.

干燥子座用作竹红菌，收载于云南药材 2005 一册。

竹生肉球菌[*]（肉球菌）
Engleromyces goetzii Henn.[*] [*Sarcoxylon goetzi* (Henn.) Arx et Mnell]

子实体用作竹菌，收载于云南药品 1974 和云南药品 1996。

*《中国蕈菌》22 页。

竹黄[*]（竹黄菌）
Shiraia bambusicola P. Henn.

干燥子座用作竹蝗（竹黄），收载于上海药材 1994 和湖北药材 2009；用作竹黄，收载于湖南药材 2009。

*《中国真菌总汇》316 页。

四、银耳科 Tremellaceae

银耳（白木耳）
Tremella fuciformis Berk.

干燥子实体用作白木耳，收载于江西药材 1996、江西药材 2014、甘肃药材（试行）1995 和甘肃药材 2009；用作银耳（白木耳），收载于上海药材 1994；用作银耳，收载于部标成方六册 1992 附录、福建药材 2006、河南药材 1993、湖南药材 2009、山东药材 1995、山东药材 2002、山东药材 2012、四川药材 1987 增补、四川药材 2010、新疆药品 1980 二册、内蒙古药材 1988、广西药材 1996、贵州药材 1988 和贵州药材 2003。

五、齿菌科 Hydnaceae

猴头菇（猴头菌、猴头）
Hericium erinaceus (Bull. ex Fr.) Pers.

干燥子实体用作猴菇菌，收载于江西药材 1996 和江西药材 2014；用作猴头菇，收载于部标成方五册 1992 附录、浙江药材 2001、浙江炮规 2015、上海药材 1994、广东药材 2004 和广西药材 1996；用作猴头，收载于部标成方四册 1991 附录、山东药材 2002、山东药材 2012 和和山西药材 1987 附录；菌丝体（包括球菌和发酵液）用作猴头菇菌丝体，收载于广西药材 1996；菌丝体与其衍生的固体培养基的干燥混合体用作猴头菌，收载于药典 2010 附录和药典 2015 附录。

六、多孔菌科 Polyporaceae

香栓菌
Trametes suaveolens (Linn. ex Fr.) Fr.

干燥子实体用作柳磨，收载于部标成方十五册 1998 附录。

硬毛栓菌 *（真毛栓菌）
Trametes trogii Berk.

干燥子实体用作柳磨，收载于部标成方十五册 1998 附录。

*《中国真菌志》第 3 卷 384 页。

云芝 *（彩色革盖菌、彩绒革盖菌）
Trametes versicolor (Linn. ex Fr.) Pilát [*Coriolus versicolor* (Linn.ex Fr.) Quél；*Polystictus versicolor* (Linn.) Fr.]

干燥子实体用作云芝，收载于药典 2005—2015、部标中药材 1992、广西药材 1990 附录和黑龙江药材 2001。

*《中国蕈菌》570 页。

中华隐孔菌
Cryptoporus sinensis Sheng H. Wu ex M. Zang
经液体培养获得的菌丝体制得的干燥粉末用作隐孔菌粉，收载于广东药材 2011。

苦白蹄拟层孔 *（药用层孔菌）
Fomitopsis officinalis (Vill. ex Fr.)Bond. et Sing.*[*Fomes officinalis* (Vill. ex Fr.) Ames.]
干燥菌体用作阿里红，收载于部标维药 1999 和新疆维药 1993。

*《中国真菌志》第 3 卷 146 页。

树舌灵芝
Ganoderma applanatum (Pers. ex Gray) Pat.
干燥子实体用作树舌，收载于浙江炮规 2005。

紫芝
Ganoderma japonicum (Fr.) Lloyd (*Ganoderma sinense* J. D. Zhao, L. W. Hsu et X. Q. Zhang)
干燥子实体（担子果）用作菌灵芝，收载于四川药材 1987 增补；干燥子实体或全株用作灵芝，收载于药典 2000—2015、内蒙古药材 1988、北京药材 1998、广西药材 1996、新疆药品 1980 二册、贵州药材 1988、河南药材 1991、山东药材 1995、湖南药材 1993、山西药材 1987 和上海药材 1994；干燥子实体用作紫芝，收载于江西药材 1996；孢子用作灵芝孢子粉，收载于内蒙古内食药监注［2005］196 号；干燥成熟孢子用作灵芝孢子，收载于四川药材 2010。

灵芝（赤芝）
Ganoderma lucidum (Leyss. ex Fr.) Karst.
干燥子实体（担子果）用作菌灵芝，收载于四川药材 1987 增补；干燥子实体用作灵芝，收载于药典 2000—2015、部标成方二册 1990 附录、北京药材 1998、广西药材 1996、湖南药材 1993、江苏药材 1989、江西药材 1996、山西药材 1987、内蒙古药材 1988、新疆药品 1980 二册、河南药材 1991、上海药材 1994、贵州药材 1988 和山东药材 1995；干燥成熟孢子用作灵芝孢子，收载于四川药材 2010；孢子用作灵芝孢子粉，收载于浙江炮规 2005。

灰树花菌 *（灰树花、贝叶多孔菌）
Grifola frondosa (Dicks. ex Fr.) S. F. Gray［*Polyporus fondosus* (Dicks.) Fr］
干燥子实体用作灰树花，收载于浙江药材 2000。

*《中国真菌志》第 3 卷 176 页。

猪苓
Polyporus umbellatus Fr.*[*Grifola umbellata* (Pers.) Pilat.]
干燥菌核用作猪苓，收载于药典 1963—2015、青海药品 1976、新疆药品 1980 二册、香港药材七册、台湾 1985 一册和台湾 2013。

*《中国真菌志》第 3 卷 312 页。

雷丸 *（雷丸菌）
Polyporus mylittae Cke. et Mass.* (*Omphalia lapidescens* Schroet.)

干燥菌核用作雷丸，收载于药典 1963—2015、新疆药品 1980 二册、贵州药材 1965 和台湾 1985 二册。
*《中国真菌志》第 3 卷 299 页。

雅致多孔菌 *（黄多孔菌）
Polyporus elegans Bull. ex Fr.

子实体用作蘑菇，收载于山西药材 1987。
*《中国真菌志》第 3 卷 295 页。

茯苓（茯苓菌）
Wolfiporia cocos (Schw.) Ryr. et Gilbn.* [*Poria cocos* (Schw.) Wolf]

干燥菌核或外层干燥菌核用作茯苓，收载于药典 1963—2015、贵州药材 1965、新疆药品 1980 二册、云南药品 1974、台湾 1985 一册、台湾 2004 和台湾 2013；干燥菌核用作茯苓块，收载于内蒙古蒙药 1986；干燥菌核中间抱有松枝或松根的白色部分，或核带松根的菌核，用作茯神，收载于药典 2010 附录、药典 2015 附录、贵州药材 1988、贵州药材 2003、湖南药材 2009、甘肃药材 2009、山东药材 2012 和台湾 1985 一册；菌核的干燥外皮用作茯苓皮，收载于药典 2010 和药典 2015；菌核中间的松根或松干用作茯神木，收载于四川药材 2010、北京药材 1998、山东药材 1995、山东药材 2002 和山东药材 2012。
*《中国真菌志》第 3 卷 413 页。

七、锈革孔菌科 Hymenochaetaceae

忍冬木层孔菌
Phellinus lonicerinus (Bond.) Bond. et Sing

干燥子实体用作桑黄，收载于湖北药材 2009。

瓦尼木层孔菌
Phellinus vaninii Ljub.

干燥子实体用作杨黄，收载于山东药材 2012。

桦褐孔菌
Inonotus obliquus (Ach. ex Pers.) Pilát

干燥子实体用作桦褐孔菌，收载于山东药材 2012。

八、侧耳科 Pleurotaceae

香菇
Lentinus edodes (Berk.) Sing.

干燥子实体用作香菇，收载于湖南药材 2009 和海南药材 2011。

侧耳

Pleurotus ostreatus (Jacg. ex Fr.) Quél.

子实体用作蘑菇，收载于山西药材 1987。

九、白蘑科 Tricholomataceae

小蜜环菌

Armillariella mellea (Vahl ex Fr.) Karst.

干燥子实体用作蜜环菌，收载于湖南药材 2009。

毛柄金钱菌 *（冬菇）

Collybia velutipes (Curt. ex Fr.) Quél.

干燥子实体用作金针菇，收载于山东药材 2002 和山东药材 2012。
*《中国真菌总汇》420 页。

安络小皮伞

Marasmius androsaceus (Linn. ex Fr.) Fr.

干燥菌丝体及培养基用作安络小皮伞，收载于湖南药材 1993 和湖南药材 2009。

松口蘑 *（松茸）

Tricholoma matsutake (S. Ito et Imai) Singer

新鲜或干燥子实体用作松茸，收载于云南药品 1996 和云南药材 2005 七册
*《中国真菌总汇》753 页。

一〇、毒伞科 Amanitaceae

草菇

Volvariella volvacea (Bull. ex. Fr.) Sing.

菌丝体（包括球菌和发酵液）用作草菇菌丝体，收载于广西药材 1996。

十一、伞菌科 Agaricaceae

野蘑菇

Agaricus arvensis Schaeff. ex Fr.

子实体用作蘑菇，收载于山西药材 1987。

十二、地星科 Geastraceae

硬皮地星
Geastrum hygrometricum Pers.

干燥子实体用作地星，收载于甘肃药材（试行)1995 和甘肃药材 2009。

尖顶地星
Geastrum triplex (Jungh.) Fischer

干燥子实体用作地星，收载于甘肃药材（试行)1995 和甘肃药材 2009。

十三、灰包科 Lycoperdaceae

长根静灰球
Bovistella radicata (Mont.) Pat.

干燥子实体用作山西马勃，收载于四川药材 2010。

大口静灰球
Bovistella sinensis Lloyd.

干燥子实体用作山西马勃，收载于四川药材 2010。

脱皮马勃
Lasiosphaera fenzlii Reich.

干燥成熟子实体用作马勃，收载于浙江炮规 2005。

大马勃
Calvatia gigantea (Batsch ex Pers.) Lloyd

干燥成熟子实体用作马勃，收载于浙江炮规 2005。

紫色马勃
Calvatia lilacina (Mont. et Berk.) Lloyd

干燥成熟子实体用作马勃，收载于浙江炮规 2005。

地衣 LICHENS

一、皮果衣科 Dermatocarpaceae

白石耳
Dermatocarpon miniatum (Linn.) Mann.

干燥地衣体用作石衣，收载于浙江炮规 2005。

二、石耳科 Umbilicariaceae

石耳
Umbilicaria esculenata (Miyos.) Mink.

干燥叶状体或干燥子实体用作石耳，收载于上海药材 1994、江西药材 1996 和湖南药材 2009。

三、松萝科 Usneaceae

长松萝
Usnea longissima Ach.

干燥地衣体用作长松萝，收载于四川药材 2010；干燥丝状体用作老君须，收载于浙江炮规 2005。

松萝
Usnea deffracta Vain.

干燥丝状体用作老君须，收载于浙江炮规 2005。

花松萝
Usnea florida (Linn.) Wigg.

干燥丝状体用作老君须，收载于浙江炮规 2005。

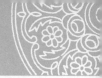

四、黄枝衣科 Teloschistaceae

淡黄枝衣 *（壁衣）
Teloschistes flavicans (Sw.) Norm.

干燥叶状体用作壁衣，收载于部标藏药 1995。

*《神农架真菌与地衣》477 页。

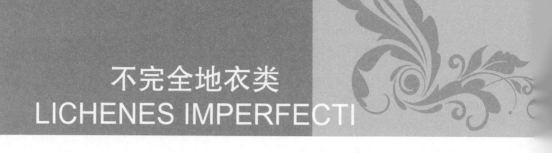

不完全地衣类
LICHENES IMPERFECTI

地茶

Thamnolia vermicularis (Sw.) Ach. ex Schaer.

干燥叶状体用作雪茶，收载于四川藏药 2014。

苔藓 BRYOPHYTA

真藓科 Bryaceae

暖地大叶藓 (南大叶藓)
Rhodobryum giganteum (Hook.) Par.
干燥全草用作回心草，收载于云南药品 1974、云南药品 1996 和云南药材 2005 一册。

大叶藓
Rhodobryum roseum (Weis.) Limpr.
干燥全草用作回心草，收载于云南药品 1974 和云南药品 1996。

蕨类植物门
PTERIDOPHYHA

一、石杉科 Huperziaceae

金丝条马尾杉
Phlegmariurus fargesii (Herter) Ching

干燥全草用作马尾千金草，收载于广西药材 1990。

二、石松科 Lycopodiaceae

多穗石松*（杉蔓石松）
Lycopodium annotinum Linn.

干燥全草用作小伸筋草，收载于甘肃药材 2009。

*《中国植物志》第 6 (3) 卷 58 页。

东北石松**
Lycopodium clavatum Linn.

干燥全草用作伸筋草，收载于药典 1963—1977*、贵州药材 1965*、内蒙古药材 1988*、山西药材 1987 附录*和新疆药品 1980 二册*；孢子用作石松子，收载于中华药典 1930*。

**《中国植物志》第 6 (3) 卷 66 页。

*上述标准均称本种为石松。

石松
Lycopodium japonicum Thunb. ex Murray

干燥全草用作伸筋草，收载于药典 1990—2015、贵州药材 1988、河南药材 1991、四川药材 1987 和台湾 2004；用作石松 (伸筋草)，收载于福建药材 1990 和福建药材 2006。

笔直石松
Lycopodium obscurum Linn. Sp. Pl. f. *strictum* Nakai ex Hara*[*Lycopodiastrum obscurum* Linn. form. *strictum* (Milde) Nukai ex Hara]

干燥全草用作石松，收载于贵州药材 2003。

*《中国植物志》第 6 (3) 卷 58 页。

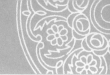

扁枝石松
Diphasiastrum complanatum (Linn.) Holub

干燥全草用作地刷子（过江龙），收载于贵州药材 2003；用作过江龙，收载于湖南药材 2009。

垂穗石松（灯笼草）
Palhinhaea cernua (Linn.) Vasc. et Franco* (*Lycopodium cernnum* Linn.)

干燥全草用作伸筋草，收载于河南药材 1991、湖南药材 1993 和四川药材 1987；用作伸筋草（小伸筋），收载于湖南药材 2009；用作垂穗伸筋草，收载于四川药材 2010。

*《中国植物志》第 6 (3) 卷 70 页。

藤石松（石子藤石松、藤子石松）
Lycopodiastrum casuarinoides (Spring) Holub ex Dixit* (*Lycopodium casuarinoides* Spring)

干燥地上部分用作舒筋草，收载于四川药材 1977、四川药材 1987、四川药材 2010、广西瑶药 2014一卷和广西药材 1996；干燥全草用作石松，收载于贵州药材 2003。

*《中国植物志》第 6 (3) 卷 83 页。

三、卷柏科 Selaginellaceae

布朗卷柏*（毛枝卷柏）
Selaginella braunii Baker

干燥全草用作岩柏草，收载于浙江炮规 2005。

*《中国植物志》第 6 (3) 卷 108 页。

深绿卷柏
Selaginella doederleinii Hieron.

干燥全草用作石上柏，收载于药典 2010 附录、部标成方十一册 1996 附录、广东药材 2011、广西药材 1990、海南药材 2011、湖南药材 2009、江西药材 1996 和上海药材 1994。

江南卷柏
Selaginella moellendorffii Hieron.

干燥全草用作岩柏，收载于上海药材 1994；用作石上柏，收载于广西药材 1990 和江苏药材 1989 增补；用作江南卷柏，收载于广东药材 2004 和湖北药材 2009。

垫状卷柏
Selaginella pulvinata (Hook. et Grev.) Maxim.[*Selaginella tamariscina* (Beauv.) Spr. var. *pulvinata* Alston]

干燥全草用作卷柏（垫状卷柏），收载于河南药材 1991；用作垫状卷柏，收载于藏药 1979 和台湾 2013；用作卷柏，收载于药典 1990—2015、贵州药材 1965 和贵州药材 1988。

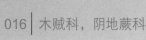

卷柏
Selaginella tamariscina (P. Beauv.) Spring

干燥全草用作卷柏，收载于药典 1963—2015、内蒙古蒙药 1986、青海藏药 1992、新疆药品 1980 二册、台湾 1985 二册和台湾 2013。

翠云草
Selaginella uncinata (Desv.) Spring

干燥全草用作翠云草，收载于部标成方五册 1992 附录、广东药材 2011、广西药材 1990、广西壮药 2008、海南药材 2011 和湖北药材 2009。

四、木贼科 Equisetaceae

问荆
Equisetum arvense Linn.

干燥地上部分用作问荆，收载于北京药材 1998 附录；用作萝蒂，收载于部标藏药 1995 附录[*]。

* 该标准称本种为木贼。

笔管草
Equisetum ramosissimum Desf.subsp. *debile* (Roxb. ex Vauch.) Hauke[*] (*Equisetum debile* Roxb.)

干燥地上部分或干燥全草用作笔管草，收载于部标成方九册 1994 附录、北京药材 1998[**]、广西壮药 2011 二卷和福建药材 2006。

* 《中国植物志》第 6 (3) 卷 236 页。

** 该标准称本种为节节草。

木贼
Equisetum hiemale Linn.

干燥地上部分或干燥全草用作木贼，收载于药典 1963—2015、新疆药品 1980 二册、台湾 2004 和台湾 1985 一册。

节节草
Equisetum ramosissimum Desf.[*Hippochaete ramosissima* (Desf.) Boerner]

干燥地上部分用作节节草，收载于福建药材 2006 和上海药材 1994 附录；用作萝蒂，收载于部标藏药 1995 附录。

五、阴地蕨科 Botrychiaceae

绒毛阴地蕨
Botrychium lanuginosum Wall.

干燥全草用作阴地蕨，收载于云南药品 1974 和云南药品 1996。

阴地蕨

Botrychium ternatum (Thunb.) Sw.[*Scepteridium ternatum* (Thunb.) Lyon.]

干燥全草用作阴地蕨，收载于药典 1977、云南药品 1974 和云南药品 1996；用作阴地蕨（一朵云），收载于贵州药材 1988 和贵州药材 2003；用作阴地蕨（小春花），收载于上海药材 1994。

薄叶阴地蕨

Botrychium daucifolium Wall.*[*Scepteridium daucifolium* (Wall. ex Grev.) Lyon.]

干燥全草用作阴地蕨（一朵云），收载于贵州药材 2003。

*《中国植物志》第 2 卷 24 页。

华东阴地蕨

Botrychium japonicum (Prantl) Underw.* [*Scepteridium japonicum* (Prantl) Lyon]

干燥全草用作小春花，收载于浙江炮规 2005。

*《中国植物志》第 2 卷 24 页。

六、瓶尔小草科 Ophioglossaceae

钝头瓶尔小草*（柄叶瓶尔小草）
Ophioglossum petiolatum Hook.

干燥全草用作一支箭，收载于贵州药材 2003。

*《中国植物志》第 2 卷 10 页。

心脏叶瓶尔小草*（心叶瓶尔小草）
Ophioglossum reticulatum Linn.

干燥全草用作一支箭，收载于贵州药品 1994、贵州药材 2003 和四川药材 2010。

*《中国植物志》第 2 卷 9 页。

狭叶瓶尔小草
Ophioglossum thermale Kom.

干燥全草用作金枪草，收载于上海药材 1994；用作一支箭，收载于贵州药材 2003 和四川药材 2010。

瓶尔小草
Ophioglossum vulgatum Linn.

干燥全草用作一支箭，收载于贵州药材 2003。

七、莲座蕨科 Angiopteridaceae

披针观音座莲
Angiopteris caudatiformis Hieron.

干燥根茎及叶柄残基用作观音座莲，收载于云南傣药 II 2005 五册。

八、紫萁科 Osmundaceae

紫萁 (紫萁贯众)
Osmunda japonica Thunb.

　　干燥根茎及叶柄基部用作贯众，收载于湖南药材 1993、湖南药材 2009、贵州药材 1988、新疆药品 1980 二册和四川药材 1987；用作贯众 (紫萁贯众)，收载于山东药材 2002、山东药材 1995 和贵州药材 2003；用作紫萁贯众，收载于药典 1977、药典 2010、药典 2015、湖北药材 2009 和河南药材 1991；用作紫萁贯众 (贯众)，收载于上海药材 1994。

华南紫萁
Osmunda vachellii Hook.
　　干燥根状茎用作贯众，收载于广西药材 1990。

九、海金沙科 Lygodiaceae

曲轴海金沙
Lygodium flexuosum (Linn.)Sw.
　　干燥地上部分用作金沙藤，收载于药典 2010 附录、广西药材 1990 和广西瑶药 2014 一卷。

海金沙
Lygodium japonicum (Thunb.)Sw.
　　根及根茎用作海金沙根，收载于贵州药材 2003；干燥藤及叶，或干燥全草或干燥带羽片的叶轴用作金沙藤，收载于药典 1977 附录、药典 2010 附录、药典 2015 附录、部标成方十册 1995 附录、广西药材 1990、福建药材 2006、江西药材 1996、湖南药材 2009 和上海药材 1994；用作海金沙，收载于贵州药品 1994；用作海金沙草，收载于贵州药材 2003、山东药材 1995 附录和山东药材 2002 附录；干燥地上部分用作海金沙藤，收载于药典 2010 附录、海南药材 2011 和四川药材 2010；用作洗肝草，收载于湖北药材 2009；用作海金沙草 (金沙藤)，收载于广东药材 2011；干燥地上部分或干燥成熟孢子用作海金沙，收载于药典 1963—2015、内蒙古蒙药 1986、新疆药品 1980 二册、广西瑶药 2014 一卷、云南药品 1974 和台湾 1985 一册。

小叶海金沙 (狭叶海金沙)
Lygodium microphyllum (Cav.) R. Br.*[*Lygodium scandens* (Linn.) Sw.]
　　干燥地上部分用作金沙藤，收载于药典 1977 附录、药典 2010 附录、药典 2015 附录、广西药材 1990、福建药材 2006 和湖南药材 2009；用作海金沙草 (金沙藤)，收载于广东药材 2011 和广西瑶药 2014 一卷。

　　*《中国植物志》第 2 卷 109 页 -FOC。

一○、蚌壳蕨科 Dicksoniaceae

金毛狗[*]（金毛狗脊）
Cibotium barometz (L.) J. Sm.

根茎上的细柔毛用作狗脊毛，收载于云南药材 2005 一册；干燥根茎用作狗脊，收载于药典 1963—2015、新疆药品 1980 二册、台湾 1985 二册和台湾 2013。

*《中国植物志》第 2 卷 197 页。

十一、桫椤科 Cyatheaceae

桫椤
Alsophila spinulosa (Wall. ex Hook.) R. M. Tryon

干燥茎干用作飞天蟧蟧，收载于广东药材 2011。

十二、鳞始蕨科 Lindsaeaceae

乌蕨
Odontosoria chinensis (Linn.) J. smith[*]
[*Sphenomeris chinensis* (Linn.) Maxon；*Stenoloma chusanum* (Linn.) Ching]

全草或干燥叶用作乌韭，收载于药典 1977、贵州药材 2003 和贵州药品 1994；用作乌韭（金花草），收载于上海药材 1994。

*《中国植物志》第 2 卷 275 页 -FOC。

十三、凤尾蕨科 Pteridaceae

欧洲凤尾蕨[*]（剑叶凤尾蕨）
Pteris cretica Linn.

新鲜或干燥全草用作凤尾草，收载于贵州药材 2003。

*《中国植物志》第 3 (1) 卷 28 页。

溪边凤尾蕨
Pteris excelsa Gaud.

新鲜或干燥全草用作凤尾草，收载于贵州药材 2003。

井栏边草（凤尾草）
Pteris multifida Poir.et Lam. (*Pteris multifidi* Linn.)

新鲜或干燥全草用作凤尾草，收载于药典 1977、药典 2010 附录、部标中药材 1992、海南药材

2011、贵州药材 1988 和贵州药材 2003。

半边旗
Pteris semipinnata Linn.

干燥全草用作半边旗，收载于部标成方一册 1989 附录和广东药材 2011。

蜈蚣草
Pteris vittata Linn.

带叶柄基的干燥根茎用作黑狗脊，收载于河南药材 1991；新鲜或干燥全草用作凤尾草，收载于贵州药材 2003。

十四、中国蕨科 Sinopteridaceae

野雉尾金粉蕨 *（野鸡尾）
Onychium japonicum (Thunb.) Kze.

干燥叶用作小野鸡尾，收载于药典 1977；干燥全草用作小叶金花草，收载于广西药材 1996。
*《中国植物志》第 3 (1) 卷 108 页。

银粉背蕨
Aleuritopteris argentea (Gmél.)Fé

干燥全草用作通经草，收载于部标蒙药 1998、内蒙古蒙药 1986 和山西药材 1987；用作金牛草，收载于药典 2010 附录、药典 2015 附录、部标成方十一册 1996 附录、山东药材 1995 和山东药材 2002；用作分经草，收载于湖北药材 2009；干燥地上部分用作紫背金牛，收载于北京药材 1998 附录。

十五、铁线蕨科 Adiantaceae

团羽铁线蕨
Adiantum capillus-junonis Rupr.

新鲜或干燥全草用作猪鬃草，收载于贵州药材 2003。

铁线蕨
Adiantum capillus-veneris Linn.

干燥全草用作猪鬃草，收载于药典 1977 和贵州药材 1988；用作铁线蕨，收载于部标维药 1999 附录；新鲜或干燥全草用作猪鬃草，收载于贵州药材 2003。

扇叶铁线蕨
Adiantum flabellulatum Linn.

干燥全草用作铁钱草，收载于广西药材 1990。

十六、蹄盖蕨科 Athyriaceae

中华蹄盖蕨
Athyrium sinense Rupr.

干燥根茎或干燥根茎及叶柄残基用作贯众，收载于甘肃 药材（试行）1991 和甘肃药材 2009。

蛾眉蕨
Lunathyrium acrostichoides (Sw.) Ching

干燥根茎或干燥根茎及叶柄残基用作贯众，收载于甘肃药材（试行）1991 和甘肃药材 2009。

陕西蛾眉蕨
Lunathyrium giraldii (Christ) Ching

干燥根茎及叶柄残基用作峨嵋蕨（贯众），收载于宁夏药材 1993[*]。

[*] 该标准称本种为陕西峨嵋蕨。

单叶双盖蕨
Diplazium subsinuatum (Wall. ex Hook. et Grev.) Tagawa[*] [*Diplazium lanceum* (Thunb.) Presl]

干燥全草用作水河剑，收载于广西药材 1990。

[*]《中国植物志》第 3 (2) 卷 489 页。

十七、金星蕨科 Thelypteridaceae

普通针毛蕨
Macrothelypteris torresiana (Gaud.) Ching

干燥根茎用作普通针毛蕨，收载于湖北药材 2009。

十八、铁角蕨科 Aspleniaceae

西北铁角蕨
Asplenium nesii Christ

干燥全草用作铁角蕨，收载于新疆药品 1987。

倒挂铁角蕨
Asplenium normale Don

干燥全草用作铁角蕨，收载于贵州药品 1994 和贵州药材 2003。

长叶铁角蕨
Asplenium prolongatum Hook.

干燥全草用作倒生根，收载于广西瑶药 2014 一卷。

卵叶铁角蕨
Asplenium ruta-muraria Linn.

干燥全草用作铁角蕨，收载于新疆药品 1987。

铁角蕨
Asplenium trichomanes Linn.

干燥全草用作铁角蕨，收载于贵州药品 1994、贵州药材 2003 和新疆药品 1980 一册。

变异铁角蕨
Asplenium varians Wall. ex Hook. et Grev.

新鲜或干燥全草用作地柏枝，收载于贵州药品 1994 和贵州药材 2003。

十九、球子蕨科 Onocleaceae

荚果蕨
Matteuccia struthiopteris (Linn.)Todaro

干燥根茎或干燥根茎及叶柄残基用作贯众，收载于内蒙古蒙药 1986、甘肃药材（试行）1991 和甘肃药材 2009；用作荚果蕨贯众，收载于内蒙古药材 1988 和河南药材 1993。

二〇、乌毛蕨科 Blechnaceae

乌毛蕨
Blechnum orientale Linn.

干燥根状茎用作贯众，收载于广西药材 1990；干燥根茎及叶柄残基用作乌毛蕨贯众，收载于广东药材 2004 和海南药材 2011。

苏铁蕨
Brainea insignis (Hook.) J. Sm.

干燥根茎用作贯众，收载于广西药材 1990；干燥根茎或干燥根茎及叶柄基用作苏铁蕨贯众，收载于广东药材 2004 和福建药材 2006；干燥根茎及叶柄基用作苏铁蕨贯众（管仲），收载于福建药材 1990。

狗脊（狗脊蕨）
Woodwardia japonica (Linn. f.) Smith

干燥根茎及叶柄基部用作狗脊贯众，收载于江西药材 1996、内蒙古药材 1988、河南药材 1993 和湖北药材 2009；用作贯众，收载于贵州药材 1988 和湖南药材 2009；用作贯众（紫萁贯众），收载于贵州药材 2003；干燥根茎用作狗脊贯众（贯众），收载于上海药材 1994。

珠芽狗脊（胎生狗脊蕨）
Woodwardia prolifera Hook. et Arn[*]. (*Woodwardia orientalis* Sw. var. *formosana* Rosenst.)

干燥根茎及叶柄基部用作狗脊贯众，收载于江西药材 1996。

*《中国植物志》第 4 (2) 卷 201 页 -FOC。

顶芽狗脊 *（单芽狗脊蕨、单芽狗脊）
Woodwardia unigemmata (Makino) Nakai

干燥根茎或根茎及叶柄基部用作贯众，收载于四川药材 1979、四川药材 1987、四川药材 2010 和贵州药材 1988；根茎及叶柄基部用作贯众（紫萁贯众），收载于贵州药材 2003；带叶柄基的干燥根茎或干燥根茎用作狗脊贯众，收载于内蒙古药材 1988、上海药材 1994 和河南药材 1993；干燥带叶柄残基的根茎用作单芽狗脊贯众，收载于湖北药材 2009。

*《中国植物志》第 4 (2) 卷 200 页。

二一、鳞毛蕨科 Dryopteridaceae

刺头复叶耳蕨
Arachniodes exilis (Hance) Ching

干燥根茎用作复叶耳蕨，收载于湖北药材 2009。

粗茎鳞毛蕨（绵马鳞毛蕨）
Dryopteris crassirhizoma Nakai

干燥根茎及叶柄基部用作贯众，收载于山西药材 1987 附录、内蒙古蒙药 1986；用作绵马贯众，收载于内蒙古药材 1988、药典 1977 和药典 1995—2015。

欧洲鳞毛蕨（欧绵马）
Dryopteris filix-mas (Linn.)Schott

干燥根茎及叶柄基部用作欧绵马，收载于部标维药 1999、新疆药材 1980 一册和新疆药品 1987；用作绵马（贯众），收载于中华药典 1930。

贯众
Cyrtomium fortunei J. Sm.

干燥根茎及叶柄基部用作贯众，收载于湖南药材 1993、湖南药材 2009、河南药材 1993 和江苏药材 1989；新鲜或干燥根茎及叶柄基部用作小贯众，收载于贵州药材 2003。

二二、肾蕨科 Nephrolepidaceae

肾蕨
Nephrolepis cordifolia (Linn.) C. Presl*[*Nephrolepis auriculata* (Linn.) Trimen]

干燥地下块茎或新鲜地下块茎用作肾蕨，收载于广西壮药 2011 二卷。

Flora of China Vol 2-3 (2013)。

二三、骨碎补科 Davalliaceae

大叶骨碎补
***Davallia formosana* Hay.**

干燥根状茎用作骨碎补，收载于广西药材 1990；用作大叶骨碎补收载于广西壮药 2008。

圆盖阴石蕨
***Humata tyermanni* Moore**

干燥或新鲜根状茎用作毛石蚕（草石蚕），收载于上海药材 1994。

二四、水龙骨科 Polypodiaceae

欧亚多足蕨 *（欧亚水龙骨）
***Polypodium vulgare* Linn.**

干燥根茎用作欧亚水龙骨，收载于部标维药 1999 附录；用作水龙骨，收载于部标维药 1999 和新疆维药 1993。

*《中国植物志》第 6 (2) 卷 10 页。

日本水龙骨（水龙骨）
Polypodiodes niponica* (Mett.) Ching[Polypodium nipponicum* Mett.]**

干燥根茎用作青石蚕，收载于浙江炮规 2005。

*《中国植物志》第 6 (2) 卷 15 页。

网眼瓦韦
***Lepisorus clathratus* (C. B. Clarke) Ching**

干燥叶用作网眼瓦韦，收载于部标藏药 1995。

瓦韦
***Lepisorus thunbergianus* (Kaulf.) Ching**

干燥全草用作七星草，收载于上海药材 1994。

光石韦
***Pyrrosia calvata* (Baker) Ching**

干燥叶用作光石韦，收载于药典 2015 附录和广西药材 1990。

华北石韦 *（北京石韦）
***Pyrrosia davidii* (Baker) Ching**

干燥叶用作石韦，收载于内蒙古蒙药 1986 和甘肃药材 2009；用作甘肃石韦，收载于甘肃药材（试行）1996；干燥全草用作北京石韦，收载于部标成方十二册 1997 附录。

毡毛石韦
***Pyrrosia drakeana* (Franch.) Ching**

干燥叶用作甘肃石韦，收载于甘肃药材（试行）1996；用作小石韦，收载于甘肃药材 2009。

石韦
Pyrrosia lingua (Thunb.) Farwell

干燥全草或干燥叶用作石韦，收载于药典 1977—2015、贵州药材 1965、内蒙古蒙药 1986、新疆药品 1980 二册、藏药 1979 和台湾 2004。

有柄石韦
Pyrrosia petiolosa (Christ) Ching

干燥地上部分、干燥全草或干燥叶用作石韦，收载于药典 1963—2015、贵州药材 1965、内蒙古蒙药 1986、新疆药品 1980 二册、藏药 1979 和台湾 2004。

庐山石韦
Pyrrosia sheareri (Bak.) Ching

干燥地上部分或干燥叶用作石韦，收载于药典 1963—2015、贵州药材 1965、内蒙古蒙药 1986、新疆药品 1980 二册、藏药 1979 和台湾 2004。

抱石莲
Lepidogrammitis drymoglossoides (Bak.) Ching

干燥全草用作抱石莲，收载于湖北药材 2009 和上海药材 1994 附录。

金鸡脚假瘤蕨 *（金鸡脚）
Phymatopteris hastata (Thunb.) Pic. Serm.*[*Phymatopsis hastata* (Th.) Kitag.]

干燥全草用作鸭脚草，收载于上海药材 1994 和浙江炮规 2005。
*《中国植物志》第 6 (2) 卷 174 页。

紫柄假瘤蕨
Phymatopteris crenatopinnata (C. B. Clarke) Pic. Serm.

干燥全草用作女金芦，收载于云南彝药Ⅲ 2005 六册。

多羽节肢蕨
Arthromeris mairei (Brause) Ching

干燥根茎用作地蜈蚣，收载于云南药材 2005。

江南星蕨
Microsorum fortunei (T. Moore) Ching

干燥全草用作七星剑，收载于浙江炮规 2005 一册。

二五、榭蕨科 Drynariaceae

秦岭榭蕨 *（中华榭蕨）
Drynaria sinica Diels*[*Drynaria baronii* (Christ.) Diels]

干燥根茎用作毛姜，收载于甘肃药材 2009；用作骨碎补，收载于药典 1977—1990、内蒙古蒙药 1986

和新疆药品 1980 二册；新鲜或干燥根茎用作骨碎补，收载于藏药 1979。

*《中国植物志》第 6 (2) 卷 290 页。

槲蕨
Drynaria roosii Nakaike*[*Drynaria fortunei* (Kunze) J. Sm.]

新鲜或干燥根茎用作骨碎补，收载于药典 1977—2015、内蒙古蒙药 1986、新疆药品 1980 二册、藏药 1979、贵州药材 1965 和台湾 1985 二册；干燥根状茎用作骨碎补 (申姜)，收载于药典 1963。

*《中国植物志》第 6 (2) 卷 284 页。

二六、苹科 Marsileaceae

苹 (萍)
Marsilea quadrifolia Linn.

干燥全草用作田字草，收载于上海药材 1994；用作苹，收载于湖北药材 2009；用作萍，收载于部标成方八册 1993 附录。

二七、满江红科 Azollaceae

满江红 * (绿萍)
Azolla imbricata (Roxb.) Nakai

干燥全草用作绿萍，收载于福建药材 1995 和福建药材 2006。

*《中国植物志》第 6 (2) 卷 343 页。

裸子植物门
GYMNOSPERMAE

一、苏铁科 Cycadaceae

苏铁
Cycas revoluta Thunb.

干燥叶用作铁树叶，收载于上海药材 1994。

二、银杏科 Ginkgoaceae

银杏
Ginkgo biloba Linn.

干燥叶用作银杏叶，收载于药典 1977、药典 2000—2015、北京药材 1998、贵州药材 1988、贵州药品 1994、河南药材 1993、湖南药材 1993、内蒙古药材 1988、山东药材 1995、山西药材 1987 和上海药材 1994；干燥成熟种子用作白果，收载于药典 1963—2015、贵州药材 1965、新疆药品 1980 二册、台湾 1985 二册、台湾 2004 和台湾 2013；干燥叶经加工制成的提取物用作银杏叶提取物，收载于药典 2015。

三、松科 Pinaceae

金钱松
Pseudolarix amabilis (Nelson) Rehd.

干燥根皮或近根树皮用作土荆皮，收载于药典 1977—2015 和山东药材 1995。

华山松
Pinus armandii Franch.

种仁用作松子仁，收载于新疆药品 1980 二册；树干中取得的油树脂，经蒸馏除去挥发油后的遗留物用作松香，收载于山西药材 1987。

白皮松
Pinus bungeana Zucc. ex Endl.

干燥成熟果实用作松塔，收载于药典 1977 和新疆药品 1980 二册。

西藏白皮松[*]（喜山白皮松）
Pinus gerardiana Wall.

种子用作白皮松子，收载于部标维药 1999 附录。

*《中国植物志》第 7 卷 233 页。

红松
Pinus koraiensis Sieb. et Zucc.

干燥成熟的种仁或种子用作海松子，收载于部标中药材 1992 和广东药材 2004；用作松子仁，收载于新疆药品 1980 二册和山东药材 2002；干燥针叶用作红松叶，收载于广东药材 2004。

马尾松
Pinus massoniana Lamb.

根或新鲜或干燥幼根用作松根，收载于湖南药材 1993 和湖南药材 2009；根用作马尾松树根，收载于部标成方一册 1989 附录；干燥成熟球果用作松塔，收载于广西药材 1990；干燥成熟种子用作松子，收载于上海药材 1994 附录；干燥种仁用作松子仁，收载于部标成方二册 1990 附录和新疆药品 1980·二册；干燥叶用作青松毛，收载于上海药材 1994；鲜叶或干燥叶用作松毛（松叶），收载于部标成方五册 1992 附录、北京药材 1998、湖南药材 1993、湖南药材 2009、福建药材 1990 和福建药材 2006；鲜叶用作鲜松叶，收载于药典 2005—2015 附录和四川藏药 2014；鲜叶或干燥叶用作松叶，收载于四川药材 2010、广西药材 1996 和广西壮药 2008；干燥花粉用作松花粉，收载于药典 1963—2015 和贵州药材 1988；嫩枝尖端用作松笔头，收载于贵州药材 2003；枝条用作鲜松枝，收载于部标成方二册 1990 附录；干燥瘤状或分枝节用作松节，收载于贵州药材 1988、贵州药材 2003、四川药材 1979、四川药材 1987 和广东药材 2004；干燥的分枝处含油的木材或干燥瘤状或分枝节用作油松节，收载于药典 1963、药典 1977、药典 2010、药典 2015、药典 1985 附录—2005 附录、部标中药材 1992、河南药材 1991、内蒙古药材 1988、新疆药品 1980 二册和藏药 1979；树干中取得的油树脂或油树脂经蒸馏除去挥发油后的遗留物用作松香，收载于药典 1963、部标中药材 1992、新疆药品 1980 二册、内蒙古药材 1988、贵州药材 2003 附录和广西药材 1990 附录；干燥树皮用作松树皮，收载于海南药材 2011。

油松
Pinus tabuliformis Carr.[*] (*Pinus tabulaeformis* Carr.)

干燥成熟果实用作松塔，收载于药典 1977、辽宁药材 2009 和新疆药品 1980 二册；干燥成熟种子用作松子，收载于上海药材 1994 附录；干燥种仁用作松子仁，收载于部标成方二册 1990 附录；干燥花粉用作松花粉，收载于药典 1963—2015、贵州药材 1988；干燥瘤状节或分枝节用作松节，收载于贵州药材 1988、四川药材 1987、广东药材 2004 和台湾 1985 一册；干燥的分枝处含油的木材或干燥瘤状节或分枝节用作油松节，收载于药典 1963、药典 1977、药典 2010、药典 2015、药典 1985 附录—2005 附录、部标中药材 1992、藏药 1979、河南药材 1991、辽宁药材 2009、内蒙古药材 1988、山西药材 1987 和新疆药品 1980 二册；树干中提取的油树脂，经蒸馏除去挥发油后的遗留物用作松香，收载于贵州药材 2003 附录。

*《中国植物志》第 7 卷 251 页。

云南松
Pinus yunnanensis Franch.

干燥瘤状节用作松节，收载于贵州药材 1988 和贵州药材 2003；干燥花粉用作松花粉，收载于贵州药材 1988；树干中提取的油树脂，经蒸馏除去挥发油后的遗留物用作松香，收载于贵州药材 2003 附录。

赤松
Pinus densiflora Sieb.et Zucc.

木材经干馏得到的一种沥青状液体用作松溜油，收载于药典 1953。

大王松
Pinus luchuensis Mayer

植物之木部经分解蒸馏所得之焦油用作松焦油（松馏油），收载于台湾 1980 和台湾 2006。

长叶松
Pinus palustris Mill.

植物油脂中所得之一种挥发油用作松节油，植物木材中所得之馏液用作松溜油，均收载于中华药典 1930。

四、杉科 Taxodiaceae

杉木
Cunninghamia lanceolata (Lamb.) Hook.

干燥叶或带叶嫩枝用作杉木叶，收载于广西药材 1996；干燥带叶未开裂的球果用作杉木果，收载于广东药材 2004。

五、柏科 Cupressaceae

侧柏
Platycladus orientalis (Linn.)Franco[*Biota orientalis* (Linn.) Endl.； *Thuja orientalis* Linn.]

干燥成熟种仁用作柏子仁，收载于药典 1963—2015、云南药品 1974、云南药品 1996、新疆药品 1980 二册、台湾 1985 二册和台湾 2013；干燥嫩枝与叶或干燥枝叶用作侧柏叶，收载于药典 1963—2015、内蒙古蒙药 1986、新疆药品 1980 二册、台湾 1985 二册和台湾 2013。

圆柏
Juniperus chinensis Linn.*[*Sabina chinensis* (C.) Ant.]

带叶和果的短枝用作圆柏，收载于部标藏药 1995 附录。

*《中国植物志》第 7 卷 362 页 -FOC。

欧洲刺柏
Juniperus communis Linn.

干熟果实中所得之一种挥发油用作杜松油，收载于中华药典 1930。

刺柏
Juniperus formosana Hayata

带叶嫩枝和果实用作刺柏，收载于青海藏药 1992 附录和部标藏药 1995 附录。

滇藏方枝柏
Juniperus indica Bertol.*[*Sabina wallichiana* (Hook. f. et Thoms.) Kom.]

干燥成熟果实用作滇藏方枝柏，收载于西藏藏药 2012 二册。

*《中国植物志》第 7 卷 367 页 -FOC。

祁连圆柏 (祁连山圆柏)
Juniperus przewalskii Kom.* (*Sabina przewalskii* Kom.)

带叶和果的短枝用作圆柏，收载于部标藏药 1995 附录、青海药品 1986 和藏药 1979。

*《中国植物志》第 7 卷 375 页 -FOC。

垂枝柏* (曲枝圆柏)
Juniperus recurva Buch.-Ham.ex D. Don*[*Sabina recurva* (Hamilt.) Antoine]

带叶果的短枝用作圆柏，收载于青海药品 1986 和藏药 1979。

*《中国植物志》第 7 卷 351 页 -FOC。

杜松
Juniperus rigida Sieb. et Zucc.

带叶嫩枝和果实用作刺柏，收载于部标藏药 1995 附录；干燥嫩枝叶用作刺柏叶，收载于部标蒙药 1998 和内蒙古蒙药 1986。

叉子圆柏* (河地柏、新疆圆柏)
Juniperus sabina Linn.* (*Sabina vulgaris* Antoine)

嫩枝叶用作圆柏叶，收载于新疆药材 1980 一册和新疆药品 1987；果实用作新疆圆柏果，收载于部标维药 1999 和新疆维药 1993。

*《中国植物志》第 7 卷 359 页 -FOC。

高山柏
Juniperus squamata Buch.-Ham. ex D. Don*[*Sabina squamata* (Buch.-Hamilt) Antoine]

干燥枝梢及叶用作秀巴刺兼，收载于西藏藏药 2012 二册。

*《中国植物志》第 7 卷 353 页 -FOC。

六、红豆杉科 Taxaceae

东北红豆杉* (紫杉)
Taxus cuspidata S. et Z.

人工栽培品的干燥枝和叶用作紫杉，收载于黑龙江药材 2001。

*《中国植物志》第 7 卷 446 页。

西藏红豆杉 *（喜马拉雅红豆杉）
Taxus wallichiana Zucc.

干燥枝及叶用作红豆杉，收载于部标维药 1999。

*《中国植物志》第 7 卷 439 页。

南方红豆杉
Taxus wallichiana Zucc.var. *mairei* (Lemée et H. Lévl.) L. K. Fu et Nan Li*[*Taxus mairei* (Lemee et Lévl.) S. Y. Hu ex Liu]

栽培品的带叶枝条用作南方红豆杉，收载于浙江药材 2006。

*《中国植物志》第 7 卷 443 页 -FOC。

云南榧树 *（云南榧子）
Torreya fargesii Franch. var. *yunnanensis* (C. Y. Cheng et L. K. Fu) N. Kang* (*Torreya yunnanensis* Cheng et L. K. Fu)

干燥成熟种子用作木榧子，收载于云南药品 1974 和云南药品 1996。

*《中国植物志》第 7 卷 462 页 -FOC。

榧树 *（榧）
Torreya grandis Fort.ex Lindl.

干燥成熟种子用作榧子，收载于药典 1963—2015、内蒙古蒙药 1986 和新疆药品 1980 二册。

*《中国植物志》第 7 卷 458 页。

七、麻黄科 Ephedraceae

木贼麻黄
Ephedra equisetina Bge.

干燥草质茎或干茎与枝用作麻黄，收载于药典 1953—2015、部标 1963、贵州药材 2003 附录、内蒙古蒙药 1986、新疆药品 1980 二册、藏药 1979、台湾 1985 一册和台湾 2004 。

山岭麻黄
Ephedra gerardiana Wall.

干燥草质茎用作麻黄，收载于四川药材 1980 和四川药材 1987；用作麻黄草，收载于四川药材 2010。

中麻黄
Ephedra intermedia Schrenk et C. A. Mey.

干燥根及根茎用作麻黄根，收载于药典 1963—2015、新疆药品 1980 二册；干燥草质茎用作麻黄，收载于药典 1963—2015、贵州药材 2003 附录、新疆药品 1980 二册、内蒙古蒙药 1986、藏药 1979、台湾 1985 一册和台湾 2004。

丽江麻黄
Ephedra likiangensis Florin

干燥草质茎用作麻黄，收载于云南药品1974、云南药品1996、四川药材1980和四川药材1987；用作麻黄草，收载于四川药材2010；用作山麻黄，收载于贵州药材2003。

藏麻黄
Ephedra saxatilis Royle ex Florin

干燥根及草质茎用作藏麻黄，收载于四川藏药2014。

云南麻黄
Ephedra saxatilis Royle ex Florin var. *mairei* Florin

干燥草质茎用作麻黄，收载于云南药品1974和云南药品1996。

草麻黄
Ephedra sinica Stapf

干燥绿色茎枝或干燥草质茎与枝用作麻黄，收载于药典1953—2015、部标1963、贵州药材2003附录、内蒙古蒙药1986、新疆药品1980二册、藏药1979、中华药典1930、台湾1985一册和台湾2004；干燥根及根茎用作麻黄根，收载于药典1963—2015。

八、买麻藤科 Gnetaceae

买麻藤
Gnetum montanum Markgr.

干燥藤茎用作买麻藤，收载于药典2000附录—2010附录、部标成方二册1990附录、福建药材2006和广西药材1996；干燥全株用作麻骨风，收载于广西药材1990附录。

小叶买麻藤
Gnetum parvifolium (Warb.)C. Y. Cheng ex Chun

干燥藤茎及茎叶或根用作买麻藤，收载于药典2005附录—2015附录、部标成方二册1990附录、广西药材1996和贵州药材2003；用作小叶买麻藤，收载于广西瑶药2014一卷；干燥全株用作麻骨风，收载于广西药材1990附录。

被子植物门
ANGIOSPERMAE

双子叶植物纲 DICOTYLEDONEAE

原始花被亚纲 ARCHICHLAMYDEAE

一、木麻黄科 Casuarinaceae

木麻黄
Casuarina equisetifolia Forst.

干燥枝叶用作木麻黄，收载于海南药材 2011。

二、三白草科 Saururaceae

三白草
Saururus chinensis (Lour.) Baill.

干燥根茎或干燥地上部分或全草用作三白草，收载于药典 1977 和药典 1990—2015。

蕺菜
Houttuynia cordata Thunb.

干燥根茎用作鱼腥草根，收载于湖北药材 2009；新鲜全草或干燥地上部分或开花期干燥全草或干燥全草或干燥茎叶用作鱼腥草，收载于药典 1963—2015、福建药材 1990、新疆药品 1980 二册、贵州药材 1965 和台湾 2004。

三、胡椒科 Piperaceae

蒌叶 (芦子、蒟酱)
Piper betle Linn.

干燥成熟果穗用作芦子，收载于部标成方三册 1991 附录、四川药材 1987 增补、四川药材 2010、云南药品 1974、云南药品 1996 和上海药材 1994。

苎叶蒟
Piper boehmeriaefolium (Miq.) C. DC.

干燥全株用作苎叶蒟，收载于广西瑶药 2014 一卷；干燥茎叶用作歪叶蓝，收载于云南药材 2005 七册。

光轴苎叶蒟（光轴苎叶、歪叶蓝）
Piper boehmeriaefolium (Miq.) C. DC. var. *tonkinense* C. DC. (*Piper boehmerifolium* Wall. var. *tonkinense* C. DC.)

干燥根和根茎用作黑牛膝（歪叶蓝根），收载于云南药品 1996 和云南药材 2005 一册 *；干燥全株用作十八症，收载于贵州药材 2003；干燥茎叶用作歪叶蓝，收载于云南药品 1974 和云南药品 1996。

* 该标准称本种为苎叶蒟。

毕澄茄
Piper cubeba Linné filius

已成长而尚未完全成熟之干燥果实用作毕澄茄，收载于中华药典 1930。

黄花胡椒
Piper flaviflorum C. DC.

干燥藤茎用作辣藤，收载于云南傣药 2005。

山蒟
Piper hancei Maxim.

干燥藤茎或干燥全草用作南藤（山蒟），收载于部标成方十四册 1997 附录和江西药材 1996；用作石南藤，收载于江西药材 1996；用作山蒟，收载于广西药材 1996 和广西瑶药 2014 一卷。

毛蒟
Piper hongkongense C. DC.*[*Piper puberulum* (Benth.) Maxim.]

干燥带叶茎枝用作穿壁风，收载于药典 2000 附录—2015 附录；干燥带叶茎枝或干燥全草用作石南藤，收载于广西药材 1990、广西瑶药 2014 一卷、湖南药材 1993、湖南药材 2009 和四川药材 1979。

*《中国植物志》第 20 (1) 卷 34 页 -FOC。

风藤
Piper kadsura (Choisy) Ohwi* (*Piper futokadsura* Sieb. et Zucc.)

干燥藤茎用作海风藤，收载于药典 1977、药典 1990—2015 和新疆药品 1980 二册。

*《中国植物志》第 20 (1) 卷 46 页。

大叶蒟
Piper laetispicum C. DC.

干燥根及根茎用作大叶蒟，收载于广西壮药 2008。

荜茇
Piper longum Linn.

带根的茎用作荜茇根，收载于部标维药 1999 和新疆维药 1993；干燥近成熟或成熟果穗用作荜茇，收载于药典 1963—2015、部标进药 1977、局标进药 2004、内蒙古蒙药 1986、新疆药品 1980 二册、新疆维

药 1993、云南药品 1974、藏药 1979 和台湾 1985 一册。

胡椒 (黑胡椒)
Piper nigrum Linn.

干燥成熟果实或去外皮的干燥成熟果实用作白胡椒，收载于药典 1963、内蒙古蒙药 1986、新疆药品 1980 二册、上海药材 1994 和山西药材 1987 附录；干燥近成熟未去皮的果实用作黑胡椒，收载于药典 1977、药典 1985、藏药 1979、内蒙古蒙药 1986、新疆维药 1993 和云南药品 1974；干燥近成熟或成熟果实用作胡椒，收载于药典 1990—2015、内蒙古药材 1988 和台湾 1985 一册。

假蒟
Piper sarmentosum Roxb.

干燥地上部分用作假蒟，收载于药典 2010 附录、药典 2015 附录、海南药材 2011 和广西药材 1990。

石南藤 (爬岩香、湖北胡椒)
Piper wallichii (Miq.) Hand.-Mazz. [*Piper wallichii* (Miq.) Hand.-Mazz. var. *hupeense* (C. DC.)Hand.-Mazz.]

干燥带叶茎枝用作穿壁风，收载于药典 2000 附录—2015 附录；干燥藤茎用作爬岩香，收载于部标成方十五册 1998 附录；干燥带叶茎枝，或幼嫩带叶茎枝，或干燥全草用作石南藤，收载于部标成方一册 1989 附录、广西药材 1990、广西瑶药 2014 一卷、新疆药品 1980 二册、四川药材 1979、四川药材 1987、四川药材 2010、贵州药材 1988、贵州药材 2003、内蒙古药材 1988 和湖北药材 2009。

四、金粟兰科 Chloranthaceae

草珊瑚 (肿节风、接骨金粟兰)
Sarcandra glabra (Thunb.) Nakai

干燥全草用作鱼子兰，收载于云南药品 1974 和云南药品 1996；用作肿节风 (九节茶)，收载于贵州药材 1988；干燥全草或地上部分用作肿节风，收载于药典 1977、药典 2000—2015、广西壮药 2008、广西瑶药 2014 一卷、山东药材 1995 附录、山东药材 2002 附录、上海药材 1994、四川药材 1987 增补、北京药材 1998 和河南药材 1991；干燥地上部分用作九节茶，收载于海南药材 2011；干燥全株经加工制成的浸膏用作肿节风浸膏，收载于药典 2010 和药典 2015；干燥地上部分或枝叶用作九节茶，收载于部标成方九册 1994 附录和广东药材 2004。

丝穗金粟兰
Chloranthus fortunei (A. Gray) Solms-Laub.

干燥根茎及根用作四块瓦，收载于贵州药材 2003；干燥全株用作土细辛，收载于广西瑶药 2014 一卷。*《中国植物志》第 20 (1) 卷 87 页。

宽叶金粟兰
Chloranthus henryi Hemsl.

干燥根及根茎用作四块瓦，收载于药典 2015 附录、部标成方十册 1995 附录、贵州药材 1988、贵州药材 2003、江西药材 1996 和湖南药材 2009；用作白四块瓦，收载于湖北药材 2009。

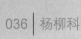

全缘金粟兰
Chloranthus holostegius (Hand.-Mazz.) Pei et Shan

干燥根及根茎或干燥全草用作四块瓦，收载于广西壮药 2011 二卷、云南药品 1996 和云南彝药 2005。

毛脉金粟兰
Chloranthus holostegius (Hand.-Mazz.) Pei et Shan var. *trichoneurus* K. F. Wu

干燥根及根茎用作四块瓦，收载于云南彝药 2005。

多穗金粟兰
Chloranthus multistachys (H.-M.) Pei

干燥根及根茎用作四块瓦，收载于药典 2015 附录、贵州药材 1988、贵州药材 2003、湖南药材 2009 和江西药材 1996；用作白四块瓦，收载于湖北药材 2009。

及己
Chloranthus serratus (Thunb.) Roem. et Schult.

干燥根茎及根用作四块瓦，收载于贵州药材 1988 和贵州药材 2003；干燥全草用作及己，收载于上海药材 1994 附录。

金粟兰 * (珠兰)
Chloranthus spicatus (Thunb.) Makino

干燥全株用作珠兰，收载于云南傣药 II 2005 五册。

*《中国植物志》第 20 (1) 卷 83 页。

五、杨柳科 Salicaceae

响叶杨
Populus adenopoda Maxim.

干燥茎枝用作白杨，收载于贵州药材 2003。

加拿大杨
Populus canadensis Moench

干燥雄花序用作白杨花，收载于山东药材 1995、山东药材 2002 和山东药材 2012 ；用作杨树花，收载于药典 1977。

山杨
Populus davidiana Dode*

干燥茎枝用作白杨，收载于贵州药材 2003。

*《中国植物志》第 20 (2) 卷 11 页。

胡杨
Populus euphratica* Oliv.**[*] (Populus diversifolia* Schrenk.**)

干燥树脂用作胡桐泪，收载于新疆药材 1980 一册、新疆药品 1980 二册和新疆药品 1987。

*《中国植物志》第 20 (2) 卷 76 页。

毛白杨
***Populus tomentosa* Carr.**

干燥雄花序用作白杨花，收载于山东药材 1995、山东药材 2002 和山东药材 2012；用作杨树花，收载于药典 1977。

垂柳（柳）
***Salix babylonica* Linn.**

生长于接近水面的干燥须状根用作柳根须，收载于上海药材 1994 附录；嫩枝用作柳条，收载于部标成方四册 1991 附录；新鲜或干燥嫩枝、枝条用作柳枝，收载于部标成方一册 1989 附录、北京药材 1998 附录、贵州药材 2003、广西药材 1990 和山西药材 1987 附录；干燥带嫩叶的枝条用作清明柳，收载于上海药材 1994；鲜柳芽与面粉经发酵加工而成的药块用作寒食，收载于北京药材 1998 附录。

黄花柳
***Salix caprea* Linn.**

干燥花序用作黄花柳花，收载于部标维药 1999 附录。

旱柳
***Salix matsudana* Koidz.**

嫩叶或干燥叶用作旱柳叶，收载于部标成方十五册 1998 附录和江西药材 1996 和江西药材 2014。

四子柳[*]（四籽柳）
***Salix tetrasperma* Roxb.**

干燥树皮用作纤穗柳树皮，收载于云南傣药 2005 一册。

*《中国植物志》第 20 (2) 卷 95 页。

六、杨梅科 Myricaceae

云南杨梅[*]（矮杨梅）
***Myrica nana* Cheval.**

干燥根用作杨梅根，收载于部标成方十二册 1997 附录和云南药材 2005。

*《中国植物志》第 21 卷 6 页。

杨梅
***Myrica rubra* Sieb.et Zucc.**

干燥树皮用作杨梅树皮，收载于福建药材 2006。

七、胡桃科 Juglandaceae

黄杞
Engelhardia roxburghiana Wall.

干燥叶用作罗汉茶，收载于广西药材 1996。

枫杨
Pterocarya stenoptera C. DC.

干燥叶用作枫杨叶，收载于上海药材 1994 附录。

胡桃楸（核桃楸）
Juglans manshurica Maxim.

新鲜未成熟果实的果肉用作北青龙衣，收载于黑龙江药材 2001；干燥干皮或枝皮用作核桃楸皮，收载于辽宁药材 2009；干燥树皮用作楸树皮，收载于吉林药品 1977。

胡桃
Juglans regia Linn.

干燥外果皮或干燥肉质果皮用作青龙衣，收载于部标中药材 1992 和新疆维药 1993；成熟果实的内果皮用作胡桃壳，收载于浙江药材 2007；新鲜或干燥幼果用作青胡桃，收载于贵州药材 2003；干燥成熟核果或果实用作核桃，收载于广西壮药 2008 和内蒙古蒙药 1986；干燥成熟种仁或成熟种子用作胡桃仁（核桃仁），收载于药典 1963、药典 1977、药典 1985 附录、药典 1990—2015、内蒙古药材 1988、新疆药品 1980 二册、新疆维药 1993、山西药材 1987、藏药 1979 和贵州药材 1988；干燥种仁用作胡桃，收载于台湾 1985 二册；干燥成熟果实的核壳经炭化，粉碎，过 16—60 目筛，蒸汽活化而制成用作核桃壳炭，收载于浙江药材 2005；干燥成熟种仁榨出的油脂用作核桃油，收载于北京药材 1998 附录；内果皮中的木质隔膜用作胡桃隔，收载于上海药材 1994；果核的干燥木质隔膜用作分心木，收载于部标中药材 1992、山西药材 1987、山东药材 1995 附录和山东药材 2002 附录；干燥嫩枝用作核桃枝，收载于山东药材 1995 附录和山东药材 2002 附录。

八、桦木科 Betulaceae

欧榛
Corylus avellana Linn.

干燥成熟种子用作欧榛，收载于部标维药 1999 和新疆维药 1993。

榛 *（榛子）
Corylus heterophylla Fisch.

干燥雄花穗用作榛子雄花，收载于吉林药品 1977。

*《中国植物志》第 21 卷 50 页。

桤木
Alnus cremastogyne Burk.

新鲜或干燥树皮或嫩枝叶用作桤木，收载于贵州药材 2003。

白桦
Betula platyphylla Suk.

干燥柔软树皮用作桦树皮，收载于吉林药品 1977。

九、壳斗科 Fagaceae

水青冈 *（山毛榉）
Fagus longipetiolata Seem.* (*Fagus sinensis* Oliv.)

溜油中所得一种醇类之混合物，主成分为愈疮木醇及木溜油醇用作木溜油，收载于中华药典 1930。
*《中国植物志》第 22 卷 5 页。

栗 *（板栗）
Castanea mollissima Bl.

干燥穗状花序用作板栗花，收载于湖南药材 1993 和湖南药材 2009；干燥总苞用作板栗壳，收载于药典 1977、药典 2010 附录、药典 2015 附录和上海药材 1994 附录。
*《中国植物志》第 22 卷 9 页。

川滇高山栎
Quercus aquifolioides Rehd. et Wils.

干燥果实用作青杠果，收载于四川藏药 2014。

槲树
Quercus dentata Thunb.

干燥叶用作槲叶，收载于药典 2010 附录、药典 2015 附录和辽宁药材 2009。

没食子树
Quercus infectoria Oliv.

幼枝上由没食子蜂科昆虫没食子蜂 *Cynips gallae-tinctoriae* Oliv. 幼虫寄生而形成的干燥虫瘿用作没食子，收载于部标维药 1999 附录、新疆维药 1993、内蒙古药材 1988、山东药材 1995、山东药材 2002 和山东药材 2012。

蒙古栎
Quercus mongolica Fisch. ex Ledeb.

干燥成熟果实用作橡子，收载于部标蒙药 1998 和内蒙古蒙药 1986。

夏栎*（橡树）
Quercus robur Linn.

干燥果实用作橡子，收载于部标维药 1999 附录。

*《中国植物志》第 22 卷 239 页。

辽东栎
Quercus wutaishanica Mayr*[*Quercus mongolica* Fisch. ex Turcz.var.*liaotungensis* (Koiaz) Nakai]

干燥成熟果实用作橡子，收载于部标蒙药 1998 和内蒙古蒙药 1986。

*《中国植物志》第 22 卷 238 页。

一〇、榆科 Ulmaceae

朴树
Celtis sinensis Pers.

干燥叶用作朴树叶，收载于上海药材 1994 附录。

大果榆
Ulmus macrocarpa Hance

果实加工品用作芜荑，收载于部标中药材 1992、部标成方二册 1990 附录、河南药材 1991、内蒙古药材 1988、宁夏药材 1993、四川药材 1987 增补和新疆药品 1980 二册。

榔榆
Ulmus parvifolia Jacq.

干燥根皮或树皮用作榆树皮，收载于上海药材 1994 附录。

榆树（榆）
Ulmus pumila Linn.

果实加工品用作芜荑，收载于四川药材 1987 增补；干燥叶用作榆树叶，收载于上海药材 1994；干燥树皮或根皮之韧皮部、树皮或根皮用作榆白皮，收载于新疆药品 1980 二册和台湾 1985 一册；干燥根皮或树皮或除去栓皮的茎皮用作榆树皮，收载于部标成方六册 1992 附录和上海药材 1994 附录；新鲜或干燥枝条用作榆枝，收载于部标成方七册 1993 附录和贵州药材 2003。

十一、桑科 Moraceae

桑（白桑）
Morus alba Linn.

干燥根用作桑树根，收载于上海药材 1994 和海南药材 2011；干燥果穗用作白桑椹，收载于新疆维药 1993；用作桑椹子，收载于贵州药材 1965；用作桑椹，收载于药典 1963—2015 和新疆药品 1980 二册；

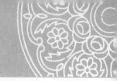

干燥花序用作桑椹花，收载于山东药材 1995 附录和山东药材 2002 附录；干燥叶用作桑叶，收载于药典 1963—2015、贵州药材 1965 和新疆药品 1980 二册；干燥根皮用作桑白皮，收载于药典 1963—2015、贵州药材 1965、新疆药品 1980 二册、台湾 1985 二册和台湾 2004；嫩枝用作桑枝，收载于药典 1963—2015、贵州药材 1965、新疆药品 1980 二册和台湾 2004；新鲜嫩枝用作鲜桑枝，收载于贵州药材 2003。

鸡桑
Morus australis Poir.

干燥根皮用作崖桑皮，收载于四川药材 1984、四川药材 1987 和四川药材 2010；用作桑白皮，收载于湖南药材 1993 和湖南药材 2009。

华桑
Morus cathayana Hemsl.

干燥根皮用作崖桑皮，收载于四川药材 1984、四川药材 1987 和四川药材 2010；用作桑白皮，收载于湖南药材 1993 和湖南药材 2009。

蒙桑
Morus mongolica (Bureau) C. K. Schneider

干燥根皮用作桑白皮，收载于湖南药材 1993 和湖南药材 2009。

构树*（楮、構）
Broussonetia papyrifera (Linn.) L'Hér. ex Vent.

根用作构树根，收载于广西壮药 2011 二卷；干燥果实用作楮实，收载于台湾 1985 二册；干燥成熟果实用作楮实子，收载于药典 1963—2015、新疆药品 1980 二册和贵州药材 1965；干燥叶用作构树叶，收载于贵州药材 2003 和上海药材 1994 附录。

*《中国植物志》第 23 (1) 卷 24 页。

假鹊肾树
Streblus indicus (Bur.) Corner* (*Pseudostreblus indica* Bur.)

干燥茎皮用作滑叶跌打，收载于部标成方十五册 1998 附录、云南药品 1974、云南药品 1996 和云南药材 2005 七册。

*《中国植物志》第 23 (1) 卷 35 页。

二色波罗蜜（二色桂木）
Artocarpus styracifolius Pierre

干燥茎或根用作半枫荷，收载于广西药材 1990 附录；干燥根用作枫荷桂，收载于药典 2010 附录、药典 2015 附录、湖南药材 2009 和广西药材 1996。

构棘（葨芝）
Maclura cochinchinensis (Lour.) Corner[*Cudrania cochinchinensis* (Lour.) Kudo et Masam.]

新鲜或干燥根用作穿破石，收载于药典 1977、药典 2005 附录—2015 附录、部标成方五册 1992 附录、浙江炮规 2005、海南药材 2011、湖北药材 2009、上海药材 1994、贵州药材 2003 和湖南药材 2009；干燥根及茎用作千层皮，收载于云南傣药 II 2005 五册。

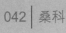

柘树 *（柘）

Maclura tricuspidata Carrière*[*Cudrania tricuspidata* (Carr.) Bur.]

干燥根用作柘树根，收载于云南药品 1974 和云南药品 1996；新鲜或干燥根用作穿破石，收载于药典 1977、药典 2005—2015 附录、浙江炮规 2005、贵州药材 2003、湖南药材 2009 和湖北药材 2009；干燥根及茎枝用作柘树（柘木），收载于药典 2010 附录、药典 2015 附录、部标成方十七册 1998 附录、广东药材 2011 和上海药材 1994 附录。

*《中国植物志》第 23 (1) 卷 63 页 -FOC。

无花果

Ficus carica Linn.

新鲜或干燥近成熟的内藏花和瘦果的肉质花序托或未成熟隐花果或成熟花托用作无花果，收载于部标中药材 1992、新疆药材 1980 一册、江苏药材 1989、贵州药材 1988、贵州药材 2003、新疆维药 1993、河南药材 1991、四川药材 1979 和四川药材 1987；干燥叶或新鲜叶用作无花果叶，收载于部标维药 1999 附录、新疆维药 2010 一册、江苏药材 1989 增补和贵州药材 2003。

藤榕

Ficus hederacea Roxb.

干燥全草用作地瓜藤，收载于部标成方八册 1993 附录；用作地拥根，收载于广西药材 1996。

粗叶榕

Ficus hirta Vahl

干燥根用作五指毛桃，收载于广东药材 2004、广西瑶药 2014 一卷、海南药材 2011 和湖南药材 2009。

对叶榕

Ficus hispida Linn.

干燥根及茎用作牛奶木（牛奶樟），收载于广西壮药 2008。

榕树（细叶榕）

Ficus microcarpa Linn. f.

干燥气生根用作榕树须，收载于部标成方十四册 1997 附录、广东药材 2011、海南药材 2011、广西药材 1990 和广西壮药 2011 二卷；干燥叶用作榕树叶，收载于部标成方九册 1994 附录、福建药材 2006、海南药材 2011、广西药材 1990 和广西壮药 2011 二卷；用作小叶榕，收载于部标成方十四册 1997 附录、广东药材 2004 和湖南药材 2009。

琴叶榕 *（条叶榕、全叶榕）

Ficus pandurata Hance (*Ficus pandurata* Hance var. *angustifolia* Cheng；*Ficus pandurata* Hance var. *holophylla* Migo)

干燥根及茎用作小香勾，收载于浙江炮规 2005；干燥地上部分用作五爪龙，收载于部标成方八册 1993 附录。

*《中国植物志》第 23 (1) 卷 154 页 -FOC。

薜荔
Ficus pumila Linn.

干燥隐头花序托用作广东王不留行，收载于药典 2010 附录、药典 2015 附录、海南药材 2011 和广东药材 2004；干燥成熟雄性隐花果用作奶母果，收载于湖北药材 2009；干燥成熟隐花果或干燥果壳或干燥花序或干燥带叶不育幼枝用作薜荔（薜荔果、鬼馒头），收载于部标成方五册 1992 附录、广西壮药 2008、上海药材 1994 和江西药材 1996；用作木馒头，收载于江苏药材 1989；用作王不留行，收载于广西药材 1990；干燥带叶茎枝用作络石藤（薜荔藤），收载于湖南药材 1993、湖南药材 2009 和广西瑶药 2014 一卷；干燥茎用作薜荔，收载于海南药材 2011。

珍珠莲
Ficus sarmentosa Buch.-Ham.ex J. E. Sm. var. *henryi* (King ex Oliv.) Corner

干燥隐花果用作石彭子，收载于江西药材 1996。

极简榕[*]（五指毛桃）
Ficus simplicissima Lour.

干燥根或干燥全草用作五指毛桃，收载于药典 1977、药典 2010 附录、药典 2015 附录和部标成方五册 1992 附录^{**}；干燥地上部分用作三爪龙，收载于部标成方八册 1993 附录^{**}。

*《中国植物志》第 23 (1) 卷 165 页。

** 该二标准均称本种为粗叶榕。

地果（地瓜、地石榴）
Ficus tikoua Bureau

新鲜或干燥地上部分，或干燥藤茎用作地板藤（地瓜藤），收载于贵州药品 1994、贵州药材 2003、云南药品 1996、云南药材 2005 一册和湖南药材 2009。

啤酒花[*]（忽布）
Humulus lupulus L. Sp. Pl.

未经授粉的雌花提取的浸膏用作啤酒花浸膏，收载于药典 1977。

葎草
Humulus scandens (Lour.)Merr.

干燥地上部分或干燥全草用作葎草，收载于药典 2010 附录、药典 2015 附录、江苏药材 1989、福建药材 2006、河南药材 1993、江西药材 1996、上海药材 1994、四川药材 1979、四川药材 2010、广东药材 2011、山东药材 1995 附录和山东药材 2002 附录；干燥雌花穗用作葎草花，收载于贵州药材 1965、贵州药材 1988 和贵州药材 2003。

大麻
Cannabis sativa Linn.

干燥成熟果实或种仁用作火麻仁，收载于药典 1963—2005、内蒙古蒙药 1986、新疆药品 1980 二册、贵州药材 1965 和台湾 1985 一册；雌性草之干燥带花枝梢用作大麻，收载于中华药典 1930。

十二、荨麻科 Urticaceae

麻叶荨麻
Urtica cannabina Linn.

干燥成熟果实或种子用作荨麻子，收载于部标维药 1999、部标维药 1999 附录和新疆维药 1993；干燥全草或干燥地上部分用作荨麻，收载于部标维药 1999 附录和新疆维药 2010 一册。

异珠荨麻 *（西藏荨麻）
Urtica dioica Linn.* (*Urtica tibetica* W. T. Wang)

干燥地上部分用作荨麻，收载于新疆维药 2010 一册和西藏藏药 2012 二册。
*《中国植物志》第 23 (2) 卷 12 页 -FOC。

荨麻 *（裂叶荨麻）
Urtica fissa E. Pritz.

干燥地上部分用作荨麻，收载于部标藏药 1995 和藏药 1979。
*《中国植物志》第 23 (2) 卷 21 页。

宽叶荨麻
Urtica laetevirens Maxim.

干燥地上部分用作荨麻，收载于部标藏药 1995 和藏药 1979；用作宽叶荨麻，收载于青海藏药 1992。

毛花点草
Nanocnide lobata Wedd.

干燥全草用作毛花点草，收载于福建药材 1995 和福建药材 2006。

珠芽艾麻
Laportea bulbifera (Sieb. et Zucc.) Wedd.

干燥根及根茎或全草用作红活麻，收载于湖北药材 2009 和贵州药材 1988；新鲜或干燥全草用作红禾麻，收载于贵州药材 2003；干燥全草用作野绿麻，收载于广西瑶药 2014 一卷。

葡萄叶艾麻 *（广西艾麻）
Laportea violacea Gagnep.

干燥根用作麻风草根，收载于广西药材 1990。
*《中国植物志》第 23 (2) 卷 36 页。

冷水花
Pilea notata C. H. Wright

新鲜或干燥全草用作冷水花，收载于贵州药材 2003。

序叶苎麻
Boehmeria clidemioides Miq. var. *diffusa* (Wedd.) Hand-Mazz.

干燥地上部分用作苎麻，收载于四川药材 2010。

苎麻（苧麻）
Boehmeria nivea (Linn.)Gaud.

干燥根茎及根用作苎麻根，收载于药典 1963、药典 1977、药典 2010 附录、药典 2015 附录、部标中药材 1992、广西壮药 2008、贵州药材 1988、贵州药材 2003、河南药材 1991、新疆药品 1980 二册和内蒙古药材 1988；干燥叶用作苎麻叶，收载于湖北药材 2009；干燥叶、茎的提取物用作苎麻浸膏（血凝），收载于药典 1977。

悬铃叶苎麻*（悬铃木叶苎麻）
Boehmeria tricuspis (Hance) Makino* (*Boehmeria platanifolia* Franch. et Sar.)

干燥地上部分用作八角麻，收载于河南药材 1991。

*《中国植物志》第 23 (2) 卷 345 页。

糯米团（蔓苎麻）
Gonostegia hirta (Bl.) Miq.[*Memorialis hirta* (Bl.) Wedd.]

新鲜或干燥根用作糯米藤根，收载于贵州药材 1988、贵州药材 2003、四川药材 1979、四川药材 1987 和四川药材 2010。

十三、山龙眼科 Proteaceae

疟腮树
Heliciopsis terminalis (Kurz) Sleum.

干燥去皮茎木用作人字树，收载于云南傣药 II 2005 五册。

十四、铁青树科 Olacaceae

华南青皮木
Schoepfia chinensis Gardn.et Champ.

干燥全株用作碎骨木，收载于药典 2000 附录—2015 附录、广西药材 1990 附录和广西药材 1996。

青皮木
Schoepfia jasminodora Sieb.et Zucc.

干燥全株用作碎骨木，收载于药典 2000 附录—2015 附录和广西药材 1996。

十五、檀香科 Santalaceae

檀香（白檀）
Santalum album Linn.

干燥心材或干燥茎木用作檀香，收载于药典 1963、药典 1977 附录、药典 1985 附录、药典 1990—

2015、部标进药 1986、局标进药 2004、新疆药品 1980 二册、新疆维药 1993、藏药 1979、山西药材 1987 附录和台湾 1985 二册；用作白檀香，收载于内蒙古蒙药 1986；心木用作白檀，收载于中华药典 1930；心木中所得之一种挥发油用作白檀油，收载于中华药典 1930。

百蕊草
Thesium chinense Turcz.

干燥全草用作百蕊草，收载于药典 1977、上海药材 1994 和贵州药材 2003。

十六、桑寄生科 Loranthaceae

鞘花
Macrosolen cochinchinensis (Lour.) Van Tiegh.

干燥全株用作寄生，收载于广西药材 1990 附录。

油茶离瓣寄生
Helixanthera sampsoni (Hance) Danser

干燥全株用作寄生，收载于广西药材 1990 附录。

红花寄生 * (四川寄生)
Scurrula parasitica Linn. *[*Loranthus parasiticus* (Linn.) Merr.]

干燥全株或干燥带叶茎枝用作寄生，收载于药典 1963、新疆药品 1980 二册和广西药材 1990 附录；用作桑寄生，收载于药典 1977** 和台湾 1985 二册**；用作贵州桑寄生，收载于贵州药材 2003。

　*《中国植物志》第 24 卷 129 页。

　** 该二标准均称本种为桑寄生。

广寄生 *
Taxillus chinensis (DC.) Danser

干燥带叶茎枝用作桑寄生，收载于药典 1985—2015**、香港药材三册** 和台湾 2004**。

　*《中国植物志》第 24 卷 131 页。

　** 上述标准均称本种为桑寄生。

柳叶钝果寄生 * (西南寄生、柳寄生)
Taxillus delavayi (Van Tiegh.) Danser

干燥带叶枝茎用作贵州桑寄生，收载于贵州药材 2003；用作柳寄生，收载于贵州药品 1994。

　*《中国植物志》第 24 卷 121 页。

毛叶钝果寄生 * (毛叶寄生)
Taxillus nigrans (Hance) Danser

干燥带叶茎枝用作寄生，收载于四川药材 1987 和四川药材 2010。

　*《中国植物志》第 24 卷 132 页。

桑寄生 * (四川寄生、四川桑寄生)
Taxillus sutchuenensis (Lecomte) Danser

干燥带叶茎枝用作寄生，收载于四川药材 1987 和四川药材 2010；用作桑寄生，收载于贵州药材 1988；用作贵州桑寄生，收载于贵州药材 2003。

*《中国植物志》第 24 卷 129 页。

灰毛桑寄生 * (灰毛寄生)
Taxillus sutchunensis (Lecomte) Danser var. duclouxii (Lecomte) H. S. Kiu

干燥带叶茎枝用作寄生，收载于四川药材 1987 和四川药材 2010。

*《中国植物志》第 24 卷 129 页。

卵叶槲寄生 * (阔叶槲寄生)
Viscum album Linn. var. meridianum Danser

干燥带叶茎枝用作黔槲寄生，收载于贵州药材 2003。

*《中国植物志》第 24 卷 149 页。

扁枝槲寄生 (枫香寄生)
Viscum articulatum Burm. f.

全株用作扁寄生，收载于四川药材 1979；干燥茎枝用作槲寄生，收载于湖南药材 1993 和湖南药材 2009；干燥带叶茎枝用作寄生，收载于四川药材 1987；用作扁枝槲寄生，收载于四川药材 2010；干燥枝叶用作桑寄生，收载于台湾 1985 二册。

槲寄生
Viscum coloratum (Komar.) Nakai

干燥带叶茎枝用作槲寄生，收载于药典 1977—2015、内蒙古蒙药 1986 和台湾 2004；用作寄生，收载于药典 1963 和新疆药品 1980 二册；干燥带叶茎枝用作桑寄生 (槲寄生)，收载于河南药材 1991。

枫香槲寄生
Viscum liquidambaricolum Hayata

干燥带叶茎枝用作黔槲寄生，收载于贵州药材 2003；用作扁枝槲寄生，收载于四川药材 2010。

绿茎槲寄生
Viscum nudum Danser

干燥带叶茎枝用作黔槲寄生，收载于贵州药材 2003。

十七、马兜铃科 Aristolochiaceae

短尾细辛
Asarum caudigelellum C. Y. Cheng et C. S.Yang

新鲜或干燥全草用作苕叶细辛，收载于四川药材 1987 增补、四川药材 2010 和贵州药材 2003。

尾花细辛
Asarum caudigerum Hance

新鲜或干燥全草用作苔叶细辛，收载于贵州药材 2003。

双叶细辛
Asarum caulescens Maxim.

新鲜或干燥全草用作苔叶细辛，收载于四川药材 1987 增补、四川药材 2010 和贵州药材 2003；用作乌金七，收载于湖北药材 2009。

杜衡
Asarum forbesii Maxim.

干燥根及根茎或全草用作湘细辛，收载于湖南药材 1993 和湖南药材 2009；干燥全草用作杜衡，收载于药典 1977 和上海药材 1994。

辽细辛 * (北细辛、东北细辛)
Asarum heterotropoides Fr. Schmidt var. *mandshuricum* (Maxim.) Kitag

干燥根和根茎或干燥带根全草用作细辛 (辽细辛)，收载于药典 1963—2015、新疆药品 1980 二册、内蒙古蒙药 1986、台湾 1985 一册、台湾 2004 和台湾 2013。

*《中国植物志》第 24 卷 177 页。

单叶细辛 (西南细辛、毛细辛)
Asarum himalaicum Hook.f. et Thoms. ex Klotzsch.

干燥全草用作甘肃细辛，收载于甘肃药材 (试行)1992；用作南坪细辛，收载于四川药材 1977、四川药材 1987 和四川藏药 2014；用作毛细辛，收载于甘肃药材 2009 和宁夏药材 1993。

小叶马蹄香 (宜昌细辛)
Asarum ichangense C. Y. Cheng et C. S.Yang

干燥根及根茎或干燥全草用作湘细辛，收载于湖南药材 1993 和湖南药材 2009；干燥全草用作杜衡，收载于浙江药材 2000。

金耳环
Asarum insigne Diels

干燥全草用作金耳环，收载于广西药材 1990。

山慈菇
Asarum sagittarioides C. F. Liang

干燥全草用作山慈菇，收载于广西药材 1990。

细辛 * (华细辛)
Asarum sieboldii Miq.

干燥根和根茎或干燥根或干燥全草用作细辛，收载于药典 1963—2015、内蒙古蒙药 1986、新疆药品 1980 二册和台湾 2013。

*《中国植物志》第 24 卷 176 页。

汉城细辛

Asarum sieboldii Miq. f. *seoulense* (Nakai) C. Y. Cheng et C. S. Yang[*] (*Asarum sieboldii* Miq. var. *seoulense* Nakai)

干燥根和根茎或干燥根或干燥全草用作细辛，收载于药典 1985—2015、内蒙古蒙药 1986、台湾 2004 和台湾 2013。

*《中国植物志》第 24 卷 176 页。

青城细辛

Asarum splendens (Maekawa) C. Y. Cheng et C. S. Yang

新鲜或干燥全草用作苕叶细辛，收载于贵州药材 2003。

五岭细辛

Asarum wulingense C. F. Liang

干燥根及根茎或干燥全草用作湘细辛，收载于湖南药材 1993 和湖南药材 2009。

土木香

Aristolochia chuii Wu

干燥根用作大百解，收载于云南药品 1974 和云南药品 1996。

北马兜铃

Aristolochia contorta Bge.

干燥成熟果实用作马兜铃，收载于药典 1963—2015、新疆药品 1980 二册；干燥地上部分用作天仙藤（马兜铃藤），收载于药典 1977—2015。

马兜铃

Aristolochia debilis Sieb.et Zucc.

干燥根用作青木香，收载于药典 1963—2000 和贵州药材 1965；干燥成熟果实用作马兜铃，收载于药典 1963—2015、贵州药材 1965、新疆药品 1980 二册和台湾 1985 二册；干燥地上部分用作天仙藤 (马兜铃藤)，收载于药典 1977—2015 和新疆药品 1980 二册。

广防己

Aristolochia fangchi Y.C. Wu ex L. D.Chow et S. M. Hwang

干燥根用作木防己，收载于台湾 1985 一册；用作广防己，收载于药典 1977—2000。

通城虎

Aristolochia fordiana Hemsl.

干燥全株用作通城虎，收载于广西药材 1990 附录。

西藏马兜铃[*]（穆坪马兜铃、藏木通、藏马兜铃）

Aristolochia griffithii Hook.f. et Thoms. ex Duchartre

根用作木香马兜铃，收载于部标藏药 1995 附录和青海藏药 1992 附录。

*《中国植物志》第 24 卷 211 页。

异叶马兜铃*（汉中防己）

Aristolochia kaempferi Willd.f. *heterophylla* (Hemsl.) S. M. Hwang (*Aristolochia heterophylla* Hemsl.)

干燥根或块根用作防己，收载于四川药材 1987；用作汉防己，收载于甘肃药材（试行)1996 和台湾 1985 一册。

*《中国植物志》第 24 卷 207 页。

广西马兜铃*（川南马兜铃、大叶马兜铃）

Aristolochia kwangsiensis Chun et How ex C. F. Liang* (*Aristolochia austroszechuanica* Chien et C. Y. Cheng)

干燥块根用作大叶青木香（宜宾防己），收载于四川药材 1979；用作防己，收载于四川药材 1987；块状根用作大青木香，收载于贵州药材 2003；用作广西马兜铃根，收载于广西瑶药 2014 一卷。

*《中国植物志》第 24 卷 208 页。

木通马兜铃*（东北马兜铃、关木通）

Aristolochia manshuriensis Kom. [*Hocquartia manshuriensis* (Kom.) Nakai]

干燥藤茎或干燥茎用作关木通，收载于药典 1963—2000 和内蒙古蒙药 1986；去外皮之干燥茎用作木通，收载于台湾 1985 一册。

*《中国植物志》第 24 卷 210 页。

寻骨风*（绵毛马兜铃）
Aristolochia mollissima Hance

干燥茎叶或根，或干燥地上部分或全草用作寻骨风，收载于药典 1977、部标中药材 1992、贵州药材 1988、贵州药材 2003、河南药材 1991、山西药材 1987、新疆药品 1980 二册和四川药材 1987 增补。

*《中国植物志》第 24 卷 212 页。

宝兴马兜铃*（木香马兜铃、穆坪马兜铃）
Aristolochia moupinensis Franch.

干燥根或块根用作防己，收载于四川药材 1987；干燥茎及根茎或根用作木香马兜铃，收载于部标藏药 1995 附录和藏药 1979；用作冕宁防己，收载于四川药材 1984；干燥根茎或茎用作木防己（水城木防己），收载于贵州药材 1988 和贵州药材 2003；干燥藤茎用作淮通，收载于四川药材 1977 和四川药材 1987。

*《中国植物志》第 24 卷 213 页。

卵叶马兜铃
Aristolochia ovatifolia S. M. Hwang

干燥根或藤茎用作木防己（水城木防己），收载于贵州药材 1988 和贵州药材 2003。

背蛇生*（四川朱砂莲、朱砂莲、广西朱砂莲）
Aristolochia tuberosa C. F. Liang et S. M. Hwang* (*Aristolochia cinnabarina* C. Y. Cheng et J. L. Wu)

干燥块根用作九月生（朱砂莲），收载于四川药材 1987、广西药材 1990、贵州药品 1994 和贵州药材

2003。

　　*《中国植物志》第 24 卷 240 页。

斑叶朱砂连
Aristolochia tuberosa C. F. Ling et S. M. Hwang var. *albomaculata* J. L. Wu Mss.

块根用作朱砂连，收载于四川药材 1977。

香港马兜铃 *
Aristolochia westlandii Hemsl.

干燥根用作广防己，收载于药典 1963[**]；用作防己，收载于贵州药材 1965[**]。

　　*《中国植物志》第 24 卷 217 页。

　　** 上述二标准均称本种为广防己。

十八、蛇菰科 Balanophoraceae

红冬蛇菰 *（蛇菰）
Balanophora harlandii Hook. f.

干燥全草用作鹿仙草，收载于云南药品 1996 和云南药材 2005 一册。

　　*《中国植物志》第 24 卷 265 页。

印度蛇菰
Balanophora indica (Arn.) Griff.

干燥全草用作思茅蛇菰，收载于云南傣药 II 2005 五册。

筒鞘蛇菰
Balanophora involucrata Hook. f.

　　干燥全草用作鹿仙草收载于云南药品 1996 和云南药材 2005 一册；用作葛麻菌，收载于贵州药材 2003；用作蛇菰，收载于湖北药材 2009。

日本蛇菰 *（蛇菰）
Balanophora japonica Makino

干燥全草用作蛇菰，收载于湖北药材 2009；用作葛菌，收载于四川药材 1979。

　　*《中国植物志》第 24 卷 267 页。

红烛蛇菰
Balanophora mutinoides Hayata

干燥全草用作葛麻菌，收载于贵州药材 2003。

十九、蓼科 Polygonaceae

抱茎蓼（岩血竭）
Polygonum amplexicaule D. Don
干燥根和根茎用作岩血竭，收载于云南药材 1974 和云南药品 1996；干燥根用作血三七，收载于湖北药材 2009。

中华抱茎蓼
Polygonum amplexicaule D. Don var. *sinense* Forbes et Hemsl.
干燥根茎用作血三七，收载于湖北药材 2009。

木藤蓼
Polygonum aubertii Henry
干燥茎用作木藤蓼，收载于药典 1977 附录—2015 附录。

萹蓄
Polygonum aviculare Linn.
干燥地上部分用作萹蓄，收载于药典 1963—2015、新疆药品 1980 二册和台湾 1985 一册。

拳参
Polygonum bistorta Linn.
干燥地下根状茎用作拳参（重楼），收载于药典 1963；干燥根茎用作拳参，收载于药典 1977—2015、内蒙古蒙药材 1986、新疆维药 1993 和新疆药品 1980 二册。

头花蓼
Polygonum capitatum Buch.-Ham. ex D. Don
干燥全草或地上部分用作头花蓼，收载于药典 2010 附录和部标成方十二册 1997 附录；用作头花蓼（四季红），收载于贵州药材 2003 和湖南药材 2009；干燥全草用作四季红，收载于贵州药材 1988。

火炭母
Polygonum chinense Linn.
干燥全草用作火炭母，收载于药典 1977、贵州药材 2003、海南药材 2011、广东药材 2004、广西壮药 2008 和湖北药材 2009。

硬毛火炭母（粗毛火炭母）
Polygonum chinense Linn. var. *hispidum* Hook. f.
干燥全草用作火炭母，收载于药典 1977、广西壮药 2008 和贵州药材 2003。

叉分蓼
Polygonum divaricatum Linn.
干燥根用作酸不溜根，收载于吉林药品 1977；用作叉分蓼，收载于四川藏药 2014；干燥地上部分用作叉分蓼，收载于部标藏药 1995 附录和青海藏药 1992 附录。

椭圆叶蓼 *（亮果蓼）

Polygonum ellipticum Willd.ex Spreng.*[*Polygonum nitens* (Fisch. et Mey.) V. Petr ex Kom.]

干燥根茎用作拳参，收载于新疆药材 1980 一册和新疆药品 1987。

*《中国植物志》第 25 (1) 卷 40 页。

水蓼（水辣蓼）
Polygonum hydropiper Linn.

去掉粗茎的嫩枝叶用作鲜辣蓼，收载于山西药材 1987 附录；新鲜或干燥全草用作蓼子草，收载于四川药材 1987 增补和四川药材 2010；新鲜或干燥全草或干燥地上部分，用作辣蓼，收载于药典 1977、北京药材 1998、福建药材 1990、福建药材 2006、湖北药材 2009、辽宁药材 2009、山东药材 1995、山东药材 2002 、贵州药材 1988、贵州药材 2003、甘肃药材 2009、海南药材 2011 和上海药材 1994。

酸模叶蓼
Polygonum lapathifolium Linn.

干燥成熟果实用作水红花子，收载于内蒙古药材 1988。

绵毛酸模叶蓼
Polygonum lapathifolium Linn. var. *salicifolium* Sibth.

去掉粗茎的嫩枝叶用作鲜辣蓼，收载于山西药材 1987 附录。

圆穗蓼
Polygonum macrophyllum D. Don

干燥根茎用作圆穗蓼，收载于甘肃药材 2009。

红蓼（红草）
Polygonum orientale Linn.

干燥全草或干燥果穗及带叶茎枝用作荭草，收载于贵州药材 1988 和贵州药材 2003；干燥成熟果实用作水红花子，收载于药典 1977— 2015、新疆药品 1980 二册和内蒙古药材 1988。

草血竭 *
Polygonum paleaceum Wall. ex HK. f.

干燥根茎用作草血竭，收载于药典 1977、四川药材 2010、云南药品 1974、云南药品 1996、云南彝药 2005 和青海藏药 1992 附录；用作拳参，收载于贵州药材 1988；用作草血竭（拳参），收载于贵州药材 2003；用作拳参（草血竭），收载于贵州药材 1988。

*《中国植物志》第 25 (1) 卷 46 页。

杠板归
Polygonum perfoliatum Linn.

干燥地上部分用作杠板归，收载于药典 1977、药典 2010—2015、北京药材 1998、贵州药材 1988、贵州药材 2003、湖北药材 2009、湖南药材 1993、湖南药材 2009、辽宁药材 2009、山东药材 1995、山东药材 2002 和广西壮药 2008；用作杠板归（河白草），收载于江苏药材 1986 和江苏药材 1989；用作河白草，收载于上海药材 1994。

春蓼（桃叶蓼）
Polygonum persicaria Linn.

去掉粗茎的嫩枝叶用作鲜辣蓼，收载于山西药材 1987 附录。

习见蓼
Polygonum plebeium R. Br.

干燥全草用作小扁蓄（扁蓄），收载于四川药材 1987 增补和四川药材 2010。

丛枝蓼
Polygonum posumbu Buch.-Ham. ex D. Don (*Polygonum caespitosum* Bl.)

干燥全草用作丛枝蓼，收载于湖南药材 1993 和湖南药材 2009。

伏毛蓼 *（软水蓼、软叶水蓼、旱辣蓼、辣蓼）
Polygonum pubescens Blume*[*Polygonum hydropiper* Linn. var. *flaccidum* (Meisn.) Steward.；*Polygonum flaccidum* Meisn.]

新鲜或干燥全草用作辣蓼，收载于福建药材 1990、福建药材 2006、湖南药材 2009、贵州药材 1988 和贵州药材 2003；用作蓼子草，收载于四川药材 1987 增补和四川药材 2010；干燥全草用作水蓼，收载于药典 1977 和湖南药材 1993。

*《中国植物志》第 25 (1) 卷 29 页。

羽叶蓼 *
Polygonum runcinatum Buch.-Ham. ex D. Don

干燥根茎用作赤胫散，收载于贵州药材 2003**。

*《中国植物志》第 25 (1) 卷 58 页。

** 该标准称本种为赤胫散。

赤胫散
Polygonum runcinatum Buch.-Ham. ex D. Don var. *sinense* Hemsl.

干燥根茎用作化血丹，收载于福建药材 2006。

西伯利亚蓼
Polygonum sibiricum Laxm.

干燥全草用作曲玛孜，收载于藏药 1979 和青海药品 1986。

支柱蓼
Polygonum suffultum Maxim.

干燥根茎用作支柱蓼，收载于药典 1977、贵州药材 2003、湖北药材 2009 和宁夏药材 1993。

蓼蓝
Polygonum tinctorium Ait.

干燥叶用作蓼大青叶，收载于药典 1977—2015；叶或茎叶经加工制得干燥粉末或团块或颗粒用作青黛，收载于药典 1977—2015、新疆药品 1980 二册和台湾 1985 一册。

叉枝蓼
Polygonum tortuosum D. Don

干燥根用作逆落，收载于西藏藏药 2012 一册。

珠芽蓼
Polygonum viviparum Linn.

干燥根茎用作红三七，收载于宁夏药材 1993；用作珠芽蓼，收载于部标藏药 1995 和青海藏药 1992；用作草河车，收载于甘肃药材 2009；用作拳参，收载于甘肃 (试行)1991。

牛皮消蓼*(毛血藤)
Fallopia cynanchoides (Hemsl.)Harald.* (*Polygonum cynanchoidis* Hemsl.)

干燥根用作胖血藤，收载于贵州药材 2003。

*《中国植物志》第 25 (1) 卷 104 页。

何首乌
Fallopia multiflora (Thunb.) Harald. (*Polygonum multiflorum* Thunb.)

干燥块根用作何首乌，收载于药典 1963—2015、贵州药材 1965、贵州药材 2003 附录、新疆药品 1980 二册、台湾 1985 二册和台湾 2004；干燥藤茎用作首乌藤，收载于药典 1963—2015 和贵州药材 1965；用作夜交藤，收载于新疆药品 1980 二册。

毛脉蓼 (朱砂七)
Fallopia multiflora (Thunb.) Harald. var. *cillinerve* (Nakai) A. J. Li*[*Polygonum ciliinerve* (Nakai) Ohwi]

干燥块根用作雄黄连，收载于部标成方十五册 1998 附录和湖北药材 2009；用作红药子，收载于内蒙古药材 1988、北京药材 1998 和云南彝药 2005 二册；用作朱砂七，收载于四川 1979、四川药材 1987 和四川药材 2010。

*《中国植物志》第 25 (1) 卷 360 页。

虎杖
Reynoutria japonica Houtt.* (*Polygonum cuspidatum* Sieb. et Zucc.)

干燥根及根茎用作虎杖，收载于药典 1977—2015、上海药材 1994 和广西壮药 2008；干燥叶用作斑庄叶，收载于云南药品 1996；用作虎杖叶，收载于云南药材 2005 一册。

*《中国植物志》第 25 (1) 卷 105 页。

金线草
Antenoron filiforme (Thunb.) Roberty et Vautier

干燥根茎用作蓼子七，收载于云南药品 1996 和云南药品 1974；全草用作九龙盘，收载于广西壮药 2011 二卷和广西瑶药 2014 一卷。

短毛金线草

Antenoron filiforme (Thunb.) Rob. et Vaut. var. *neofiliforme* (Nakai) A. J. Li*[*Antenoron neofiliforme* (Nakai) Hara]

干燥全草用作金线草，收载于浙江炮规 2005。

*《中国植物志》第 25 (1) 卷 108 页。

金荞麦*（野荞麦）

Fagopyrum dibotrys (D. Don) Hara*[*Fagopyrum cymosum* (Trev.) Meisn.]

干燥根茎用作金荞麦，收载于药典 1977、药典 2000—2015、北京药材 1998、四川药材 1987 增补、江苏药材 1989、贵州药材 1988 和河南 1993；用作开金锁，收载于上海药材 1994；用作金荞麦（万年荞），收载于贵州药材 1988；用作金荞麦（苦荞头），收载于四川药材 1987 增补；干燥全草用作野荞麦，收载于广西药材 1990 附录；花粉用作荞麦花粉，收载于四川药材 2010。

*《中国植物志》第 25 (1) 卷 111 页。

荞麦

Fagopyrum esculentum Moench

干燥成熟果实或干燥成熟种子用作荞麦，收载于部标成方九册 1994 附录、山东药材 1995、山东药材 2002、山东药材 2012 和上海药材 1994；种子粉碎后，筛取的面粉用作荞麦面，收载于山西药材 1987 附录；花粉用作荞麦花粉，收载于四川药材 2010。

苦荞麦

Fagopyrum tataricum (Linn.) Gaertn.

花粉用作荞麦花粉，收载于四川药材 2010。

翼蓼

Pteroxygonum giraldii Damm. et Diels

干燥块根用作红药子，收载于内蒙古药材 1988 和山西药材 1987；干燥块茎用作红要子，收载于河南药材 1993。

酸模（毛脉酸模）

Rumex acetosa Linn.

干燥根或干燥根茎及根用作酸模，收载于部标成方八册 1993 附录、内蒙古蒙药 1986、上海药材 1994 和湖北药材 2009；用作蒙酸模，收载于部标蒙药 1998。

皱叶酸模

Rumex crispus Linn.

干燥根用作蒙酸模，收载于部标蒙药 1998；用作酸模，收载于内蒙古蒙药 1986；新鲜或干燥根及根茎或干燥根用作土大黄，收载于部标成方四册 1991 附录、北京药材 1998 和贵州药材 2003*。

* 该标准称本种为羊蹄。

齿果酸模

Rumex dentatus Linn.

新鲜或干燥根及根茎用作土大黄，收载于贵州药材 2003。

戟叶酸模
Rumex hastatus D. Don

干燥全草用作土麻黄，收载于云南彝药 II 2005 四册。

羊蹄
Rumex japonicus Houtt.

干燥根用作羊蹄，收载于上海药材 1994。

尼泊尔酸模
Rumex nepalensis Spreng

干燥根用作酸模，收载于部标藏药 1995[*] 和青海藏药 1992[*]；新鲜或干燥根及根茎或干燥根用作土大黄，收载于贵州药品 1994[*] 和贵州药材 2003。

[*] 该三标准均称本种为巴天酸模。

巴天酸模
Rumex patientia Linn.

干燥根用作蒙酸模，收载于部标蒙药 1998；用作酸模，收载于内蒙古蒙药 1986；用作土大黄，收载于部标成方四册 1991 附录和北京药材 1998。

藏边大黄
Rheum australe D. Don[*] (*Rheum emodii* Wall.)

干燥根及根茎用作曲札，收载于西藏藏药 2012 二册。

[*]《中国植物志》第 25 (1) 卷 172 页。

滇边大黄 [*](沙七)
Rheum delavayi Franch.

干燥根用作沙七，收载于云南药品 1974 和云南药品 1996。

[*]《中国植物志》第 25 (1) 卷 194 页。

河套大黄
Rheum hotaoense C. Y. Cheng et T. C. Kao

干燥根及根茎用作河套大黄，收载于甘肃药材 (试行)1992 和甘肃药材 2009。

疏枝大黄
Rheum kialense Franch.

干燥根和根茎用作亚大黄，收载于四川藏药 2014。

药用大黄 (大黄、南大黄)
Rheum officinale Baill.

干燥根及根茎或除去栓皮的干燥根茎用作大黄，收载于药典 1953—2015、贵州药材 2003 附录、内蒙古蒙药 1986、新疆药品 1980 二册、云南药品 1974、藏药 1979、中华药典 1930、台湾 1980、台湾 2004 和台湾 2006；干燥支根用作水根，收载于甘肃药材 2009。

掌叶大黄（北大黄）
Rheum palmatum Linn.

干燥根及根茎或除去栓皮的干燥根茎用作大黄，收载于药典 1953—2015、贵州药材 2003 附录、内蒙古蒙药 1986、青海药品 1976、新疆药品 1980 二册、藏药 1979、中华药典 1930、台湾 1980、台湾 1985 一册、台湾 2004 和台湾 2006；干燥支根用作水根，收载于甘肃药材 2009。

小大黄
Rheum pumilum Maxim.

干燥全草用作曲玛孜，收载于藏药 1979；用作亚大黄，收载于部标藏药 1995 附录和青海藏药 1992 附录。

穗序大黄
Rheum spiciforme Royle

干燥根和根茎用作亚大黄，收载于藏药 1979 和四川藏药 2014。

鸡爪大黄*（唐古特大黄、青海大黄）
Rheum tanguticum Maxim. ex Regel* (*Rheum palmatum* Linn. var. *tanguticum* Maxim.)

干燥根及根茎或除去栓皮的干燥根茎用作大黄，收载于药典 1963—2015、云南药品 1974、贵州药材 2003 附录、内蒙古蒙药 1986、青海药品 1976、新疆药品 1980 二册、藏药 1979 和中华药典 1930；干燥支根用作水根，收载于甘肃药材 2009。

*《中国植物志》第 25 (1) 卷 184 页。

二〇、藜科 Chenopodiaceae

甜菜
Beta vulgaris Linn.

汁液中得到的一种糖用作蔗糖，收载于药典 1953、台湾 1980 和台湾 2006。

中亚滨藜
Atriplex centralasiatica Iljin

干燥果实用作软蒺藜，收载于山东药材 1995、山东药材 2002 和山东药材 2012。

西伯利亚滨藜
Atriplex sibirica Linn.

干燥果实用作软蒺藜，收载于山东药材 1995、山东药材 2002 和山东药材 2012。

菠菜
Spinacia oleracea Linn.

干燥成熟果实用作菠菜子，收载于部标成方十册 1995 附录、部标维药 1999 和新疆维药 1993。

藜
Chenopodium album Linn.

干燥成熟果实用作藜子（苏地肤子），收载于江苏药材 1986 一和江苏药材 1989；干燥地上部分用作灰藿草，收载于上海药材 1994。

洋土荆芥
Chenopodium ambrosioides Linné var. *anthelminticum* (Linné) A. Gray

带花果的新鲜全草或新鲜花蒂或果蒂中所得的挥发油用作土荆芥油，收载于药典 1953 和中华药典 1930[*]。

[*] 该标准称本种为土荆芥。

小藜
Chenopodium serotinum Linn.

干燥成熟果实用作藜子 (苏地肤子)，收载于江苏药材 1986 一和江苏药材 1989。

地肤
Kochia scoparia (Linn.) Schrad.

干燥成熟果实用作地肤子，收载于药典 1963—2015、新疆药品 1980 二册和台湾 1985 二册; 用作地夫子，收载于贵州药材 1965。

土荆芥
Dysphania ambrosioides (Linn.) Mosyakin et Clemants[*] (*Chenopodium ambrosioides* Linn.)

干燥地上部分或带有果穗的干燥地上部分用作土荆芥，收载于部标成方八册 1993 附录、贵州药材 2003、广西药材 1990、海南药材 2011 和福建药材 2006。

[*]《中国植物志》第 25 (2) 卷 82 页 -FOC。

二一、苋科 Amaranthaceae

青葙
Celosia argentea Linn.

干燥成熟种子用作青葙子，收载于药典 1963—2015、贵州药材 1965、新疆药品 1980 二册和台湾 1985 一册。

鸡冠花 (鸡冠)
Celosia cristata Linn.

干燥花序用作鸡冠花，收载于药典 1963—2015、内蒙古蒙药 1986、新疆药品 1980 二册和贵州药材 1965; 干燥成熟种子用作青葙子，收载于贵州药材 1965。

刺苋
Amaranthus spinosus Linn.

干燥全草或根用作刺苋，收载于广西药材 1990; 用作刺苋菜，收载于广东药材 2004; 干燥根及根茎用作刺苋菜，收载于海南药材 2011。

苋
Amaranthus tricolor Linn.

新鲜地上部分用作鲜苋菜，收载于部标成方四册 1991 附录。

皱果苋 *（绿苋）
Amaranthus viridis Linn.

干燥根用作野米苋根，收载于上海药材 1994 附录。

*《中国植物志》第 25 (2) 卷 216 页。

头花杯苋（头花蒽草、川牛膝）
Cyathula capitata (Wall.) Moq.

干燥根用作麻牛膝，收载于四川药材 1979；用作牛膝，收载于贵州药材 1965；用作川牛膝，收载于药典 1963。

川牛膝
Cyathula officinalis Kuan

干燥根用作川牛膝，收载于药典 1977—2015；用作杜牛膝，收载于台湾 2004。

绒毛杯苋 *（毛杯苋）
Cyathula tomentosa (Roth) Moq.

干燥根用作川牛膝，收载于药典 1963 和云南药品 1974**。

*《中国植物志》第 25 (2) 卷 222 页。

** 该标准称该种为川牛膝。

土牛膝（粗毛牛膝、倒扣草）
Achyranthes aspera Linn.

干燥根或干燥根及根茎用作土牛膝，收载于药典 2010 附录、湖南药材 1993、贵州药材 1988 和贵州药材 2003；干燥全草用作倒扣草，收载于药典 1977、广西壮药 2008、北京药材 1998、广西瑶药 2014 一卷、广东药材 2004 和湖南药材 2009。

牛膝（怀牛膝）
Achyranthes bidentata Blume

干燥根用作牛膝，收载于药典 1990—2015、新疆药品 1980 二册、贵州药材 1965 和台湾 1985 二册；用作牛膝（怀牛膝），收载于药典 1963—1985；干燥根及根茎用作土牛膝，收载于江苏药材 1989 和上海药材 1994。

柳叶牛膝
Achyranthes longifolia (Makino) Makino

新鲜或干燥根及根茎用作红牛膝，收载于江西药材 1996。

红柳叶牛膝
Achyranthes longifolia (Makino) Makino f. *rubra* Ho

干燥根用作红牛膝，收载于四川药材 1980。

喜旱莲子草 *（空心莲子草）
Alternanthera philoxeroides (Mart.) Griseb.

新鲜地上部分或干燥全草用作空心莲子草，收载于药典 1977、上海药材 1994 附录和湖北药材 2009。
*《中国植物志》第 25 (2) 卷 236 页。

千日红
Gomphrena globosa Linn.

干燥头状花序用作千日红，收载于药典 1977、河南药材 1993 和上海药材 1994。

浆果苋
Deeringia amaranthoides (Lam.) Merr. *(*Cladostachys frutescens* D. Don)

干燥茎枝用作九层风，收载于部标成方八册 1993 附录、广西药材 1990 和广西壮药 2008。
*《中国植物志》第 25 (2) 卷 197 页 -FOC。

二二、紫茉莉科 Nyctaginaceae

紫茉莉
Mirabilis jalapa Linn.

干燥根或干燥块根用作紫茉莉根，收载于部标维药 1999 附录、云南彝药 II 2005 和新疆药品 1980 一册；用作胭脂花根，收载于贵州药材 2003。

山紫茉莉 *（喜马拉雅紫茉莉）
Oxybaphus himalaicus Edgew. *[*Mirabilis himalaica* (Edgew.) Heim.]

干燥根用作巴朱，收载于藏药 1979；用作喜马拉雅紫茉莉，收载于部标藏药 1995 和青海藏药 1992。
*《中国植物志》第 26 卷 8 页。

二三、商陆科 Phytolaccaeae

商陆
Phytolacca acinosa Roxb. (*Phytolacca esculenta* Van Houtte.)

干燥根用作商陆，收载于药典 1963—2015、内蒙古蒙药 1986、新疆药品 1980 二册、贵州药材 1965 和台湾 1985 一册。

垂序商陆
Phytolacca americana Linn.

干燥根用作商陆，收载于药典 1977—2015、内蒙古蒙药 1986 和新疆药品 1980 二册。

二四、马齿苋科 Portulacaceae

马齿苋
Portulaca oleracea Linn.

干燥种子用作马齿苋子，收载于药典 1963—2015、部标维药 1999、贵州药材 1965 和新疆药品 1980 二册；干燥地上部分或干燥全草用作马齿苋，收载于药典 1963—2015、贵州药材 1965 和新疆药品 1980 二册。

土人参
Talinum paniculatum (Jacq.) Gaertn.

干燥根或干燥根及根茎用作土人参，收载于贵州药材 2003 和云南彝药Ⅲ 2005 六册。

二五、石竹科 Caryophyllaceae

荷莲豆草 *（荷莲豆）
Drymaria cordata (Linn.) Willd. ex Schult.

干燥全草用作荷莲豆草，收载于广西壮药 2011 二卷。

*《中国植物志》第 26 卷 61 页 -FOC。

白鼓钉
Polycarpaea corymbosa (Linn.) Lam.

干燥全草用作星色草，收载于广西药材 1990 和广东药材 2011。

孩儿参（太子参）
Pseudostellaria heterophylla (Miq.) Pax ex Pax et Hoffm. [*Pseudostellaria rhaphanorriza* (Hemsl.) Pax]

干燥块根用作太子参（孩儿参），收载于药典 1963—2015、新疆药品 1980 二册和台湾 1985 二册。

银柴胡
Stellaria dichotoma Linn. var. *lanceolata* Bge.

干燥根用作银柴胡，收载于药典 1963—2015、新疆药品 1980 二册和宁夏药材 1993。

繁缕
Stellaria media (Linn.) Cyr.

干燥或新鲜全草用作繁缕，收载于江苏药材 1989 增补。

千针万线草 *（云南繁缕）
Stellaria yunnanensis Franch.

干燥根用作千针万线草根，收载于云南彝药 2005 二册。

*《中国植物志》第 26 卷 133 页。

老牛筋 *（灯心蚤缀、灯心草蚤缀）
Arenaria juncea M. Bieb.

干燥根用作山银柴胡，收载于吉林药品 1977 和黑龙江药材 2001。

*《中国植物志》第 26 卷 176 页。

甘肃雪灵芝 *（甘肃蚤缀、卵瓣蚤缀）
Arenaria kansuensis Maxim. (*Arenaria kansuensis* Maxim. var. *ovatipetata* Tsui.)

干燥全草用作雪灵芝，收载于青海药品 1992；用作蚤缀，收载于部标藏药 1995；用作甘肃蚤缀，收载于青海藏药 1992。

*《中国植物志》第 26 卷 186 页。

福禄草 *（高原蚤缀）
Arenaria przewalskii Maxim.

干燥全草用作高原蚤缀，收载于部标藏药 1995 和青海藏药 1992。

*《中国植物志》第 26 卷 195 页。

大坂山蚤缀
Arenaria tapanshanensis Tsui

干燥全草用作大坂山蚤缀，收载于青海藏药 1992。

漆姑草
Sagina japonica (Sw.) Ohwi

全草用作漆姑草，收载于贵州药材 2003。

狗筋蔓
Silene baccifera (Linn.) Roth* (*Cucubalus baccifer* Linn.；*Silene baccifer* Linn.)

根或干燥根用作九股牛，收载于部标成方十四册 1997 附录；用作白牛膝，收载于云南彝药 Ⅲ 2005 六册；干燥全草用作狗筋蔓，收载于贵州药材 2003。

*《中国植物志》第 26 卷 404 页 -FOC。

山蚂蚱草 *（旱麦瓶草）
Silene jenisseensis Willd.

干燥根用作山银柴胡，收载于黑龙江药材 2001。

*《中国植物志》第 26 卷 303 页。

纤细绳子草
Silene tenuis Willd.

干燥带花地上部分用作滇瞿麦，收载于云南药品 1974 和云南药品 1996。

掌脉蝇子草 *（瓦草）
Silene asclepiadea Franch [*Melandrium viscidulum* (Bur. et Fr.) Williams var. *szechuanensis* (Williams) Hand.-Mazz.]

干燥根用作瓦草，收载于云南药品 1974 和云南药品 1996。

*《中国植物志》第 26 卷 374 页。

粘萼蝇子草
Silene viscidula Franch.

干燥根用作瓦草，收载于云南彝药 2005 二册。

麦蓝菜 (王不留行)
Vaccaria hispanica (Mill.) Rauschert*[*Vaccaria segetalis* (Neck.) Garcke；*Vaccaria pyramidata* Medic.]

干燥成熟种子用作王不留行，收载于药典 1963—2015、新疆药品 1980 二册、贵州药材 1965、台湾 1985 二册和台湾 2004。

*《中国植物志》第 26 卷 405 页 –FOC。

石竹
Dianthus chinensis Linn.

干燥带花地上部分或干燥带花全草用作瞿麦，收载于药典 1963—2015、内蒙古蒙药 1986、新疆药品 1980 二册、贵州药材 1965 和台湾 1985 一册。

长萼瞿麦
Dianthus longicalyx Miq.

干燥地上部分用作瞿麦，收载于浙江炮规 2005。

瞿麦
Dianthus superbus Linn.

干燥带花地上部分或干燥带花全草用作瞿麦，收载于药典 1963—2015、内蒙古蒙药 1986、新疆药品 1980 二册、贵州药材 1965 和台湾 1985 一册。

长蕊石头花 * (长蕊丝石竹)
Gypsophila oldhamiana Miq.

干燥根用作山银柴胡，收载于黑龙江药材 2001；用作丝石竹，收载于山东药材 2012。

*《中国植物志》第 26 卷 434 页。

金铁锁
Psammosilene tunicoides W. C. Wu et C. Y. Wu

干燥根用作金铁锁，收载于药典 1977、药典 2010、药典 2015、云南药品 1974、云南药品 1996 和云南彝药 2005；用作金铁锁 (独丁子)，收载于贵州药材 1988 和贵州药材 2003；用作金丝矮陀陀，收载于部标成方十四册 1997 附录。

二六、睡莲科 Nymphaeaceae

莲
Nelumbo nucifera Gaertn.

干燥根茎用作藕片，收载于部标成方九册 1994 附录；干燥根茎节部用作藕节，收载于药典 1963—

2015、贵州药材 1965、新疆药品 1980 二册和台湾 2004；干燥成熟果实或经霜老熟干燥果实用作石莲子（甜石莲），收载于药典 1963、山东药材 1995、山东药材 2002、四川药材 1987 增补、四川药材 2010、河南药材 1993、贵州药材 1965 和贵州药材 1988；用作莲子，收载于台湾 1985 二册；干燥成熟种子用作莲子，收载于药典 1963—2015、贵州药材 1965、新疆药品 1980 二册和台湾 2004；用作莲子（建莲子），收载于内蒙古蒙药 1986；成熟种子中干燥幼叶及胚根或成熟种子的干燥绿色的胚用作莲子心，收载于药典 1963—2015 和贵州药材 1965；干燥花蕾或花用作荷花，收载于山东药材 1995、山东药材 2002 和山东药材 2012；用作莲花，收载于药典 1963、北京药材 1998 附录、湖南药材 1993、湖南药材 2009、山西药材 1987、新疆药品 1980 二册、福建药材 1990 和福建药材 2006；干燥花瓣用作荷花瓣（白荷花），收载于上海药材 1994；干燥花托或干燥成熟花托用作莲房，收载于药典 1963—2015 和新疆药品 1980 二册；用作莲蓬，收载于台湾 1985 二册；干燥雄蕊用作莲须，收载于药典 1977—2015 和新疆药品 1980 二册；用作莲蕊须，收载于台湾 1985 二册；干燥叶用作荷叶，收载于药典 1963—2015、贵州药材 1965、新疆药品 1980 二册和台湾 1985 一册；带部分叶柄的叶基部用作荷蒂，收载于上海药材 1994；干燥叶柄或花柄用作荷梗，收载于部标中药材 1992、贵州药材 1988、贵州药材 2003、江苏药材 1989、内蒙古药材 1988 和山西药材 1987。

芡实 *（芡）
Euryale ferox Salisb. ex Konig et Sims

干燥成熟种仁用作芡实，收载于药典 1963—2015、贵州药材 1965、内蒙古蒙药 1986、新疆药品 1980 二册、台湾 1985 二册和台湾 2004。

*《中国植物志》第 27 卷 6 页。

雪白睡莲（睡莲）
Nymphaea candida C. Presl

干燥花或干燥花蕾用作睡莲花，收载于部标维药 1999 和新疆药品 1980 一册。

萍蓬草
Nuphar pumilum (Hoffm.) DC.

干燥根茎用作萍蓬草根，收载于广西瑶药 2014 一卷。

二七、毛茛科 Ranunculaceae

新疆芍药（阿尔泰赤芍、奇特赤芍）
Paeonia anomala Linn. (*Paeonia sinjiangensis* K. Y. Pan)

干燥根用作新疆芍药，收载于部标维药 1999 附录；用作新疆赤芍，收载于新疆维药 2010 一册、新疆药材 1980 一册和新疆药品 1987。

川赤芍
Paeonia anomala Lynch (*Paeonia anomala* Linn. subsp. *veitchii* (Lynch) D. Y. Hong et K. Y. Pan)

干燥根或干燥根及根茎用作赤芍，收载于药典 1977—2015、新疆药品 1980 二册、台湾 1985 一册和台湾 2004；用作单花芍药（白芍），收载于宁夏药材 1993。

单花赤芍（单花芍药）

Paeonia veitchii Lynch var. *uniflora* K. Y. Pan

干燥根用作单花芍药（白芍），收载于宁夏药材 1993；干燥根及根茎用作川赤芍，收载于四川药材 1984 和四川药材 2010；用作赤芍，收载于四川药材 1987。

毛赤芍（毛叶川赤芍）

Paeonia veitchii Lynch var. *woodwardii* (Stapf ex Cox) Stern

干燥根及根茎用作毛叶赤芍，收载于甘肃（试行）1996 和甘肃 2009；干燥根及根茎用作川赤芍，收载于四川药材 1984 和四川药材 2010；用作赤芍，收载于四川药材 1987。

四川牡丹

Paeonia decomposita Hand.-Mazz.* (*Paeonia szechuanica* Fang)

干燥根皮用作茂丹皮，收载于四川药材 1984、四川药材 1987 和四川药材 2010。

*《中国植物志》第 27 卷 45 页 -FOC。

滇牡丹（紫牡丹、野牡丹）

Paeonia delavayi Franch.

去粗皮干燥肥大根用作云白芍，收载于云南药品 1974；干燥根用作云赤芍，收载于云南药材 2005 七册；干燥根皮用作赤丹皮，收载于云南药品 1974 和云南药品 1996；用作西昌丹皮，收载于四川药材 1979 和四川药材 1987；用作云丹皮，收载于云南药材 2005 七册。

狭叶牡丹（窄叶牡丹）

Paeonia delavayi Franch. var. *angustiloba* Rehd.et Gagn. (*Paeonia potaninii* Komarov)

去粗皮干燥肥大根用作云白芍，收载于云南药品 1974；干燥根皮用作赤丹皮，收载于云南药品 1974 和云南药品 1996；用作西昌丹皮，收载于四川药材 1979 和四川药材 1987。

黄牡丹

Paeonia delavayi Franch. var. *lutea* (Delavay ex Franch.) Finet et Gagnep. (*Paeonia lutea* Franch.)

去粗皮干燥肥大根用作云白芍，收载于云南药品 1974；干燥根用作赤芍（云赤芍），收载于云南药品 1974、云南药品 1996 和云南药材 2005 七册；用作西昌丹皮，收载于四川药材 1979 和四川药材 1987。

块根芍药*（块根赤芍、杂芍药、狭叶芍药）

Paeonia intermedia C. A. Mey. [*Paeonia anomala* Linn. var. *intermedia* (C. A. Mey) O. et B. Fedtsch.; *Paeonia hybrida* Pall.]

干燥块根用作赤芍，收载于新疆维药 1993；块根用作新疆芍药，收载于部标维药 1999 附录；干燥根用作新疆赤芍，收载于新疆药材 1980 一册。

*《中国植物志》第 27 卷 59 页 -FOC。

芍药（毛果芍药）

Paeonia lactiflora Pall.[*Paeonia albiflora* Pall.; *Paeonia lactiflora* Pall. var. *trichocarpa* (Bunge) Stern.]

除去栓皮之干燥根用作白芍，收载于药典 1963、贵州药材 1965；干燥根用作白芍，收载于药典

1977—2015、新疆药品 1980 二册、浙江炮规 2005、台湾 1985 二册和台湾 2004；干燥块根用作赤芍，收载于药典 1963—2015、新疆药品 1980 二册和台湾 2004；干燥花蕾用作芍药花，收载于北京药材 1998 附录。

美丽芍药
Paeonia mairei Lévl.

干燥根及根茎用作川赤芍，收载于四川药材 1984 和四川药材 2010；干燥根及根茎用作赤芍，收载于四川药材 1987；干燥根用作狗头赤芍，收载于贵州药材 1988 和贵州药材 2003。

草芍药
Paeonia obovata Maxim.

干燥根用作草赤芍（赤芍），收载于宁夏药材 1993；干燥根及根茎或干燥根用作赤芍，收载于药典 1963、药典 1977、贵州药材 1965、贵州药材 1988、贵州药材 2003 和新疆药品 1980 二册；用作川赤芍，收载于四川药材 2010。

毛叶草芍药
Paeonia obovata Maxim. var. *willmottiae* (Stapf) Stern

干燥根及根茎用作毛叶赤芍，收载于甘肃（试行)1996 和甘肃药材 2009；用作川赤芍，收载于四川药材 1984 和四川药材 2010；用作赤芍，收载于四川药材 1987；干燥根用作草赤芍（赤芍），收载于宁夏药材 1993。

紫斑牡丹
Paeonia rockii (S. G. Haw. et Laeuner) T.Hang et T. J. Li

干燥根皮用作丹皮，收载于甘肃药材（试行)1996。

牡丹
Paeonia suffruticosa Andr.

干燥根皮用作牡丹皮，收载于药典 1963—2015 和台湾 1985 一册；干燥叶用作牡丹叶，收载于山东药材 2002 和山东药材 2012。

花葶驴蹄草
Caltha scaposa Hook. f. et Thoms.

干燥全草用作达米，收载于西藏藏药 2012 二册。

阿尔泰金莲花
Trollius altaicus C. A. Mey.

干燥花用作金莲花，收载于黑龙江药材 2001。

宽瓣金莲花
Trollius asiaticus Linn.

干燥花用作金莲花，收载于黑龙江药材 2001。

金莲花
Trollius chinensis Bunge

干燥花用作金莲花，收载于药典 1977、药典 2010 附录、药典 2015 附录、部标蒙药 1998、内蒙古蒙药 1986、山西药材 1987、上海药材 1994 和北京药材 1998。

短瓣金莲花
Trollius ledebouri Reichb.

干燥花用作金莲花，收载于黑龙江药材 2001。

长瓣金莲花
Trollius macropetalus Fr. Schmidt

干燥花用作金莲花，收载于黑龙江药材 2001。

铁破锣（滇豆根）
Beesia calthaefolia (Maxim.) Ulbr.

干燥根茎或干燥茎用作滇豆根，收载于云南药品 1974 和云南药品 1996。

兴安升麻
Cimicifuga dahurica (Turcz.) Maxim.

干燥根茎用作升麻，收载于药典 1963[*]—2015、贵州药材 2003 附录和新疆药品 1980 二册。
* 该标准称本种为升麻。

升麻（西升麻）
Cimicifuga foetida Linn.

干燥根茎用作升麻，收载于药典 1963—2015、贵州药材 2003 附录和新疆药品 1980 二册和台湾 1985 一册。

大三叶升麻
Cimicifuga heracleifolia Kom.

干燥根茎用作升麻，收载于药典 1963—2015、贵州药材 2003 附录和新疆药品 1980 二册。

腺毛黑种草（瘤果黑种草）
Nigella glandulifera Freyn et Sint

干燥成熟种子用作黑种草子，收载于药典 1977—2015、内蒙古蒙药 1986、新疆维药 1993 和云南傣药 2005；干燥成熟种子用作黑香种草子，收载于药典 1985 附录—2015 附录。

黑香种草（家黑种草）
Nigella sativa Linn.

干燥成熟种子用作黑种草子，收载于云南药品 1974 和云南药品 1996；干燥成熟种子用作黑香种草子，收载于药典 1985 附录—2015 附录。

藏草乌
Aconitum balfourii Stapf

干燥根用作黑草乌，收载于药典 1977 附录—2015 附录。

短柄乌头[*]（雪上一支蒿）
Aconitum brachypodum Diels.

干燥块根用作雪上一枝蒿，收载于药典 1977、药典 2015 附录、山东药材 1995、山东药材 2002、云南药品 1974、云南药品 1996、贵州药材 1988、贵州药材 2003、湖南药材 2009 和内蒙古药材 1988。

*《中国植物志》第 27 卷 313 页。

展毛短柄乌头
Aconitum brachypodum Diels. var. *laxiflorum* Fletch et Lauener

干燥子根用作雪上一支蒿，收载于四川药材 1977[*]。

* 该标准称本种为乌头。

乌头（卡氏乌头、川乌头）
Aconitum carmichaeli Debx. (*Aconitum carmichaelii* Debeaux)

干燥主根（母根）、干燥块根或子根、干燥块根和干燥母根用作川乌，收载于药典 1963—2015、新疆药品 1980 二册、台湾 1985 一册、台湾 2004 和台湾 2013；干燥块根用作乌头，收载于贵州药材 2003；用作草乌，收载于药典 1963、贵州药材 1965、贵州药材 1988、四川药材 1980 和四川药材 1987；野生品的干燥块根用作草乌，收载于上海药材 1994；干燥子根、干燥块状子根加工品用作附子，收载于药典 1963—2015、新疆维药 1993、新疆药品 1980 二册和台湾 1985 一册；干燥侧根（子根）用作生附子，收载于湖南药材 2009；川乌的炮制加工品用作制川乌，收载于药典 1985—2000；干燥母根用作制川乌，收载于药典 2015；子根的加工品用作生附片，收载于四川藏药 2014；未经炮制的干燥母根用作川乌（生），收载于香港药材七册；未经炮制的干燥子根用作附子（生），收载于香港药材七册。

注：另有乌头 *Aconitum napellus* Linné，干燥块根用作乌头，收载于中华药典 1930。

黄山乌头
Aconitum carmichaeli Debx. var. *hwangshanicum* W. T. Wang et Hsiao

干燥块根用作草乌，收载于浙江炮规 2005。

展毛乌头[*]（华乌头）
Aconitum carmichaeli Debx. var. *truppelianum* (Ulbr.) W.T.Wang et Hsiao[*] (*Aconitum chinense* Paxt.)

干燥块根用作草乌，收载于药典 1963。

*《中国植物志》第 27 卷 268 页。

黄花乌头
Aconitum coreanum (Lévl.) Rapaics

块根或干燥块根或干燥子根及母根用作关白附，收载于药典 1963、药典 1977、部标成方一册 1989 附录、部标中药材 1992、贵州药材 1988 附录和贵州药材 2003 附录；干燥块根用作白附子，收载于台湾 1985 一册；用作生关白附，收载于药典 2015 附录。

深裂黄草乌（紫金龙、藤乌）
Aconitum vilmorinianum Kom. var. *altifidum* W. T. Wang

干燥块根用作紫金龙，收载于贵州药材 2003 和贵州药品 1994。

伏毛铁棒锤
Aconitum flavum Hand.-Mazz.

干燥子根用作雪上一支蒿，收载于四川药材 1977 和四川药材 1987；干燥块根用作伏毛铁棒锤，收载于部标成方十五册 1998 附录；干燥根或干燥块根用作铁棒锤，收载于部标藏药 1995、青海药品标准 1992、甘肃药材 (试行)1992、甘肃药材 2009、宁夏药材 1993 和上海药材 1994；干燥根用作铁棒锤根，收载于青海藏药 1992；干燥幼苗用作铁棒锤幼苗，收载于部标藏药 1995 和青海藏药 1992。

露蕊乌头
Aconitum gymnandrum Maxim.

干燥全草用作露蕊乌头，收载于青海藏药 1992。

瓜叶乌头 (滇南草乌)
Aconitum hemsleyanum E. Pritz. * (*Aconitum austroyunnanense* W. T. Wang)

干燥块根用作黄草乌，收载于部标成方十五册 1998 附录；用作草乌，收载于云南药品 1974、云南药品 1996 和四川药材 1980。

*《中国植物志》第 27 卷 243 页 –FOC。

川鄂乌头 * (松潘乌头)
Aconitum henryi E. Pritz. * (*Aconitum sungpanense* Hand.-Mazz.)

干燥块根用作火焰子，收载于甘肃药材 2009。

*《中国植物志》第 27 卷 253 页 –FOC。

工布乌头
Aconitum kongboense Lauener

干燥块根用作榜那，收载于西藏藏药 2012 二册。

北乌头
Aconitum kusnezoffii Reichb.

干燥块根用作草乌，收载于药典 1963—2015、内蒙古蒙药 1986 和新疆药品 1980 二册；用作草乌头，收载于台湾 1985 一册；干燥幼苗用作草乌芽，收载于药典 1977—2015 附录；干燥花用作草乌花，收载于部标蒙药 1998 和内蒙古蒙药 1986；干燥叶用作草乌叶 (蒙古族习用药材)，收载于药典 1977—2015 和内蒙古蒙药 1986；草乌的炮制加工品用作制草乌，收载于药典 1985—2000；干燥块茎用作制草乌，收载于药典 2015；未经炮制的干燥块根用作草乌 (生)，收载于香港药材七册。

宣威乌头
Aconitum nagarum Stapf var. *lasiandrum* W. T. Wang (*Aconitum subrosullatum* H.-M.)

干燥块根用作雪上一枝蒿，收载于湖南药材 2009、贵州药材 1988、贵州药材 2003 和内蒙古药材 1988。

船盔乌头 * (船形乌头)
Aconitum naviculare (Brühl.) Stapf

干燥全草用作查干泵阿，收载于内蒙古蒙药 1986；用作唐古特乌头，收载于部标藏药 1995；用作榜嘎，收载于药典 1977、药典 1985—2015 附录、藏药 1979 和青海药品 1976。

*《中国植物志》第 27 卷 186 页。

铁棒锤

Aconitum pendulum Busch (*Aconitum szechenyianum* Gay.)

干燥根用作铁棒锤根，收载于青海藏药 1992；用作黑草乌，收载于药典 1977 附录—2015 附录；干燥子根或干燥块根用作雪上一支蒿，收载于四川药材 1977、四川药材 1987、内蒙古药材 1988、贵州药材 2003 和湖南药材 2009；干燥块根用作铁棒锤，收载于部标藏药 1995、上海药材 1994、甘肃药材 (试行)1992 和甘肃药材 2009；干燥幼苗用作铁棒锤幼苗，收载于部标藏药 1995 和青海藏药 1992；干燥叶用作黑草乌叶，收载于药典 1977 附录—2015 附录。

多裂乌头

Aconitum polyschistum Hand.-Mazz.

干燥子根用作雪上一支蒿，收载于四川药材 1987。

美丽乌头

Aconitum pulchellum Hand.-Mazz.

干燥块根用作榜玛 (美丽乌头)，收载于西藏 XZ-BC-0035-2004。

高乌头

Aconitum sinomontanum Nakai

干燥根用作麻布袋，收载于贵州药材 2003；用作麻布袋 (贵州穿心莲) 贵州药材 1988；用作高乌头，收载于甘肃药材 (试行)1992 和甘肃药材 2009。

甘青乌头 (唐古特乌头)

Aconitum tanguticum (Maxim.) Stapf

干燥全草用作唐古特乌头，收载于药典 2015 附录、部标藏药 1995 和青海藏药 1992；用作榜嘎，收载于药典 1977、药典 1985 附录—2015 附录、青海药品 1976、青海药品 1986 和藏药 1979；用作查干泵阿，收载于内蒙古蒙药 1986。

康定乌头

Aconitum tatsienense Finet et Gagnep.

干燥根用作康定乌头，收载于四川藏药 2014。

黄草乌

Aconitum vilmorinianum Komarov

块根用作黄草乌，收载于部标成方十五册 1998 附录、云南药材 2005 七册；用作草乌，收载于云南药品 1974 和云南药品 1996。

囊距翠雀花 * (囊距翠雀)

Delphinium brunonianum Royle

干燥地上部分用作囊距翠雀，收载于藏药 1979。

*《中国植物志》第 27 卷 365 页。

滇川翠雀花
Delphinium delavayi Franch.
干燥根用作小草乌，收载于云南彝药Ⅲ 2005 六册。

展毛翠雀花 *（展毛崔雀）
Delphinium kamaonense Huth var.*glabrescens* (W. T. Wang) W. T. Wang
干燥地上部分用作展毛翠雀，收载于部标藏药 1995 和青海藏药 1992。
*《中国植物志》第 27 卷 448 页。

云南翠雀花
Delphinium yunnanense Franch.
干燥根用作倒提壶，收载于贵州药材 1988 和贵州药材 2003。

乳突拟耧斗菜 *（宿萼假耧斗菜、疣种拟耧斗菜）
Paraquilegia anemonoides (Willd.) Engl. ex Ulbr
地上部分用作假耧斗菜，收载于藏药 1979；干燥全草用作耧斗菜，收载于青海藏药 1992。
*《中国植物志》第 27 卷 483 页。

拟耧斗菜（假耧斗菜）
Paraquilegia microphylla (Royle) Drumm. et Hutch.
干燥地上部分用作假耧斗菜，收载于部标藏药 1995；干燥全草用作耧斗菜，收载于青海藏药 1992。

天葵
Semiaquilegia adoxoides (DC.) Makino
干燥根或干燥块根用作天葵子，收载于药典 1977—2015、贵州药材 1965 和新疆药品 1980 二册；干燥地上部分用作天葵草，收载于上海药材 1994。

唐松草
Thalictrum aquilegifolium Linn. var. *sibiricum* Regel. et Tiling
根及根茎用作马尾莲，收载于药典 2010 附录、药典 2015 附录、山东药材 1995、山东药材 2002 和山东药材 2012。

欧洲唐松草 *（耧斗叶唐松草）
Thalictrum aquilegifolium Linn.
干燥根及根茎用作马尾连，收载于新疆药材 1980 一册；用作唐松草，收载于新疆药品 1987。
*《中国植物志》第 27 卷 547 页。

贝加尔唐松草
Thalictrum baicalense Turcz.
干燥根及根茎用作马尾莲，收载于甘肃药材 2009、青海药品 1976 和青海药品 1992。

星毛唐松草
Thalictrum cirrhosum Lévl.

干燥根及根茎用作马尾连，收载于贵州药材 1988、贵州药材 2003、四川药材 1980、四川药材 1987和四川药材 2010。

高原唐松草
Thalictrum cultratum Wall. (*Thalictrum deciternatum* Boiv.)

干燥根及根茎用作马尾连，收载于药典 2010 附录、药典 2015 附录、北京药材 1998、山东药材1995、山东药材 2002 和山东药材 2012；用作高原唐松草，收载于四川藏药 2014。

偏翅唐松草
Thalictrum delavayi Franch.

干燥根及根茎用作马尾连，收载于贵州药材 2003。

腺毛唐松草*（香唐松草）
Thalictrum foetidum Linn.

干燥根及根茎用作马尾连，收载于新疆药材 1980 一册；用作唐松草，收载于新疆药品 1987。
*《中国植物志》第 27 卷 580 页。

多叶唐松草
Thalictrum foliolosum DC.

干燥根及根茎用作马尾连，收载于药典 2010 附录、药典 2015 附录、北京药材 1998、山东药材1995、山东药材 2002 和山东药材 2012；用作马尾黄连，收载于云南彝药 2005。

金丝马尾连
Thalictrum glandulosissimum (Fin. et Gagn.) W. T. Wang et S. H. Wang (*Thalictrum foetidum* Linn. var. *glandulosissimum* Finet et. Gagnep)

干燥根及根茎用作马尾连，收载于药典 2010 附录、药典 2015 附录、山东药材 1995、山东药材2002、山东药材 2012、四川药材 1980、四川药材 1987、四川药材 2010、北京药材 1998、云南药品 1974和云南药品 1996。

东亚唐松草
Thalictrum minus Linn. var. *hypoleucum* (Sieb. et Zucc.) Miq.

干燥根及根茎用作马尾连，收载于贵州药材 2003。

黄连
Coptis chinensis Franch.

干燥根茎用作黄连（味连），收载于药典 1963-2015、贵州药材 2003 附录、内蒙古蒙药 1986、新疆维药 1993、新疆药品 1980 二册、中华药典 1930 和香港药材二册；干燥根茎或除去须根之干燥根茎用作黄连，收载于台湾 1980、台湾 1985 一册、台湾 2004、台湾 2006 和台湾 2013；干燥须根用作黄连须；收载于药典 2015 附录和广东药材 2011。

短萼黄连
Coptis chinensis Franch. var. *brevisepala* W. T. Wang et Hsiao

干燥根茎用作土黄连，收载于江西药材 1996。

三角叶黄连
Coptis deltoidea C. Y. Cheng et Hsiao

干燥根茎用作黄连（雅连），收载于药典 1977—2015、贵州药材 2003 附录、内蒙古蒙药 1986 和新疆药品 1980 二册；干燥须根用作黄连须，收载于药典 2015 附录和广东药材 2011。

日本黄连
Coptis japonica Makino

干燥根茎用作黄连，收载于部标进药 1977。

云南黄连*（云连、印度黄连、家黄连、云黄连）
Coptis teeta Wall. (*Coptis teetoides* C. Y. Cheng)

干燥根茎用作黄连（云连），收载于药典 1977—2015、部标进药 1977、贵州药材 2003 附录、内蒙古蒙药 1986 和新疆药品 1980 二册；用作云黄连，收载于云南药品 1974；除去须根之干燥根茎用作黄连，收载于台湾 1985 一册；干燥须根用作黄连须，收载于药典 2015 附录和广东药材 2011。

*《中国植物志》第 27 卷 596 页。

阿尔泰银莲花（九节菖蒲）
Anemone altaica Fisch. ex C. A. Mey.

干燥根茎或干燥地下根状茎用作九节菖蒲，收载于药典 1963、药典 1977、药典 2015 附录、部标中药材 1992、贵州药材 1988 附录、贵州药材 2003 附录、河南药材 1991、内蒙古药材 1988、山西药材 1987 和新疆药品 1980 二册。

鹅掌草*（林荫银莲花）
Anemone flaccida Fr. Schmidt

干燥根茎用作地乌，收载于湖北药材 2009。

*《中国植物志》第 28 卷 16 页。

打破碗花花（野棉花）
Anemone hupehensis V. Lem.

干燥根用作甘肃白头翁，收载于甘肃药材（试行)1992；新鲜全草用作打破碗花花，收载于药典 1977；干燥全草用作打破碗花花，收载于云南彝药Ⅲ 2005 六册。

钝裂银莲花
Anemone obtusiloba D. Don

成熟瘦果用作虎掌草子，收载于藏药 1979。

多被银莲花（红背银莲花）
Anemone raddeana Regel

干燥根茎用作两头尖，收载于药典 1990—2015；用作竹节香附（两头尖），收载于药典 1963 和药典

1977；用作竹节香附，收载于药典 1963、药典 1985 附录、山西药材 1987 附录和新疆药品 1980 二册。

草玉梅（虎掌草）
Anemone rivularis Buch.-Ham. ex DC.

干燥根用作虎掌草，收载于药典 1977、云南药品 1974、云南药品 1996 和云南彝药 2005；用作草玉梅，收载于贵州药品 1994 和贵州药材 2003；成熟瘦果用作虎掌草子，收载于藏药 1979；干燥果实用作草玉梅，收载于部标藏药 1995 和青海藏药 1992。

大火草
Anemone tomentosa (Maxim.) Pei

干燥根用作甘肃白头翁，收载于甘肃药材（试行）1992 和甘肃药材 2009。

朝鲜白头翁
Pulsatilla cernua (Thunb.) Bercht. et Opiz.

干燥根用作北白头翁，收载于黑龙江药材 2001。

白头翁
Pulsatilla chinensis (Bunge) Regel

干燥根用作白头翁，收载于药典 1963—2015、新疆药品 1980 二册、台湾 1985 一册、台湾 2004 和台湾 2013。

兴安白头翁
Pulsatilla dahurica (Fisch.) Spreng.

干燥根用作北白头翁，收载于黑龙江药材 2001。

细叶白头翁
Pulsatilla turczaninovii Kryl. et Serg.

干燥根用作北白头翁，收载于黑龙江药材 2001。

芹叶铁线莲（细叶铁线莲）
Clematis aethusifolia Turcz.

干燥全草用作透骨草，收载于新疆药品 1980 二册；用作铁线透骨草，收载于内蒙古药材 1988；干燥带花叶枝条用作细叶铁线莲，收载于部标蒙药 1998 和内蒙古蒙药 1986。

女萎
Clematis apiifolia DC.

干燥地上部分用作女萎，收载于江苏药材 1989。

钝齿铁线莲（钝齿女萎）
Clematis apiifolia DC. var. *argentilucida* (H. Lévl. et Vaniot) W. T. Wang[*Clematis apiifolia* DC. var. *obtusidentata* Rehd. et Wils.；*Clematis obtusidentata* (Rehd.et Wils) Hj. Eichle.]

干燥地上部分用作鱼屋利，收载于云南彝药 2005；干燥藤茎用作川木通，收载于广西药材 1990；用作山木通，收载于部标成方一册 1989 附录、湖南药材 1993 和湖南药材 2009。

小木通 (山木通)
Clematis armandii Franch.

干燥茎或干燥藤茎用作川木通，收载于药典 1963—2015、新疆药品 1980 二册和台湾 2004。

短尾铁线莲
Clematis brevicaudata DC.

干燥幼嫩枝条用作短尾铁线莲，收载于青海藏药 1992。

威灵仙
Clematis chinensis Osbeck

干燥根及根茎用作威灵仙，收载于药典 1963—2015、新疆药品 1980 二册和台湾 1985 一册；干燥地上部分用作威灵仙，收载于四川药材 1977 和四川药材 1987；干燥地上部分或干燥带叶的藤茎用作灵仙藤，收载于江西药材 1996、湖南药材 1993、湖南药材 2009 和四川药材 2010。

山木通 (铁皮威灵仙)
Clematis finetiana Lévl. et Vaniot* (*Clematis pavoliniana* Pamp.)

干燥根及根茎用作威灵仙，收载于湖南药材 1993、湖南药材 2009 和浙江药材 2000；干燥地上部分或干燥带叶的藤茎用作灵仙藤，收载于江西药材 1996、湖南药材 1993 和湖南药材 2009。

*《中国植物志》第 28 卷 174 页。

粗齿铁线莲
Clematis grandidentata (Rehder et E. H. Wilson) W. T. Wang* [*Clematis argentilucida* (Lévl. et Vant.) W. T. wang]

干燥茎藤用作粗齿川木通，收载于四川药材 2010。

*《中国植物志》第 28 卷 195 页 -FOC。

单叶铁钱莲
Clematis henryi Oliv.

干燥块根用作地雷，收载于湖南药材 1993 和湖南药材 2009。

棉团铁线莲
Clematis hexapetala Pall.

干燥根及根茎用作威灵仙，收载于药典 1977—2015 和新疆药品 1980 二册。

黄花铁线莲
Clematis intricata Bunge

干燥全草用作透骨草，收载于部标成方一册 1989 附录、广西药材 1990 附录、广西药材 1996 和新疆药品 1980 二册；干燥地上部分或干燥全草用作铁线透骨草，收载于北京药材 1998 和内蒙古药材 1988。

丝铁线莲* (甘木通)
Clematis loureiriana DC.* (*Clematis filamentosa* Dunn)

干燥叶用作甘木通叶，收载于广东药材 2011。

Flora of China Vol.6 (2001)。

毛柱铁线莲（南铁线莲）
Clematis meyeniana Walp.

干燥地上部分用作毛柱铁线莲，收载于湖南药材 1993 和湖南药材 2009；干燥藤茎用作川木通，收载于广西药材 1990。

绣球藤 *（四季牡丹）
Clematis montana Buch.-Ham. ex DC.

干燥藤茎或干燥茎用作川木通，收载于药典 1977—2015、新疆药品 1980 二册和台湾 2004；带叶及花果的二年生枝条用作藏木通，收载于部标藏药 1995 和藏药 1979。

*《中国植物志》第 28 卷 220 页。

东方铁线莲
Clematis orientalis Linn.

干燥藤茎用作东方铁线莲，收载于新疆药材 1980 一册；用作新疆木通，收载于新疆药品 1987。

钝萼铁线莲
Clematis peterae Hand.-Mazz.

干燥地上部分用作心慌藤，收载于云南彝药 2005。

扬子铁线莲
Clematis puberula Hook. f. et Thomson var. *ganpiniana* (H. Lévl. et Vaniot) W. T. Wang *[*Clematis ganpiniana* (Lévl. et Vant.) Tamura]

干燥藤茎用作川木通，收载于广西药材 1990。

*《中国植物志》第 28 卷 184 页 -FOC。

甘青铁线莲 *（唐古特铁线莲）
Clematis tangutica (Maxim.) Korsh.

干燥茎枝用作唐古特铁线莲，收载于部标藏药 1995 和青海藏药 1992。

*《中国植物志》第 28 卷 144 页。

辣蓼铁线莲 *（东北铁线莲）
Clematis terniflora DC. var. *mandshurica* (Rupr.) Ohwi *(*Clematis manshurica* Rupr.)

干燥根及根茎用作威灵仙，收载于药典 1977—2015、新疆药品 1980 二册和广西壮药 2011 二卷。

*《中国植物志》第 28 卷 170 页。

侧金盏花 *（冰凉花）
Adonis amurensis Regel et Radde

干燥全草用作冰凉花，收载于药典 1977；提取的总甙用作冰凉花甙，收载于药典 1977。

*《中国植物志》第 28 卷 250 页。

鸟足毛茛 [*]（高原毛茛）
Ranunculus brotherusii Freyn

干燥全草用作高原毛茛，收载于藏药 1979。

*《中国植物志》第 28 卷 295 页。

毛茛
Ranunculus japonicus Thunb.

新鲜或干燥全草或新鲜根用作毛茛，收载于上海药材 1994 附录、贵州药材 2003、山东药材 1995、山东药材 2002 和山东药材 2012。

棉毛茛 [*]（绢毛毛茛）
Ranunculus membranaceus Royle[*] (*Ranunculus pulchellus* C. A. Mey. var. *sericens* Hook. f. et Thoms.)

干燥全草用作高原毛茛，收载于藏药 1979。

*《中国植物志》第 28 卷 269 页。

扬子毛茛
Ranunculus sieboldii Miq.

新鲜或干燥全草用作毛茛，收载于贵州药材 2003。

毛果毛茛 [*]（高原毛茛）
Ranunculus tanguticus var. *dasycarpus* (Maxim.) L. Liou (*Ranunculus brotherusii* var. *tanguticus* Tamura)

干燥花用作高原毛茛，收载于部标藏药 1995 和青海藏药 1992。

*《中国植物志》第 28 卷 297 页。

小毛茛
Ranunculus ternatus Thunb.

干燥根或块根用作猫爪草，收载于药典 1977—2015、河南药材 1991、内蒙古药材 1988、山西药材 1987 附录、新疆药品 1980 二册和贵州药材 1988 附录。

白毛茛 [*]
Hydrastis canadensis Linné

干燥根状茎及根用作北美黄连根，收载于中华药典 1930。

*《世界药用植物速查词典》470 页。

二八、木通科 Lardizabalaceae

木通（五叶木通）
Akebia quinata (Houtt.) Decne.

干燥茎或干燥藤茎用作木通，收载于药典 1963、药典 2005—2015、广西瑶药 2014 一卷、台湾 2004

和台湾 2013；干燥近成熟果实用作预知子，收载于药典 1977—2015 和新疆药品 1980 二册；干燥成熟果实用作八月炸，收载于甘肃 (试行) 1991。

三叶木通
Akebia trifoliata (Thunb.) Koidz.

干燥藤茎或去外皮之干燥茎用作木通，收载于药典 2005—2015、广西瑶药 2014 一卷、台湾 2004 和台湾 2013；干燥成熟果实或干燥近成熟果实用作预知子，收载于药典 1977—2015 和新疆药品 1980 二册；干燥成熟果实用作八月炸，收载于甘肃 (试行)1991。

白木通
Akebia trifoliata (Thunb.) Koidz. subsp. *australis* (Diels) T. Shimizu [*Akebia trifoliata* (Thunb.) Koidz. var. *australis* (Diels) Rehd.]

干燥藤茎用作山木通，收载于湖南药材 1993；用作木通，收载于药典 2005—2015、广西瑶药 2014 一卷、台湾 2004 和台湾 2013；干燥成熟果实或干燥近成熟果实用作预知子，收载于药典 1977—2015 和新疆药品 1980 二册；干燥成熟果实用作八月炸，收载于甘肃 (试行) 1991。

西南野木瓜 * (短药野木瓜、黄蜡果)
Stauntonia cavalerieana Gagnep. * (*Stauntonia brachyanthera* Hand.-Mazz.)

干燥藤茎用作野木瓜藤，收载于贵州药材 2003；用作黄果七叶莲，收载于湖南药材 2009。

*《中国植物志》第 29 卷 43 页 -FOC。

野木瓜
Stauntonia chinensis DC.

干燥茎及叶用作野木瓜，收载于药典 1977、药典 2010、药典 2015、广东药材 2004 和湖南药材 2009；干燥成熟果实用作预知子，收载于湖南药材 1993；用作野木瓜果 (预知子)，收载于湖南药材 2009。

倒卵叶野木瓜 * (钝药野木瓜)
Stauntonia obovata Hemsl. * (*Stauntonia leucantha* Diels ex Y. C. Wu)

干燥藤茎用作野木瓜藤，收载于贵州药材 2003。

*《中国植物志》第 29 卷 45 页 -FOC。

五指那藤
Stauntonia obovatifoliola Hayata subsp. *intermedia* (Y. C. Wu) T. Chen

干燥藤茎用作野木瓜藤，收载于贵州药材 2003。

尾叶那藤
Stauntonia obovatifoliola Hayata subsp. *urophylla* (Hand.-Mazz.) H. N. Qin* [*Stauntonia hexaphylla* (Thunb.) Decne. f. *urophylla* (Hand.-Mazz.) Wu]

带叶藤茎用作木通七叶莲，收载于浙江药材 2000；用作五指那藤，收载于广西瑶药 2014 一卷。

*《中国植物志》第 29 卷 41 页。

大血藤

Sargentodoxa cuneata (Oliv.) Rehd. et Wils.

干燥藤茎用作大血藤 (红藤)，收载于药典 1985；用作红藤，收载于新疆药品 1980 二册；用作大血藤，收载于药典 1977、药典 1990—2015、广西壮药 2008 和贵州药材 2003 附录。

二九、小檗科 Berberidaceae

南天竹

Nandina domestica Thunb.

干燥根用作天竹根，收载于上海药材 1994 附录；干燥成熟果实用作天竹子或南天竹子，收载于上海药材 1994 和贵州药材 2003；用作天竺子，收载于北京药材 1998、江苏药材 1986 二和江苏药材 1989；干燥叶用作天竹叶，收载于上海药材 1994 附录。

堆花小檗

Berberis agaregata Schneid.

干燥茎皮和根皮用作三颗针，收载于甘肃药材 (试行)1995 和甘肃药材 2009。

黄芦木 (大叶小檗、小檗)

Berberis amurensis Rupr.

干燥根或干燥茎皮和根皮，或根内皮用作三棵针，收载于部标蒙药 1998、内蒙古蒙药 1986、北京药材 1998、甘肃药材 2009 和山西药材 1987；用作小檗根，收载于辽宁药品 1980、辽宁药品 1987 和辽宁药材 2009；茎皮或根皮用作小檗皮，收载于宁夏药材 1993。

贵州小檗

Berberis cavaleriei Lévl.

干燥根用作三颗针，收载于贵州药材 2003。

秦岭小檗

Berberis circumserrata (Schneid.) Schneid.

根或根皮用作三颗针，收载于河南药材 1993。

直穗小檗

Berberis dasystachya Maxim.

根或根皮或干燥根皮和茎皮用作三颗针，收载于河南药材 1993 和青海药品 1976；茎或根的内皮用作小檗皮，收载于藏药 1979。

壮刺小檗

Berberis deinacantha Schneid.

干燥根用作三颗针，收载于贵州药材 2003。

鲜黄小檗

Berberis diaphana Maxim.

干燥茎皮和根皮用作三颗针，收载于甘肃药材 (试行)1995。

首阳小檗

Berberis dielsiana Fedde

根或根皮用作三颗针，收载于河南药材 1993。

异果小檗 * (黑果小檗)

Berberis heteropoda Schrenk.

干燥果实用作小檗实，收载于新疆维药 1993；干燥根用作小檗根，收载于新疆维药 2010 一册。
*《中国植物志》第 29 卷 197 页。

豪猪刺

Berberis julianae C. K. Schneider

干燥根用作三棵针，收载于湖南药材 2009 和贵州药材 2003。

甘肃小檗

Berberis kansuensis Schneid.

干燥茎皮和根皮用作三棵针，收载于甘肃药材 (试行)1995、甘肃药材 2009 和青海药品 1976；干燥
皮用作小檗皮，收载于部标藏药 1995 附录和青海藏药 1992。

天台小檗 * (长柱小檗)

Berberis lempergiana Ahrendt

干燥根用作小檗根，收载于浙江炮规 2005；干燥带根的茎用作三颗针，收载于浙江炮规 2005。
*《中国植物志》第 29 卷 141 页。

红果小檗

Berberis nummularia Bge.

干燥成熟果实用作小檗果，收载于部标维药 1999。

细叶小檗

Berberis poiretii Schneid.

干燥根或根内皮用作三棵针，收载于药典 1977、药典 2010、药典 2015、部标蒙药 1998、内蒙古蒙
药 1986、北京药材 1998、山西药材 1987 和山东药材 2002；干燥根用作小檗根，收载于辽宁药品 1980、
辽宁药品 1987 和辽宁药材 2009。

刺黄花

Berberis polyantha Hemsl.

干燥花及花蕾用作小檗花，收载于四川藏药 2014。

假豪猪刺 (蠔猪刺、拟蚝猪刺、拟豪猪刺、拟獴猪刺、猫刺小檗)

Berberis soulieana Schneid.

干燥根或干燥茎皮和根皮用作三颗针，收载于药典 1977、药典 2010、药典 2015、贵州药材 1988、甘肃药材 (试

行)1995、山东药材 2002 和甘肃药材 2009；干燥根皮用作三颗针皮，收载于药典 1985 附录 -2015 附录。

匙叶小檗
Berberis vernae Schneid.

干燥根或根内皮或干燥茎皮和根皮用作三棵针，收载于药典 1977、药典 2010、药典 2015、部标蒙药 1998、内蒙古蒙药 1986 和甘肃药材 2009。

庐山小檗
Berberis virgetorum Schneid.

干燥根用作小檗根，收载于浙江炮规 2005；干燥带根的茎用作三颗针，收载于浙江炮规 2005。

小檗
Berberis vulgaris Linn.

茎或根的内皮用作小檗皮，收载于藏药 1979。

金花小檗 (小黄连刺)
Berberis wilsonae Hemsl.

干燥根用作三颗针，收载于药典 1977、药典 2010、药典 2015、山东药材 2002 和贵州药材 1988；干燥花及花蕾用作小檗花，收载于四川藏药 2014。

古宗金花小檗
Berberis wilsonae Hemsl. var. *guhtzunica* (Ahrendt) Ahrendt

干燥根用作三颗针，收载于贵州药材 2003 和湖南药材 2009。

阔叶十大功劳
Mahonia bealei (Fort.) Carr.

干燥叶用作十大功劳叶，收载于贵州药材 1988、贵州药材 2003 和香港药材七册；用作功劳叶，收载于广西药材 1996；干燥茎用作功劳木，收载于药典 1977—2015、贵州药材 1988 和贵州药材 2003 附录。

小果十大功劳
Mahonia bodinieri Gagnep.

干燥叶用作十大功劳叶，收载于贵州药材 2003；干燥茎用作十大功劳木，收载于贵州药材 2003。

长柱十大功劳
Mahonia duclouxiana Gagnep.

干燥叶用作十大功劳叶，收载于贵州药材 2003；干燥茎用作十大功劳木，收载于贵州药材 2003。

宽苞十大功劳
Mahonia eurybracteata Fedde

干燥叶用作十大功劳叶，收载于贵州药材 2003；干燥茎用作十大功劳木，收载于贵州药材 2003。

安坪十大功劳[*]（安平十大功劳）

Mahonia eurybracteata Fedde subsp. *ganpinensis* (Lévl.) Ying et Burff.[*] [*Mahonia ganpinensie* (Lévl.) Fedde]

干燥茎用作十大功劳木，收载于贵州药材 2003。

[*]《中国植物志》第 29 卷 232 页。

十大功劳（细叶十大功劳）

Mahonia fortunei (Lindl.) Fedde

干燥叶用作十大功劳叶，收载于贵州药材 1988 和贵州药材 2003；干燥茎用作功劳木，收载于药典 1977—2015、贵州药材 1988、贵州药材 2003 附录和香港药材七册。

台湾十大功劳[*]（华南十大功劳）

Mahonia japonica (Thunb.) DC.

茎及根或干燥茎用作功劳木，收载于贵州药材 1988、湖南药材 1993 和湖南药材 2009；干燥叶用作功劳叶，收载于贵州药材 1988。

[*]《中国植物志》第 29 卷 246 页。

桃儿七[*]（鬼臼、藏鬼臼和西藏鬼臼）

Sinopodophyllum hexandrum (Royle) Ying[*] [*Podophyllum emodi* Wall ex Royle；*Podophyllum emodi* Wall. var. *chinensis* Sprague；*Sinopodophyllum emodi* (Wall. ex Royle) Ying]

干燥根及根茎用做桃儿七，收载于药典 1977、甘肃试行 1992 和甘肃药材 2009；干燥成熟果实用作小叶莲，收载于药典 1977—2015 和藏药 1979，用作鬼臼，收载于部标藏药 1995 附录。

[*]《中国植物志》第 29 卷 249 页。

六角莲[*]

Dysosma pleiantha (Hance) Woods.

干燥根茎或干燥根及根茎用作八角莲，收载于部标成方十五册 1998 附录[**]，江苏药材 1989 增补和江西药材 1996。

[*]《中国植物志》第 29 卷 257 页。

[**] 该标准称本种为八角莲。

川八角莲

Dysosma veitchii (Hemsl. et Wils) Fu ex Ying[*] [*Dysosma delavayi* (Franch.) Fu]

干燥根茎及根用作八角莲，收载于贵州药材 2003。

[*]《中国植物志》第 29 卷 258 页。

八角莲

Dysosma versipellis (Hance) M. Cheng ex Ying

干燥根茎或干燥根茎及根用作八角莲，收载于浙江药材 2000、上海药材 1994、广西药材 1990、湖北药材 2009、江西药材 1996、湖南药材 2009、贵州药材 2003、广西壮药 2008 和云南药材 2005 一册。

南方山荷叶
Diphylleia sinensis H. L. Li

干燥根茎用作江边一碗水，收载于湖北药材 2009。

粗毛淫羊藿
Epimedium acuminatum Franch.

干燥根用作淫羊藿根，收载于贵州药材 2003；干燥地上部分用作淫羊藿，收载于贵州药材 1988；用作黔淫羊藿，收载于贵州药材 2003。

淫羊藿 *（心叶淫羊藿）
Epimedium brevicornu Maxim.*

干燥地上部分或全草用作淫羊藿，收载于药典 1963—2005、新疆药品 1980 二册、台湾 1985 二册、台湾 2004 和台湾 2013；干燥叶用作淫羊藿，收载于药典 2010 和药典 2015。

*《中国植物志》第 29 卷 295 页。

朝鲜淫羊藿
Epimedium koreanum Nakai (*Epimedium grandiflorum* Morr.)

干燥地上部分用作淫羊藿，收载于药典 1977—2005、新疆药材 1985 二册 *、台湾 2004 和台湾 2013；干燥叶用作淫羊藿，收载于药典 2010 和药典 2015。

* 该标准称本种为淫羊藿。

黔岭淫羊藿
Epimedium leptorrhizum Stearn

干燥地上部分用作淫羊藿，收载于贵州药材 1988；用作黔淫羊藿，收载于贵州药材 2003。

天平山淫羊藿
Epimedium myrianthum Stearn

干燥根用作淫羊藿根，收载于贵州药材 2003；干燥地上部分用作黔淫羊藿，收载于贵州药材 2003。

柔毛淫羊藿 *（毡毛淫羊藿）
Epimedium pubescens Maxim.* (*Epimedium coactum* H. R. Liang et W. M. Yan)

干燥根用作淫羊藿根，收载于贵州药材 2003；干燥地上部分用作淫羊藿，收载于药典 1985—2005，用作黔淫羊藿，收载于贵州药材 2003；干燥叶用作淫羊藿，收载于药典 2010 和药典 2015。

*《中国植物志》第 29 卷 271 页。

三枝九叶草 *（箭叶淫羊藿）
Epimedium sagittatum (Sieb. et Zucc.) Maxim.

干燥根用作淫羊藿根，收载于贵州药材 2003；干燥地上部分或全草用作淫羊藿，收载于药典 1963—2005、新疆药品 1980 二册、台湾 2004 和台湾 2013；干燥叶用作淫羊藿，收载于药典 2010 和药典 2015。

*《中国植物志》第 29 卷 272 页。

光叶淫羊藿
Epimedium sagittatum (Sieb. et Zucc.) Maxim. var. *glabratum* Ying

干燥根用作淫羊藿根，收载于贵州药材 2003；干燥地上部分用作淫羊藿，收载于贵州药材 1988；用作黔淫羊藿，收载于贵州药材 2003。

巫山淫羊藿 *
Epimedium wushanense T. S. Ying

干燥根用作淫羊藿根，收载于贵州药材 2003；干燥地上部分用作淫羊藿，收载于药典 1990—2005；干燥叶用作巫山淫羊藿，收载于药典 2010 和药典 2015。

*《中国植物志》第 29 卷 291 页。

红毛七 *（类叶牡丹）
Caulophyllum robustum Maxim.* [*Leontice robustum* (Maxim.) Diels]

干燥根及根茎用作红毛七，收载于药典 1977、湖北药材 2009、四川 92、四川药材 1987 增补和四川药材 2010。

*《中国植物志》第 29 卷 304 页。

普达非伦 *
Podophyllum peltatum Linn. *

干燥根状茎及根用作普达非伦根，收载于中华药典 1930；根与根茎以醇抽提低温干燥所制得之树脂用作普达非伦树脂，收载于台湾 1980。

*《中国植物志》第 29 卷 249 页 *Podophyllum* 已改为 *Sinopodophyllum* Ying. 桃儿七属，该属我国仅桃儿七一种，普达非伦我国当无分布，故保留其原拉丁学名。

三〇、防己科 Menispermaceae

古山龙
Arcangelisia gusanlung H. S. Lo* [*Arcangelisia loureiri* (Pierre) Diels]

干燥藤茎用作古山龙，收载于药典 1977；用作古山龙（黄连藤），收载于海南药材 2011。
*《中国植物志》第 30 (1) 卷 12 页。

天仙藤
Fibraurea recisa Pierre

干燥根或干燥藤茎用作黄藤，收载于药典 1977*、药典 2005—2015 *、广东药材 2004 和上海药材 1994 *；藤茎中提取得到的生物碱用作黄藤素，收载于药典 1977、药典 2010 和药典 2015。

* 这些标准均称本种为黄藤。

黄藤
Fibraurea tinctoria Lour.

干燥茎用作大黄藤，收载于云南药品 1974。

心叶宽筋藤
Tinospora cordifolia (Willd) Miers

茎用作宽筋藤，收载于药典 2010 附录、部标藏药 1995 和青海藏药 1992。

波叶青牛胆 *（绿包藤）
Tinospora crispa (Linn.) Hook. f. et Thoms

茎用作绿包藤，收载于云南药品 1974 和云南药品 1996；干燥藤茎用作绿包藤（千里找根），收载于湖南药材 2009 和云南药材 2005 七册。

*《中国植物志》第 30 (1) 卷 20 页。

青牛胆 *（金果榄）
Tinospora sagittata (Oliv.) Gagnep. * (*Tinospora capillipes* Gagn.)

干燥块根用作金果榄（山慈菇），收载于贵州药材 1965；用作金果榄，收载于药典 1963—2015、广西壮药 2008、贵州药材 2003 附录和新疆药品 1980 二册。

*《中国植物志》第 30 (1) 卷 23 页。

中华青牛胆 *（宽筋藤）
Tinospora sinensis (Lour.) Merr.

干燥茎用作宽筋藤，收载于药典 1977 附录、药典 2010 附录 、药典 2015 附录、部标成方三册 1991 附录、部标藏药 1995、广西药材 1990、上海药材 1994 附录、藏药 1979、青海藏药 1992、广东药材 2004 、广西壮药 2008、海南药材 2011 和湖南药材 2009。

*《中国植物志》第 30 (1) 卷 20 页。

秤钩风（中华称钩风）
Diploclisia affinis (Oliv.) Diels (*Diploclisia chinensis* Merr.)

干燥根、根茎及老茎用作称钩风，收载于药典 1977 和湖南药材 1993；用作秤钩风，收载于湖南药材 2009。

木防己
Cocculus orbiculatus (Linn.) DC.

干燥根及茎或干燥根用作大风藤，收载于湖南药材 2009、贵州药品 1994 和贵州药材 2003；用作木防己，收载于台湾 1985 一册。

风龙 *（青藤、毛青藤）
Sinomenium acutum (Thunb.) Rehd. et Wils.[*Sinomenium acutum* (Thunb.) Rehd. et Wils. var. *cinereum* Rehd. et Wils.]

干燥藤茎用作青风藤，收载于药典 1977—2015 和新疆药品 1980 二册。

*《中国植物志》第 30 (1) 卷 37 页。

蝙蝠葛
Menispermum dauricum DC.

干燥根茎用作山豆根，收载于内蒙古蒙药 1986 和台湾 1985 一册；用作北豆根，收载于药典 1977—

2015；干燥根茎经加工制成的提取物用作北豆根提取物，收载于药典 2010 和药典 2015；干燥藤茎用作清风藤，收载于江苏药材 1986 二和江苏药材 1989。

金线吊乌龟[*]（头花千金藤）
Stephania cepharantha Hayata

干燥块根用作白药子，收载于药典 1977、部颁中药材 1992、贵州药材 1988、贵州药材 2003、内蒙古药材 1988、四川药材 1987 和新疆药品 1980 二册。

*《中国植物志》第 30 (1) 卷 57 页。

一文钱[*]
Stephania delavayi Diels

块根用作地不容，收载于云南药品 1974^{**} 和云南药品 1996^{**}。

*《中国植物志》第 30 (1) 卷 48 页。

** 该二标准均称本种为地不容。

荷包地不容
Stephania dicentrinifera H.S.Lo et M. Yang

干燥块根用作山乌龟，收载于贵州药材 1988。

血散薯
Stephania dielsiana Y.C.Wu

干燥块根用作山乌龟，收载于贵州药材 1988 和贵州药材 2003。

海南地不容
Stephania hainanensis Lo et Y. Tsoong

块根用作金不换（海南地不容），收载于海南药材 2011。

地不容[*]（山乌龟）
Stephania epigaea H. S. Lo

干燥块根用作地不容，收载于云南药材 2005 一册；用作山乌龟，收载于贵州药材 1988。

*《中国植物志》第 30 (1) 卷 53 页。

千金藤
Stephania japonica (Thunb.) Miers.

干燥根用作千金藤，收载于山东药材 1995 附录和山东药材 2002 附录。

桂南地不容（广西地不容）
Stephania kuinanensis H. S. Lo et M. Yang

干燥块根用作金不换，收载于广西药材 1996、广西壮药 2008；用作山乌龟，收载于部标成方八册 1993 附录、贵州药材 1988 和贵州药材 2003。

粪箕笃
Stephania longa Lour.

茎叶用作金不换，收载于广西壮药 2011 二卷。

小花地不容
Stephania micrantha H. S. Lo et M. Yang

干燥块根用作金不换，收载于广西药材 1996 和广西壮药 2008；用作山乌龟，收载于部标成方八册 1993 附录、贵州药材 1988 和贵州药材 2003。

汝兰
Stephania sinica Diels

干燥块根用作山乌龟，收载于贵州药材 2003 和贵州药材 1988。

粉防己 *（防己）
Stephania tetrandra S. Moore

干燥根用作汉防己，收载于台湾 1985 一册；干燥根用作防己，收载于药典 1963—2015、贵州药材 1965 和新疆药品 1980 二册。

*《中国植物志》第 30 (1) 卷 52 页。

黄叶地不容
Stephania viridiflavens H.S.Lo et M. Yang

干燥块根用作山乌龟，收载于贵州药材 1988 和贵州药材 2003。

锡生藤（亚乎鲁、亚乎奴）
Cissampelos pareira Linn.

干燥全草用作亚乎鲁，收载于云南药品 1974、云南药品 1996；用作亚乎奴，收载于药典 1977；根及茎中提取得到亚乎奴碱的碘甲烷盐用作傣肌松，收载于药典 1977。

锡生藤（变种）*
Cissampelos pareira Linn. var. *hirsuta* (Buch. ex DC.) Forman

干燥全草用作亚乎鲁，收载于云南药品 1974 和云南药品 1996；用作亚乎奴，收载于药典 1977—2015。

*《中国植物志》第 30 (1) 卷 71 页。

粉叶轮环藤
Cyclea hypoglauca (Schauer) Diels

干燥根用作金线风，收载于广西药材 1990 和广西壮药 2008；用作百解藤，收载于广西瑶药 2014 一卷。

轮环藤
Cyclea racemosa Oliv.

干燥根用作轮环藤根（乌皮龙），收载于贵州药品 1994 和贵州药材 2003。

印度防己
Anamirta cocculus (Linné) Wight. et Arnott

干燥果实用作毒鱼防己实，收载于新疆维药 1993；种子中得到的一种苷用作印防己毒素，收载于药典 1953。

非洲防己
Jateorhiza columba Miers

块根用作非洲防己根，收载于新疆维药 1993。

三一、木兰科 Magnoliaceae

桂南木莲
Manglietia conifera Dandy* (*Manglietia chingii* Dandy)

干燥树皮用作木莲皮 (柴厚朴)，收载于贵州药材 2003。
*《中国植物志》第 30 (1) 卷 92 页 -FOC。

木莲
Manglietia fordiana Oliv.

干燥树皮用作木莲皮，收载于云南傣药 II 2005 五册。

乳源木莲
Manglietia yuyunensis Law

干燥成熟果实用作木莲果，收载于浙江炮规 2005。

望春玉兰* (望春花)
Magnolia biloba (Rehd. et Wils.) Cheng* (*Magnolia biondii* Pamp.)

干燥花蕾用作辛夷，收载于药典 1977—2015、新疆药品 1980 二册、香港药材第二册、台湾 2004 和台湾 2013。
*《中国植物志》第 30 (1) 卷 136 页 -FOC。

滇藏木兰
Magnolia campbellii Hook. f. et Thoms.

干燥茎皮用作云厚朴，收载于云南药品 1996。

白兰
Michelia alba DC.

干燥花用作白兰花，收载于湖南药材 1993 和湖南药材 2009。

香子含笑
Michelia gioi (A. Chev.) Sima et Hong Yū

干燥种子用作麻罕，收载于云南药材 2005 七册。

麻罕
Michelia mahan C. Y. Wu

干燥种子用作麻罕，收载于云南药品 1974 和云南药品 1996。

地枫皮 *（地枫）
Illicium difengpi B. N. Chamg et al.

干燥树皮用作地枫皮，收载于药典 1977、药典 1990—2015、山西药材 1987 附录、贵州药材 1988 附录、内蒙古药材 1988 和广西壮药 2008；用作钻地风，收载于新疆药品 1980 二册；干燥枝叶用作高山龙，收载于部标成方八册 1993 附录。

红茴香
Illicium henryi Diels (*Illicium lanceolatum* A. C. Smith)

干燥根或根皮用作红茴香根，收载于湖南药材 2009。

红毒茴（莽草、狭叶茴香）
Illicium lanceolatum A.C. Smith

干燥根或根皮用作红茴香根，收载于药典 2010 附录、药典 2015 附录和湖北药材 2009；干燥茎枝或干燥根皮用作红茴香，收载于部标成方四册 1991 附录、浙江药材 2012 和江西药材 1996。

八角（八角茴香）
Illicium verum Hook. f.

干燥成熟果实用作八角茴香（大茴香），收载于药典 1963；用作八角，收载于云南药品 1974；用作八角茴香，收载于药典 1953—2015、新疆药品 1980 二册、广西壮药 2008、中华药典 1930 和台湾 2013；新鲜枝叶或成熟果实经水蒸气蒸馏提取的挥发油用作八角茴香油，收载于药典 1953—2015 和中华药典 1930；干燥成熟果实中提取之一种挥发油用作茴香油，收载于台湾 1980 和台湾 2006。

黑老虎（原叶五味子、冷饭团、厚叶五味子）
Kadsura coccinea (Lem.) A. C. Smith

干燥根用作黑老虎，收载于北京药材 1998、海南药材 2011、广东药材 2004 和广西瑶药 2014 一卷；用作黑老虎根，收载于药典 1977、药典 2005 附录—2015 附录和湖南药材 1993；用作大钻，收载于广西壮药 2011 二卷。

异型南五味子（鸡血藤、内南五味子、中间南五味子）
Kadsura heteroclita (Roxb.) Craib* (*Kadsura interior* A. C. Smith)

根、根皮与藤茎用作异型南五味子，收载于部标成方十册 1995 附录；茎用作滇鸡血藤，收载于药典 2000 附录和药典 2005 附录；干燥藤茎用作广东海风藤，收载于广东药材 2004；用作广西海风藤，收载于药典 2010 附录、药典 2015 附录、广西壮药 2008 和广西瑶药 2014 一卷；用作海南海风藤，收载于海南药材 2011；用作黑老虎根，收载于药典 2005 附录—2015 附录；用作滇鸡血藤，收载于药典 2010；茎藤熬制的干燥煎膏用作鸡血藤膏，收载于贵州药材 2003 附录。

*《中国植物志》第 30 (1) 卷 238 页 -FOC。

南五味子（长梗南五味子、盘柱南五味子）
Kadsura longipedunculata Finet et Gagnep.

干燥根或干燥茎用作红木香，收载于上海药材 1994 和福建药材 2006；干燥根用作南五味子根，收载于药典 1977；干燥根及根茎用作钻骨风，收载于广西瑶药 2014 一卷；干燥藤茎用作五香血藤，收载于云南彝药 II 2005；用作内风消，收载于江西药材 1996；干燥根皮或干燥树皮用作紫荆皮，收载于部标成方五册 1992 附录、内蒙古药材 1988、山东药材 1995、山东药材 2002、山东药材 2012、黑龙江药材 2001、四川药材 2010 和新疆药品 1980 二册；用作紫金皮 (南五味子根皮)，收载于上海药材 1994 附录；用作川槿皮，收载于北京药材 1998。

冷饭藤
Kadsura oblongifolia Merr.
根和茎用作水灯盏，收载于广西瑶药 2014 一卷。

绿叶五味子
Schisandra arisanensis Hayata subsp. *viridis* (A. C. Sm.) R. M. K. Saunders* (*Schisandra viridis* A. C. Smith)
干燥藤茎用作长蕊五味藤，收载于广西瑶药 2014 一卷。

*《中国植物志》第 30 (1) 卷 261 页 -FOC。

五味子 (北五味子)
Schisandra chinensis (Turcz.) Baill.
干燥成熟果实用作五味子，收载于药典 1977—2015、内蒙古蒙药 1986、新疆药品 1980 二册和台湾 1985 二册；用作北五味子，收载于药典 1963；干燥近成熟的种子用作五味子仁，收载于辽宁药材 2009。

翼梗五味子
Schisandra henryi Clarke.
干燥成熟果实用作五味子，收载于四川药材 1987；干燥成熟或近成熟果实用作西五味子，收载于四川药材 1980 和四川药材 2010。

东南五味子
Schisandra henryi C.B.Clarke subsp. *marginalis* (A.C.Smith) R.M.K.Saund.
干燥地上部分用作边缘罗裙子，收载于广西壮药 2011 二卷和广西瑶药 2014 一卷。

滇五味子* (云南五味子)
Schisandra henryi subsp. *yunnanensis* (A. C. Smith) R. M. K. Saunders* (*Schisandra henryi* C. B. Clarke var. *yunnanensis* A. C. Smith)
干燥藤茎用作云南五味子藤，收载于云南傣药 2005。

*《中国植物志》第 30 (1) 卷 255 页 -FOC。

合蕊五味子* (满山香)
Schisandra propinqua (Wall.) Baill.* [*Schisandra propinqua* (Wall.) Baill. var. *intermedia* A. C. Smith]
干燥根和茎用作满山香，收载于云南药品 1974、云南药品 1996 和云南药材 2005 七册。

*《中国植物志》第 30 (1) 卷 264 页。

铁箍散
Schisandra propinqua (Wall.) Baill. subsp. *sinensis* (Oliv.) R. M. K. Saunders* [*Schisandra propinqua* (Wall.) Baill. var. *sinensis* Oliv.]
干燥根和茎用作满山香，收载于云南药品 1974 和云南药品 1996；干燥根用作香巴戟，收载于四川药材 1977、四川药材 1987 和四川药材 2010。

　　*《中国植物志》第 30 (1) 卷 265 页 -FOC。

毛叶五味子 *（柔毛五味子）
Schisandra pubescens Hemsl. et Wils.

干燥成熟果实用作五味子，收载于四川药材 1987；干燥成熟或近成熟果实用作西五味子，收载于四川药材 1980 和四川药材 2010。

　　*《中国植物志》第 30 (1) 卷 255 页。

红花五味子
Schisandra rubriflora (Franch.) Rehd. et Wils.

干燥成熟果实用作五味子，收载于四川药材 1987；用作西五味子，收载于四川药材 2010。

华中五味子
Schisandra sphenanthera Rehd. et Wils.

干燥成熟果实用作五味子（南五味子），收载于药典 1977—2015、内蒙古蒙药 1986 和新疆药品 1980 二册。

厚朴（凹叶厚朴）
Houpoea officinalis (Rehder et E. H. Wilson) N. H. Xia et C. Y. Wu* [*Magnolia officinalis* Rehd. et Wils. var. *biloba* Rehd. et Wils.；*Magnolia biloba* (Rehd. et Wils.) Cheng]

干燥树皮、根皮及枝皮或干燥树皮和根皮或干燥树皮用作厚朴，收载于药典 1963—2015、云南药品 1974、新疆药品 1980 二册、香港药材二册、台湾 1985 二册、台湾 2004 和台湾 2013；用作厚朴（油朴），收载于贵州药材 1965；干燥花蕾用作厚朴花，收载于药典 1963—2015、新疆药品 1980 二册和香港药材第七册。

　　*Flora of China Vol.7 (2008)。

长喙厚朴 *（大叶木兰）
Houpoea rostrata (W. W. Sm.) N. H. Xia et C. Y. Wu* (*Magnolia rostrata* W. W. Smith)

干燥干皮、根皮及枝皮用作大叶木兰（腾冲厚朴），收载于部标中药材 1992。

　　*《中国植物志》第 30 (1) 卷 118 页 -FOC。

山玉兰
Lirianthe delavayi (Franch.) N. H. Xia et C. Y. Wu* (*Magnolia delavayi* Franch.)

干燥花及花蕾用作山玉兰花，收载于云南彝药 II 2005 四册。

　　*《中国植物志》第 30 (1) 卷 112 页 -FOC。

西康玉兰（威氏木兰）
Oyama wilsonii (Finet et Gagnep.) N. H. Xia et C. Y. Wu* (*Magnolia wilsonii* Rehd.)

干燥干皮及枝皮用作川姜朴，收载于四川药材 1977。

　　*《中国植物志》第 30 (1) 卷 121 页 -FOC。

玉兰
Yulania denudata (Desr.) D. L. Fu[*] (*Magnolia denudata* Desr.)

干燥花蕾用作辛夷，收载于药典 1977—2015、新疆药品 1980 二册、台湾 2004 和台湾 2013。

*《中国植物志》第 30 (1) 卷 131 页 -FOC。

紫玉兰[*]（木兰）
Yulania liliiflora (Desr.) D. C. Fu[*] (*Magnolia liliflora* Desr.)

干燥花蕾用作辛夷，收载于药典 1963、药典 1977、新疆药品 1980 二册和台湾 1985 一册。

*《中国植物志》第 30 (1) 卷 140 页 -FOC。

凹叶木兰
Yulania sargentiana (Rehder et E. H. Wilson) D. L. Fu[*] (*Magnolia sargentiana* Rehd. et Wils.)

干燥花蕾用作辛夷，收载于四川药材 1980 和四川药材 1987；干燥干皮及枝皮用作川姜朴，收载于四川药材 1977。

*《中国植物志》第 30 (1) 卷 127 页 -FOC。

武当玉兰[*]（湖北木兰）
Yulania sprengeri (Pamp.) D. L. Fu[*] (*Magnolia sprengeri* Pamp.)

干燥花蕾用作辛夷，收载于药典 1985—2015、四川药材 1977、台湾 2004 和台湾 2013；干燥干皮及枝皮用作川姜朴，收载于四川药材 1977。

*《中国植物志》第 30 (1) 卷 128 页 -FOC。

三二、蜡梅科 Calycanthaceae

山蜡梅
Chimonanthus nitens Oliv.

干燥细根用作铁筷子，收载于贵州药材 2003；干燥叶用作山蜡梅叶，收载于药典 1977。

蜡梅（素心蜡梅、磬口蜡梅、红心腊梅）
Chimonanthus praecox (Linn.) Link [*Chimonanthus praecox* (Linn.) Link var. *concolor* Makino；*Chimonanthus praecox* (Linn.) Link var. *grandifloras* (Lindl.) Makino]

干燥细根用作铁筷子，收载于贵州药材 1988 和贵州药材 2003；干燥叶用作蜡梅叶，收载于上海药材 1994；干燥花蕾用作腊梅花（蜡梅花），收载于部标中药材 1992、江苏药材 1986 二、江苏药材 1989、四川药材 1977、四川药材 1987 和贵州药材 2003。

狗爪腊梅
Chimonanthus praecox (Linn.) Link var. *typicus* Makino

干燥花蕾用作腊梅花，收载于四川药材 1977 和四川药材 1987。

柳叶蜡梅
Chimonanthus salicifolius S. Y. Hu

干燥叶用作食凉茶，收载于浙江炮规 2005。

浙江蜡梅
Chimonanthus zhejiangensis M. C. Liu

干燥叶用作食凉茶，收载于浙江炮规 2005。

三三、番荔枝科 Annonaceae

假鹰爪
Desmos chinensis Lour.

干燥叶用作假鹰爪，收载于广西瑶药 2014 一卷和广西壮药 2011 二卷。

瓜馥木
Fissistigma oldhamii (Hemsl.) Merr.

干燥藤茎或干燥根及藤茎用作钻山风，收载于药典 2015 附录、部标成方十册 1995 附录、江西药材 1996、江西药材 2014、湖南药材 2009 和广西瑶药 2014 一卷。

黑风藤 *（多花瓜馥木）
Fissistigma polyanthum (Hook. f. et Thoms.) Merr.

干燥藤茎用作黑风藤，收载于药典 1977 和广西壮药 2008；干燥地上部分用作牛耳风，收载于广西瑶药 2014 一卷。

*《中国植物志》第 30 (2) 卷 160 页。

番荔枝
Annona squamosa Linn.

干燥成熟种子用作番荔枝子，收载于广东药材 2004。

三四、肉豆蔻科 Myristicaceae

肉豆蔻
Myristica fragrans Houtt.

干燥假种皮用作肉豆蔻衣（玉果花），收载于部标维药 1999 和内蒙古药材 1988；用作肉果花（玉果花），收载于部标进药 1977；用作肉果花，收载于上海药材 1994；用作玉果花，收载于山东药材 1995 附录、山东药材 2002 附录、贵州药材 1988 附录和贵州药材 2003 附录；干燥种子或干燥种仁用作肉豆蔻（肉果、玉果），收载于药典 1990-2015、药典 1985 附录、部标进药 1977、部标进药 1986、局标进药 2004、新疆药品 1980 二册、新疆维药 1993、内蒙古蒙药 1986、中华药典 1930、台湾 1985 二册和台湾 2004。

三五、樟科 Lauraceae

绒毛润楠*（香胶木）
Machilus velutina Champ. ex Benth.

干燥花用作铁力木，收载于部标维药 1999 附录。

*《中国植物志》第 31 卷 31 页。

毛桂
Cinnamomum appelianum Schewe

树皮用作官桂，收载于贵州药材 2003 和湖南药材 2009。

华南桂*（秦氏桂）
Cinnamomum austrosinense H. T. Chang (*Cinnamomum chingii* Metcalf)

干燥树皮用作桂皮，收载于北京药材 1998；用作秦氏桂，收载于内蒙古药材 1988。

*《中国植物志》第 31 卷 226 页。

阴香（梅片树）
Cinnamomum burmannii (Nees et T. Nees) Blume

干燥根用作阴香根，收载于广西药材 1996；干燥树皮用作桂皮，收载于北京药材 1998 和内蒙古药材 1988；用作官桂，收载于黑龙江药材 2001；用作阴香皮，收载于广西壮药 2011 二卷；用作山肉桂（阴香），收载于海南药材 2011；新鲜枝叶经水蒸气蒸馏制成天然右旋龙脑，收载于广东药材 2011。

樟（樟树）
Cinnamomum camphora (Linn.) Presl

干燥根用作樟树根，收载于药典 2010 附录和江西药材 1996；用作香通，收载于四川药材 1984；用作香樟根（走马胎），收载于贵州药材 1988 和贵州药材 2003；干燥根和根茎、心材用作香樟，收载于药典 2000 附录—2005 附录、部标藏药 1995 附录、青海藏药 1992 附录、广西药材 1996 和广西壮药 2008；带肉质果托的果实或干燥成熟果实用作樟梨子（樟树子），收载于湖南药材 1993、湖南药材 2009、上海药材 1994 和广东药材 2011；得粉实病后的变异果实用作樟榕子，收载于江西药材 1996；干燥心材、心材或幼小枝条用作樟木，收载于山东药材 1995、山东药材 2002、山东药材 2012 和贵州药材 2003；干燥木材用作香樟木，收载于上海药材 1994；新鲜的嫩枝及叶经蒸馏得到的挥发油用作樟油，收载于药典 2015 附录、贵州药材 2003 和广东药材 2011；根、枝干及叶中提取并精制得天然樟脑用作樟脑，收载于药典 1953、药典 1985 附录—2015 附录、山西药材 1987 附录、贵州药材 1988 附录、内蒙古药材 1988、新疆维药 1993、台湾 1980、台湾 1985 二册和台湾 2006；新鲜枝、叶经提取加工制成的结晶用作天然冰片（右旋龙脑），收载于药典 2005—2015 和江西药材 1996。

肉桂（桂树、菌桂）
Cinnamomum cassia Bl.

干燥未成熟果实及其膨大的花萼用作肉桂子（桂子），收载于部标成方二册 1990 附录、部标中药材 1992、新疆药品 1980 二册、内蒙古药材 1988、四川药材 1987 增补、四川 1992 和贵州药材 2003 附录；干燥枝叶或叶用作肉桂叶，收载于部标成方八册 1993 附录、部标维药 1999、广西药材 1990 和广西瑶药

2014 一卷；干燥枝皮、干燥树皮和干燥根皮用作官桂，收载于部标成方五册 1992 附录、内蒙古药材 1988 和北京药材 1998；干燥树皮用作肉桂，收载于药典 1963—2015、藏药 1979、新疆药品 1980 二册、内蒙古蒙药 1986、新疆维药 1993、广西壮药 2008、香港药材六册和台湾 2013；干燥的枝干皮及干燥树皮或茎皮或枝皮用作桂皮，收载于药典 1953、药典 1963、中华药典 1930、台湾 1980、台湾 1985 二册、台湾 2004 和台湾 2006；干燥嫩枝用作桂枝，收载于药典 1963-2015、新疆药品 1980 二册、广西壮药 2008、香港药材五册、台湾 1985 一册和台湾 2013；干燥枝叶与皮的挥发油用作桂皮油，收载于药典 1963、台湾 1980 和台湾 2006；干燥枝叶经水蒸气蒸馏得到挥发油用作肉桂油，收载于药典 1977—2015。

坚叶樟
Cinnamomum chartophyllum H. W. Li
干燥心材用作坚叶樟，收载于云南傣药 2005。

云南樟
Cinnamomum glanduliferum (Wall.) Nees
木材用作香樟（云南樟），收载于部标藏药 1995 附录和青海藏药 1992 附录。

天竺桂
Cinnamomum japonicum Sieb.
干燥树皮用作桂皮，收载于上海药材 1994 和北京药材 1998。

油樟
Cinnamomum longepaniculatum (Gamble) N. Chao ex H. W. Li
干燥根用作香通，收载于四川药材 1984。

越南肉桂
Cinnamomum loureiri Nees
干燥树皮用作肉桂，收载于局标进药 2004。

银叶桂
Cinnamomum mairei Lévl.
干燥树皮用作官桂，收载于部标成方四册 1991 附录 *、四川药材 1980*、四川药材 1987、四川药材 2010 和贵州药材 1988。

* 该二标准均称本种为川桂。

米槁
Cinnamomum migao H. W. Li
干燥果实用作大果木姜子，收载于药典 2015 附录、贵州药品 1994 和贵州药材 2003；干燥果实经水蒸气蒸馏得到的挥发油用作大果木姜子油，收载于贵州药材 2003。

黄樟
Cinnamomum parthenoxylon (Jack.) Meisner * [*Cinnamomum parthenoxylun* (Jack.) Nees]
干燥根和根茎用作香樟，收载于药典 2005 附录—2015 附录、广西药材 1996 和广西壮药 2008；干燥根用作樟木根，收载于云南彝药 2005；用作黄樟根，收载于海南药材 2011。

Flora of China Vol.7 (2008)。

少花桂
Cinnamomum pauciflorum Nees
干燥树皮用作官桂，收载于广西药材 1990、贵州药材 2003 和湖南药材 2009。

阔叶樟
Cinnamomum platyphyllum (Diels) Allen
干燥根用作香通，收载于四川药材 1984。

香桂
Cinnamomum subavenium Miq.
干燥树皮用作桂皮，收载于北京药材 1998。

柴桂
Cinnamomum tamala (Ham.) Nees et Eberm.
干燥叶用作三条筋，收载于新疆维药 2010 一册。

锡兰肉桂 * (斯里兰卡肉桂)
Cinnamomum verum Presl* (*Cinnamomum zeylanicum* Bl.)
干燥叶用作三条筋，收载于部标维药 1999 附录。

*《中国植物志》第 31 卷 207 页 -FOC。

川桂
Cinnamomum wilsonii Gamble
干燥树皮用作官桂，收载于广西药材 1990、贵州药材 1988、贵州药材 2003、黑龙江药材 2001 和湖南药材 2009；用作桂皮，收载于内蒙古药材 1988。

山鸡椒
Litsea cubeba (Lour.) Pers.
干燥根和根茎用作豆豉姜，收载于药典 2000 附录、药典 2005 附录、部标成方十七册 1998 附录、广西药材 1996、广西壮药 2008 和广东药材 2004；用作山鸡椒根，收载于福建药材 2006；干燥根用作山苍根 (山鸡椒根)，收载于海南药材 2011；干燥成熟果实用作荜澄茄，收载于药典 1963—2015、新疆药品 1980 二册和香港药材七册；用作荜澄茄 (木姜子)，收载于贵州药材 1988；干燥果实用作山苍子 (荜澄茄)，收载于海南药材 2011。

毛叶木姜子 (清香木姜子)
Litsea mollis Hemsl. (*Litsea euosma* W. W. Smith)
干燥成熟果实用作澄茄子，收载于四川药材 1980、四川药材 1987 和四川药材 2010；新鲜或干燥成熟果实用作木姜子，收载于贵州药材 2003。

杨叶木姜子
Litsea populifolia (Hemsl.) Gamble.

干燥成熟果实用作澄茄子，收载于四川药材 2010。

木姜子
Litsea pungens Hemsl.

新鲜或干燥成熟果实用作木姜子，收载于贵州药材 2003。

豺皮樟
Litsea rotundifolia Hemsl. var. *oblongifolia* (Nees) Allen[*Actinodaphne chinensis* (Bl.) Nees]

干燥根或茎用作豺皮樟，收载于部标成方十二册 1997 附录和广东药材 2011。

轮叶木姜子
Litsea verticillata Hance.

干燥根用作过山风，收载于药典 1977 附录。

乌药
Lindera aggregata (Sims) Kosterm. (*Daphnidium strychnifolium* Sieb. et Zucc.)

干燥块根或根用作乌药，收载于药典 1963—2015、新疆药品 1980 二册、台湾 1985 二册和台湾 2013。

香叶树 * (香果树)
Lindera communis Hemsl.

成熟种仁压榨提取得到的固体脂肪用作香果脂，收载于药典 1963—2015。
*《中国植物志》第 31 卷 436 页。

香叶子
Lindera fragrans Oliv.

干燥块根用作台乌，收载于四川药材 1980、四川药材 1987 和四川药材 2010。

山胡椒
Lindera glauca (Sieb. et Zucc.) Bl.

干燥全株用作山胡椒，收载于广西瑶药 2014 一卷；干燥叶用作山胡椒叶，收载于浙江炮规 2005。

黑壳楠
Lindera megaphylla Hemsl.

干燥茎皮用作朱卷皮，收载于浙江炮规 2005。

山橿 (山蒟)
Lindera reflexa Hemsl.

干燥根用作山橿，收载于部标成方十册 1995 附录和河南药材 1993；用作山橿根，收载于江西药材 1996 和江西药材 2014。

月桂
Laurus nobilis Linn.

干燥种子用作月桂子，收载于部标维药 1999 附录。

无根藤
Cassytha filiformis Linn.

干燥全草用作无根藤，收载于广西药材 1996 和广西壮药 2008。

香面叶
Iteadaphne caudata (Nees) H. W. Li* [*Lindera caudate* (Nees) Hook. f.]

干燥叶用作毛叶三条筋，收载于云南傣药 2005 三册。

*《中国植物志》第 31 卷 436 页 -FOC。

三六、莲叶桐科 Hernandiaceae

香青藤
Illigera aromatica S. Z. Huang et S. L. Mo

干燥藤茎用作黑吹风，收载于部标成方八册 1993 附录、广西药材 1996 和广西壮药 2008。

红花青藤
Illigera rhodantha Hance

干燥地上部分用作三叶青藤，收载于部标成方八册 1993 附录、广西药材 1990 和广西壮药 2008。

三七、罂粟科 Papaveraceae

多刺绿绒蒿
Meconopsis horridula Hook. f. et Thoms.

花或全草用作多刺绿绒蒿，收载于部标藏药 1995、藏药 1979 和青海藏药 1992。

全缘叶绿绒蒿*（全缘绿绒蒿）
Meconopsis integrifolia (Maxim.) French.

干燥全草用作绿绒蒿，收载于部标藏药 1995 和藏药 1979。

*《中国植物志》第 32 卷 20 页。

长叶绿绒蒿
Meconopsis lancifolia (Franch.) Franch.ex Prain

干燥全草用作绿绒蒿，收载于部标藏药 1995。

红花绿绒蒿
Meconopsis punicea Maxim.

干燥全草用作红花绿绒蒿，收载于四川藏药 2014。

五脉组绒蒿 *（五脉绿绒蒿）
Meconopsis quintuplinervia Regel

干燥花或全草用作绿绒蒿，收载于部标藏药 1995、青海药品 1986 和青海藏药 1992。

*《中国植物志》第 32 卷 36 页。

总状绿绒蒿 *（红毛阳参）
Meconopsis racemosa Maxim. [*Meconopsis horridula* Hook. f. et Thoms. var. *racemosa* (Maxim.) Prain.]

干燥根用作红毛阳参，收载于云南药品 1974 和云南药品 1996。

*《中国植物志》第 32 卷 27 页。

野罂粟 *（山罂粟）
Papaver nudicaule Linn.[*Papaver nudicaule* Linn.subsp. *rubro-aurantiacum* (DC.) Fedde var. *chinense* (Regel) Fedde]

干燥成熟果实用作野罂粟，收载于北京药材 1998 附录；用作山罂粟，收载于山西药材 1987。

*《中国植物志》第 32 卷 56 页。

罂粟
Papaver somniferum Linn.

干燥果实或干燥成熟果壳或采完浆汁后除去种子的果实用作罂粟壳，收载于药典 1985—2015、新疆药品 1980 二册、贵州药材 1988 附录、山西药材 1987 附录、内蒙古药材 1988 和贵州药材 2003 附录；干燥果壳用作罂粟壳（米壳），收载于药典 1963 和药典 1977；未成熟蒴果中采得之乳汁的干燥块状物用作阿片，收载于药典 1963、新疆维药 1993、中华药典 1930、台湾 1980 和台湾 2006；未成熟蒴果中渗出的乳状物制成的干粉用作阿片粉，收载于药典 1953。

白花罂粟
Papaver somniferum Linné var. *album* D.

未成熟蒴果中渗出的乳状物制成的干粉用作阿片粉，收载于药典 1953。

秃疮花
Dicranostigma leptopodum (Maxim.) Fedde

干燥全草用作秃疮花，收载于甘肃药材 2009。

金罂粟 *（人血草）
Stylophorum lasiocarpum (Oliv.) Fedde

干燥全草用作人血草，收载于湖北药材 2009。

*《中国植物志》第 32 卷 71 页。

荷青花
Hylomecon japonica (Thunb.) Prantl et Kundig.

干燥根及根茎用作荷青花，收载于湖北药材 2009。

白屈菜
Chelidonium majus Linn.

干燥根茎或干燥全草用作白屈菜，收载于药典 1977、药典 2010、药典 2015、部标蒙药 1998 附录、甘肃药材（试行)1992、甘肃药材 2009、山东药材 1995、山东药材 2002、北京药材 1998、黑龙江药材 2001、辽宁药材 2009、山西药材 1987 和湖南药材 2009。

博落回
Macleaya cordata (Willd.) R. Br.

干燥全草用作博落回，收载于贵州药材 2003 和广西瑶药 2014 一卷。

角茴香
Hypecoum erectum Linn.

干燥全草用作角茴香，收载于部标蒙药 1998 附录、部标藏药 1995、内蒙古蒙药 1986 和藏药 1979；用作咽喉草，收载于河南药材 1991。

细果角茴香 * (节裂角茴香)
Hypecoum leptocarpum Hook. f. et Thoms.

干燥全草用作节裂角茴香，收载于药典 2010 附录、青海药品 1976、青海药品 1986 和青海藏药 1992；用作角茴香，收载于药典 1977 附录—2005 附录、部标藏药 1995 和藏药 1979。

*《中国植物志》第 32 卷 81 页。

紫金龙
Dactylicapnos scandens (D. Don) Hutch.

干燥根用作紫金龙，收载于药典 1977、云南药品 1974、云南药品 1996 和云南药材 2005 七册；用作紫金龙，收载于药典 1977。

少花延胡索 *
Corydalis alpestris C. A. Mey

干燥全草用作少花延胡索，收载于部标藏药 1995 附录和青海藏药 1992。

*《中国植物志》第 32 卷 448 页少花延胡索为 *Corydalis pauciflora* (Steph.) Pers.。

东北延胡索
Corydalis ambigua Cham et Schlecht. var. *amurensis* Maxim.

干燥块茎用作北延胡索，收载于黑龙江药材 2001。

地丁草 (布氏紫堇、紫堇)
Corydalis bungeana Turcz.

干燥全草用作苦地丁，收载于药典 1977、药典 2005—2015、药典 1985 附录—2015 附录、部标蒙药 1998、内蒙古蒙药 1986、内蒙古药材 1988、山西药材 1987、贵州药材 2003 和北京药材 1998。

皱波黄堇
Corydalis crispa Prain

干燥全草用作扎桑，收载于西藏藏药 2012 二册。

迭裂黄堇
Corydalis dasyptera Maxim.

干燥全草用作迭裂黄堇，收载于青海藏药 1992。

夏天无 * (伏生紫堇)
Corydalis decumbens (Thunb.) Pers.

干燥块茎用作夏天无，收载于药典 1977 和药典 1990-2015。

*《中国植物志》第 32 卷 453 页。

新疆元胡 (粉绿延胡索)
Corydalis glaucescens Regel

干燥块茎用作元胡，收载于新疆药材 1980 一册；用作新疆元胡，收载于新疆药品 1987。

尼泊尔黄堇 * (矮紫堇)
Corydalis hendersonii Hemsl. (*Corydalis nepalensis* Kitamula)

干燥全草用作矮紫堇，收载于部标藏药 1995 和藏药 1979。

*《中国植物志》第 32 卷 362 页。

土元胡
Corydalis humosa Migo.

干燥块茎用作土元胡，收载于山东药材 1995、山东药材 2002 和山东药材 2012。

赛北紫堇 * (塞北紫堇)
Corydalis impatiens (pall.) Fisch.

干燥全草用作塞北紫堇，收载于青海藏药 1992 附录和四川药材 2010。

*《中国植物志》第 32 卷 344 页。

尖突黄堇 (扁柄黄堇)
Corydalis mucionifera Maxim.

干燥全草用作矮紫堇，收载于部标藏药 1995；用作羽叶点地梅，收载于青海藏药 1992。

石生黄堇
Corydalis saxicola Bunting

干燥全草用作岩黄连，收载于广西药材 1990 和广西壮药 2008。

粗糙黄堇
Corydalis scaberula Maxim.

干燥全草用作黄堇，收载于部标藏药 1995；用作粗糙黄堇，收载于青海藏药 1992。

直茎黄堇（直立紫堇）
Corydalis stricta Steph. ex Fisch

干燥全草用作直立紫堇，收载于药典 1977 附录—2015 附录。

齿瓣延胡索
Corydalis turtschaninovii Bess. (*Corydalis remota* Fisch. ex Maxim.)

干燥块茎用作北延胡索，收载于吉林药品 1977 和黑龙江药材 2001。

齿苞黄堇
Corydalis wuzhengyiana Z. Y. Su et Liden* (*Corydalis denticulato-bracteata* Fedde)

干燥全草用作陆额，收载于西藏藏药 2012 二册。

*《中国植物志》第 32 卷 310 页。

延胡索
Corydalis yanhusuo W. T. Wang ex Z. Y. Su et C. Y. Wu* (*Corydalis bulbosa* DC.;
Corydalis turtschaninovii Bess. f. *yanhusu* Y. H. Chou et C. C. Hsü)

干燥块茎用作延胡索，收载于新疆药品 1980 二册、台湾 1985 二册和台湾 2004；用作元胡（延胡索），收载于药典 1977；用作延胡索（元胡），收载于药典 1963、药典 1985-2015 和贵州药材 2003 附录。

*《中国植物志》第 32 卷 475 页。

三八、白花菜科 Capparidaceae

独行千里*（膜叶槌果藤）
Capparis acutifolia Sweet (*Capparis membranacea* Gardn. et Champ.)

干燥根用作膜叶槌果藤，收载于广东药材 2011。

*《中国植物志》第 32 卷 498 页。

野香橼花*（槌果藤）
Capparis bodinieri Lévl.

干燥全株用作猫胡子树，收载于云南药品 1974 和云南药品 1996。

*《中国植物志》第 32 卷 496 页。

马槟榔
Capparis masaikai Lévl.

干燥成熟种子用作马槟榔，收载于药典 1977、药典 2015 附录、部标中药材 1992、云南药品 1974、云南药品 1996、云南药材 2005 七册、四川药材 1987 增补、贵州药材 1965、贵州药材 1988 和贵州药材 2003；用作马牙槟榔，收载于新疆药品 1980 二册。

刺山柑
Capparis spinosa Linn.

干燥根皮用作刺山柑根皮，收载于部标维药 1999 和新疆维药 1993。

白花菜

Gynandropsis gynandra (Linn.) Briq[*] (*Cleome gynandra* Linn.)

　　干燥成熟种子用作白花菜子，收载于药典 1963、药典 1977、山东药材 1995、山东药材 2002 和北京药材 1998。

　　*《中国植物志》第 32 卷 533 页 -FOC。

三九、十字花科 Cruciferae

芥菜（芥、苦菜）

Brassica juncea (Linn.) Czern. et Coss.[*][*Brassica integrifolia* (West) O. E. Schulz ex Urb.; *Brassica cernua* auct. non Forbes et Hemsley]

　　干燥成熟种子用作芥子，收载于药典 1953—2015、新疆药品 1980 二册和内蒙古蒙药 1986；用作苦菜子，收载于云南药材 2005 一册；干燥成熟种子中所得之一种挥发油用作挥发芥子油，收载于中华药典 1930。

　　*《中国植物志》第 33 卷 28 页。

欧洲油菜

Brassica napus Linn.

　　干燥成熟种子用作芸薹子，收载于浙江炮规 2005。

黑芥（芥蓝菜）

Brassica nigra (Linn.) Koch.

　　干燥成熟种子用作黑芥子，收载于部标维药 1999；干燥成熟种子中所得之一种挥发油用作挥发芥子油，收载于中华药典 1930。

芜菁（蔓菁）

Brassica rapa Linn.

　　干燥块根用作蔓菁，收载于四川藏药 2014；干燥成熟种子用作芜菁子，收载于部标维药 1999 和新疆维药 1993；干燥块根提取的浸膏用作蔓菁膏，收载于部标藏药 1995 附录、青海藏药 1992 附录和四川藏药 2014。

芸薹（油菜）

Brassica rapa Linn. var. *oleifera* DC.[*] (*Brassica campestris* Linn.; *Brassica campestris* Linn. var. *oleifera* DC.)

　　干燥成熟种子用作芸薹子（油菜子），收载于部标中药材 1992、贵州药材 1965、贵州药材 1988、贵州药材 2003、新疆药品 1980 二册、山西药材 1987、内蒙古药材 1988 和江苏药材 1989；经蜂蜜采集而成的蜂花粉用作油菜花粉，收载于福建药材 2006；花粉粒经蜜蜂采集加工而成的花粉团或干燥花粉用作油菜蜂花粉，收载于药典 2015 附录、甘肃药材（试行)1992 和甘肃药材 2009。

　　*《中国植物志》第 33 卷 21 页 -FOC。

白芥

Sinapis alba Linn.

　　成熟种子或干燥成熟种子用作白芥子，收载于台湾 2004 和台湾 2013；用作芥子（白芥子），收载于药典 1977—2015、内蒙古蒙药 1986 和新疆药品 1980 二册。

芝麻菜
Eruca vesicaria (Linn.) Cavanilles subsp. *sativa* (Mill.) Thell.* (*Eruca sativa* Mill)

干燥成熟种子用作金堂葶苈，收载于四川药材 1979；用作芝麻菜子，收载于部标维药 1999 附录。
*《中国植物志》第 33 卷 34 页 -FOC。

绵果芝麻菜
Eruca sativa Gars. var. *eriocarpa* (Boiss.) Post.

干燥成熟种子用作金堂葶苈，收载于四川药材 1979。

萝卜
Raphanus sativus Linn.

　块根用作卜罗卜，收载于部标成方二册 1990 附录；结实后的干燥老根用作仙人头，收载于北京药材 1998 附录；用作枯萝卜（莱菔头），收载于贵州药材 1988* 和贵州药材 2003*；用作地骷髅，收载于江苏药材 1989、上海药材 1994*、山东药材 1995、山东药材 2002、山东药材 2012、甘肃（试行）药材 1995*、甘肃药材 2009 和新疆药品 1980 二册*；用作白萝卜，收载于青海藏药 1992 附录；用作萝卜，收载于部标藏药 1995 附录；开花结实后的老根或干枯的老根用作莱菔头，收载于四川药材 1984、四川药材 1987 和四川药材 2010；干燥成熟种子用作莱菔子，收载于药典 1977-2015 和新疆药品 1980 二册；干燥根出叶用作莱菔叶，收载于上海药材 1994、江苏药材 1989 和江苏药材 1986 二册。

　* 该五标准称本种为莱菔。

莱菔
Raphanus sativus Linn. var. *hortersis* Backer

干燥成熟种子用作莱菔子，收载于台湾 1985 二册。

独行菜
Lepidium apetalum Willd.

　干燥成熟种子用作葶苈子，收载于药典 1963—2015、新疆药品 1980 二册、内蒙古蒙药 1986 和台湾 1985 一册。

阔叶独行菜
Lepidium latifolium Linn.

干燥全草用作阔叶独行菜，收载于青海药品 1976。

家独行菜
Lepidium sativum Linn.

干燥成熟种子用作家独行菜子，收载于部标维药 1999。

欧洲菘蓝*（菘蓝、草大青）
Isatis tinctoria Linn. * (*Isatis indigotica* Fort.)

　干燥根用作北板蓝根，收载于台湾 2004 和台湾 2013；用作板蓝根，收载于药典 1985—2015；叶或茎叶经加工制得的干燥粉末或团块或颗粒或叶中之干燥色素用作青黛，收载于药典 1963—2015、新疆药品 1980 二册、台湾 1985 一册和台湾 2013；干燥叶用作大青叶，收载于药典 1977—2015、新疆药品 1980
二册、新疆维药 1993、内蒙古蒙药 1986 和台湾 2004。

  *《中国植物志》第 33 卷 65 页 -FOC。

沙芥
Pugionium cornutum (Linn.) Gaertn

干燥根用作沙芥，收载于部标蒙药 1998 和内蒙古蒙药 1986。

斧翅沙芥 * (宽翅沙芥)
Pugionium dolabratum Maxim.

干燥根用作沙芥，收载于部标蒙药 1998 和内蒙古蒙药 1986。

  *《中国植物志》第 33 卷 70 页。

菥蓂
Thlaspi arvense Linn.

  干燥地上部分用作菥蓂，收载于药典 2010、药典 2015 和湖北药材 2009；用作菥蓂 (苏败酱)，收载
于药典 1977、河南药材 1991 和湖南药材 2009；用作菥蓂 (苏败酱、败酱)，收载于上海药材 1994；干燥
成熟种子用作菥蓂子，收载于部标藏药 1995、藏药 1979 和内蒙古蒙药 1986；干燥种子用作菥蓂，收载
于青海藏药 1992。

荠菜 (荠)
Capsella bursa -pastoris (Linn.) Medic.

  干燥地上部分或干燥种子用作荠菜，收载于部标藏药 1995、四川药材 1979、贵州药材 1988 附录、
贵州药材 2003、青海藏药 1992、北京药材 1998 附录和湖南药材 2009；干燥全草用作荠菜 (荠菜花)，收
载于江苏药材 1986 和江苏药材 1989；带有花果的干燥全草用作荠菜花，收载于上海药材 1994。

弯曲碎米荠
Cardamine flexuosa With.

干燥全草用作碎米荠 (白带草)，收载于上海药材 1994。

单花芥 (无茎芥)
Pegaeophyton scapiflorum (Hook. f. et Thoms.) Marq. et Shaw

  干燥根和根茎或干燥全草用作高山辣根菜，收载于药典 1977 附录—2005 附录、药典 2010 和药典
2015；干燥根及根茎用作无茎芥，收载于青海藏药 1992；带根的全草用作高山辣根菜 (无茎芥)，收载于
西藏 XZ-BC-0054-2008。

无瓣蔊菜
Rorippa dubia (Pers.) Hara

干燥全草用作蔊菜 (野油菜)，收载于贵州药材 2003。

蔊菜
Rorippa indica (Linn.) Hiern

干燥全草用作蔊菜 (江剪刀草)，收载于上海药材 1994；提取并制成白色或类白色结晶性粉末作为蔊

菜素，收载于药典 1977。

宽果丛菔
Solms-Laubachia eurycarpa (Maxim.) Botsch.

干燥根用作宽果丛菔，收载于青海藏药 1992；干燥根或全草用作丛菔，收载于部标藏药 1995。

山柳叶糖芥
Erysimum hieracifolium Linn.

种子用作糖芥子，收载于西藏 XZ-BC-0006-2004。

垂果大蒜芥
Sisymbrium heteromallum C. A. Mey.

干燥种子用作垂果大蒜芥，收载于青海藏药 1992。

播娘蒿
Descurainia sophia (Linn.) Webb. ex Prantl

干燥成熟种子用作葶苈子，收载于药典 1977—2015 和新疆药品 1980 二册；用作南葶苈子，收载于香港药材六册。

蚓果芥
Neotorularia humilis (C. A. Mey.) Hedge et J. Leonard*[*Torularia humilis* (C. A. Mey) O. E. Schulz]

干燥全草用作蚓果芥，收载于西藏 XZ-BC-0005-2004。
*《中国植物志》第 33 卷 426 页 -FOC。

四〇、 猪笼草科 Nepenthaceae

猪笼草
Nepenthes mirabilis (Lour.) Merr.

干燥全草用作猪笼草，收载于部标成方十四册 1997 附录和广东药材 2011。

四一、茅膏菜科 Droseraceae

锦地罗
Drosera burmanni Vahl

干燥全草用作锦地罗，收载于北京药材 1998 附录。

盾叶茅膏菜 (茅膏菜)

Drosera peltata Smith var. *lunata* (Buch.-Ham.) C. B. Clarke* (*Drosera peltata* Smith var. *multisepala* Y. Z. Ruan)

干燥全草用作茅膏菜，收载于药典 2010 附录、药典 2015 附录、部标藏药 1995 附录、青海藏药 1992 附录、贵州药材 2003 和福建药材 2006。

*《中国植物志》第 34 (1) 卷 25 页。

四二、景天科 Crassulaceae

瓦松

Orostachys fimbriatus (Turcz.) Berg.

干燥全草或干燥地上部分用作瓦松，收载于药典 1963、药典 1977、药典 2005—2015、部标中药材 1992、上海药材 1994、山西药材 1987、新疆药品 1980 二册和内蒙古药材 1988。

晚红瓦松

Orostachys spinosa (Linn.) Sweet* [*Orostachys erubescens* (Maxim.) Ohwi]

干燥全草用作瓦松，收载于上海药材 1994。

*《中国植物志》第 34 (1) 卷 42 页 -FOC。

狭叶垂盆草

Sedum angustifolium Z. B. Hu et X. L. Huang

新鲜或干燥全草用作垂盆草，收载于上海药材 1994。

凹叶景天

Sedum emarginatum Migo

新鲜或干燥全草用作凹叶景天，收载于湖北药材 2009。

佛甲草

Sedum lineare Thunb.

干燥全草用作佛甲草，收载于药典 1977。

垂盆草

Sedum sarmentosum Bunge

新鲜或干燥全草用作垂盆草，收载于药典 1977、药典 1990—2015、内蒙古药材 1988 和广西壮药 2011 二卷。

大花红景天

Rhodiola crenulata (Hook. f. et Thoms.) H. Ohba

干燥根及根茎用作红景天，收载于药典 2005—2015 和部标藏药 1995。

小丛红景天
Rhodiola dumulosa (Franch.) S. H. Fu

干燥根用作凤凰草根，收载于上海药材 1994 附录；干燥根及根茎用作红景天 (狭叶红景天)，收载于甘肃 药材 (试行) 1995 和甘肃药材 2009。

狭叶红景天 (大株红景天)
Rhodiola kirilowii (Regel) Maxim.

干燥根及根茎用作红景天，收载于药典 1977、药典 1985 附录 —2000 附录、青海药品 1976、青海藏药 1992 增补、青海藏药 1992、藏药 1979、新疆药材 1980 一册和甘肃药材 (试行) 1995；用作力嘎都，收载于部标藏药 1995 附录；用作狭叶红景天，收载于甘肃药材 2009 和四川藏药 2014；用作狮子七，收载于新疆药材 1980 一册。

四裂红景天
Rhodiola quadrifida (Pall.) Fisch. et. Mey.

干燥根及根茎用作红景天，收载于甘肃 药材 (试行) 1995。

红景天 * (蔷薇红景天)
Rhodiola rosea Linn.

干燥根及根茎用作蔷薇红景天，收载于新疆维药 2010 一册。

*《中国植物志》第 34 (1) 卷 188 页。

库页红景天
Rhodiola sachalinensis A. Bor.

干燥根及根茎用作高山红景天，收载于浙江药材 2000。

圣地红景天
Rhodiola sacra (Prain ex Hamet) S. H. Fu

干燥根及根茎用作圣地红景天，收载于药典 2010 附录。

唐古红景天 * (唐古特红景天)
Rhodiola tangutica (Maxim.) S. H. Fu* [*Rhodiola algida* (Ledeb.) Fisch. et Mey. var. *tangutica* (Maxim.) S. H. Fu]

干燥根用作唐古特红景天，收载于青海藏药 1992；干燥根及根茎用作红景天，收载于药典 1977、青海药品 1976 和藏药 1979。

*《中国植物志》第 34 (1) 卷 185 页 –FOC。

云南红景天 * (菱叶红景天)
Rhodiola yunnanensis (Franch.) S. H. Fu* [*Rhodiola henryi* (Diels) S. H. Fu]

干燥根茎用作姜皮矮陀陀，收载于福建药材 2006。

*《中国植物志》第 34 (1) 卷 205 页 –FOC。

费菜 (景天三七)
Phedimus aizoon (Linn.)'t Hart

干燥全草用作景天三七，收载于药典 1977、山西药材 1987、江苏药材 1989、上海药材 1994、山东药材 1995、山东药材 2002、福建药材 2006、湖南药材 2009 和湖北药材 2009。

堪察加费菜
Phedimus kamtschaticus (Fischer)'t Hart

干燥全草用作景天三七，收载于湖南药材 2009。

四三、虎耳草科 Saxifragaceae

扯根菜
Penthorum chinense Pursh

干燥全草或干燥地上部分用作赶黄草，收载于湖南药材 1993、湖南药材 2009 和四川药材 2010；用作扯根菜，收载于部标成方十三册 1997 附录和浙江药材 2012。

七叶鬼灯檠（鬼灯擎、老蛇盘、枇杷莲）
Rodgersia aesculifolia Batalin

干燥根茎用作红药子，收载于宁夏药材 1993、甘肃（试行）1991 和甘肃药材 2009；用作索骨丹根，收载于药典 1977；用作岩陀，收载于云南药品 1974 和云南药品 1996；用作鬼灯檠，收载于湖北药材 2009。

羽叶鬼灯檠（岩陀、羽叶岩陀）
Rodgersia pinnata Franch.

干燥根茎用作岩陀，收载于云南药材 1974；用作羽叶岩陀，收载于药典 1977、贵州药材 1988 和云南药品 1996；用作羽叶鬼灯檠，收载于贵州 2003 和湖南 2009。

西南鬼灯檠（九月岩陀、岩陀、鬼灯檠）
Rodgersia sambucifolia Hemsl.

干燥根茎用作岩陀，收载于药典 1977、云南药品 1974、云南药品 1996 和湖南药材 2009；用作岩陀（毛青冈），收载于贵州药材 2003；用作岩陀（毛青杠），收载于贵州药材 1988。

落新妇
Astilbe chinensis (Maxim.) Franch. et Savat.

干燥根茎或全草用作落新妇，收载于部标成方八册 1993 附录、青海药品 1992、湖北药材 2009 和湖南药材 2009；用作红升麻（落新妇），收载于贵州药材 1988 和贵州药材 2003。

大落新妇
Astilbe grandis Stapf ex Wils.

干燥根茎用作红升麻（落新妇），收载于贵州药材 2003 和湖南药材 2009。

厚叶岩白菜
Bergenia crassifolia (Linn.) Fritsch.

干燥根茎用作岩白菜，收载于新疆药材 1980 一册和新疆药品 1987。

岩白菜（云南岩白菜）

Bergenia purpurascens (Hook. f. et Thoms.) Engl. ［*Bergenia purpurascens* (Hook. f. et Thoms.) Engl. var. *delavayi* (Franch.) Engl. et Irm.］

干燥根茎或全草用作岩白菜，收载于药典 1977、四川药材 1987、四川药材 2010、云南药品 1974 和云南药品 1996；用作岩白菜根，收载于云南药材 2005 七册。

橙黄虎耳草（聚叶虎耳草）

Saxifraga aurantiaca Franch.[*] (*Saxifraga confertifolia* Engl. et Irmsch.)

干燥全草用作莲座虎耳草，收载于藏药 1979。

*《中国植物志》第 34 (2) 卷 160 页 –FOC。

灯架虎耳草

Saxifraga candelabrum Franch.

干燥全草用作莲座虎耳草，收载于藏药 1979[*]。

* 该标准称本种为虎耳草。

山羊臭虎耳草

Saxifraga hirculus Linn.

干燥全草用作塞蒂，收载于西藏藏药 2012 二册。

西南虎耳草

Saxifraga signata Engl. et Irnsch.

干燥全草用作虎耳草，收载于青海药品 1976。

虎耳草

Saxifraga stolonifera Curt.

新鲜或干燥全草用作虎耳草，收载于药典 1977、上海药材 1994、贵州药材 2003、湖北药材 2009 和湖南药材 2009。

唐古特虎耳草

Saxifraga tangutica Engl.

干燥全草用作迭达，收载于药典 1977 附录—2015 附录；用作唐古特虎耳草，收载于青海藏药 1992。

小伞虎耳草（伞梗虎耳草）

Saxifraga umbellulata Hook. f. et Thoms.

全草用作小伞虎耳草，收载于部标藏药 1995 附录和青海藏药 1992 附录。

篦齿虎耳草[*]（伞梗虎耳草）

Saxifraga umbellulata var. *pectinata* (Marquand et Airy-Shaw) J. T. Pan[*] (*Saxifraga pasumensis* Marq. et Shaw)

干燥全草用作莲座虎耳草，收载于藏药 1979。

*《中国植物志》第 34 (2) 卷 165 页。

肾叶金腰 * (肾叶金腰子)

Chrysosplenium griffithii Hook. f. et Thoms.

干燥全草用作金腰草，收载于藏药 1979。

山溪金腰子

Chrysosplenium nepalense D. Don.

干燥全草用作金腰草，收载于藏药 1979。

裸茎金腰 * (裸茎金腰子)

Chrysosplenium nudicaule Bge.

干燥全草用作金腰草，收载于部标藏药 1995、青海藏药 1992 和藏药 1979。

*《中国植物志》第 34 (2) 卷 241 页。

细叉梅花草

Parnassia oreophila Hance

干燥全草用作梅花草，收载于部标蒙药 1998 和内蒙古蒙药 1986。

梅花草

Parnassia palustris Linn.

干燥全草用作梅花草，收载于部标蒙药 1998 和内蒙古蒙药 1986。

常山 (黄常山)

Dichroa febrifuga Lour.

干燥根部用作常山，收载于药典 1963—2015、新疆药品 1980 二册、贵州药材 1965 和台湾 1985 一册；干燥嫩枝和叶用作蜀漆，收载于四川药材 1987 增补和四川药材 2010。

钻地风

Schizophragma integrifolium Oliv.

根皮用作钻地风，收载于部标成方二册 1990 附录。

中国绣球 (伞形绣球)

Hydrangea chinensis Maxim. * (*Hydrangea umbellata* Rehd.)

干燥叶及嫩茎用作甜茶，收载于上海药材 1994、浙江炮规 2005 和湖北药材 2009。

*《中国植物志》第 35 (1) 卷 208 页。

西南绣球 * (云南绣球)

Hydrangea davidii Franch. * (*Hydrangea yunnanensis* Rehd.)

干燥茎髓用作小通草，收载于四川药材 1987；用作绣球小通草，收载于四川药材 2010。

*《中国植物志》第 35 (1) 卷 210 页。

蜡莲绣球 (腊莲绣球)

Hydrangea strigosa Rehd.

幼叶用作甜茶，收载于湖北药材 2009。

黑茶藨子 * (黑穗醋栗、黑果茶藨)

***Ribes nigrum* Linn.**

新鲜或干燥成熟果实用作茶藨果，收载于新疆维药 2010 一册；干燥成熟种子用作黑加仑子，收载于黑龙江药材 2001；用作茶藨子，收载于新疆维药 2010 一册。

*《中国植物志》第 35 (1) 卷 321 页。

四四、海桐花科 Pittosporaceae

短萼海桐

***Pittosporum brevicalyx* (Oliv.) Gagnep.**

干燥树皮用作臭皮，收载于云南彝药 II 2005。

皱叶海桐

***Pittosporum crispulum* Gagnep.**

干燥种子用作山枝仁，收载于四川药材 1980 和四川药材 1987。

光叶海桐

***Pittosporum glabratum* Lindl.**

干燥根用作一朵云，收载于广东药材 2011；用作山栀茶 (山枝茶)，收载于贵州药材 2003；茎皮或枝皮用作大皮子药，收载于湖南药材 1993 和湖南药材 2009；干燥树皮用作皮子药，收载于部标成方一册 1989 附录和部标成方六册 1992 附录。

狭叶海桐

***Pittosporum glabratum* Lindl. var. *neriifolium* Rehd. et Wils.**

干燥根用作山栀茶 (山枝茶)，收载于贵州药材 2003。

海金子 (莽草海桐)

***Pittosporum illicioides* Makino**

干燥根用作山栀茶，收载于贵州药材 2003；用作山栀茶，收载于药典 1977；用作山枝茶 (山栀茶)，收载于贵州药材 1988；干燥种子或干燥成熟种子用作山枝仁，收载于四川药材 1980、四川药材 1987、贵州药材 1988 和贵州药材 2003。

少花海桐

***Pittosporum pauciflorum* Hook. et Arn.**

干燥茎枝用作海金子，收载于广西瑶药 2014 一卷和广西壮药 2011 二卷。

四五、金缕梅科 Hamamelidaceae

大果马蹄荷

***Exbucklandia tonkinensis* (Lecomte.) Steenis**

干燥幼枝及叶用作猴子树，收载于云南彝药 II 2005。

枫香树（枫香、枫树）
Liquidambar formosana Hance

干燥成熟果序用作路路通，收载于药典 1963—2015、新疆药品 1980 二册和台湾 2004；干燥叶用作枫香树叶，收载于药典 2010 附录和江西药材 1996；干燥树脂用作白云香，收载于内蒙古蒙药 1986；用作枫香脂，收载于药典 1990—2015、新疆药品 1980 二册和台湾 1985 二册；用作白胶香，收载于北京药材 1998 附录和贵州药材 2003 附录；用作枫香脂（白云香），收载于药典 1977 和药典 1985。

苏合香树
Liquidambar orientalis Mill.

树干渗出的香树脂经加工精制而成用作苏合香，收载于药典 1990-2015、药典 1985 附录、部标进药 1986、局标进药 2004、新疆药品 1980 二册、山西药材 1987 附录、中华药典 1930 和台湾 1985 二册。

半枫荷（金缕半枫荷）
Semiliquidambar cathayensis Chang

干燥树皮用作半枫荷，收载于贵州药品 1994 和贵州药材 2003；干燥地上部分用作半枫荷，收载于广西瑶药 2014 一卷。

檵木
Loropetalum chinense (R. Br.) Oliver

干燥花用作檵木花，收载于上海药材 1994 附录；干燥叶用作檵木叶，收载于药典 1977、上海药材 1994 和湖南药材 2009; 根用作坚七扭，收载于浙江炮规 2015。

四六、杜仲科 Eucommiaceae

杜仲
Eucommia ulmoides Oliv.

干燥叶用作杜仲叶，收载于药典 2005—2015、部标成方五册 1992 附录、部标成方六册 1992 附录、四川药材 1979 、四川药材 1987、甘肃药材（试行)1995、贵州药材 1988、贵州药材 2003 、江苏药材 1986 二册、江苏药材 1989 二册、上海药材 1994 和江西药材 1996 ；干燥树皮用作杜仲，收载于药典 1963—2015、贵州药材 1965、新疆药品 1980 二册、内蒙古蒙药 1986、贵州药材 2003 附录、台湾 1985 二册和台湾 2004。

四七、蔷薇科 Rosaceae

高山绣线菊
Spiraea alpina Pall.

干燥花叶用作高山绣线菊，收载于部标藏药 1995 和青海藏药 1992。

粉花绣线菊
Spiraea japonica Linn. f.

干燥地上部分用作绣线菊，收载于贵州药材 2003；干燥全株用作千颗米，收载于云南彝药Ⅲ 2005 六册。

光叶粉花绣线菊 *（光叶绣线菊）
Spiraea japonica Linn. f. var. *fortunei* (Planchon) Rehd.

干燥地上部分用作绣线菊，收载于贵州药材 2003。

*《中国植物志》第 36 卷 14 页。

珍珠梅
Sorbaria sorbifolia (Linn.) A. Br.

干燥地上部分用作珍珠梅，收载于黑龙江药材 2001。

窄叶火棘
Pyracantha angustifolia (Franch.) Schneid.

干燥叶及果实用作救军粮，收载于云南彝药Ⅱ 2005。

野山楂
Crataegus cuneata Sieb. et Zucc.

干燥根用作山楂根，收载于上海药材 1994；干燥成熟果实用作南山楂，收载于药典 2010 附录、药典 2015 附录和部标中药材 1992；用作山楂，收载于药典 1963—1985 和新疆药品 1980 二册；用作野山楂，收载于贵州药材 2003；干燥叶用作山楂叶，收载于江西药材 1996。

湖北山楂
Crataegus hupehensis Sarg.

干燥成熟果实用作山楂，收载于四川药材 1987；用作云阳山楂，收载于四川药材 1984；用作山楂果，收载于四川药材 2010。

甘肃山楂 *（平凉山楂）
Crataegus kansuensis Wils.

干燥成熟果实用作平凉山楂，收载于甘肃药材 2009。

*《中国植物志》第 36 卷 201 页。

山楂
Crataegus pinnatifida Bge.

干燥成熟果实用作山楂，收载于药典 1963—2015、新疆药品 1980 二册、贵州药材 2003 附录、台湾 1985 和二册台湾 2004；干燥种子用作山楂核，收载于山东药材 2002 和山东药材 2012；干燥叶用作山楂叶，收载于药典 2005-2015 和山东药材 2002；干燥叶经加工制成的提取物用作山楂叶提取物，收载于药典 2010 和药典 2015。

山里红
Crataegus pinnatifida Bge. var. *major* N. E. Br.

干燥成熟果实用作山楂，收载于药典 1963*—2015、新疆药品 1980 二册、贵州药材 2003 附录和台湾药材 2004；干燥种子用作山楂核，收载于山东药材 2002 和山东药材 2012；干燥叶经加工制成的提取物用作山楂叶提取物，收载于药典 2010；干燥叶用作山楂叶，收载于药典 1963 和药典 2005—2015；核经干馏和精馏分离而得山楂核精，收载于药典 2010 附录和药典 2015 附录。

* 该标准称本种为山楂。

云南山楂
Crataegus scabrifolia (Franch.) Rehd.

干燥成熟果实用作云山楂，收载于云南药品 1996 和云南药材 2005 七册；用作野山楂，收载于贵州药材 2003；用作山楂，收载于四川药材 1977 和四川药材 1987；用作山楂果，收载于四川药材 2010。

陕西山楂 (平凉山楂)
Crataegus shensiensis Pojark.

干燥成熟果实用作平凉山楂，收载于甘肃药材 (试行)1995。

华中山楂
Crataegus wilsonii Sarg.

干燥成熟果实用作平凉山楂，收载于甘肃药材 2009。

石楠 (石南)
Photinia serratifolia (Desf.) Kalkman* (*Photinia serrulata* Lindl.)

干燥带叶嫩茎枝用作石楠藤，收载于部标成方六册 1992 附录、上海药材 1994、山东药材 1995、山东药材 2002 和山东药材 2012；用作石南，收载于江苏药材 1986 一、江苏药材 1989 和北京药材 1998；干燥叶用作石楠叶 (石南叶)，收载于药典 1963、药典 1977、部标中药材 1992、内蒙古药材 1988、新疆药品 1980 二册和台湾 1985 一册。

*《中国植物志》第 36 卷 220 页 -FOC。

枇杷
Eriobotrya japonica (Thunb.) Lindl.

干燥种子或干燥种仁用作枇杷仁，收载于部标成方二册 1990 附录和广西药材 1990 附录；干燥叶用作枇杷叶，收载于药典 1963-2015、贵州药材 1965、新疆药品 1980 二册、内蒙古蒙药 1986 和台湾 1985 二册；干燥花蕾及花序用作枇杷花，收载于四川药材 2010。

花楸树
Sorbus pohuashanensis (Hance) Hedl.

干燥树皮用作马加木，收载于吉林药品 1977。

天山花楸
Sorbus tianschanica Rupr.

干燥果实用作天山花楸，收载于新疆药材 1980 一册和新疆药品 1987。

榅桲
Cydonia oblonga Mill.

成熟果实用作榅桲果，收载于部标维药 1999；新鲜或干燥成熟果实用作榅桲，收载于新疆药材 1980

一册和新疆维药 1993；干燥种子用作榲桲子，收载于部标维药 1999 和新疆维药 1993。

云南栘㯷
Docynia delavayi (Franch.) Schneid.

干燥树皮用作栘㯷树皮，收载于云南傣药 2005。

毛叶木瓜
Chaenomeles cathayensis (Hemsl.) Schneid.

干燥成熟果实用作毛叶木瓜，收载于贵州药材 2003；用作木瓜，收载于贵州药材 1988。

木瓜（榠楂、楂）
Chaenomeles sinensis (Thouin) Koehne

干燥成熟果实用作木瓜（光皮木瓜），收载于药典 1977、四川药材 1987、河南药材 1991、湖南药材 1993、湖南药材 2009、山东药材 1995、山东药材 2002、甘肃药材（试行）1995、甘肃药材 2009、湖北药材 2009 新疆药品 1980 二册；用作光皮木瓜，收载于四川药材 2010；用作榠楂（光皮木瓜），收载于上海药材 1994 附录。

皱皮木瓜（贴梗海棠）
Chaenomeles speciosa (Sweet) Nakai ［ *Chaenomeles lagenaria* (Loisel.) Koidz.］

干燥果实用作木瓜，收载于药典 1963—2015、云南药品 1974、新疆药品 1980 二册、内蒙古蒙药 1986、青海藏药 1992 附录、台湾 1985 一册台湾 2004 和台湾 2013。

*药典 1963 称本种为木瓜。

白梨
Pyrus bretschneideri Rehd.

果实用作莱阳梨，收载于山东药材 1995 附录、山东药材 2002 和山东药材 2012；新鲜或干燥果实用作梨，收载于湖北药材 2009 和贵州药材 2003；近成熟或成熟果实用作秋梨，收载于湖南药材 2009。

沙梨
Pyrus pyrifolia (Burm. f.) Nakai

果实用作梨，收载于贵州药材 2003 和湖北药材 2009；近成熟或成熟果实用作秋梨，收载于湖南药材 1993 和湖南药材 2009。

秋子梨（盖梨花）
Pyrus ussuriensis Maxim.

果实用作梨，收载于贵州药材 2003 和湖北药材 2009；干燥成熟果实用作酸梨干，收载于部标蒙药 1998 附录。

台湾林檎
Malus doumeri (Bois) Chev.

干燥成熟果实用作山楂（广山楂），收载于广西药材 1990；用作广山楂，收载于药典 2015 附录、部标成方四册 1991 附录和广西壮药 2011 二卷；干燥叶用作山楂叶，收载于广西药材 1990。

湖北海棠
Malus hupehensis (Pamp.) Rehd.

干燥叶用作湖北海棠，收载于湖北药材 2009；用作海棠叶，收载于山东药材 2012。

光萼林檎
Malus leiocalyca S. Z. Huang

干燥成熟果实用作山楂（广山楂），收载于广西药材 1990；干燥叶用作山楂叶（广山楂叶），收载于广西药材 1990。

苹果
Malus pumila Mill.

新鲜成熟果实用作苹果，收载于部标维药 1999 附录和新疆维药 1993。

三叶海棠
Malus sieboldii (Regel) Rehder

干燥芽叶用作海棠苦丁，收载于湖南药材 2009。

变叶海棠
Malus toringoides (Rehd.) Hughes.

干燥叶及叶芽用作俄色叶，收载于四川藏药 2014。

花叶海棠
Malus transitoria (Batal.) Schneid.

干燥叶及叶芽用作俄色叶，收载于四川藏药 2014。

棣棠花（棣棠）
Kerria japonica (Linn.) DC.

干燥花用作棣棠花，收载于贵州药材 1988 和贵州药材 2003；干燥茎髓用作棣棠小通草，收载于贵州药材 2003。

重瓣棣棠花[*]（重瓣棣棠）
Kerria japonica (Linn.) DC. f. *pleniflora* (Witte) Rehd.

干燥花用作棣棠花，收载于贵州药材 2003。
*《中国植物志》第 37 卷 3 页。

粉枝莓
Rubus biflorus Buch.-Ham. ex Smith

干燥去皮髓的茎用作悬钩木，收载于部标藏药 1995 附录和藏药 1979。

掌叶复盆子[*]（掌叶覆盆子、华东复盆子、华东覆盆子）
Rubus chingii Hu

干燥果实用作覆盆子（复盆子），收载于药典 1963[**]—2015 和新疆药品 1980 二册；干燥未成熟果实用作覆盆子，收载于台湾 1985 二册、台湾 2004 和台湾 2013。

*《中国植物志》第 37 卷 118 页。
** 该标准称本种为复盆子。

甜茶 *（甜叶悬钩子）

Rubus chingii Hu var. *suavissimus* (S. Lee) L. T. Lu (*Rubus suavissimus* S. Lee)

干燥叶用作甜茶，收载于贵州药材 2003、广西药材 1990、广西瑶药 2014 一卷和广西壮药 2011 二卷。
*Flora of China Vol.9 (2003)。

山莓

Rubus corchorifolius Linn. f.

干燥果实用作覆盆子（山莓），收载于湖南药材 1993 和湖南药材 2009；干燥根皮用作三月泡，收载于贵州药材 2003；干燥叶用作木莓，收载于贵州药材 2003。

牛叠肚 *（蓬蘽悬钩子）

Rubus crataegifolius Bge.

干燥根用作托盘根，收载于吉林药品 1977。
*《中国植物志》第 37 卷 117 页。

三叶悬钩子

Rubus delavayi Franch.

干燥全株用作刺茶，收载于云南彝药Ⅲ 2005 六册。

栽秧泡（黄锁莓）

Rubus ellipticus Smith var. *obcordatus* (Franch.) Focke (*Rubus obcordatus* Franch.)

干燥根用作钻地风，收载于云南药品 1974、云南药品 1996、云南彝药Ⅱ 2005 和贵州药材 2003。

桉叶悬钩子

Rubus eucalyptus Focke

干燥果实用作软覆盆子（覆盆子），收载于四川药材 1987 增补和四川药材 2010。

宜昌悬钩子

Rubus ichangensis Hemsl. et Ktze.

干燥根用作酸泡根，收载于湖南药材 2009。

复盆子 *（绒毛悬钩子）

Rubus idaeus Linn.

干燥茎用作珍珠杆，收载于药典 1977—2015 附录。
*《中国植物志》第 37 卷 55 页。

灰毛泡

Rubus irenaeus Focke

干燥全株用作地乌泡，收载于贵州药品 1994 和贵州药材 2003。

青海悬钩子
Rubus kokoricus Hao.

干燥去皮髓的茎部用作悬钩木，收载于部标藏药 1995 附录和藏药 1979。

茅莓
Rubus parvifolius Linn.

干燥根用作茅莓根，收载于药典 1977、药典 2010 附录、药典 2015 附录、辽宁药材 2009 和上海药材 1994；用作茅莓根（托盘根），收载于山东药材 1995 和山东药材 2002；用作茅莓根（蛇泡勒），收载部标成方七册 1993 附录和广东药材 2011；干燥地上部分用作茅莓，收载于药典 1977、广西壮药 2008、贵州药材 2003 和辽宁药材 2009；用作天青地白草，收载于上海药材 1994。

多腺悬钩子
Rubus phoenicolasius Maxim.

干燥茎枝用作多腺悬钩子，收载于青海藏药 1992。

菰帽悬钩子
Rubus pileatus Focke

干燥果实用作软覆盆子（覆盆子），收载于四川药材 1987 增补和四川药材 2010。

大乌泡
Rubus pluribracteatus L. T. Lu et Boufford[*] (*Rubus multibracteatus* Lévl. et Vant.)

干燥叶用作大乌泡，收载于贵州药材 2003。

*《中国植物志》第 37 卷 166 页 -FOC。

深裂锈毛莓
Rubus reflexus Ker. var. *lanceolobus* Metc.

干燥根用作红刺泡，收载于广西瑶药 2014 一卷。

库页悬钩子
Rubus sachalinensis Lévl.

干燥茎枝用作悬钩木子，收载于药典 2010 附录、药典 2015 附录、部标蒙药 1998 和内蒙古蒙药 1986。

石生悬钩子
Rubus saxatilis Linn.

干燥去皮髓的茎用作悬钩木，收载于藏药 1979。

川莓
Rubus setchuenensis Bureau et Franch.

干燥叶用作川莓，收载于贵州药材 2003。

路边青 (草本水杨梅、水杨梅)
Geum aleppicum Jacq.

干燥全草用作蓝布正，收载于药典 1977、药典 2010、药典 2015、北京药材 1998、贵州药材 2003 和辽宁药材 2009。

柔毛路边青 (柔毛蓝布正、南水杨梅、蓝布正)
Geum japonicum Thunb. var. *chinense* F. Bolle

干燥全草用作蓝布正，收载于药典 1977、药典 2010、药典 2015、贵州药材 1988、贵州药材 2003、湖南药材 1993 和湖南药材 2009；用作五气朝阳草，收载于云南药品 1996 和云南彝药 2005。

蕨麻 * (鹅绒萎陵菜)
Potentilla anserina Linn.

干燥块根用作蕨麻，收载于青海药品 1992 和四川药材 2010；用作延寿果，收载于北京药材 1998 附录。
*《中国植物志》第 37 卷 275 页。

委陵菜
Potentilla chinesis Seri.

干燥根用作委陵菜根，收载于贵州药材 2003；用作白头翁 (委陵菜)，收载于贵州药材 1965；用作委陵菜根 (白头翁)，收载于贵州药材 1988；干燥全草用作委陵菜 (翻白草)，收载于内蒙古蒙药 1986；用作委陵菜，收载于药典 1977—2015。

翻白草
Potentilla discolor Bge.

干燥全草用作翻白草，收载于药典 1963、药典 1977、药典 2010 、药典 2015、山西药材 1987、河南药材 1993、上海药材 1994、福建药材 1990 、福建药材 2006 、湖北药材 2009、新疆药品 1980 二册、北京药材 1998 附录、内蒙古药材 1988、山东药材 1995 和山东药材 2002。

莓叶委陵菜
Potentilla fragarioides Linn.

干燥根及根茎用作莓叶委陵菜，收载于药典 1977；干燥全草用作莓叶委陵菜，收载于广西瑶药 2014 一卷。

三叶委陵菜
Potentilla freyniana Bornm.

干燥根茎用作地蜂子，收载于贵州药材 2003。

蛇含委陵菜 * (蛇含)
Potentilla kleiniana Wight. et Arn.*

新鲜或干燥全草用作五匹风，收载于贵州药材 1988、贵州药材 2003 和四川药材 1979；全草入药用作蛇含，收载于四川药材 2010。
*《中国植物志》第 37 卷 315 页。

西南委陵菜（翻白叶）
Potentilla lineata Trevir.* (*Potentilla fulgens* Wall. ex Hook.)

干燥根用作管仲，收载于云南药品 1974、云南药品 1996 和云南彝药 II 2005；用作委陵菜根，收载于贵州药材 2003。

*《中国植物志》第 37 卷 261 页 –FOC。

黄毛草莓*（草莓）
Fragaria nilgerrensis Schlecht. ex Gay

干燥全草用作草莓，收载于藏药 1979。

*《中国植物志》第 37 卷 354 页。

东方草莓
Fragaria orientalis Lozinsk.

干燥全草用作草莓，收载于部标藏药 1995 和青海藏药 1992。

蛇莓
Duchesnea indica (Andr.) Focke

干燥全草用作蛇莓，收载于药典 2010 附录、药典 2015 附录、上海药材 1994、山东药材 1995、北京药材 1998、山东药材 2002、山东药材 2012、贵州药材 2003、云南彝药 II 2005 和湖南药材 2009；用作三匹风，收载于四川药材 1979。

月季花*（月季）
Rosa chinensis Jacq.

干燥花用作月季花，收载于药典 1963—2015、新疆药品 1980 二册。

*《中国植物志》第 37 卷 422 页。

小果蔷薇
Rosa cymosa Tratt (*Rosa microcapa* Lindley)

干燥根和茎用作金樱根，收载于药典 2005 附录—2015 附录、广西瑶药 2014 一卷、湖南药材 1993 和湖南药材 2009；干燥根或全株用作野蔷薇，收载于贵州药品 1994 和贵州药材 2003；干燥根用作野蔷薇根，收载于上海药材 1994 附录；干燥花瓣用作白残花，收载于江苏药材 1986 二册和江苏药材 1989；干燥花用作野蔷薇花，收载于上海药材 1994。

突厥蔷薇
Rosa damascena Mill.

新鲜或干燥花瓣用作玫瑰花瓣，收载于新疆维药 2010 一册；提取的挥发油用作玫瑰油，收载于中华药典 1930。

山刺玫（刺玫蔷薇）
Rosa davurica Pall.

干燥根及根茎用作野玫瑰根，收载于吉林药品标准 1977；干燥成熟果实用作刺玫果，收载于药典 2010 附录、药典 2015 附录、部标蒙药 1998、广东药材 2004、黑龙江药材 2001 和内蒙古蒙药 1986。

金樱子
Rosa laevigata Michaux

干燥根和茎或根或根皮用作金樱根，收载于药典 1977 附录、药典 2005 附录 -2015 附录、部标成方九册 1994 附录、湖南药材 2009、广东药材 2004、广西药材 1990、广西壮药 2008、湖南药材 1993、贵州药材 1988、贵州药材 2003、上海药材 1994 和浙江药材 2000 续；干燥果实用作金樱子，收载于药典 1963—2015、广西瑶药 2014 一卷、贵州药材 1965、内蒙古蒙药 1986、新疆药材 1980 和台湾 1985 二册。

疏花蔷薇
Rosa laxa Retz.

干燥果实用作疏花蔷薇果，收载于部标维药 1999；果实用作蔷薇实，收载于新疆维药 1993；干燥成熟果实用作野蔷薇果，收载于新疆药材 1980 一册 *。

* 该标准称本种为野蔷薇。

野蔷薇 (多花蔷薇、蔷薇)
Rosa multiflora Thunb.

干燥根用作野蔷薇根，收载于上海药材 1994 附录；干燥果实用作营实，收载于台湾 1985 一册；干燥花瓣用作白残花，收载于江苏药材 1986 二册、江苏药材 1989、山东药材 1995 附录和山东药材 2002 附录；干燥花用作蔷薇花，收载于湖北药材 2009、山东药材 1995、山东药材 2002 和山东药材 2012；干燥花用作野蔷薇花，收载于上海药材 1994。

粉团蔷薇
Rosa multiflora Thunb. var. *cathayensis* Rehd. et Wils.

干燥根和茎用作金樱根，收载于药典 2005 附录—2015 附录、湖南药材 1993、湖南药材 2009 和广西瑶药 2014 一卷。

大花香水月季 (固公果)
Rosa odorata (Andr.) Sweet var. *gigantea* (Crép.) Rehd. et Wils.

干燥根用作固公果根，收载于云南药品 1974、云南药品 1996 和云南药材 2005 七册。

峨眉蔷薇 (峨嵋蔷薇)
Rosa omeiensis Rolfe

干燥花用作蔷薇花，收载于部标藏药 1995、藏药 1979 和青海藏药 1992 附录。

缫丝花 (刺梨)
Rosa roxburghii Tratt.

干燥根用作刺梨根，收载于贵州药材 2003 和四川药材 1979；干燥成熟果实用作刺梨果，收载于四川药材 1980；果实用作刺梨（鲜刺梨果），收载于贵州药品 1994 和贵州药材 2003；干燥叶用作刺梨叶，收载于贵州药品 1994、贵州药材 2003 和四川药材 2010。

单瓣缫丝花
Rosa roxburghii Tratt. f. *normalis* Rehd. et Wils.

干燥根用作刺梨果，收载于贵州药材 2003；果实用作刺梨（鲜刺梨果），收载于贵州药材 2003；干燥叶用作刺梨叶，收载于贵州药材 2003 。

悬钩子蔷薇
Rosa rubus Lévl. et Vant.

干燥叶用作山刺莓，收载于贵州药材 2003。

玫瑰 (玫瑰花)
Rosa rugosa Thunb.

干燥花或干燥花蕾或开放花的花瓣用作玫瑰花，收载于药典 1963—2015、药典 2005 增补、贵州药材 1965、内蒙古蒙药 1986、新疆药品 1980 二册、新疆维药 1993 和新疆维药 2010 一册；干燥花用作蔷薇花，收载于青海藏药 1992 附录。

绢毛蔷薇
Rosa sericea Lindl.

干燥花瓣用作蔷薇花，收载于部标藏药 1995 和藏药 1979。

扁刺蔷薇
Rosa sweginzowii Koehne

茎内皮及干燥成熟果实用作扁刺蔷薇，收载于西藏 XZ-BC-0047-2006。

龙芽草 (龙牙草)
Agrimonia pilosa Ledeb.[*Agrimonia pilosa* Ledeb. var. *japonica* (Miq.) Nakai]

干燥根及根茎用作仙鹤草根，收载于上海药材 1994 附录；干燥带短小根茎的芽用作鹤草芽，收载于药典 1977 和辽宁药材 2009；干燥全草或干燥地上部分用作仙鹤草，收载于药典 1963—2015、新疆药品 1980 二册、台湾 1985 二册、台湾 2004 和台湾 2013；带根茎的芽中提取的酚类物质用作鹤草酚，收载于药典 1977。

黄龙尾 (绒毛龙芽草)
Agrimonia pilosa Ldb. var. *nepalensis* (D. Don) Nakai[*] (*Agrimonia nepalensis* D. Don)

干燥全草用作黄龙尾，收载于云南药品 1974、云南药品 1976 和云南药材 2005 七册；干燥地上部分用作绒毛龙芽草，收载于湖北药材 2009。

*《中国植物志》第 37 卷 458 页。

马蹄黄
Spenceria ramalana Trimen

干燥根用作马蹄黄，收载于四川藏药 2014。

地榆
Sanguisorba officinalis Linn.

干燥根用作地榆，收载于药典 1963—2015、贵州药材 1965、宁夏药材 1993、新疆药品 1980 二册和台湾 2004。

长叶地榆
Sanguisorba officinalis Linn. var. *longifolia* (Bert.) Yü et Li

干燥根及根茎用作地榆，收载于药典 1985—2005、贵州药材 2003 附录、台湾 1985 二册、台湾 2004 和台湾 2013；干燥根用作地榆（绵地榆），收载于药典 2010 和药典 2015。

蕤核（小马茹子）
Prinsepia uniflora Batal.

干燥成熟果核用作蕤仁，收载于药典 1963—2015、新疆药品 1980 二册和台湾 1985 二册。

齿叶扁核木
Prinsepia uniflora Batal.var.*serrata* Rehd.

干燥成熟果核用作蕤仁，收载于药典 1990—2015。

扁核木
Prinsepia utilis Royle

干燥茎用作青刺尖，收载于云南彝药 II 2005。

扁桃 *（甜巴旦、巴丹杏）
Amygdalus communis Linn. *

干燥成熟种子用作巴旦仁，收载于部标维药 1999；用作巴旦杏，收载于新疆药材 1980 一册；种仁制得的脂肪油用作巴旦油，收载于部标维药 1999 附录。

*Flora of China Vol.9 (2003)。

苦味扁桃（苦巴旦、苦巴旦杏）
Amygdalus communis Linn. var. *amara* Linn.

干燥成熟种子用作苦巴旦仁，收载于部标维药 1999；用作苦巴旦杏，收载于新疆维药 1993。

甜味扁桃
Amygdalus communis Linn. var. *durcis* Borkh.

干燥成熟种子用作甜巴旦杏，收载于新疆维药 1993。

山桃
Amygdalus davidiana (Carrière) de Vos ex Henry* [*Prunus davidiana* (Carr.) Franch.]

干燥根用作桃树根，收载于上海药材 1994；未成熟干燥果实用作桃奴，收载于山东药材 1995、山东药材 2002 和山东药材 2012；用作瘪桃干，收载于甘肃药材 2009；用作碧桃干，收载于湖北药材 2009；干燥成熟种子用作桃仁，收载于药典 1963—2015、贵州药材 1965、新疆药品 1980 二册、藏药 1979 和台湾 2004；干燥叶用作桃叶，收载于部标成方二册 1990 附录；新鲜或干燥枝条用作桃枝，收载于药典 1990 附录—2005 附录、山西药材 1987 附录、北京药材 1998 附录和贵州药材 2003；树脂用作桃胶，收载于部标成方一册 1989 附录。

*《中国植物志》第 38 卷 20 页。

光核桃
Amygdalus mira (Koehne) Yü et Lu[*] (*Prunus mira* Koehne)

干燥成熟种子用作桃仁，收载于四川药材 1987 增补。

[*]《中国植物志》第 38 卷 23 页。

长梗扁桃 (长柄扁桃)
Amygdalus pedunculata Pall.[*] (*Prunus pedunculata* Maxim.)

干燥成熟种子用作郁李仁 (柄扁桃)，收载于药典 1990—2015 和内蒙古药材 1988。

[*]《中国植物志》第 38 卷 15 页。

桃 (光核桃)
Amygdalus persica Linn.[*] [*Prunus persica* (Linn.) Batsch]

干燥根用作桃树根，收载于上海药材 1994；干燥未成熟果子用作瘪桃干，收载于江苏药材 1986 一册、江苏药材 1989、上海药材 1994 和甘肃药材 2009；用作碧桃干，收载于湖北药材 2009；用作桃奴，收载于山东药材 1995、山东药材 2002 和山东药材 2012；干燥成熟种子用作桃仁，收载于药典 1963—2015、四川药材 1984、四川药材 1987、贵州药材 1965、新疆药品 1980 二册、藏药 1979、台湾 2004 和台湾 1985 二册；用作光桃仁，收载于四川药材 2010；新鲜或干燥枝条用作桃枝，收载于药典 2010、药典 1990 附录—2005 附录、山西药材 1987 附录、北京药材 1998 附录和贵州药材 2003；干燥叶用作桃叶，收载于部标成方二册 1990 附录、广西药材 1990 附录、湖南药材 1993、广东药材 2011 和湖南药材 2009；树胶用作桃树胶，收载于上海药材 1994。

[*]《中国植物志》第 38 卷 17 页。

榆叶梅
Amygdalus triloba (Lindl.) Ricker[*] (*Prunus triloba* Lindley)

干燥成熟种子用作大李仁，收载于辽宁药材 2009。

[*]《中国植物志》第 38 卷 86 页。

梅 (乌梅)
Armeniaca mume Sieb.[*] [*Prunus mume* (Sieb.) Sieb. et Zucc.]

干燥根用作梅根，收载于浙江药材 2000；干燥未成熟果实用作乌梅，收载于药典 1963—2015、贵州药材 1965、新疆药品 1980 二册和台湾 1985 二册；干燥花蕾用作白梅花，收载于药典 1963、山东药材 1995 和山东药材 2002；用作梅花，收载于药典 1977—2015。

[*]《中国植物志》第 38 卷 31 页。

山杏 (西伯利亚杏)
Armeniaca sibirica[*] (Linn.) Lam. (*Prunus sibirica* Linn.)

干燥成熟种子用作苦杏仁，收载于药典 1963—2015、内蒙古蒙药 1986、新疆药品 1980 二册、台湾 2004 和台湾 2013。

[*]《中国植物志》第 38 卷 27 页。

杏 (杏树)
Armeniaca vulgaris Lam.[*] (*Prunus armeniaca* Linn.)

干燥未成熟果实用作青杏，收载于山西药材 1987 附录；近成熟果实经加工后的果肉用作梅杏，收载于河南药材 1993；干燥成熟种子用作苦杏仁，收载于药典 1963—2015、新疆药品 1980 二册、内蒙古蒙药 1986、台湾 1985 二册、台湾 2004 和台湾 2013；用作甜杏仁，收载于北京药材 1998、上海药材 1994、山东药材 1995、山东药材 2002、甘肃药材 2009、四川药材 1987 增补、贵州药材 1988 附录和贵州药材 2003 附录；脂肪油用作杏仁油，收载于药典 1963。

*《中国植物志》第 38 卷 25 页。

野杏（杏树）
Armeniaca vulgaris Lam. var. *ansu* (Maxim.) Yü et Lu[*] (*Prunus armeniaca* Linn. var. *ansu* Maxim.)

干燥成熟种子用作苦杏仁，收载于药典 1953—2015[**]、内蒙古蒙药 1986[**]、新疆药品 1980 二册[**]、中华药典 1930、台湾 1985 二册[**]、台湾 2004[**] 和台湾 2013[**]；用作甜杏仁，收载于上海药材 1994、四川药材 1987 增补、山东药材 1995、山东药材 2002 和中华药典 1930；干燥未成熟果实用作青杏，收载于山西药材 1987 附录；脂肪油用作杏仁油，收载于药典 1963。

*《中国植物志》第 38 卷 26 页。
** 该六标准称本种为山杏。

欧洲李（洋李）
Prunus domestica Linn.

干燥近成熟果实用作洋李，收载于新疆维药 1993；用作欧李，收载于部标维药 1999[*]。
* 该标准称本种为欧李。

乌荆子李
Prunus insititia Linn.

干燥成熟或近成熟的果实用作酸梅，收载于新疆药材 1980 一册。

李
Prunus salicina Lindl. (*Prunus triflora* Roxb.)

干燥种子用作李仁（郁李仁），收载于宁夏药材 1993；干燥成熟种子用作李仁，收载于四川药材 1984、四川药材 1987 和四川药材 2010；用作郁李仁，收载于甘肃药材（试行）1991；干燥干皮用作野樱皮，收载于中华药典 1930。

杏李
Prunus simonii Carr.

干燥成熟种子用作李仁，收载于甘肃药材 2009、四川药材 1984、四川药材 1987 和四川药材 2010。

中亚李
Prunus sogdiana Vass.

干燥成熟或近熟果实用作新疆酸李，收载于部标维药 1999。

黑刺李
Prunus spinosa Linn.

干燥成熟或近成熟的果实用作酸梅，收载于新疆药材 1980 一册和新疆维药 1993。

截叶榆叶梅
Prunus triloba Lindl. var. *truncata* Komar.

干燥成熟种子用作大李仁，收载于辽宁药品 1980。

欧李
Cerasus humilis (Bge.) Sok.* (*Prunus humilis* Bge.)

干燥成熟种子用作郁李仁，收载于药典 1963—2015 和新疆药品 1980 二册。

*《中国植物志》第 38 卷 83 页。

郁李
Cerasus japonica (Thunb.) Lois.* (*Prunus japonica* Thunb.)

干燥成熟种子用作郁李仁，收载于药典 1963 — 2015 和新疆药品 1980 二册。

*《中国植物志》第 38 卷 85 页。

樱桃
Cerasus pseudocerasus (Lindl.) G. Don* (*Prunus pseudocerasus* Lindl.)

干燥成熟果核用作樱桃核，收载于药典 1963、部标中药材 1992、江苏药材 1986 一、江苏药材 1989、山西药材 1987、贵州药材 1988 和贵州药材 2003。

*《中国植物志》第 38 卷 61 页。

毛樱桃
Cerasus tomentosa (Thunb.) Wall.* (*Prunus tomentosa* Thunb.)

干燥成熟种子用作大李仁，收载于辽宁药品 1980 和辽宁药材 2009；用作郁李仁，收载于药典 1985。

*《中国植物志》第 38 卷 86 页。

四八、豆科 Leguminosae

榼藤（榼藤子）
Entada phaseoloides (Linn.) Merr.

干燥藤茎用作过岗龙，收载于药典 1977、药典 2000 附录—2015 附录、部标成方五册 1992 附录、广东药材 2004、海南药材 2011、云南傣药 II 2005 五册、湖南药材 2009 和广西瑶药 2014 一卷；干燥茎用作过江龙，收载于上海药材 1994 附录；干燥成熟种子用作榼藤子，收载于药典 2010、药典 2015、部标藏药 1995、新疆维药 2010 一册、云南药品 1974、云南药品 1996、云南傣药 2005、上海药材 1994 附录和青海藏药 1992；用作木腰子，收载于药典 1977、北京药材 1998 附录和内蒙古蒙药 1986；用作榼藤子仁，收载于药典 1985 附录—2005 附录。

儿茶
Acacia catechu (Linn. f.) Willd.

去皮枝干的干燥煎膏或枝干心材的干燥浸膏用作儿茶，收载于药典 1963—2015、部标进药 1977、部标进药 1986、局标进药 2004、内蒙古蒙药 1986、新疆药品 1980 二册、新疆维药 1993、云南药品 1974、藏药 1979 和台湾 2013；心材或茎叶之水煎浓缩物用作孩儿茶，收载于台湾 1985 一册。

阿拉伯胶树 *（亚拉伯胶树、亚剌伯胶树）
Acacia senegal (Linn.) Willd

干燥树胶用作亚拉伯胶，收载于台湾 1980 和台湾 2006；用作阿拉伯胶，收载于药典 1963、部标维药 1999 和新疆维药 1993；用作亚剌伯胶，收载于药典 1953 和中华药典 1930。

*《中国植物志》第 39 卷 26 页。

合欢
Albizia julibrissin Durazz.

干燥花序及花蕾用作合欢花，收载于药典 1977—2015 和新疆药品 1980 二册；干燥树皮用作合欢皮，收载于药典 1963—2015、新疆药品 1980 二册、台湾 1985 二册和台湾 2004。

山槐 *（山合欢）
Albizia kalkora (Roxb.) Prain

干燥树皮用作合欢皮，收载于药典 1977、河南药材 1991、贵州药材 1988 和新疆药品 1980 二册；用作山合欢皮，收载于贵州药材 2003、四川药材 1987 增补和四川药材 2010；用作合欢皮（山合欢皮），收载于河南药材 1991。

*《中国植物志》第 39 卷 62 页。

毛叶合欢
Albizia mollis (Wall.) Boiv.

干燥茎皮用作野夜蒿皮，收载于云南彝药Ⅲ 2005 六册。

猴耳环
Abarema clypearia (Jack) Kosterm *[*Archidendron clypearia* (Jack) I. C. Nielsen；*Pithecellobium clypearia* Benth.]

干燥叶或略带小枝的叶用作猴耳环，收载于广东药材 2004 和湖南药材 2009。

*《中国植物志》第 39 卷 53 页。

肥皂荚
Gymnocladus chinensis Baill.

干燥成熟种子用作肥皂子，收载于上海药材 1994。

皂荚（猪牙皂、皂荚树）
Gleditsia sinensis Lam. (*Gleditsia officinalis* Hemsl.)

干燥不育果实或干燥成熟果实用作猪牙皂，收载于药典 1963—2015、台湾 2004 和台湾 2013；干燥成熟果实用作大皂角，收载于药典 1963、药典 1977、药典 2010、药典 2015、药典 2000 附录、药典 2005 附录、北京药材 1998、贵州药材 2003、河南药材 1993、江苏药材 1989、山东药材 1995、山东药材 2002、山西药材 1987 和新疆药品 1980 二册；用作皂角，收载于甘肃药材 2009；用作皂荚，收载于部标成方十三册 1997 附录、湖南药材 2009、台湾 2004 和台湾 1985 一册；用作皂荚（大皂角），收载于上海药材 1994；干燥成熟种子用作皂角子（皂荚子），收载于内蒙古药材 1988、山西药材 1987、河南药材 1993、上海药材 1994 和山东药材 2012；干燥棘刺用作皂角刺，收载于药典 1963—2015、新疆药品 1980

二册和台湾 2004；用作皂角刺（天丁），收载于贵州药材 1965。

刺果苏木 *（华南云实、大托叶云实）
Caesalpinia bonduc (Linn.) Roxb. (*Caesalpinia crista* Linn.)

干燥成熟果实用作大托叶云实，收载于部标藏药 1995、藏药 1979、内蒙古蒙药 1986 和青海藏药 1992。

*《中国植物志》第 39 卷 102 页 –FOC。

云实
Caesalpinia decapetala (Roth) Alst.

干燥根和茎用作云实根，收载于广西药材 1996 和浙江炮规 2005；用作牛王刺，收载于湖北药材 2009；用作含羞云实，收载于云南傣药 II 2005 五册；根或根皮用作云实皮（阎王刺），收载于贵州药材 1988 和贵州药材 2003；干燥根皮用作云实皮（倒挂牛），收载于药典 1977；干燥茎叶用作云实茎叶，收载于云南彝药 III 2005 六册；干燥成熟种子用作云实子，收载于浙江炮规 2005；花用作云实花，收载于贵州药材 2003。

喙荚云实（南蛇簕）
Caesalpinia minax Hance

干燥成熟种子用作苦石莲，收载于部标蒙药 1998、部标成方二册 1990 附录、北京药材 1998、贵州药材 1988、贵州药材 2003、四川药材 1987 增补、内蒙古药材 1988、山东药材 1995 附录、山东药材 2002 附录和广西药材 1990；用作石莲子（苦石莲），收载于内蒙古蒙药 1986；用作苦石莲子，收载于上海药材 1994；干燥茎用作南蛇簕，收载于广西壮药 2011 二卷和广西瑶药 2014 一卷。

苏木
Caesalpinia sappan Linn.

干燥心材用作苏木，收载于药典 1963—2015、部标蒙药 1998 附录、内蒙古蒙药 1986、新疆药品 1980 二册、云南药品 1974、台湾 1985 二册和台湾 2004。

尖叶番泻
Cassia acutifolia Delile

干燥小叶用作番泻叶，收载于药典 1953—2015、部标进药 1977、部标进药 1986、局标进药 2004、新疆药品 1980 二册和台湾 2004。

狭叶番泻（廷涅味力番泻叶）
Cassia angustifolia Vahl

干燥小叶用作番泻叶，收载于药典 1953—2015、部标进药 1977、部标进药 1986、局标进药 2004、新疆药品 1980 二册、中华药典 1930、台湾 2004 和台湾 2013。

腊肠树
Cassia fistula Linn.

干燥成熟果实用作腊肠果，收载于部标藏药 1995、藏药 1979 和青海藏药 1992；用作阿勃勒，收载于新疆维药 2010 一册；干燥荚果用作阿勃勒，收载于新疆维药 1993；用作清泄山扁豆，收载于部标维药 1999 附录；干燥褐色心材用作腊肠树，收载于云南傣药 2005；干燥叶用作腊肠树叶，收载于云南傣药

II 2005 五册。

节果决明
Cassia javanica Linn.* (*Cassia nodosa* Roxb.)

干燥成熟种子用作神黄豆，收载于浙江炮规 2005。

*《中国植物志》第 39 卷 138 页 –FOC。

亚历山大里亚番泻叶
Cassia senna Linné

干叶用作番泻叶，收载于中华药典 1930。

紫荆皮（紫荆）
Cercis chinensis Bunge

干燥树皮用作紫荆皮，收载于新疆药品 1980 二册、贵州药材 2003 和湖南药材 2009；干燥根皮用作紫荆皮，收载于上海药材 1994 附录；干燥花用作紫荆花，贵州药材 2003。

龙须藤
Bauhinia championii (Benth.) Benth.

新鲜或干燥藤茎用作九龙藤，收载于贵州药材 2003、广西药材 1996、广西壮药 2008 和广西瑶药 2014 一卷；用作龙须藤，收载于广东药材 2011；用作过岗龙，收载于部标成方五册 1992 附录。

粉叶羊蹄甲*（粉背羊蹄甲）
Bauhinia glauca Wall. ex Benth.

干燥根用作九龙藤，收载于贵州药品 1994。

*《中国植物志》第 39 卷 194 页。

褐毛羊蹄甲
Bauhinia ornata Kurz var. *kerrii* (Gagnep.) K. Larsen et S.S. Larsen

干燥藤茎用作大叶羊蹄甲，收载于云南傣药 2005 三册。

白花洋紫荆
Bauhinia variegata Linn. var. *candida* (Roxb.) Voigt

干燥树皮用作白花树皮，收载于云南傣药 2005 三册。

中国无忧花*（中华无忧花）
Saraca dives Pierre

干燥树皮用作四方木皮，收载于广西壮药 2008。

*《中国植物志》第 39 卷 207 页。

酸豆*（酸角）
Tamarindus indica Linn.

干燥成熟果实用作罗望子，收载于新疆维药 1993。

*《中国植物志》第 39 卷 217 页。

秃叶红豆（光叶花榈木）
Ormosia nuda (How.) R. H. Chang et Q. W. Yao

干燥成熟种子用作红豆，收载于贵州药品 1994 和贵州药材 2003。

苦豆子（苦豆草）
Sophora alopecuroides Linn.

干燥根，或根和根茎用作苦甘草，收载于上海药材 1994 和内蒙古药材 1988；干燥根茎用作苦豆根，收载于宁夏药材 1993；干燥成熟种子用作苦豆子，收载于部标维药 1999 附录、甘肃药材 2009、新疆维药 2010 一册和宁夏药材 1993；干燥地上部分用作苦豆草，收载于药典 1977、部标中药材 1992 和青海药品 1976。

白刺花
Sophora davidii (Franch.) Skeels

干燥根用作白刺花根，收载于云南彝药 II 2005 四册；干燥种子用作白刺花籽，收载于贵州药材 2003；干燥带枝花用作白刺花，收载于贵州药材 2003。

苦参
Sophora flavescens Ait.

干燥根用作苦参，收载于药典 1963-2015、贵州药材 2003 附录、内蒙古蒙药 1986、新疆药品 1980 二册、香港药材四册、台湾 1985 一册和台湾 2013；干燥成熟种子用作苦参子，收载于吉林药品 1977；干燥全草用作苦参草，收载于贵州药材 2003。

槐（槐树）
Sophora japonica Linn.

干燥成熟果实用作槐角，收载于药典 1963—2015、新疆药品 1980 二册、香港药材五册和台湾 1985 二册；干燥花及花蕾用作槐花，收载于药典 1963—2015、新疆药品 1980 二册；用作槐米，收载于药典 1963—1985、台湾 2004 和台湾 2013；嫩枝用作国槐条，收载于部标成方四册 1991 附录；新鲜或干燥枝条，或干燥嫩枝用作槐枝，收载于药典 1985 附录—2015 附录、部标成方六册 1992 附录、贵州药材 2003、北京药材 1998 附录、山西药材 1987 附录和湖北药材 2009。

砂生槐
Sophora moorcroftiana (Benth.) Baker

干燥种子用作砂生槐子，收载于部标藏药 1995 和青海藏药 1992。

越南槐（广豆根、柔枝槐）
Sophora tonkinensis Gapnep. (*Sophora subprostrata* Chun et T. Chen)

干燥根用作广豆根，收载于药典 1963；干燥根及根茎用作山豆根（广豆根），收载于广西药材 1990；干燥根或干燥根茎，或干燥根及根茎用作山豆根，收载于药典 1977—2015、贵州药材 1965、新疆药品 1980 二册、广西壮药 2008、台湾 1985 一册、台湾 2004 和台湾 2013。

多叶越南槐
Sophora tonkinensis Gagnep.var. *polyphylla* S. Z. Huang

干燥根及根茎用作山豆根 (广豆根)，收载于广西药材 1990。

藤黄檀
Dalbergia hancei Benth.

干燥根用作藤黄檀，收载于广西壮药 2011 二卷。

降香 * (降香檀)
Dalbergia odorifera T. Chen

树干和根的干燥心材用作降香，收载于药典 1977—2015、内蒙古蒙药 1986 和新疆药品 1980 二册；树干和根干燥心材经蒸汽蒸馏提取得到的挥发油用作降香油，收载于广东药材 2011。

*《中国植物志》第 40 卷 114 页。

紫檀 * (青龙木)
Pterocarpus indicus Willd.

干燥心材或木部用作紫檀香，收载于药典 1977 附录—2015 附录、部标维药 1999 附录、部标藏药 1995、青海藏药 1992、内蒙古药材 1988 和内蒙古蒙药 1986；心木用作紫檀，收载于中华药典 1930。

*《中国植物志》第 40 卷 122 页。

花榈木
Pterocarpus marsupium Roxb.*

干燥浆汁用作奇诺，收载于新疆维药 1993 和中华药典 1930。

* 该种《中国植物志》未收载，该志第 40 卷 036 页收载花榈木 *Ormosia henryi* Prain。

广州相思子 (鸡骨草)
Abrus cantoniensis Hance

干燥全草或干燥全株用作鸡骨草，收载于药典 1977、药典 1990—2015、内蒙古药材 1988 和广西药材 1990。

毛相思子
Abrus mollis Hance

干燥全株用作鸡骨草，收载于广西药材 1990；用作毛鸡骨草，收载于海南药材 2011、广东药材 2011 和广西壮药 2008。

相思子 (相思藤)
Abrus precatorius Linn.

干燥成熟种子用作相思子，收载于部标中药材 1992、四川药材 1987 增补、云南药品 1974 和云南药品 1996；用作相思豆，收载于上海药材 1994 附录；干燥藤茎及叶用作相思藤，收载于部标成方十四册 1997 附录和广东药材 2011。

干花豆
Fordia cauliflora Hemsl.

干燥块根用作水罗伞，收载于广西壮药 2011 二卷。

猪腰豆
Afgekia filipes (Dunn) R. Geesink*[*Whitfordiodendron filipes* (Dunn) Dunn]

干燥藤茎用作黄皮血藤，收载于广西药材 1996。

*《中国植物志》第 40 卷 130 页 -FOC。

滇桂鸡血藤*（滇桂崖豆藤）
Callerya bonatiana (Pamp.)P. K. Loc* (*Millettia bonatiana* Pamp.)

干燥根用作大发汗，收载于云南药品 1996 和云南药材 2005 一册。

*《中国植物志》第 40 卷 159 页 -FOC。

灰毛鸡血藤*（香花崖豆藤）
Callerya cinerea (Benth.) Schot* (*Callerya dielsiana* Harms；*Millettia dielsiana* Harms*)

干燥藤茎用作血风藤，收载于湖南药材 2009。

*《中国植物志》第 40 卷 180 页 -FOC。

丰城鸡血藤（丰城崖豆藤）
Callerya nitida (Benth.) R. Geesink var. *hirsutissima* (Z. Wei) X. Y. Zhu (*Millettia nitida* Benth. var. *hirsutissima* Z. Wei)

干燥藤茎用作丰城鸡血藤，收载于药典 2015 附录、部标成方十册 1995 附录、湖南药材 2009、江西药材 1996 和江西药材 2014。

网络崖豆藤*（鸡血藤）
Callerya reticulata (Benth.) Schot* (*Millettia reticulata* Benth.)

干燥藤茎用作海南鸡血藤，收载于海南药材 2011。

*《中国植物志》第 40 卷 164 页 -FOC。

美丽鸡血藤*（美丽崖豆藤、牛大力藤、美丽岩豆藤、牛大力）
Callerya speciosa (Champ. ex Benth.)Schot* (*Millettia speciosa* Champ.)

干燥根或块根用作牛大力，收载于药典 1977 附录、部标成方三册 1991 附录、北京药材 1998、广东药材 2004、海南药材 2011、上海药材 1994 附录和广西壮药 2008。

*《中国植物志》第 40 卷 162 页 -FOC。

厚果崖豆藤*（厚果鸡血藤）
Millettia pachycarpa Benth.

干燥成熟种子用作苦檀子，收载于内蒙古药材 1988。

*《中国植物志》第 40 卷 148 页。

疏叶崖豆 *（疏叶崖豆藤）

Millettia pulchra Kurz var. *laxior* (Dunn) Z. Wei

干燥块根用作玉郎伞，收载于部标成方八册 1993 附录、广西药材 1990 和广西壮药 2008。

*《中国植物志》第 40 卷 156 页。

水黄皮

Pongamia pinnata(Linn.) Pierre

干燥根或茎用作水黄皮，收载于海南药材 2011。

紫藤

Wisteria sinensis Sweet

干燥成熟种子用作紫藤子（可瓜子），收载于部标蒙药 1998 和内蒙古蒙药 1986；干燥种子用作藤罗子，收载于浙江炮规 2005。

毛果鱼藤

Derris eriocarpa How

干燥藤茎用作土甘草，收载于广西药材 1996 和云南傣药 II 2005 五册。

河北木蓝 *（马棘）

Indigofera bungeana Walp.

干燥全株用作逼火丹，收载于云南彝药 III 2005 六册。

*《中国植物志》第 40 卷 306 页。

苏木蓝

Indigofera carlesii Craib.

干燥根及根茎用作山豆根（木蓝豆根），收载于河南药材 1991。

宜昌木蓝

Indigofera ichangensis Craib.

干燥根及根茎用作山豆根（木蓝豆根），收载于河南药材 1991。

蒙自木蓝

Indigofera mengtzeana Craib.

干燥根用作鸡拉木兰，收载于云南彝药 III 2005 六册。

块根木蓝

Indigofera neopolygaloides Hu

干燥块根用作块根木蓝，收载于药典 1977、云南药品 1974 和云南药品 1996。

茸毛木蓝

Indigofera stachyodes Lindl.

干燥根用作血人参，收载于贵州药材 2003。

野青树
Indigofera suffruticosa Mill.

叶或茎叶经加工制得的干燥粉末或团块用作青黛，收载于药典 1977、药典 1985 和新疆药品 1980 二册。

木蓝
Indigofera tinctoria Linn.

叶中的干燥色素用作青黛，收载于药典 1963 和台湾 1985 一册。

排钱树 *（排钱草）
Phyllodium pulchellum (Linn.)Desv.

干燥根和根茎用作排钱草（龙鳞草根），收载于广西壮药 2008 和广西瑶药 2014 一卷。
*《中国植物志》第 41 卷 11 页。

肾叶山蚂蟥
Desmodium renifolium (Linn.) Schindl.

干燥根用作肾叶山蚂蝗，收载于云南傣药 2005。

广东金钱草（广金钱草、金钱草）
Desmodium styracifolium (Osb.) Merr.

干燥地上部分用作广金钱草，收载于药典 1963—2015 和广西壮药 2008；干燥全草用作广金钱草，收载于台湾 2004 和台湾 2013。

葫芦茶
Tadehagi triquetrum (Linn.) Ohashi* (*Desmodium triquetrum* (Linn.) DC.)

干燥全株用作葫芦茶，收载于药典 1977、广西壮药 2008、海南药材 2011 和贵州药材 2003 附录。
*《中国植物志》第 41 卷 63 页。

皱缩链荚豆
Alysicarpus rugosus (Willd.) DC.

干燥全草用作链荚豆草，收载于云南药品 1974 和云南药品 1996。

毛杭子梢
Campylotropis hirtella (Franch.) Schindl.

干燥根用作大红袍（绣钉根），收载于药典 1977、药典 2010 附录、药典 2015 附录、云南药品 1974、云南药品 1996、湖南药材 2009 和云南彝药Ⅲ 2005 六册。

三棱枝杭子梢
Campylotropis trigonoclada (Franch.) A. K. Schindl.

干燥地上部分用作大发表，收载于云南药品 1996 和云南药材 2005 一册。

绿叶胡枝子
Lespedeza buergeri Miq.

干燥根用作血人参，收载于贵州药品 1994。

截叶铁扫帚（铁扫帚）
Lespedeza cuneata (Dum.-Cours.) G. Don
干燥地上部分或干燥全草用作铁扫帚，收载于广东药材 2011、广西壮药 2008、上海药材 1994、湖北药材 2009 和湖南药材 2009；用作夜关门，收载于贵州药材 2003 和四川药材 2010。

大叶胡枝子
Lespedeza davidii Franch.
干燥根皮用作草大戟，收载于上海药材 1994 附录。

美丽胡枝子
Lespedeza formosa (Vog.) Koehne
干燥根皮用作草大戟，收载于上海药材 1994 附录；用作紫荆皮，收载于湖北药材 2009。

白花美丽胡枝子
Lespedeza formosa (Vog.) Koehne var. *albiflora* (Rick.) Linn. H. Lou
干燥花用作白梢花，收载于浙江炮规 2005。

铁马鞭
Lespedeza pilosa (Thunb.) Sieb. et Zucc.
干燥全草用作铁马鞭，收载于浙江炮规 2005。

细梗胡枝子
Lespedeza virgata (Thunb.) DC.
干燥全株用作胡枝子，收载于河南药材 1993 和湖南药材 2009；用作细梗胡枝子，收载于药典 2010 附录、药典 2015 附录、部标成方十二册 1997 附录和湖北药材 2009。

长萼鸡眼草
Kummerowia stipulacea (Maxim.) Makino
干燥全草用作鸡眼草，收载于上海药材 1994。

鸡眼草
Kummerowia striata (Thunb.)Schindl.
干燥全草用作鸡眼草，收载于上海药材 1994；用作人字草，收载于广东药材 2011。

鹦哥花 *（乔木刺桐）
Erythrina arborescens Roxb.
干燥树皮用作海桐皮，收载于药典 1977、药典 2010 附录、药典 2015 附录、黑龙江药材 2001、内蒙古药材 1988、新疆药品 1980 二册、山东药材 1995、山东药材 2002、四川药材 1987 增补和四川药材 2010。
*《中国植物志》第 41 卷 164 页。

刺桐
Erythrina variegata Linn. var. *orientalis*(Linn.)Merr.
干燥干皮用作海桐皮，收载于药典 1977、药典 2010 附录、药典 2015 附录、黑龙江药材 2001、内蒙古药材 1988、新疆药品 1980 二册、湖南药材 2009、山东药材 1995、山东药材 2002、四川药材 1987 增补、四川药材 2010 和台湾 1985 一册。

白花油麻藤
Mucuna birdwoodiana Tutch.

干燥种子用作白花油麻藤，收载于部标藏药 1995 和青海藏药 1992；干燥藤茎用作鸡血藤，收载于台湾 1985 一册；用作鸡血藤（白花油麻藤），收载于湖南药材 2009。

大果油麻藤
Mucuna macrocarpa Wall.

干燥藤茎用作黑血藤，收载于广西瑶药 2014 一卷；用作老鸦花藤，收载于云南傣药 II 2005 五册。

黧豆*（龙爪黎豆）
Mucuna pruriens (Linn.) DC. var. *utilis* (Wall. ex Wight) Baker ex Burck

种子用作猫豆，收载于广西壮药 2011 二卷。

*《中国植物志》第 41 卷 185 页。

常春油麻藤（常绿黎豆、常绿油麻藤）
Mucuna sempervirens Hemsl.

干燥成熟种子用作黎豆，收载于藏药 1979；干燥藤茎用作油麻血藤，收载于贵州药材 2003；用作常春油麻藤，收载于福建药材 2006。

紫矿*（紫铆）
Butea monosperma (Lam.) Kuntze

干燥种子用作紫铆，收载于内蒙古蒙药 1986、藏药 1979 和青海藏药 1992；干燥成熟种子用作紫铆子，收载于部标藏药 1995。

*《中国植物志》第 41 卷 187 页。

密花豆
Spatholobus suberectus Dunn

干燥藤茎用作鸡血藤，收载于药典 1977—2015、新疆药品 1980 二册、香港药材五册、台湾 2004 和台湾 2013。

单耳密花豆
Spatholobus uniauritus Wei

干燥藤茎用作止血藤，收载于云南傣药 II 2005 五册。

土圞儿
Apios fortunei Maxim.

干燥块根用作土圞儿，收载于浙江药材 2000 续。

直生刀豆*（刀豆）
Canavalia ensiformis (Linn.) DC.*[*Canavalia gladiata* (Jacq.) DC.]

干燥成熟种子用作刀豆，收载于药典 1963—2015、藏药 1979、内蒙古蒙药 1986 和新疆药品 1980 二册；干燥成熟荚果壳用作刀豆壳，收载于江苏药材 1989 和上海药材 1994。

*《中国植物志》第 41 卷 208 页 -FOC。

食用葛
Pueraria edulis Pamp.

干燥根用作云葛根，收载于云南药材 2005 七册。

葛麻姆（台湾葛、峨眉葛藤）
Pueraria lobata (Willd.) Ohwi. var. *montana* (Lour.)Vaniot der Maesen[*Pueraria montana* (Lour.) Merr.；*Pueraria omeiensis* Wang et Tang]

除去栓皮的干燥块根用作葛根，收载于台湾 1985 一册；干燥花用作葛藤花，收载于四川药材 2010；干燥花蕾用作葛花，收载于四川药材 1984 和四川药材 1987。

葛（野葛、野葛藤）
Pueraria lobata (Willd.)Ohwi（*Pueraria pseudohirsuta* Tang et Wang）

干燥根或除去栓皮块根用作葛根，收载于药典 1963—2010、新疆药品 1980 二册、贵州药材 1965、香港药材三册、台湾 1985 一册、台湾 2004 和台湾 2013；干燥花或未全开的干燥花或干燥花蕾用作葛花，收载于药典 1963、部标中药材 1992、贵州药材 1965、新疆药品 1980 二册、广东药材 2004、贵州药材 1988、贵州药材 2003、江苏药材 1986 二、江苏药材 1989、湖南药材 1993、内蒙古药材 1988、四川药材 1984 和四川药材 1987。

粉葛*（甘葛藤）
Pueraria montana (Lour.) Merr. var. *thomsonii* (Benth.) Wiersema ex D. B. Ward* (*Pueraria thomsonii* Benth.)

干燥根用作葛根，收载药典 1977—2000、新疆药品 1980 二册、台湾 2004 和台湾 2013；用作粉葛，收载于药典 2005—2015 和香港药材三册；干燥花或未全开的干燥花或干燥花蕾用作葛花，收载于部标中药材 1992、广东药材 2004、湖南药材 1993、四川药材 1984、四川药材 1987 和贵州药材 2003。

*《中国植物志》第 41 卷 226 页 -FOC。

苦葛（云南葛藤）
Pueraria peduncularis (Grah. ex Benth.)Benth.

干燥花蕾用作葛花，收载于山西药材 1987、四川药材 1984 和四川药材 1987；干燥花用作葛藤花，收载于四川药材 2010。

大豆
Glycine max (Linn.) Merr.

干燥成熟种子或成熟种子发芽干燥品或成熟种子的加工品用作大豆黄卷，收载于药典 1963、药典 1977、药典 2010、药典 2015、药典 1990—2005 附录、河南药材 1993、北京药材 1998、黑龙江药材 2001、湖南药材 2009、山东药材 1995、山东药材 2002、山西药材 1987、新疆药品 1980 二册、贵州药材 2003、辽宁药材 2009、上海药材 1994 和湖北药材 2009；成熟种子加工品或成熟种子加工发酵产品用作淡豆豉，收载于药典 1963—2015、新疆药品 1980 二册、台湾 1985 一册和台湾 2004；黑色种子栽培品种的干燥成熟种子用作黑大豆，收载于上海药材 1994；干燥种皮用作黑大豆衣，收载于江苏药材 1989 和河南药材 1993；干燥成熟种子用作黑豆，收载于药典 1985、药典 2010、药典 2015、药典 1990—2005 附录、部标成方一册 1989 附录、北京药材 1998、河南药材 1993、新疆药品 1980 二册、四川药材 1987 增补、山西药材 1987 附录、湖北药材 2009、山东药材 1995 和山东药材 2002；黑色种子的干燥种皮用作黑豆衣，收载于山东药材 1995、山东药材 2002、山东药材 2012、江西药材 1996 和上海药材 1994；种皮干燥成熟乌黑色圆粒种子用作雄黑豆，收载于北京药材 1998；种皮为黄色的干燥种子用作黄豆，收载于山西药材 1987 附录；(产于黑龙江的黄色大豆) 成熟种子经纳豆芽孢杆菌发酵制品用作黄豆豉，收载于黑龙江药材 2001；成熟种子的脂肪油用作豆油，收载于药典 1963。

野大豆
Glycine soja Sieb. et Zucc.

黑色种皮的干燥成熟种子用作黑豆，收载于四川药材 1987 增补和湖南药材 2009；干燥成熟种子用作黑料豆，收载于上海药材 1994 和北京药材 1998 附录；用作野黑豆，收载于四川药材 2010；干燥地上部分用作野毛豆藤，收载于上海药材 1994；成熟种子中脂肪油用作大豆油(豆油)，收载于药典 1953[*] 和台湾 2006[*]。

[*] 该二标准称本种为大豆。

毛宿苞豆 [*](有毛宿苞豆)
Shuteria pampaniniana Hand.-Mazz

干燥全草用作草红藤，收载于药典 1977、四川药材 1987 和四川药材 2010。

[*]《中国植物志》第 41 卷 245 页。

宿苞豆
Shuteria involucrata (Wall.) Wight et Arn.[*] (*Shuteria sinensis* Hemsl.)

干燥根用作宿苞豆根，收载于云南药品 1974、云南药品 1996 和云南药材 2005 七册。

[*]《中国植物志》第 41 卷 244 页。

两型豆
Amphicarpaea edgeworthii Benth.[*] (*Amphicarpaea trisperma* Baker)

干燥地下果实用作两型豆，收载于云南药品 1996 和云南药品 1974。

[*]《中国植物志》第 41 卷 257 页 -FOC。

扁豆
Lablab purpureus (Linn.) Sweet[*] (*Dolichos lablab* Linn.)

干燥成熟种子用作白扁豆，收载于药典 1963—2015、贵州药材 1965、湖南药材 1993、新疆药品

1980 二册、新疆维药 1993、台湾 1985 一册和台湾 2004；栽培品白花品种的干燥种皮用作白扁豆衣，收载于上海药材 1994 和山东药材 2012；干燥种皮用作扁豆衣，收载于山东药材 2002 和山东药材 1995；干燥花或干燥花蕾或带初开的花用作扁豆花，收载于药典 1963、药典 1977、部标中药材 1992、贵州药材 2003、贵州药材 1965、内蒙古药材 1988、山西药材 1987 和新疆药品 1980 二册。

*《中国植物志》第 41 卷 271 页。

镰果扁豆
Dolichos falcate Klein

干燥根用作大麻药，收载于云南药品 1974 和云南药品 1996。

绿豆
Vigna radiata (Linn.)Wilczek* (*Phaselous radiatus* Linn.)

干燥成熟种子用作绿豆，收载于药典 1985 附录—2015 附录、湖南药材 2009、山东药材 1995、山东药材 2002、山东药材 2012、甘肃药材 2009、广东药材 2011、黑龙江药材 2001、山西药材 1987 和新疆维药 1993；干燥种皮用作绿豆衣，收载于山西药材 1987、贵州药材 1988、贵州药材 2003、河南药材 1993、江苏药材 1989、山东药材 1995、山东药材 2002、山东药材 2012 和上海药材 1994。

*《中国植物志》第 41 卷 284 页。

赤豆
Vigna angularis (Willd.) Ohwi et Ohashi* (*Phaseolus angularis* Wight)

干燥种子用作赤小豆，收载于药典 1977—2015、新疆药品 1980 二册、台湾 1985 一册和台湾 2013。
*《中国植物志》第 41 卷 287 页。

赤小豆
Vigna umbellata (Thunb.)Ohwi et Ohashi* (*Phaseolus calcaratus* Roxb.)

干燥成熟种子用作赤小豆，收载于药典 1963—2015、新疆药品 1980 二册、台湾 1985 一册、台湾 2004 和台湾 2013。
*《中国植物志》第 41 卷 288 页。

菜豆
Phaseolus vulgaris Linn.

干燥成熟种子用作菜豆，收载于部标维药 1999。

木豆
Cajanus cajan (Linn.) Millsp.

干燥叶用作木豆叶，收载于广东药材 2004 和海南药材 2011。

绣毛千斤拔
Flemingia ferruginea Wall. ex Benth.* [*Moghania ferruginea*(Wall. ex Benth.) Li.]

干燥根用作千斤拔，收载于药典 2005 附录—2015 附录和湖南药材 1993。
*《中国植物志》第 41 卷 325 页。

大叶千斤拔
Flemingia macrophylla (Willd.) Merr.

干燥根和茎用作千斤拔，收载于药典 2000 附录、湖南药材 2009、广西药材 1990 附录、广西药材 1996、广西壮药 2008 和广西瑶药 2014 卷。

千斤拔（蔓性千斤拔、蔓性千金拔）
Flemingia prostrata Roxb. f. ex Roxb[*Moghania philippinensis* (Merr.et Rolfe) Li]

干燥根用作千斤拔，收载于药典 1977 附录、药典 2000 附录—2015 附录、部标成方三册 1991 附录、北京药材 1998、湖南药材 1993、湖南药材 2009、广西药材 1990 附录、广西药材 1996、广西壮药 2008、广西瑶药 2014 一卷、湖北药材 2009、云南药材 2005 七册、江西药材 1996、上海药材 1994、四川药材 2010、贵州药材 2003、海南药材 2011 和广东药材 2004。

补骨脂
Psoralea corylifolia Linn.

干燥成熟果实用作补骨脂，收载于药典 1963—2015、贵州药材 2003 附录、新疆药品 1980 二册、香港药材三册、台湾 1985 二册、台湾 2004 和台湾 2013；用作补骨脂（破故纸、黑故子），收载于贵州药材 1965。

合萌 *（田皂角）
Aeschynomene indica Linn.

去外皮的干燥茎或去外皮的主茎用作梗通草，收载于部标成方十五册 1998 附录和上海药材 1994；干燥全草用作水皂角，收载于四川药材 1980；干燥地上部分用作田皂角，收载于上海药材 1994。

*《中国植物志》第 41 卷 351 页。

丁葵草
Zornia diphylla (Linn.) Pers. *(*Zornia gibbosa* Spanog.)

干燥全草用作丁葵草，收载于部标成方九册 1994 附录和上海药材 1994。

*《中国植物志》第 41 卷 358 页。

落花生
Arachis hypogaea Linn.

成熟种子的种皮用作花生红衣，收载于山东药材 1995、山东药材 2002 和山东药材 2012；用作花生衣，收载于药典 2015 附录、部标成方三册 1991 附录、上海药材 1994 和湖北药材 2009；干燥地上部分用作落花生枝叶，收载于湖南药材 1993、湖南药材 2009 和河南药材 1993；成熟果壳或干燥成熟果皮用作花生壳，收载于云南药品 1996 和云南药材 2005 七册；成熟种子所得的一种脂肪油用作花生油，收载于药典 1953、台湾 1980 和台湾 2006；成熟果实所得的一种脂肪油用作落花生油，收载于中华药典 1930。

苦马豆
Sphaerophysa salsula (Pall.) DC.*(*Swainsonia salsula* Taubewt)

干燥近成熟果实用作苦马豆，收载于青海药品 1976。

*《中国植物志》第 42(1) 卷 7 页。

二色锦鸡儿
Caragana bicolor Kom.

干燥根用作二色锦鸡儿，收载于四川藏药 2014。

昌都锦鸡儿
Caragana changduensis Fiauf

木部心材用作藏锦鸡儿，收载于部标藏药 1995。

云南锦鸡儿
Caragana franchetiana Kom.

干燥茎枝内皮用作渣玛，收载于西藏藏药 2012 二册。

鬼箭锦鸡儿
Caragana jubata (Pall.) Poir.

木部心材用作藏锦鸡儿，收载于藏药 1979 和部标藏药 1995；干燥树干用作鬼箭锦鸡儿，收载于青海藏药 1992。

锦鸡儿
Caragana sinica (Buc' hoz) Rehd.

干燥根用作金雀根，收载于上海药材 1994；干燥花用作金雀花，收载于上海药材 1994；干燥根皮用作锦鸡儿，收载于湖南药材 1993 和湖南药材 2009；用作阳雀花根皮，收载于四川药材 1977。

毛刺锦鸡儿 *（川青锦鸡儿）
Caragana tibetica Kom.

木部心材用作藏锦鸡儿，收载于藏药 1979。

*《中国植物志》第 42(1) 卷 32 页。

直立黄芪
Astragalus adsurgens Pall.

干燥根用作黄芪，收载于青海药品 1992。

华黄芪
Astragalus chinensis Linn. f.

干燥种子用作沙苑蒺藜，收载于台湾 1985 二册。

金翼黄芪
Astragalus chrysopterus Bge.

干燥根用作黄芪，收载于四川药材 1977、四川药材 1987 和青海药品 1992；用作川黄芪，收载于四川药材 2010。

背扁黄芪 *（扁茎黄芪）
Astragalus complanatus R. Br.

干燥成熟种子用作沙苑子（潼蒺藜），收载于药典 1963—2015 和新疆药品 1980 二册；干燥种子用作沙苑蒺藜，收载于台湾 1985 二册和台湾 2004。

*《中国植物志》第 42(1) 卷 110 页。

梭果黄芪
Astragalus ernestii Comb.

干燥根用作黄芪，收载于四川药材 1977 和四川药材 1987；用作川黄芪，收载于四川药材 2010。

多花黄芪
Astragalus floridus Benth.

干燥根用作黄芪，收载于四川药材 1977、四川药材 1987、青海药品 1976、青海药品 1986 和青海药品 1992；用作川黄芪，收载于四川药材 2010。

西黄蓍胶树
Astragalus gummifer Labill.

干燥树胶用作西黄蓍胶，收载于药典 1953、药典 1963、部标维药 1999 附录和中华药典 1930。

马衔山黄芪 *（马河山黄芪）
Astragalus mahoschanicus Hand.-Mazz.

干燥根用作黄芪，收载于青海药品 1992。

*《中国植物志》第 42(1) 卷 157 页。

黄芪（膜荚黄芪）
Astragalus membranaceus (Fisch.) Bunge[*Astragalus penduliflorus* Lam. subsp. *mongholicus* (Bunge) X. Y. Zhu var. *dahuricus* (Fisch. ex DC.) X. Y. Zhu]

干燥根用作黄芪，收载于药典 1977—2015、新疆药品 1980 二册和台湾 2013。

蒙古黄芪（内蒙黄芪）
Astragalus membranaceus (Fisch.) Bge. var. *mongholicus*(Bge.) Hsiao[*Astragalus penduliflorus* Lam. subsp. *mongholicus* (Bunge) X. Y. Zhu；*Astragalus mongholicus* Bunge]

干燥根用作黄芪，收载于药典 1963—2015、新疆药品 1980 二册、台湾 1985 二册、台湾 2004 和台湾 2013。

肉根黄芪
Astragalus saucocolla Dun

树胶用作肉根黄芪胶，收载于部标维药 1999 附录。

紫云英
Astragalus sinicus Linn.

干燥成熟种子用作沙苑子，收载于四川药材 1979。

松潘黄芪
Astragalus sungpanensis Pet.-Stib.

干燥全草用作塞木，收载于西藏藏药 2012 二册。

甘青黄芪 * (青海黄芪)
Astragalus tanguticus Batalin

干燥根用作黄芪，收载于青海药品 1976、青海药品 1986 和青海药品 1992；用作唐古特黄芪，收载于四川藏药 2014。

*《中国植物志》第 42(1) 卷 105 页。

东俄洛黄芪 (唐谷耳黄芪)
Astragalus tongolensis Ulbr

干燥根用作黄芪，收载于青海药品 1976、青海药品 1986、青海药品 1992 和四川药材 1977。

蓝花棘豆
Oxytropis coerulea (Pall.) DC.

干燥全草用作蓝花棘豆，收载于西藏 XZ-BC-0012—2004。

镰荚棘豆 * (镰形棘豆)
Oxytropis falcate Bge.

干燥全草用作莪大夏 (藏族习用药材)，收载于药典 1977、药典 1985 附录—2015 附录、青海药品 1976 和藏药 1979；用作棘豆，收载于部标藏药 1995；用作镰形棘豆，收载于青海藏药 1992。

*《中国植物志》第 42(2) 卷 140 页。

硬毛棘豆
Oxytropis hirta Bge.

干燥地上部分用作硬毛棘豆，收载于部标蒙药 1998 和内蒙古蒙药 1986。

甘肃棘豆
Oxytropis kansuensis Bge.

干燥花用作甘肃棘豆，收载于青海藏药 1992 附录。

小叶棘豆 * (轮叶棘豆)
Oxytropis microphylla (Pall.) DC. * (*Oxytropis chiliophylla* Royle)

干燥全草用作莪大夏，收载于药典 1977、药典 1985 附录—2015 附录、青海药品 1976 和藏药 1979；用作棘豆，收载于部标藏药 1995。

*《中国植物志》第 42(2) 卷 145 页 -FOC。

多叶棘豆 (狐尾藻棘豆)
Oxytropis myriophylla (Pall.) DC.

干燥全草用作多叶棘豆，收载于药典 1977 附录—2015 附录、部标蒙药 1998 和内蒙古蒙药 1986。

黄花棘豆
Oxytropis ochrocephala Bunge

全草用作甘肃棘豆，收载于西藏 XZ-BC-0032—2004；干燥全草水煎膏用作甘肃棘豆膏，收载于西藏 XZ-BC-0048—2006。

少花米口袋[*]（米口袋、川滇米口袋）
Gueldenstaedtia verna (Georgi) Boriss.[*][*Gueldenstaedtia delavayi* Franch.]

干燥全草或根用作甜地丁，收载于药典 1977、药典 1977 附录—2015 附录、甘肃药材 2009、湖南药材 2009、河南药材 1991、内蒙古药材 1988、湖北药材 2009、山东药材 1995、山东药材 2002 和山西药材 1987 附录；用作皮寒药，收载于四川药材 2010。

*《中国植物志》第 42(2) 卷 153 页 -FOC。

高山豆[*]（喜马拉雅米口袋）
Tibetia himalaica (Baker) H. P. Tsui[*] (*Gueldenstaedtia himalaica* Baker)

干燥全草用作杰巴曲土，收载于西藏藏药 2012 二册。

*《中国植物志》第 42(2) 卷 160 页。

骆驼刺
Alhagi sparsifolia Shap.[*] (*Alhagi pseudalhagi* auct.non Desv.)

糖质分泌物用作刺糖，收载于部标维药 1999、新疆药材 1980 一册和新疆维药 1993。

*《中国植物志》第 42(2) 卷 163 页。

洋甘草[*]（光果甘草）
Glycyrrhiza glabra Linn.[*] (*Glycyrrhiza glabra* Linné var. *glandulifera* Regel et Herder)

干燥根及根茎用作甘草，收载于药典 1953^{**}、药典 1977—2015、青海药品 1976、新疆药品 1980 二册、中华药典 1930^{**}、台湾 1980^{**}、台湾 2004^{**}、台湾 2006^{**} 和台湾 2013；根及根茎经切片加水煎煮浓缩而得的棕褐色的干燥固体用作甘草膏，收载于新疆维药 1993。

*《中国植物志》第 42(2) 卷 171 页。

** 该五标准均称本种为甘草。

胀果甘草
Glycyrrhiza inflata Bat.

干燥根及根茎用作甘草，收载于药典 1977—2015、新疆药品 1980 二册、藏药 1979、香港药材二册和台湾 2013；根及根茎经切片加水煎煮浓缩而得的棕褐色的干燥固体用作甘草膏，收载于新疆维药 1993。

甘草
Glycyrrhiza uralensis Fisch.

干燥根及根茎用作甘草，收载于药典 1953—2015、内蒙古蒙药 1986、青海药品 1976、新疆药品 1980 二册、藏药 1979、香港药材二册、台湾 1985 二册和台湾 2013；中心质硬紫黑色部分的干燥根部用作铁心甘草，收载于宁夏药材 1993；根及根茎经切片加水煎煮浓缩而得的棕褐色的干燥固体用作甘草膏，收载于新疆维药 1993。

中国岩黄芪 *（中华岩黄芪）
Hedysarum chinensis (Fedtsch.) Hand.-Mazz.

干燥根用作黄芪，收载于四川药材 1977 和四川药材 1987。

多序岩黄芪
Hedysarum polybotrys Hand.-Mazz.

干燥根用作红芪，收载于药典 1977—2015、新疆药品 1980 二册和台湾 2013。

锡金岩黄芪
Hedysarum sikkimense Benth. et Baker

干燥根用作锡金岩黄芪，收载于四川藏药 2014。

拟蚕豆岩黄芪
Hedysarum vicioides Turcz.

干燥根用作贺兰山红芪（红芪），收载于宁夏药材 1993。

山野豌豆（狭山野豌豆）
Vicia amoena Fisch. (*Vicia amoena* Fisch.var. *angusta* Freyn)

干燥地上全草用作东北透骨草，收载于内蒙古药材 1988；干燥地上部分用作透骨草，收载于药典 2010 附录、药典 2015 附录、黑龙江药材 2001、吉林药品 1977、辽宁药材 2009、辽宁药品 1980 和辽宁药品 1987。

绢毛山野豌豆 *（毛山野豌豆）
Vicia amoena Fisch.ex DC. var. *sericea* Kitag.

干燥地上部分用作透骨草，收载于药典 2010 附录、药典 2015 附录和黑龙江药材 2001。
*《中国植物志》第 42(2) 卷 245 页。

广布野豌豆
Vicia cracca Linn.

干燥地上全草用作东北透骨草，收载于内蒙古药材 1988；干燥地上部分用作透骨草，收载于药典 2010 附录、药典 2015 附录、黑龙江药材 2001、吉林药品 1977 和辽宁药材 2009。

蚕豆
Vicia faba Linn.

干燥花用作蚕豆花，收载于上海药材 1994；干燥幼嫩茎叶用作蚕豆脑，收载于上海药材 1994 附录。

大叶野豌豆（假香野豌豆）
Vicia pseudorobus Fisch.et C. A. Mey.

干燥地上全草用作东北透骨草，收载于内蒙古药材 1988；干燥地上部分用作透骨草，收载于药典 2010 附录、药典 2015 附录、辽宁药材 2009 和黑龙江药材 2001。

兵豆
Lens culinaris Medic.

干燥成熟种子用作兵豆，收载于新疆维药 2010 一册。

豌豆
Pisum sativum Linn.

干燥花用作豌豆花，收载于部标蒙药 1998、部标藏药 1995 附录和内蒙古蒙药 1986。

鹰嘴豆
Cicer arietinum Linn.

干燥成熟果实或干燥种子用作鹰嘴豆，收载于部标维药 1999 和新疆维药 1993。

一年生草木樨
Melilotus albus Desr. var. *annuus* Coe

干燥全草用作洋草，收载于浙江炮规 2005。

草木犀 *（黄香草木樨）
Melilotus officinalis (Linn.)Desr.* (*Melilotus suaveolens* Ledeb.)

干燥全草用作黄香草木樨，收载于山东药材 2002；用作草木樨，收载于部标藏药 1995；干燥地上部分用作省头草，收载于上海药材 1994。

*《中国植物志》第 42(2) 卷 300 页。

胡卢巴 *（胡芦巴）
Trigonella foenum-graecum Linn.

干燥成熟种子用作胡芦巴，收载于药典 1963—2015、青海藏药 1992 附录、新疆药品 1980 二册、新疆维药 1993、藏药 1979、香港药材五册和台湾 1985 二册。

*《中国植物志》第 42(2) 卷 311 页。

花苜蓿
Medicago ruthenica (Linn.)Trautv.* (*Trigonella ruthenica* Linn.)

干燥全草用作花苜蓿，收载于部标藏药 1995、青海藏药 1992 和藏药 1979。

*《中国植物志》第 42(2) 卷 318 页。

紫苜蓿（紫花苜蓿）
Medicago sativa Linn.

干燥成熟种子用作苜蓿子，收载于部标维药 1999 和新疆维药 1993；干燥或新鲜地上部分用作苜蓿，收载于江苏药材 1989 增补。

红车轴草
Trifolium pratense Linnaeus

干燥地上部分用作红车轴草，收载于湖南药材 2009。

大猪屎豆
Crotalaria assamica Benth.

干燥去皮根及茎木用作大狗响铃，收载于云南傣药 II 2005 五册。

假地蓝 (假地兰)
Crotalaria ferruginea Grah. ex Benth.

干燥全草用作响铃草，收载于上海药材 1994 附录、四川药材 1980 和云南彝药 2005 五册。

野百合
Crotalaria sessiliflora Linn.

干燥全草或干燥地上部分用作农吉利，收载于药典 1977、山东药材 1995 附录、山东药材 2002 附录、上海药材 1994 和北京药材 1998 附录。

紫花野决明 * (紫花黄华)
Thermopsis barbata Benth.

干燥根及根茎用作紫花黄华，收载于部标藏药 1995 和藏药 1979。

*《中国植物志》第 42(2) 卷 407 页。

金雀儿 * (金雀花)
Cytisus scoparius (Linn.) Link* (*Spartium scoparium* Linné)

植物中所得之一种液体赝碱—金雀花素之硫酸盐用作硫酸金雀花素，收载于中华药典 1930。

*《中国植物志》第 42(2) 卷 420 页。

小叶三点金
Desmodium microphyllum (Thunb.)DC.[*Codoriocalyx microphyllus* (Thunb.) H. Ohashi*]

干燥全草用作小叶三点金，收载于四川药材 1979；用作斑鸠窝，收载于云南彝药 Ⅱ 2005。

*《中国植物志》第 41 卷 36 页 -FOC。

小槐花
Desmodium caudatum (Thunb.) DC*[*Ohwia caudata* (Thunb.) Ohashi]

干燥全株或干燥地上部分用作小槐花，收载于药典 2015 附录、广西药材 1990、广西壮药 2008 和四川药材 2010；干燥地上部分用作饿蚂蝗，收载于部标成方四册 1991 附录。

*《中国植物志》第 41 卷 17 页 -FOC。

翅荚决明
Senna alata (Linn.) Roxb* (*Cassia alata* Linn.)

干燥叶用作对叶豆叶，收载于云南傣药 2005。

*《中国植物志》第 39 卷 131 页 -FOC。

望江南
Senna occidentalis (Linn.) Link

干燥成熟种子用作望江南，收载于贵州药材 1988 和湖北药材 2009；用作望江南子，收载于贵州药材 2003 和广西药材 1990。

槐叶决明 * (茳芒决明)
Senna sophera (Linn.)Roxburgh* [*Senna occidentalis* (Linn.) Link var. *sophera* (Linn.) X. Y. Zhu ； *Cassia sophera* Linn.]

干燥成熟种子用作望江南，收载于河南药材 1993、山东药材 1995、山东药材 2002、山东药材 2012

和上海药材 1994；用于望江南（茳芒决明），收载于江苏药材 1986 二册和江苏药材 1989。

*《中国植物志》第 39 卷 125 页 -FOC。

铁刀木
Senna siamea (Lam.) H. S. Irwin et Barneby* (Cassia siamea Lam.)

干燥黑褐色心材用作黑心树，收载于云南傣药 2005 三册。

*《中国植物志》第 39 卷 138 页 -FOC。

决明 (小决明)
Senna tora (Linn.) Roxb.* (Cassia obtusifolia Linn.)

干燥根用作决明根，收载于云南傣药 2005；干燥成熟种子用作决明子，收载于药典 1963—2015、内蒙古蒙药 1986、新疆药品 1980 二册、藏药 1979 和台湾 1985 一册；干燥种子用作决明子 (草决明)，收载于贵州药材 1965。

*《中国植物志》第 39 卷 126 页 -FOC。

四九、酢浆草科 Oxalidaceae

阳桃
Averrhoa carambola Linn.

干燥根用作阳桃根，收载于广西壮药 2008。

酢浆草 (酢浆)
Oxalis corniculata Linn.

新鲜或干燥全草用作酢浆草，收载于药典 2010 附录、药典 2015 附录、部标成方九册 1994 附录、云南药品 1996、云南彝药 II 2005 四册、福建药材 2006、贵州药品 1994、贵州药材 2003、广西壮药 2011 二卷、江西药材 1996、上海药材 1994 和湖南药材 2009。

五〇、牻牛儿苗科 Geraniaceae

牻牛儿苗
Erodium stephanianum Willd.

干燥带果实的地上部分或干燥地上部分用作老鹳草 (长嘴老鹳草)，收载于药典 1963—2015 和新疆药品 1980 二册。

野老鹳草
Geranium carolinianum Linn.

干燥地上部分用作老鹳草，收载于药典 2000 和药典 2005；用作老鹳草 (短嘴老鹳草)，收载于药典 2010 和药典 2015；用作野老鹳草，收载于江苏药材 1986 一和江苏药材 1989。

尼泊尔老鹳草（五叶草、短嘴老鹳草）
Geranium nepalense Sweet

干燥全草或干燥地上部分用作老鹳草，收载于贵州药材 1988、云南药品 1974 和云南药品 1996；用作滇老鹳草，收载于云南彝药 2005 二册；用作尼泊尔老鹳草，收载于四川药材 2010。

中日老鹳草 *（东亚老鹳草）
Geranium nepalense Sweet var. *thubergii* (Sieb. et Zucc.) Kudo

干燥全草用作破铜钱（老鹳草），收载于贵州药材 2003。

*《中国植物志》第 43(1) 卷 33 页。

草地老鹳草 *（草原老鹳草）
Geranium pratense Linn.

干燥全草用作老鹳草，收载于青海药品 1976；用作草原老鹳草，收载于四川藏药 2014。

*《中国植物志》第 43(1) 卷 58 页。

紫地榆

Geranium strictipes R. Knuth[*Geranium scandens* (Hook. f. et Thoms.) Hutch.*]

干燥根用作紫地榆，收载于部标成方十二册 1997 附录、云南药品 1974、云南药品 1996 和云南彝药 Ⅲ 2005 六册。

* 该拉丁学名《中国植物志》和 *Flora of China* 均未收载，按原标准暂归紫地榆项下。

老鹳草

Geranium wilfordii Maxim.

干燥带果实的地上部分或干燥地上部分用作老鹳草（短嘴老鹳草），收载于药典 1963—2015 和新疆药品 1980 二册。

熏倒牛

Biebersteinia heterostenon Maxim.

干燥果穗或干燥地上部分用作熏倒牛，收载于部标藏药 1995 附录、青海药材 1976、青海药品 1992 和青海藏药 1992。

五一、亚麻科 Linaceae

野亚麻

Linum stelleroides Planch.

干燥地上部分用作野亚麻，收载于吉林药品 1977。

亚麻

Linum usitatissimum Linn.

干燥成熟果实或干燥成熟种子用作胡麻仁，收载于部标蒙药 1998 附录和贵州药材 1965；干燥成熟种子用作大胡麻，收载于山东药材 1995 和山东药材 2002；用作亚麻子，收载于药典 1977—2015、新疆药品 1980 二册、新疆维药 1993 和中华药典 1930；用作亚麻子（胡麻子），收载于内蒙古蒙药 1986 和山西药材 1987；用作胡麻子（亚麻子），收载于内蒙古药材 1988；干燥成熟种子的脂肪油用作亚麻油，收载于药典 1953 和药典 1963。

五二、古柯科 Erythroxylaceae

南美古柯 *
Erythroxylun coca Lamarck

叶提取所得之一种赝碱用作可卡因，收载于中华药典 1930。

* 本种我国无野生分布，原无中文名，根据原产地命名。

五三、蒺藜科 Zygophyllaceae

骆驼蓬
Peganum harmala Linn.

干燥成熟种子用作骆驼蓬子，收载于部标维药 1999、新疆药品 1980 一册和新疆药品 1987；干燥地上部分用作骆驼蓬草，收载于部标维药 1999。

大花蒺藜
Tribulus cistoides Linn.

干燥成熟果实用作蒺藜，收载于云南药品 1974 和云南药品 1996。

蒺藜
Tribulus terrester Linn.

干燥果实用作白蒺藜，收载于台湾 1985 一册；干燥成熟果实用作刺蒺藜，收载于新疆药品 1980 二册；用作蒺藜，收载于药典 1990—2015、内蒙古蒙药 1986、云南药品 1974、云南药品 1996 和台湾 2013；用作蒺藜（刺蒺藜），收载于药典 1963—1985 和藏药 1979；干燥地上部分用作蒺藜草，收载于福建药材 2006。

五四、芸香科 Rutaceae

椿叶花椒 *（樗叶花椒）
Zanthoxylum ailanthoides Sieb. et Zucc.

干燥树皮用作浙桐皮，收载于药典 1977；用作海桐皮（浙桐皮），收载于上海药材 1994；用作海桐皮，收载于黑龙江药材 2001 和北京药材 1998。

*《中国植物志》第 43 (2) 卷 35 页。

竹叶花椒（竹叶椒）
Zanthoxylum armatum DC. (*Zanthoxylum planispinum* Sieb. et Zucc.)

　　干燥根和茎，或根或根皮用作两面针，收载于湖南药材 1993 和湖南药材 2009；用作竹叶椒，收载于甘肃药材 2009；用作竹叶椒根，收载于浙江药材 2000、贵州药材 2003 和云南彝药Ⅱ 2005 四册；干燥成熟果实或干燥成熟果皮用作竹叶花椒，收载于部标成方八册 1993 附录、广西药材 1990 和湖南药材 2009；用作野花椒（山花椒），收载于贵州药材 2003；用作花椒，收载于湖南药材 1993。

岭南花椒
Zanthoxylum austrosinense Huang

　　干燥根或干燥茎皮或根皮用作搜山虎，收载于部标成方四册 1991 附录和广西药材 1990 附录。

簕欓花椒 * （簕欓、簕觉）
Zanthoxylum avicennae (Lam.) DC.

　　干燥根用作鹰不泊，收载于部标成方三册 1991 附录、海南药材 2011 和广东药材 2004。

　　*《中国植物志》第 43(2) 卷 34 页。

花椒
Zanthoxylum bungeanum Maxim.

　　干燥果实用作川椒，收载于台湾 1985 一册；干燥成熟果皮用作花椒，收载于药典 1977—2015、贵州药材 1965、内蒙古蒙药 1986、新疆药品 1980 二册、藏药 1979、台湾 2004 和台湾 2013；干燥成熟种子用作花椒目，收载于上海药材 1994；用作椒目，收载于药典 2015 附录、甘肃药材（试行）1992、甘肃药材 2009、贵州药材 1988、贵州药材 2003、河南药材 1993、山东药材 1995、山东药材 2002、山东药材 2012、山西药材 1987、四川药材 1984、四川药材 1987、四川药材 2010 和湖南药材 2009。

砚壳花椒 * （单面针、蚬壳花椒）
Zanthoxylum dissitum Hemsl.

　　干燥根和茎用作单面针，收载于药典 2005 附录—2015 附录、湖南药材 1993 和湖南药材 2009。

　　*《中国植物志》第 43(2) 卷 26 页。

刺壳花椒
Zanthoxylum echinocarpum Hemsley

　　干燥根和茎用作单面针，收载于湖南药材 2009。

朵花椒 * （朵椒）
Zanthoxylum molle Rehd.

　　干燥树皮用作浙桐皮，收载于药典 1977；用作海桐皮（浙桐皮），收载于上海药材 1994；用作海桐皮，收载于黑龙江药材 2001 和北京药材 1998。

　　*《中国植物志》第 43(2) 卷 37 页。

两面针（入地金牛、毛两面针）
Zanthoxylum nitidum (Roxb.) DC. [*Zanthoxylum nitidum* (Roxb.) DC. f. *fastuosum* How ex Huang]

　　干燥根或干燥根和茎或干燥全株用作两面针，收载于药典 1977—2015、广西壮药 2008、广西药材

1990 附录、广西药材 1996、贵州药材 1988、上海药材 1994 和香港药材五册；干燥根及茎用作入地金牛（两面针），收载于广东药材 2011。

毛叶两面针（毛两面针）

Zanthoxylum nitidum (Roxb.) DC. var. *tomentosum* Huang

干燥全株用作毛两面针，收载于广西壮药 2008；干燥根和茎用作入地金牛，收载于广西瑶药 2014 一卷。

青花椒（青椒）

Zanthoxylum schinifolium Siebold et Zuccarini

干燥成熟果皮用作花椒，收载于药典 1977—2015、藏药 1979、内蒙古蒙药 1986、新疆药品 1980 二册、台湾 2004 和台湾 2013；干燥种子用作花椒目，收载于上海药材 1994；用作椒目，收载于药典 2015 附录、贵州药材 2003、山东药材 1995、山东药材 2002、山东药材 2012 和湖南药材 2009。

野花椒（柄果花椒）

Zanthoxylum simulans Hance[*Zanthoxylum simulans* Hance var. *podocarpum* (Hemsl.) Huang；*Zanthoxylum podocarpum* (Hemsl.) Huang]

干燥树皮或根皮用作麻口皮子药，收载于部标成方二册 1990 附录和湖南药材 1993；干燥干皮及枝皮用作皮子药（麻口皮子药），收载于湖南药材 2009；干燥成熟果实用作野花椒（山花椒），收载于贵州药材 2003。

三桠苦 *（三叉苦）

Evodia lepta (Spreng.)Merr.*[*Melicope pteleifolia* (Champ. ex Benth.) T. G. Hartley]

干燥枝叶或干燥全株，或干燥茎及带叶嫩枝用作三叉苦，收载于药典 1977、药典 2015 附录、海南药材 2011、广西药材 1990 和广西瑶药 2014 一卷；用作三桠苦，收载于上海药材 1994 附录；干燥茎用作三叉苦木，收载于广西药材 1996 和广西壮药 2008；干燥茎及带叶嫩枝用作三丫苦，收载于广东药材 2004 和湖南药材 2009。

*《中国植物志》第 43(2) 卷 59 页。

吴茱萸（小果吴茱萸、疏毛吴茱萸、石虎）

Tetradium ruticarpum (A. Juss.)Hartley [*Evodia rutaecarpa* (Juss.)Benth.；*Evodia rutaecarpa* (Juss.) Benth. var. *bodinieri* (Dode) Huang；*Evodia rutaecarpa* (Juss.) Benth. var. *officinalis* (Dode) Huang]

干燥果实或未成熟果实或干燥将近成熟果实用作吴茱萸，收载于药典 1963—2015、新疆药品 1980 二册、贵州药材 1965、贵州药材 2003 附录、香港药材三册、台湾 1985 一册、台湾 2004 和台湾 2013。

石椒草

Boenninghausenia sessilicarpa Lévl.

新鲜或干燥全草用作石椒草，收载于药典 1977、云南药品 1974、云南药品 1996、云南彝药 2005 二册、湖南药材 2009 和贵州药材 2003。

狭叶白藓 *

Dictamnus angustifolius G. Don

干燥根皮用作白藓皮，收载于新疆药品 1980 一册和新疆药品 1987。

*此种《中国植物志》未收载。

白鲜
Dictamnus dasycarpus Turcz.

干燥根皮用作白鲜皮，收载于药典 1963—2015、新疆药品 1980 二册、香港药材四册、台湾 2004 和台湾 2013；用作白藓皮，收载于台湾 1985 一册。

飞龙掌血
Toddalia asiatica (Linn.) Lam.

干燥根及茎，或根及根皮用作飞龙掌血，收载于广西药材 1996、湖南药材 1993、湖南药材 2009、云南药品 1996 和广西瑶药 2014 一卷；干燥根皮或干燥根用作三百棒，收载于部标成方十五册 1998 附录和湖北药材 2009；用作见血飞，收载于贵州药材 1988；新鲜或干燥叶用作飞龙掌血叶（见血飞叶），收载于贵州药品 1994 和贵州药材 2003；干燥根皮用作飞龙掌血根皮（见血飞），收载于贵州药品 1994 和贵州药材 2003；干燥茎用作飞龙掌血茎，收载于云南彝药 II 2005 四册。

黄檗（黄蘖、关黄柏）
Phellodendron amurense Rupr.

干燥树皮用作黄柏，收载于药典 1963—2000、贵州药材 2003 附录、内蒙古蒙药 1986 和新疆药品 1980 二册；用作关黄柏，收载于药典 2005—2015；用作黄蘖，收载于台湾 1985 一册、台湾 2004 和台湾 2013。

川黄檗 *（黄皮树、川黄柏）
Phellodendron chinense Schneid.

除去栓皮的干燥树皮用作黄柏，收载于药典 1963—2015、贵州药材 1965、贵州药材 2003 附录、内蒙古蒙药 1986、新疆药品 1980 二册和台湾 1985 一册；干燥树皮用作川黄柏，收载于香港药材一册；用作黄蘖，收载于台湾 2013。

*《中国植物志》第 43(2) 卷 101 页。

秃叶黄檗 *（秃叶黄皮树）
Phellodendron chinense Schneid.var. *glabriusculum* Schneid.

干燥树皮用作黄柏，收载于广西药材 1990；用作秃叶黄柏，收载于广西壮药 2011 二卷。

*《中国植物志》第 43(2) 卷 101 页。

山油柑（降真香）
Acronychia pedunculata (Linn.)Miq.

干燥茎枝及叶用作沙糖木，收载于贵州药材 2003；茎干之心材用作降真香，收载于台湾 1985 二册。

乔木茵芋
Skimmia arborescens Anders.

干燥茎用作鹿啃木，收载于云南药材 2005 一册。

小花山小橘
Glycosmis parviflora (Sims) Kurz

干燥叶用作山桔叶，收载于药典 2005 附录—2015 附录、广西药材 1990 和广西壮药 2008。

山小橘（山小桔）
Glycosmis pentaphylla (Retz.) Correa
干燥根用作五叶山小桔根，收载于云南傣药 2005 三册。

假黄皮
Clausena excavata Burm. f.
干燥叶用作小叶臭黄皮，收载于云南傣药Ⅱ 2005 五册。

黄皮
Clausena lansium (Lour.) Skeels
干燥成熟种子用作黄皮果核，收载于广西药材 1990；用作黄皮核，收载于广东药材 2004；干燥叶用作黄皮叶，收载于海南药材 2011、广西药材 1996 和广西壮药 2008。

豆叶九里香
Murraya euchrestifolia Hayata
干燥叶（或带嫩枝）用作穿花针，收载于广西药材 1996 和广西壮药 2008；用作豆叶九里香，收载于部标成方八册 1993 附录。

九里香
Murraya exotica Linn.
干燥叶和带叶嫩枝用作九里香，收载于药典 1995—2015 和广西壮药 2008；新鲜枝叶经水蒸气蒸馏得到的挥发油用作九里香油（满山香油），收载于广西壮药 2008。

千里香
Murraya paniculata (Linn.) Jack.
干燥叶和带叶嫩枝用作九里香，收载于药典 1977—2015 和广西壮药 2008；新鲜枝叶经水蒸气蒸馏得到的挥发油用作九里香油（满山香油），收载于广西壮药 2008。

四数九里香*（千只眼）
Murraya tetramera Huang
干燥叶和带叶嫩枝用作千只眼，收载于云南药材 2005 一册和云南药品 1996。
*《中国植物志》第 43(2) 卷 145 页。

酒饼簕（东风桔）
Atalantia buxifolia (Poir.)Oliv.
干燥根或干燥根及茎或干燥全株用作东风橘（东风桔），收载于部标成方三册 1991 附录、广东药材 2004、广西药材 1990 附录和海南药材 2011。

枳*（枸桔、枸橘）
Poncirus trifoliata (Linn.)Raf.
近成熟果实用作枸橘（枸桔），收载于江苏药材 1986 二和江苏药材 1989；用作香橼（铁篱寨），收载于河南药材 1991；干燥未成熟果实用作枸橘梨，收载于上海药材 1994；用作枳壳，收载于台湾 1985 二册；半成熟干燥果实用作枳实，收载于台湾 1985 二册；干燥幼果用作绿衣枳实，收载于部标成方九册 1994 附录、

部标成方十一册 1996 附录和福建药材 2006；干燥叶用作枸桔叶，收载于上海药材 1994。

*《中国植物志》第 43(2) 卷 165 页。

金弹
Fortunella margarita (Lour.)Swingle cv. Chintan* (*Fortunella crassifolia* Swingle)

干燥果实用作金柑，收载于部标成方六册 1992 附录。

*《中国植物志》第 43(2) 卷 174 页。

山橘（山桔）
Fortunella hindsii (Champ. ex Benth.)Swingle

干燥果肉用作山橘干（山桔干），收载于部标成方十七册 1998 附录和福建药材 2006。

金柑
Fortunella japonica (Thunb.)Swingle

干燥果实用作金柑，收载于部标成方六册 1992 附录。

金橘
Fortunella margarita (Lour.)Swingle

干燥果实用作金柑，收载于部标成方六册 1992 附录。

酸橙（橙、橙树）
Citrus aurantium Linn.

干燥近成熟果实用作枳壳，收载于药典 1963—2015、新疆药品 1980 二册、云南药品 1974、贵州药材 1965、香港药材四册、台湾 1985 二册、台湾 2004 和台湾 2013；干燥幼果用作枳实，收载于药典 1963-2015、贵州药材 1965、新疆药品 1980 二册、香港药材四册、台湾 1985 二册、台湾 2004 和台湾 2013；成熟或未成熟果实的新鲜或干燥外层果皮用作橙皮，收载于药典 1953、药典 1963 和广西 2010；干燥未成熟外果皮用作橙皮 (苦橙皮)，收载于中华药典 1930；新鲜果皮压出的挥发油用作橙皮油，收载于药典 1963；干燥成熟种子用作橘核，收载于湖南药材 1993 和湖南药材 2009。

代代酸橙*（代代花、玳玳花）
Citrus aurantium Linn. cv. Daidai* (*Citrus aurantium* Linn. var. *amara* Engl.)

干燥花蕾用作代代花，收载于药典 1977、部标中药材 1992、四川药材 1987 增补、新疆药品 1980、福建药材 1990、贵州药材 1988 附录、贵州药材 2003 附录、江苏药材 1986 一、江苏药材 1989 和内蒙古药材 1988；用作玳玳花，收载于福建药材 2006 和新疆药品 1980 二册。

*《中国植物志》第 43(2) 卷 195 页。

常山胡柚
Citrus changshan-huyou Y.B.Chang

干燥未成熟果实用作衢枳壳，收载于浙江炮规 2015。

箭叶橙
Citrus hystrix DC.

干燥叶用作野柑子叶，收载于云南药材 2005 七册。

宜昌橙 *（野柑子）
Citrus ichangensis Swingle

干燥叶用作野柑子叶，收载于云南药品 1974 和云南药品 1996。

*《中国植物志》第 43(2) 卷 180 页。

柠檬
Citrus limon (Linn.) Burm. f.* (*Citrus medica* var. *limonum* Hooker Filius)

黄色鲜外果皮用作枸橼皮，收载于中华药典 1930；果实用作柠檬，收载于四川药材 2010；新鲜全果或果皮精制而得的精油用作枸橼油，收载于广东药材 2011。

*《中国植物志》第 43(2) 卷 193 页。

元江枳壳
Citrus macroptera Kerr.

干燥半成熟果实用作枳壳，收载于云南药品 1974。

柚
Citrus maxima (Burm.)Merr.* [*Citrus grandis* (Linn.) Osbeck]

干燥未成熟的果实用作柚果，收载于广东药材 2011；未成熟或近成熟干燥外层果皮用作化橘红，收载于药典 1985—2015、广西壮药 2011 二卷、台湾 2004 和台湾 2013；干燥外层果皮用作橘红，收载于药典 1963；干燥外果皮及部分中果皮用作文旦皮，收载于上海药材 1994 附录；干燥果皮用作柚皮，收载于部标成方九册 1994 附录；干燥种子用作柚核，收载于广西药材 1990 附录；干燥花蕾或已开放的花朵用作橘红花，收载于广西药材 1990。

*《中国植物志》第 43(2) 卷 187 页。

橘红 *（化州柚）
Citrus maxima (Burm.)Merr. cv. Tomentosa* [*Citrus grandis* (Linn.) Osbeck var. *tomentosa* Hort.；*Citrus grandis* ‘Tomentosa’]

未成熟或成熟之干燥外层果皮用作化橘红，收载于药典 1985—2015、广西壮药 2011 二卷、台湾 2004 和台湾 2013；用作橘红，收载于药典 1963、药典 1977 和新疆药品 1980 二册；干燥花蕾或已开放的花朵用作橘红花，收载于广西药材 1990。

*《中国植物志》第 43(2) 卷 189 页。

香橼 *（枸橼）
Citrus medica Linn.

干燥成熟果实或近成熟果实切成的干燥片用作香橼，收载于药典 1963—2015、新疆药品 1980 二册、云南药品 1974 和贵州药材 1965；成熟或近成熟果实的新鲜或干燥果皮，或黄色鲜外果皮用作枸橼皮，收载于药典 1953 和中华药典 1930。

*《中国植物志》第 43(2) 卷 184 页。

佛手（佛手柑）
Citrus medica Linn. var. *sarcodactylis* (Noot.)Swingle

干燥果实或干燥近成熟果实或果实的干燥纵切片用作佛手，收载于药典 1963—2015、新疆药品 1980

二册、云南药品 1974 和贵州药材 1965；用作佛手柑，收载于台湾 2004 和台湾 2013；新鲜近成熟果实用作鲜佛手，收载于浙江药材 2006；干燥花及花蕾用作佛手花，收载于部标中药材 1992、新疆药品 1980 二册、四川药材 1987 增补、贵州药材 1988 和贵州药材 2003。

柑橘（橘）
Citrus reticulata Blanco

干燥未成熟果皮或幼小果实用作青皮，收载于药典 1963—2015、新疆药品 1980 二册、贵州药材 1965、台湾 2004 和台湾 2013；干燥成熟果皮用作陈皮，收载于药典 1963—2015、新疆药品 1980 二册和台湾 2013；干燥外层果皮用作橘红，收载于药典 1963、药典 1990—2015、新疆维药 1993、香港药材七册、台湾 2004 和台湾 2013；用作橘红（芸皮），收载于药典 1985 和四川药材 1984；果皮内层的干燥筋络或成熟果实的干燥中果皮内层微管束群用作橘络，收载于药典 1963、部标中药材 1992、四川药材 1977、四川药材 1987、内蒙古药材 1988、江苏药材 1989、贵州药材 2003 和贵州药材 1988；干燥成熟种子用作橘核，收载于药典 1963—2015 和新疆药品 1980 二册；干燥叶用作橘叶，收载于贵州药材 1988、贵州药材 2003、北京药材 1998、甘肃药材 2009、湖北药材 2009、湖南药材 2009、江苏药材 1986 二、江苏药材 1989、山东药材 2012 和上海药材 1994。

茶枝柑 *（右柑）
Citrus reticulata Blanco cv. Chachiensis * (*Citrus chachiensis* Hort.)

干燥未成熟果实用作柑枳，收载于部标成方九册 1994 附录。

*《中国植物志》第 43(2) 卷 205 页。

九月黄 *（朱橘）
Citrus reticulata Blanco cv. Erythrosa* (*Citrus erythrosa* Tanaka)

果皮外层红色部分用作橘红，收载于台湾 1985 二册；干燥叶用作橘叶，收载于山东药材 1995 和山东药材 2002。

*《中国植物志》第 43(2) 卷 206 页。

福橘
Citrus reticulata Blanco cv. Tangerina* (*Citrus reticulata* Blanc'Fuju'; *Citrus tangerina* Hort. et Tanaka)

果皮肉层的筋络用作橘络，收载于新疆药品 1980 二册；果皮外层红色部分用作橘红，收载于台湾 1985 二册；干燥叶用作橘叶，收载于山东药材 1995、山东药材 2002、新疆药品 1980 二册和内蒙古药材 1988。

*《中国植物志》第 43(2) 卷 207 页。

朱红 *（朱橘）
Citrus reticulata Blanco cv. Zhuhong* (*Citrus reticulata* Blanco'Zhuju')

果皮肉层的筋络用作橘络，收载于新疆药品 1980 二册；干燥叶用作橘叶，收载于新疆药品 1980 二册和内蒙古药材 1988。

*《中国植物志》第 43(2) 卷 206 页。

甜橙（橙，柑）
Citrus sinensis (Linn.) Osbeck (*Citrus aurantium* var. *sinensis* Linn.)

干燥幼果用作广柑枳实，收载于四川药材 1984；用作枳实，收载于药典 1985—2015、贵州药材

1965、香港药材四册、台湾 2004 和台湾 2013；干燥未成熟果实用作枳壳，收载于贵州药材 1965 和贵州药材 1988；用作甜橙壳，收载于贵州药材 2003；成熟果实之新鲜或干燥外果皮用作陈皮，收载于台湾 1985 二册；未成熟果实之新鲜或干燥外果皮用作青皮，收载于台湾 1985 二册；干燥成熟种子用作橘核，收载于湖南药材 1993；新鲜果皮压出的挥发油用作橙皮油，收载于药典 1963；成熟外果皮除去内面之白色部分所得用作柑皮 (甘橙皮)，收载于中华药典 1930。

香圆
Citrus wilsonii Tanaka

干燥成熟果实用作香橼，收载于药典 1963—2015 和新疆药品 1980 二册；干燥近成熟果实，或未成熟果实用作枳壳，收载于药典 1963、贵州药材 1965 和台湾 1985 二册；干燥幼果或半成熟干燥果实用作枳实，收载于药典 1963、贵州药材 1965 和台湾 1985 二册；干燥成熟果实的切片用作香橼，收载于贵州药材 1965[*]。

[*] 该标准称本种为香橼。

木橘
Aegle marmelos (Linn.) Correa

干燥未成熟果实用作木橘，收载于部标藏药 1995、藏药 1979 和青海藏药 1992。

芸香 [*] (芸香草)
Ruta graveolens Linn.

干燥地上部分用作芸香，收载于部标维药 1999 附录。
[*]《中国植物志》第 43(2) 卷 88 页。

毛果芸香 [*]
Pilocarpus jaborandi Holmes

干燥小叶中得到一种生物碱的硝酸盐用作硝酸毛果芸香碱 (硝酸定鲁卡品)，收载于药典 1953。
[*]《中国植物志》未收载，我国亦无分布，主产于南美洲。

五五、苦木科 Simaroubaceae

臭椿 (臭椿树、樗树)
Ailanthus altissima (Mill.) Swingle

干燥根皮或干皮用作椿皮，收载于药典 1977—2015 和新疆药品 1980 二册；用作臭椿皮，收载于台湾 2004 和台湾 2013；干燥果实或干燥成熟果实用作凤眼草，收载于山东药材 1995、山东药材 2002、山东药材 2012、山西药材 1987、甘肃药材 (试行)1995、甘肃药材 2009、上海药材 1994 和北京药材 1998；干燥成熟果实用作臭椿实 (凤眼草)，收载于江苏药材 1986 二和江苏药材 1989。

耶麻夷加苦木 [*]
Picrasma excelsa Planchon

木材用作苦木，收载于中华药典 1930。
[*]《中国植物志》未收载，我国亦无分布，主产古巴、牙买加、海地等地。

苦树（苦木）
Picrasma quassioides (D. Don) Bennett

干燥茎枝及叶用作苦木，收载于药典 1977—2015、湖南药材 1993、湖南药材 2009 和广西壮药 2008；树皮或茎木用作苦树皮，收载于贵州药材 2003。

苏林南苦木 *
Quassia amara Linn.

木材用作苦木，收载于中华药典 1930。

*《中国植物志》未收载，我国亦无分布，产美洲热带地区和西印度群岛。

鸦胆子
Brucea javanica (Linn.) Merr.

干燥成熟果实用作鸦胆子，收载于药典 1963—2015 和新疆药品 1980 二册。

五六、橄榄科 Burseraceae

鲍达乳香树（鲍达乳香）
Boswellia bhau-dijiana Birdw.* (*Boswellia bhaw-dajiana* Birdw.)

树皮渗出的树脂用作乳香，收载于药典 2010、药典 2015、局标进药 2004、湖南药材 2009 和内蒙古药材 1988。

Flora of Somalia volume 2：186（引自《中国药材标准名录》）。

阿拉伯乳香 *（卡氏乳香树、乳香树）
Boswellia carteri Birdw.

树皮渗出的树脂或油胶树脂用作乳香，收载于药典 2010、药典 2015、局标进药 2004、部标维药 1999 附录、湖南药材 2009、贵州药材 2003、新疆药品 1980 二册、内蒙古药材 1988、内蒙古蒙药 1986、台湾 1985 二册和台湾 2013

*《中国植物志》第 43(3) 卷 17 页。

野乳香树
Boswellia neglecta M.Moore

树干割伤后渗出的油胶树脂用作乳香，收载于内蒙古药材 1988。

橄榄
Canarium album (Lour.) Rauesch.

干燥成熟果实用作青果（橄榄），收载于药典 1963—2015 和新疆药品 1980 二册；干燥成熟果实或干燥果核用作青果核，收载于部标成方四册 1991 附录、部标成方十五册 1998 附录和上海药材 1994；果实用作橄榄，收载于台湾 1985 一册；成熟果实用作鲜青果，收载于福建药材 2006；干燥果核用作橄榄核，收载于湖北药材 2009 和山东药材 2012；果核用 2% 盐水浸泡 2 ~ 3 昼夜以上的干燥品用作咸橄榄核，收载于部标成方四册 1991 附录。

爱伦堡没药树
Balsamodendron ehrenbergianum Berg.

胶树脂用作没药，收载于部标进药 77、部标成方五册 1992 附录、内蒙古蒙药 1986 和新疆药品 1980 二册。

哈地丁树
Commiphora molmol Engl.

干燥树脂或树干皮部渗出之油胶树脂用作没药，收载于药典 2010、药典 2015、局标进药 2004、湖南药材 2009 和台湾 2013。

穆库没药树 (穆库果没药树)
Commiphora mukul (Hook. ex Tock) Engl.

干燥树脂用作穆库没药，收载于部标维药 1999 附录；用作黑芸香，收载于部标蒙药 1998 附录。

没药 * (地丁树、没药树)
Commiphora myrrha (Nees) Engl.

干燥树枝用作没药枝，收载于部标维药 1999 和新疆维药 1993；干燥树脂或含有树胶之树脂用作没药，收载于药典 2010、药典 2015、局标进药 2004、部标成方五册 1992 附录、部标维药 1999 附录、贵州药材 2003、湖南药材 2009、内蒙古蒙药 1986、内蒙古药材 1988、新疆药品 1980 二册、中华药典 1930、台湾 1985 二册、台湾 2004 和台湾 2013。

　　*《中国植物志》第 43(3) 卷 17 页。

香没药
Commiphora opobalsamum (Linn.) Engl.

干燥果实，或干燥近成熟果实用作香没药树子，收载于部标维药 1999 附录和新疆维药 2010 一册；树子榨取的脂肪油用作香没药树子油，收载于部标维药 1999 附录。

五七、楝科 Meliaceae

香椿
Toona sinensis (A. Juss.) Roem.

干燥成熟果实用作香椿子，收载于山东药材 1995、山东药材 2002 和山东药材 2012；干燥干皮或枝皮用作椿皮，收载于贵州药材 1988 和湖南药材 1993；用作香椿皮，收载于贵州药材 2003 和湖南药材 2009。

楝 (楝树、苦楝)
Melia azedarach Linn.

干燥树根用作楝树根，收载于上海药材 1994 附录；干燥树皮及根皮用作苦楝皮，收载于药典 1963—2015、新疆药品 1980 二册；干燥成熟果实用作川楝子，收载于云南药品 1974 和云南药品 1996；用作苦楝子，收载于部标中药材 1992、内蒙古药材 1988 和台湾 1985 二册。

川楝 (川楝树)
Melia toosendan Sieb. et Zucc.

干燥树皮及根皮用作苦楝皮，收载于药典 1963—2015、新疆药品 1980 二册；干燥成熟果实用作川楝子，收载于药典 1963—2015、云南药品 1974、云南药品 1996、内蒙古蒙药 1986、新疆药品 1980 二册、台湾 2004 和台湾 2013；用作苦楝子，收载于台湾 1985 二册。

五八、金虎尾科 Malpighiaceae

倒心盾翅藤 * (倒心叶盾翅藤)
Aspidopterys obcordata Hemsl.

干燥藤茎用作倒心盾翅藤，收载于云南傣药 2005 三册。

*《中国植物志》第 43(3) 卷 113 页。

五九、远志科 Polygalaceae

蝉翼藤
Securidaca inappendiculata Hassk.

干燥根皮或干燥全株用作五味藤，收载于药典 2000 附录—2015 附录、广西药材 1990、广西药材 1996 和广西壮药 2008；干燥藤茎用作蝉翼藤，收载于云南傣药 II 2005 五册。

荷包山桂花 * (黄花远志)
Polygala arillata Buch.-Ham. ex D. Don

干燥根和茎用作鸡根，收载于云南药品 1996 和云南彝药 2005 二册。

*《中国植物志》第 43(3) 卷 150 页。

华南远志 (金不换)
Polygala chinensis Linn. * (*Polygala glomerata* Lour.)

干燥全草用作大金牛草 (紫背金牛草)，收载于上海药材 1994；用作大金不换，收载于广西药材 1990、广西瑶药 2014 一卷和广西壮药 2011 二卷。

*《中国植物志》第 43 (3) 卷 186 页。

西南远志 * (猪屎豆状远志)
Polygala crotalarioides Buch.-Ham.et DC.

干燥根用作娘母良，收载于云南药品 1974 和云南药品 1996。

*《中国植物志》第 43(3) 卷 182 页。

黄花倒水莲
Polygala fallax Hemsl.

干燥根用作黄花倒水莲，收载于广西药材 1996、广西瑶药 2014 一卷、湖南药材 2009 和湖南药材 1993。

瓜子金
Polygala japonica Houtt.

干燥全草用作瓜子金，收载于药典 1977、药典 2010、药典 2015、贵州药材 2003、河南药材 1993、湖北药材 2009、江苏药材 1986 一和江苏药材 1989；用作竹叶地丁草（瓜子金），收载于上海药材 1994。

小花远志
Polygala polifolia Presl* (*Polygala arvensis* Willd.；*Polygala telephioides* Willd.)

干燥全草或带根全草或干燥带花地上部分用作金牛草，收载于浙江炮规 2005、内蒙古药材 1988、新疆药品 1980 二册和北京药材 1998 附录；用作小金牛草，收载于上海药材 1994。

*《中国植物志》第 43(3) 卷 180 页 -FOC。

西伯利亚远志（卵叶远志）
Polygala sibirica Linn.

干燥根用作远志，收载于药典 1963—2015、内蒙古蒙药 1986、新疆药品 1980 二册和台湾 2013；干燥全草用作瓜子金，收载于贵州药材 2003。

远志
Polygala tenuifolia Willd.

干燥根或干燥根皮或除去木部之干燥根皮用作远志，收载于药典 1953—2015、内蒙古蒙药 1986、新疆药品 1980 二册、中华药典 1930、香港药材三册、台湾 1980、台湾 1985 二册、台湾 2004、台湾 2006 和台湾 2013；干燥地上部分用作西小草（远志小草），收载于上海药材 1994；用作小草，收载于北京药材 1998 附录、山东药材 1995、山东药材 2002 和山东药材 2012；用作远志小草，收载于江苏药材 1986 二和江苏药材 1989。

六〇、大戟科 Euphorbiaceae

一叶萩
Flueggea suffruticosa (Pall.) Baill*. [*Securinega suffruticosa* (pall.) Rehd.]

干燥带叶嫩茎用作一叶萩，收载于浙江炮规 2005。

*《中国植物志》第 44(1) 卷 69 页。

苦味叶下珠 *（珠子草）
Phyllanthus amarus Shumacher et Thonning* (*Phyllanthus niruri* Linn.)

干燥全草用作珠子草，收载于云南药材 2005 一册。

*《中国植物志》第 44(1) 卷 101 页 -FOC。

余甘子
Phyllanthus emblica Linn.

干燥成熟果实用作余甘子，收载于药典 1977—2015、广西壮药 2008、内蒙古蒙药 1986、云南药品 1974、藏药 1979 和香港药材五册；新鲜近成熟果实用作鲜余甘子，收载于广东药材 2004；干燥树皮用作紫荆皮，收载于北京药材 1998；用作广东紫荆皮，收载于广东药材 2004；用作余甘子树皮，收载于云南傣药 2005 三册；余甘子的新鲜成熟果实经榨汁而得的汁液用作余甘子汁，收载于广西壮药 2008；新鲜成熟果实之果汁经真空浓缩喷雾干燥制得的干粉用作余甘子粉，收载于福建药材 2006。

小果叶下珠 *（龙眼睛）
Phyllanthus reticulatus Poir.

干燥茎用作红鱼眼，收载于部标成方八册 1993 附录、广西药材 1990 和广西壮药 2008。
*《中国植物志》第 44(1) 卷 82 页。

叶下珠
Phyllanthus urinaria Linn.

干燥全草或干燥地上部分用作叶下珠，收载于部标成方九册 1994 附录、福建药材 2006、广西药材 1990、湖北药材 2009、云南药品 1996、云南药材 2005 一册、海南药材 2011、浙江药材 2000 和湖南药材 2009。

无毛小果叶下珠 *（无毛龙眼睛）
Phyllanthus reticulatus Poir. var. *glaber* Muell.-Arg

干燥茎用作红鱼眼，收载于部标成方八册 1993 附录、广西药材 1990 和广西壮药 2008。
*《中国植物志》第 44(1) 卷 83 页。

毛果算盘子
Glochidion eriocarpum Champ. ex Benth.

干燥根用作毛果算盘子根，收载于云南药品 1974 和云南药品 1996；干燥地上部分用作漆大姑，收载于广西药材 1996 和广西壮药 2008；干燥带叶茎枝用作毛果算盘子，收载于云南彝药Ⅲ 2005 六册。

算盘子
Glochidion puberum (Linn.) Hutch.

干燥根用作算盘子根，收载于部标成方十五册 1998 附录、湖北药材 2009、山东药材 1995 附录、山东药材 2002 附录和上海药材 1994 附录；干燥全株用作算盘子，收载于广西瑶药 2014 一卷。

龙脷叶
Sauropus spatulifolius Beille (*Sauropus changianus* S. Y. Hu)

干燥叶用作龙脷叶，收载于药典 1977、药典 2010、药典 2015、广东药材 2004 和广西壮药 2008。

黑面神
Breynia fruticosa (Linn.) Hook. f.

干燥全株用作鬼画符，收载于药典 2010 附录、药典 2015 附录、广西药材 1990 和广西壮药 2008；干燥根用作黑面神，收载于云南傣药Ⅱ 2005 五册。

地构叶
Speranskia tuberculata (Bunge) Baill.

干燥全草或干燥地上全草用作透骨草，收载于湖南药材 2009、山西药材 1987、宁夏药材 1993 和甘肃药材（试行)1991；用作珍珠透骨草，收载于药典 2010 附录、药典 2015 附录、山东药材 1995、山东药材 2002、山东药材 2012、河南药材 1993、甘肃药材 2009 和内蒙古药材 1988。

白背叶
Mallotus apelta (Lour.) Muell. Arg.

干燥根用作白吊粟，收载于广西药材 1990 附录；根或干燥根及根茎用作白背叶根，收载于药典 2010 附录、药典 2015 附录、部标成方十一册 1996 附录、海南药材 2011、湖南药材 2009 和广西药材 1996；干燥根和茎，或干燥叶用作白背叶，收载于部标成方十二册 1997 附录、广西药材 1996、广西壮药 2008、广西瑶药 2014 一卷和湖南药材 2009。

粗糠柴
Mallotus philippinensis (Lam.) Müll. Arg.* (*Mallotus philippensis* M. Ar.)

干燥根用作粗糠柴，收载于广西药材 1990 附录；用作粗糠柴根，收载于广西药材 1996 和广西壮药 2008；果实的表皮腺毛及毛茸用作吕宋楸荚粉，收载于新疆维药 1993；果实表面的毛茸用作楸荚粉，收载于部标维药 1999。

*《中国植物志》第 44(2) 卷 31 页。

石岩枫
Mallotus repandus (Willd.) Muell. Arg.

干燥根及茎用作山龙眼，收载于药典 1977 附录。

棒柄花
Cleidion brevipetiolatum Pax et Hoffm.

干燥叶用作棒柄花叶，收载于广西壮药 2008。

白桐树
Claoxylon indicum (Reinw. et Bl.) Hassk.[*Claoxylon polot* (Burm.) Merr.]

根及叶或干燥带叶嫩枝用作丢了棒，收载于药典 1977、药典 2005 附录—2015 附录和贵州药材 2003；干燥根用作丢了棒根，收载于广西壮药 2011 二卷。

蓖麻
Ricinus communis Linn.

干燥根用作红蓖麻根，收载于药典 1977 附录；干燥根及茎用作蓖麻根，收载于广东药材 2011；干燥成熟种子用作蓖麻子，收载于药典 1963—2015、贵州药材 1988 附录、内蒙古蒙药 1986、新疆维药 1993、新疆药品 1980 二册和台湾 1985 一册；新鲜或干燥叶用作蓖麻叶，收载于贵州药材 2003；成熟种子经榨取并精制得到脂肪油用作蓖麻油，收载于药典 1953—2015、中华药典 1930、台湾 1980 和台湾 2006。

铁苋菜
Acalypha australis Linn.

干燥全草或干燥地上部分用作铁苋菜，收载于药典 1977、部标中药材 1992 和贵州药材 2003；干燥地上部分用作血见愁，收载于辽宁药材 2009。

金边红桑 * (金边桑)
Acalypha wilkesiana Muell.-Arg. cv. Marginata*

干燥叶用作金边桑，收载于福建药材 2006。

*《中国植物志》第 44(2) 卷 113 页。

卵叶巴豆 * (柳叶巴豆)
Croton caudatus Geisel.

带嫩枝的干燥叶用作卵叶巴豆叶，收载于云南傣药 2005 三册。
*《中国植物志》第 44(2) 卷 133 页。

毛叶巴豆
Croton caudatus Geisel. var. *tomentosa* Hook.

干燥根用作毛巴豆根，收载于药典 1977 附录和药典 1985 附录；干燥根、茎、叶分别用作毛巴豆根、茎、叶，收载于药典 1990 附录—2015 附录。

鸡骨香
Croton crassifolius Geisel.

干燥根用作鸡骨香，收载于药典 2010 附录、药典 2015 附录、广东药材 2011、广西药材 1990、贵州药材 2003 和上海药材 1994 附录。

巴豆 (巴豆树)
Croton tiglium Linn.

干燥茎和根用作九龙川，收载于药典 2000 附录—2015 附录和广西药材 1990；干燥成熟种子或干燥成熟果实用作巴豆，收载于药典 1963—2015、内蒙古蒙药 1986、新疆药品 1980 二册、台湾 1985 一册、台湾 2004 和台湾 2013；干燥树皮用作巴豆树皮，收载于云南药品 1974 和云南药品 1996；种子中所得之一种脂肪油用作巴豆油，收载于中华药典 1930。

油桐
Vernicia fordii (Hemsley) Airy Shaw

种子所榨出的油用作桐油，收载于湖南药材 2009。

麻疯树 * (膏桐、麻风树)
Jatropha curcas Linn.

干燥根皮及茎皮用作膏桐，收载于云南药品 1996 和云南药材 2005 一册；干燥去皮茎木用作膏桐木，收载于云南傣药 II 2005 五册。
*《中国植物志》第 44(2) 卷 148 页。

红背桂花 * (红背桂)
Excoecaria cochinchinensis Lour.

干燥全株用作红背桂，收载于广西壮药 2011 二卷。
*《中国植物志》第 44(3) 卷 7 页。

乌桕
Sapium sebiferum (Linn.) Roxb.[*Triadica sebifera* (Linn.) Small]

干燥根用作乌桕根，收载于浙江炮规 2005 和广西壮药 2011 二卷；干燥根皮用作乌桕，收载于药典 1977；干燥根皮或树皮用作乌桕树皮，收载于上海药材 1994 附录；干燥叶用作乌桕叶，收载于上海药材 1994 附录。

乳浆大戟 (猫眼草)
Euphorbia esula Linn. (*Euphorbia lunulata* Bge.)

干燥地上部分用作乳浆草，收载于吉林药品 1977；用作猫眼草，收载于药典 1977、北京药材 1998、山东药材 1995 和山东药材 2002。

狼毒 * (狼毒大戟)
Euphorbia fischeriana Steud.

干燥根用作白狼毒，收载于药典 1963 和四川药材 1987 增补；用作狼毒，收载于药典 1977、药典 2010、药典 2015、部标中药材 1992、贵州药材 1988 附录、贵州药材 2003 附录、山西药材 1987、新疆药品 1980 二册、内蒙古蒙药 1986 和内蒙古药材 1988。

*《中国植物志》第 44(3) 卷 89 页。

泽漆
Euphorbia helioscopia Linn.

干燥全草或干燥地上部分用作泽漆，收载于贵州药材 1988、贵州药材 2003、江苏药材 1986 一、江苏药材 1989、青海药品 1976、青海药品 1986、上海药材 1994、山东药材 1995、山东药材 2002、山东药材 2012、河南药材 1993 和台湾 1985 一册。

飞扬草
Euphorbia hirta Linn.

干燥全草用作飞扬草，收载于药典 1977、药典 2010 和药典 2015.

地锦
Euphorbia humifusa Willd. ex Schlecht.

干燥全草用作地锦草 (斑鸠窝)，收载于贵州药材 1988；用作地锦草，收载于药典 1977、药典 1990—2015、福建药材 1990、河南药材 1991、辽宁药材 2009、内蒙古蒙药 1986、内蒙古药材 1988、山西药材 1987 和新疆维药 1993。

毛地锦
Euphorbia humifusa Willd. var. *pilosa* Thell.

干燥全草用作地锦草，收载于辽宁药品 1980、辽宁药品 1987 和辽宁药材 2009。

甘肃大戟 * (月腺大戟)
Euphorbia kansuensis Prokh. * (*Euphorbia ebracteolata* auct. non Hayata)

干燥根用作白狼毒，收载于四川药材 1987 增补；用作狼毒，收载于药典 1977、药典 2010、药典 2015、部标中药材 1992、新疆药品 1980 二册、内蒙古蒙药 1986 和内蒙古药材 1988。

*《中国植物志》第 44(3) 卷 89 页。

甘遂
Euphorbia kansui T. N. Liou ex S. B. Ho

干燥块根用作甘遂，收载于药典 1977—2015、新疆药品 1980 二册、台湾 1985 一册、台湾 2004 和台湾 2013；未经炮制的干燥块根用作甘遂 (生)，收载于香港药材七册。

续随子
Euphorbia lathylris Linn.

干燥成熟种子用作千金子，收载于药典 1963 附录、药典 1977、药典 1990—2015、贵州药材 1965、贵州药材 1988、内蒙古药材 1988、山西药材 1987 附录和新疆药品 1980 二册；未经炮制的干燥成熟种子用作千金子 (生)，收载于香港药材七册。

斑地锦
Euphorbia maculata Linn. (*Euphorbia supina* Rafin.)

干燥全草用作地锦草 (斑鸠窝)，收载于药典 1977、药典 1990—2000、河南药材 1991、内蒙古药材 1988 和贵州药材 1988。

甘青大戟 * (疣果大戟)
Euphorbia micractina Boiss.

块根用作大戟，收载于西藏 XZ-BC-0055—2008；块根剥去外皮后煎成浸膏用作大戟膏，收载于西藏 XZ-BC-0044—2005。

*《中国植物志》第 44(3) 卷 102 页。

大戟 (京大戟)
Euphorbia pekinensis Rupr.

干燥根用作大戟，收载于台湾 1985 一册；用作京大戟 (龙虎草)，收载于药典 1977—2015 和内蒙古蒙药 1986。

土瓜狼毒
Euphorbia prolifera Buch-Ham ex D. Don

干燥带根全草或干燥全草用作土瓜狼毒，收载于云南药品 1996 和云南药材 2005 一册。

脂大戟 (多脂大戟)
Euphorbia resinifera Berger*

树脂状分泌物用作大戟脂，收载于部标维药 1999 和新疆维药 1993。

* 该种《中国植物志》未收载，原产摩洛哥。

钩腺大戟
Euphorbia sieboldiana Morr. et Decne.

干燥根部用作白狼毒，收载于药典 1963；用作狼毒，收载于贵州药材 1988 附录和贵州药材 2003 附录。

黄苞大戟 * (锡金大戟)
Euphorbia sikkimensis Boiss.

干燥根用作锡金大戟，收载于青海藏药 1992 附录。

*《中国植物志》第 44(3) 卷 76 页。

对叶大戟
Euphorbia sororia Schrenk.

干燥成熟果实用作对叶大戟果，收载于部标维药 1999。

高山大戟
Euphorbia stracheyi Boiss.

干燥块根用作春布，收载于西藏藏药 2012 二册。

六一、虎皮楠科 Daphniphyllaceae

牛耳枫
Daphniphyllum calycinum Benth.

干燥全株或干燥带叶茎枝或干燥带叶嫩枝用作牛耳枫，收载于广西药材 1996、广西壮药 2008、海南药材 2011 和广东药材 2004。

六二、黄杨科 Buxaceae

黄杨
Buxus sinica (Rehd. et Wils.) Cheng (*Buxus microphylla* Sieb. et Zucc. var. *sinica* Rehd. et Wils.)

干燥茎及枝用作黄杨木，收载于部标成方十三册 1997 附录、湖南药材 1993 和湖南药材 2009；枝叶用作小叶黄杨，收载于药典 2015 附录和贵州药材 2003；植物中提取精制所得用作环维黄杨星 D，收载于药典 2000—2015。

野扇花
Sarcococca ruscifolia Stapf

干燥全株用作野扇花，收载于贵州药材 2003。

板凳果
Pachysandra axillaris Franch.

干燥全草用作猴子背巾，收载于云南彝药 II 2005 四册。

顶花板凳果
Pachysandra terminalis Sieb. et Zucc.

干燥全草用作转筋草，收载于湖北药材 2009。

六三、马桑科 Coriariaceae

马桑
Coriaria nepalensis Wall.

干燥根用作马桑根，收载于广西药材 1996；干燥茎叶用作野马桑，收载于云南彝药 II 2005 四册。

六四、漆树科 Anacaradiaceae

杧果（芒果）
Mangifera indica Linn.

干燥成熟种子或干燥成熟果实或干燥果核用作芒果核，收载于部标藏药 1995、部标成方八册 1993 附录、上海药材 1994 附录、藏药 1979、青海藏药 1992、内蒙古蒙药 1986 和广西药材 1990；干燥叶用作芒果叶（杧果叶），收载于广西药材 1990、广东药材 2004 和广西壮药 2008，用作杧果叶，收载于海南药材 2011。

扁桃 *
Mangifera persiciformis C.Y.Wu et T. L. Ming

叶用作扁桃叶，收载于广西壮药 2011 二卷。

* 蔷薇科亦有植物名"扁桃"，《中国植物志》亦重名。

槟榔青
Spondias pinnata (Linn. f.) Kurz

干燥叶用作嘎哩啰叶，收载于云南傣药Ⅱ 2005 五册；干燥树皮用作嘎哩啰树皮，收载于云南傣药 2005 三册。

南酸枣
Choerospondias axillaris (Roxb.) Burtt et Hill

干燥果实或干燥成熟果实用作广枣，收载于药典 1977—2015、藏药 1979 和内蒙古蒙药 1986。

粘胶乳香树 *
Pistacia lentiscus Linn.

树脂用作熏鲁香，收载于部标维药 1999。

* 该种《中国植物志》未收载，但该志曾提及该种，中名为马思答吉；分布于地中海一带如摩洛哥、法国、希腊、土耳其等国。

阿月浑子
Pistacia vera Linn.

干燥种子或除去果肉的干燥果实用作阿月浑子，收载于部标维药 1999 附录和新疆维药 2010 一册。

红叶
Cotinus coggygria Scop. var. *cinerea* Engl.

干燥叶和嫩枝用作黄栌，收载于药典 1977。

盐肤木
Rhus chinensis Mill. (*Rhus javanica* auct. non Linn.)

干燥根及茎，或干燥茎枝用作盐肤木，收载于上海药材 1994 附录、广东药材 2004 和福建药材 2006；除去栓皮的根皮用作盐麸根白皮，收载于湖南药材 2009；叶上的虫瘿或叶因五倍子虫 Schlechtendalia chinensis J. Bell 之刺伤而生成之一种囊状赘生物用作五倍子，收载于药典 1963—2015、贵州药材 1965、贵州药材 2003 附录、新疆药品 1980 二册、中华药典 1930、台湾 1985 二册、台湾 2004 和台湾 2013。

滨盐肤木 *
Rhus chinensis Mill. var. *roxburghii* (DC.) Rehd.* (*Rhus roxburghii* DC.)

幼枝上生长的五倍子，经过特种发酵后用水饱和的醚液浸出一种鞣质用作鞣酸，收载于药典 1953 **。

*《中国植物志》第 45(1) 卷 100 页。

** 该标准称本种为盐肤木。

鞣漆树 *（鞣树）
Rhus coriaria Linn.

干燥近成熟果实用作鞣漆树果，收载于部标维药 1999；用作鞣树果，收载于新疆维药 1993。

* 该种《中国植物志》未收载，原产欧洲南部。

青麸杨
Rhus potaninii Maxim.

叶上的干燥虫瘿用作五倍子，收载于药典 1963—2015、贵州药材 1965、贵州药材 2003 附录、新疆药品 1980 二册、台湾 1985 二册、台湾 2004 和台湾 2013。

红麸杨
Rhus punjabensis J. L. Stew. ex Brand. var. *sinica* (Diels) Rehd. et Wils.

叶上的虫瘿用作五倍子，收载于药典 1977—2015、贵州药材 1965、贵州药材 2003 附录、新疆药品 1980 二册 台湾 1985 二册、台湾 2004 和台湾 2013。

木蜡树
Toxicodendron sylvestre (Sieb. et Zucc.) O. Kuntze* (*Rhus sylvestris* Tard.)

干燥根用作漆树根，收载于广东药材 2011。

*《中国植物志》第 45(1) 卷 118 页。

漆
Toxicodendron vernicifluum (Stokes) F. A. Barkl. (*Rhus verniciflua* Stokes)

干燥树脂或树脂经加工的干燥品用作干漆，收载于药典 1963、药典 1990—2015、药典 1985 附录、四川药材 1984、四川药材 1987、新疆药品 1980 二册、贵州药材 1988、内蒙古药材 1988 和山西药材 1987 附录。

鸡腰肉托果 *（肉托果）
Semecarpus anacardium Linn.f. (*Semecarpus anacardius* Linn. f.)

干燥果实用作肉托果，收载于部标藏药 1995 和青海藏药 1992。

*《世界药用植物速查辞典》859 页，该种《中国植物志》未收载。

羊角天麻
Dobinea delavayi (Baill.) Baill.

干燥根用作羊角天麻，收载于云南彝药 2005 二册。

六五、冬青科 Aquifoliaceae

秤星树 (岗梅、梅叶冬青)
Ilex asprella (Hook. et Arn.) Champ. ex Benth.

干燥根或干燥根及茎用作岗梅，收载于药典 1977、药典 2005 附录—2015 附录、部标成方五册 1992 附录、广西壮药 2008、广东药材 2004、海南药材 2011、山东药材 1995 附录、山东药材 2002 附录、湖南药材 2009；用作岗梅根，收载于贵州药品 1994 和贵州药材 2003。

冬青
Ilex chinensis Sims* (*Ilex purpurea* Hassk.)

干燥成熟果实用作冬青子，收载于内蒙古药材 1988；干燥叶用作四季青，收载于药典 1977、药典 2010、药典 2015、上海药材 1994 和江苏药材 1989；用作冬青叶，收载于药典 1990 附录—2005 附录。

*《中国植物志》第 45(2) 卷 30 页。

枸骨
Ilex cornuta Lindl. ex Paxt.

干燥根用作枸骨根，收载于上海药材 1994；干燥成熟果实用作功劳子，收载于江苏药材 1989 和上海药材 1994；干燥叶用作功劳叶，收载于内蒙古药材 1988、新疆药品 1980 二册；用作枸骨叶 (功劳叶)，收载于药典 1977；用作枸骨叶，收载于药典 1985—2015、上海药材 1994 附录和香港药材七册；干燥嫩叶用作苦丁茶，收载于北京药材 1998、甘肃药材 (试行)1992、湖北药材 2009 和内蒙古药材 1988。

长梗齿叶冬青
Ilex crenata Thunb. f. *longipedunculata* S. Y. Hu

干燥叶用作苦荆茶，收载于湖北药材 2009。

龙里冬青 * (刺叶中型冬青)
Ilex dunniana Levl.*[*Ilex intermedia* Loes. ex Diels var. *fangii* (Rehd.) S. Y. Hu]

干燥叶用作苦荆茶，收载于湖北药材 2009。

*《中国植物志》第 45(2) 卷 166 页。

伞花冬青 * (米碎木)
Ilex godajam (Colebr. ex Wall.) Wall. *

干燥树皮用作猪肚木皮，收载于部标成方八册 1993 附录和广西药材 1996。

*《中国植物志》第 45 (2) 卷 50 页。

海南冬青
Ilex hainanensis Merr.

干燥叶用作山绿茶，收载于药典 2010 附录、药典 2015 附录、部标成方十五册 1998 附录、广西药材 1990 和广西壮药 2008。

扣树 [*]（苦丁茶、苦丁茶冬青）
Ilex kaushue S. Y. Hu[*] (*Ilex kudingcha* C. J. Tseng)

干燥叶或干燥嫩叶用作苦丁茶，收载于广西药材 1990、广西壮药 2011 二卷、广西瑶药 2014 一卷、广东药材 2004 和湖南药材 2009。

*《中国植物志》第 45(2) 卷 105 页。

大叶冬青（马蓝）
Ilex latifolia Thunb.

嫩叶或干燥叶用作苦丁茶，收载于部标成方九册 1994 附录、内蒙古药材 1988、上海药材 1994、山东药材 1995、山东药材 2002 和山东药材 2012；干燥叶用作苦丁茶（大叶冬青），收载于海南药材 2011。

具柄冬青
Ilex pedunculosa Miq.

干燥叶及嫩枝用作一口红，收载于湖北药材 2009。

毛冬青
Ilex pubescens Hook. et Arn.

干燥根或干燥根及茎用作毛冬青，收载于药典 1977、药典 2005 附录—2015 附录、北京药材 1998、内蒙古药材 1988、山东药材 1995 附录、山东药材 2002 附录、上海药材 1994、广东药材 2011 和湖南药材 2009。

铁冬青
Ilex rotunda Thunb.

干燥树皮或根皮用作救必应，收载于药典 1977、药典 2010、药典 2015、广东药材 2004、海南药材 2011、贵州药材 2003 和香港药材七册。

六六、卫矛科 Celastraceae

卫矛
Euonymus alatus (Thunb.) Sieb.

带有翅状物的枝条或翅状或带翅嫩枝物用作鬼箭羽，收载于药典 1963、药典 2010 附录、药典 2015 附录、部标成方五册 1992 附录、江苏药材 1989、贵州药材 1965、贵州药材 1988、贵州药材 2003、上海药材 1994、山东药材 1995、山东药材 2002、北京药材 1998、湖北药材 2009、湖南药材 1993、湖南药材 2009、河南药材 1993、新疆药品 1980 二册、甘肃药材（试行)1992、甘肃药材 2009、内蒙古药材 1988 和辽宁药材 2009；干燥茎枝用作卫矛木，收载于上海药材 1994 附录。

棘刺卫矛 [*]（无柄卫矛）
Euonymus echinatus Wall.[*] (*Euonymus subsessilis* Sprague)

干燥地上部分用作扶芳藤，收载于药典 2000 附录—2015 附录、广西药材 1996 和广西壮药 2008。

*《中国植物志》第 45(3) 卷 27 页 -FOC。

扶芳藤 (爬行卫矛)
Euonymus fortunei (Turcz.) Hand.-Mazz.

干燥带叶茎枝或干燥地上部分用作扶芳藤，收载于药典 2000 附录—2015 附录、浙江药材 2000、广东药材 2004、广西药材 1996 和广西壮药 2008。

冬青卫矛
Euonymus japonicus Thunb.

干燥地上部分用作扶芳藤，收载于药典 2000 附录 -2015 附录、广东药材 2004、广西药材 1996 和广西壮药 2008。

白杜 * (丝棉木)
Euonymus maackii Rupr. * (*Euonymus bungeanus* Maxim.)

干燥树根用作丝棉木，收载于上海药材 1994 附录。

*《中国植物志》第 45(3) 卷 47 页。

云南卫矛
Euonymus yunnanensis Franch.

干燥枝及叶用作金丝杜仲，收载于云南彝药Ⅲ 2005 六册。

苦皮藤
Celastrus angulatus Maxim.

干燥根用作南蛇藤根，收载于贵州药材 2003。

粉背南蛇藤
Celastrus hypoleucus (Oliv.) Warb.ex Loes.

干燥根用作南蛇藤根，收载于贵州药材 2003。

窄叶南蛇藤 * (过山枫)
Celastrus oblanceifolius C. H. Wang et P. C. Tsoong * (*Celastrus aculeatus* Merr.)

藤茎用作过山枫，收载于广西瑶药 2014 一卷。

*《中国植物志》第 45(3) 卷 123 页 -FOC。

南蛇藤
Celastrus orbiculatus Thunb.

干燥成熟果实用作北合欢，收载于部标成方十册 1995 附录和吉林药品 1977；用作合欢果 (北合欢)，收载于内蒙古药材 1988；用作南蛇藤果，收载于山东药材 1995 附录、山东药材 2002 附录和山西药材 1987；用作藤合欢，收载于药典 2010 附录、药典 2015 附录、部标成方十二册 1997 附录、辽宁药品 1980、辽宁药品 1987 和辽宁药材 2009；干燥藤茎，或干燥藤茎和根用作南蛇藤，收载于部标成方一册 1989 附录、山东药材 1995 附录、山东药材 2002 附录和湖南药材 2009。

灯油藤
Celastrus paniculatus Willd.

干燥藤茎用作圆锥南蛇藤，收载于云南傣药 2005 三册。

滇南美登木
Maytenus austroyunnanensis S. J. Pei et Y. H. Li

干燥茎叶用作美登木，收载于云南傣药 II 2005 五册。

美登木
Maytenus hookeri Loes.

干燥茎叶用作美登木，收载于云南傣药 II 2005 五册。

雷公藤
Tripterygium wilfordii Hook. f.

干燥根及根茎或干燥去皮的根及根茎或干燥根或干燥根皮用作雷公藤，收载于上海药材 1994、山东药材 1995 附录、山东药材 2002、山东药材 2012、湖北药材 2009、湖南药材 1993、湖南药材 2009、福建药材 1995 和福建药材 2006。

昆明山海棠 (火把花)
Tripterygium hypoglaucum (Lévl.) Hutch.

干燥根或去掉根皮的干燥根用作火把花根，收载于四川药材 2010、云南彝药 2005 二册、云南药品 1974 和云南药品 1996；干燥根及根茎或干燥根皮或干燥去皮的根及根茎用作昆明山海棠，收载于药典 2010 附录、药典 2015 附录、部标成方四册 1991 附录、广东药材 2004、广西药材 1990 附录、广西药材 1996、湖南药材 1993、湖南药材 2009、上海药材 1994 和浙江药材 2002。

六七、省沽油科 Staphyleaceae

野鸦椿
Euscaphis japonica (Thunb.) Dippel

干燥根叶种子用作鸡肫花，收载于广西药材 1990 附录；干燥果实用作鸡肫花，收载于部标成方十一册 1996 附录；用作鸡眼睛，收载于四川药材 1980；带花或果的枝叶用作鸡眼睛 (野鸦椿)，收载于贵州药材 2003；用作野鸦椿，收载于湖南药材 2009。

锐尖山香圆
Turpinia arguta (Lindl.) Seem.

干燥叶用作山香圆叶，收载于药典 2010[*]、药典 2015[*] 和江西药材 1996[*]。
* 上述三标准均称本种为山香圆。

山香圆
Turpinia montana (Bl.) Kurz

干燥小叶用作小粘叶，收载于云南傣药 II 2005 五册。

六八、茶茱萸科 Icacinaceae

定心藤（甜果藤）
Mappianthus iodoides Hand.-Mazz.

干燥藤茎用作藤蛇总管，收载于广西瑶药 2014 一卷；用作定心藤，收载于云南傣药 2005 三册。

大心翼果
Cardiopteris quinqueloba (Hassk.) Hassk.*[*Peripterygium platycarpum* (Gagn.) Sleum]

干燥地上部分用作青藤，收载于部标成方八册 1993 附录和广西药材 1990。

*《中国植物志》第 46 卷 63 页 -FOC。

六九、槭树科 Aceraceae

罗浮槭
Acer fabri Hance

干燥成熟果实用作蝴蝶果，收载于广西药材 1990。

色木槭
Acer pictum Thunb. subsp. *mono* (Maxim.) Ohashi* (*Acer mono* Maxim.)

干燥成熟果实用作猫儿眼，收载于部标蒙药 1998 附录。

*《中国植物志》第 46 卷 94 页。

苦茶槭*（茶条槭）
Acer ginnala Maxim. subsp. *theiferum* (Fang) Fang

干燥叶芽用作桑芽茶，收载于浙江炮规 2005。

*《中国植物志》第 46 卷 136 页。

七○、七叶树科 Hippocastanaceae

浙江七叶树
Aesculus chinensis Bge. var. *chekiangensis* (Hu et Fang) Fang

干燥成熟种子用作娑罗子，收载于药典 1985—2015 和贵州药材 2003 附录。

天师栗
Aesculus chinensis Bunge var. *wilsonii* (Rehder) Turland et N. H. Xia* (*Aesculus wilsonii* Rehd.)

干燥成熟果实或干燥成熟种子用作娑罗子，收载于药典 1977—2015 和贵州药材 2003 附录；用作娑罗子（天师栗），收载于药典 1963；用作娑罗子（梭罗子），收载于贵州药材 1965。

*《中国植物志》第 46 卷 280 页 -FOC。

日本七叶树[*]（七叶树）
Aesculus turbinata Blume[*] (*Aesculus chinensis* Bge.)

干燥成熟果实或干燥成熟种子用作娑罗子，收载于药典 1977—2015 和贵州药材 2003 附录；用作娑罗子（天师栗），收载于药典 1963；用作娑罗子（梭罗子），收载于贵州药材 1965。

*《中国植物志》第 46 卷 276 页 -FOC。

七一、无患子科 Sapindaceae

倒地铃[*]（小果倒地铃）
Cardiospermum halicacabum Linn.[*] [*Cardiospermum halicacabum* Linn. var. *microcarpum* (Kunth) Bl.]

干燥地上部分用作金丝苦楝，收载于部标成方九册 1994 附录；干燥全草用作三角泡，收载于广西壮药 2011 二卷；用作倒地铃，收载于海南药材 2011。

*《中国植物志》第 47(1) 卷 4 页。

无患子[*]（无患树）
Sapindus saponaria Linn.[*] (*Sapindus mukorossi* Gaertn.)

干燥根用作木患根（无患子根），收载于上海药材 1994 附录；用作无患子根，收载于广东药材 2011；干燥果实用作木汉果，收载于部标成方十七册 1998 附录；干燥成熟果实用作木患子（无患子），收载于上海药材 1994 附录；用作无患子果，收载于药典 2000 附录—2015 附录和广西壮药 2008；干燥成熟种子用作无患子，收载于部标藏药 1995、山东药材 1995、山东药材 2002、广西药材 1990、广西壮药 2008 和青海藏药 1992。

*《中国植物志》第 47(1) 卷 14 页 -FOC。

龙眼
Dimocarpus longan Lour.

干燥假种皮用作龙眼肉，收载于药典 1963—2015、新疆药品 1980 二册和台湾 1985 二册；干燥成熟种子用作桂圆核，收载于上海药材 1994 附录。

荔枝
Litchi chinensis Sonn.

干燥成熟种子用作荔枝核，收载于药典 1963—2015、新疆药品 1980 二册和台湾 1985 二册。

文冠果
Xanthoceras sorbifolia Bunge

干燥成熟种仁用作文冠果仁，收载于辽宁药材 2009；茎干或枝条的干燥木部用作文冠木，收载于药典 1977、部标藏药 1995、内蒙古蒙药 1986 和藏药 1979；干燥茎干用作小叶鼠李，收载于青海藏药 1992。

七二、清风藤科 Sabiaceae

灰背清风藤
Sabia discolor Dunn

干燥藤茎用作广藤根，收载于广西瑶药 2014 一卷。

簇花清风藤
Sabia fasciculata Lecomte ex L. Chen

干燥藤茎用作小发散，收载于广西瑶药 2014 一卷。

柠檬清风藤
Sabia limoniacea Wall. ex Hook. f. et Thoms.

干燥藤茎用作黑风藤，收载于广西瑶药 2014 一卷。

小花清风藤
Sabia parviflora Wall. ex Roxb.

茎和叶用作小花清风藤，收载于贵州药品 1994 和贵州药材 2003。

四川清风藤
Sabia schumanniana Diels

干燥根用作石钻子，收载于药典 1977。

七三、凤仙花科 Balsaminaceae

凤仙花
Impatiens balsamina Linn.

干燥成熟种子用作急性子，收载于药典 1963—2015、贵州药材 1965、新疆维药 1993 和新疆药品 1980 二册；新鲜或干燥花用作凤仙花，收载于部标蒙药 1998、北京药材 1998 附录、湖北药材 2009、内蒙古蒙药 1986、山东药材 1995、山东药材 2002、上海药材 1994、贵州药材 2003 和新疆药品 1980 二册；干燥茎枝用作凤仙透骨草，收载于药典 1977、北京药材 1998、河南药材 1993、湖南药材 1993、湖南药材 2009 和新疆药品 1980 二册；用作透骨草，收载于湖北药材 2009；用作透骨草（凤仙透骨草），收载上海药材 1994；茎用作鲜凤仙透骨草，收载于药典 1985 附录—2015 附录。

厚裂凤仙花
Impatiens crassiloba Hook. f.

新鲜或干燥全草用作黄金凤（水金凤），收载于贵州药材 2003。

齿萼凤仙花
Impatiens dicentra Franch. ex Hook. f.

新鲜或干燥全草用作黄金凤（水金凤），收载于贵州药材 2003。

平坝凤仙花
Impatiens ganpiuana Hook. f.

新鲜或干燥全草用作黄金凤（水金凤），收载于贵州药材 2003。

湖北凤仙花 *（冷水七）
Impatiens pritzelii Hook. f.* (*Impatiens pritzelii* Hook. f. var. *hupehensis* Hook. f.)

干燥根茎用作冷水七，收载于湖北药材 2009。

*《中国植物志》第 47(2) 卷 42 页。

黄金凤
Impatiens siculifer Hook. f.

新鲜或干燥全草用作黄金凤（水金凤），收载于贵州药材 2003。

滇水金凤
Impatiens uliginosa Franch.

干燥全草用作水金凤，收载于云南彝药 II 2005 四册。

七四、鼠李科 Rhamnaceae

雀梅藤
Sageretia thea (Osbeck) Johnst.[*Sageretia theezans*(Linn.) Brongn.]

干燥根及茎，或干燥地上部分用作雀梅藤，收载于浙江药材 2002 和广西瑶药 2014 一卷；地下根用作雀梅藤根，收载于部标成方十一册 1996 附录。

毛叶雀梅藤
Sageretia thea (Osbeck) Johnst. var. *tomentosa* (Schneid.) Y. L. Chen et P. K. Chou

干燥地上部分用作雀梅藤，收载于广西瑶药 2014 一卷。

欧鼠李 *（弗朗鼠李树）
Rhamnus frangula Linn. (*Frangula alnus* Miller)

干燥枝皮或干皮用作弗朗鼠李皮，收载于局标进药 2004。

*《中国植物志》第 48(1) 卷 23 页。

小叶鼠李
Rhamnus parvifolia Bunge

干燥木材用作松生等，收载于部标藏药 1995；干燥茎干用作小叶鼠李，收载于青海藏药 1992。

美鼠李 *
Rhamnus purshiana DC.

干燥皮部用作美鼠李，收载于台湾 1980 和台湾 2006；干燥树皮用作波希鼠李皮，收载于中华药典 1930。

* 该种《中国植物志》未收载，原产美国西北部。

枳椇 (枳椇子、拐枣)
Hovenia acerba Lindl. (*Hovenia dulcis* Thunb.)

干燥果实用作万寿果，收载于广西壮药 2011 二卷；干燥带肉质果柄的果实或种子用作枳椇，收载于新疆药品 1980 二册和四川药材 2010；干燥成熟种子用作枳椇子，收载于药典 1963、部标中药材 1992、贵州药材 1965、贵州药材 1988、贵州药材 2003、江苏药材 1989、四川药材 1984、四川药材 1987 和内蒙古药材 1988。

西藏猫乳 (生等、升登)
Rhamnella gilgitica Mans f. et Melch.

干燥木材用作松生等，收载于部标藏药 1995；用作生等，收载于藏药 1979；用作升登，收载于药典 1977。

多花勾儿茶 (牛鼻拳)
Berchemia floribunda (Wall.) Brongn. (*Berchemia giraldiana* Schneid.)

干燥根或叶用作铁包金，收载于贵州药材 2003；干燥全株用作黄鳝藤，收载于药典 2015 附录、广西瑶药 2014 一卷、江西药材 1996 和江西药材 2014；干燥藤茎或茎用作勾儿茶，收载于部标成方十册 1995 附录和湖南药材 2009。

牯岭勾儿茶
Berchemia kulingensis Schneid.

干燥根或叶用作铁包金，收载于贵州药材 2003。

铁包金 (老鼠耳，密叶勾儿茶)
Berchemia lineata (Linn.) DC.

干燥根或干燥茎和根用作铁包金，收载于部标成方二册 1990 附录、广西药材 1990、广东药材 2004、海南药材 2011、上海药材 1994 和贵州药品 1994。

多叶勾儿茶
Berchemia polyphylla Wall ex Laws.

干燥根或叶用作铁包金，收载于贵州药材 2003。

光枝勾儿茶
Berchemia polyphylla Wall ex Laws. var. *leioclada* Hand.-Mazz.

干燥地上部分用作光枝勾儿茶，收载于药典 1977、湖南药材 1993 和湖南药材 2009；干燥根或叶用作铁包金，收载于贵州药材 2003。

枣
Ziziphus jujuba Mill.

干燥成熟果实用作大枣，收载于药典 1977—2015、新疆药品 1980 二册、台湾 2004 和台湾 2013；用作胶枣，收载于北京药材 1998；用作小枣，收载于北京药材 1998 附录；干燥树皮用作枣树皮，收载于部标成方六册 1992 附录和山东药材 2012。

无刺枣（大枣）

Ziziphus jujuba Mill. var. *inermis* (Bge.) Rehd. (*Ziziphus sativa* Gaertn.)

干燥成熟果实用作大枣，收载于药典 1963、北京药材 1998 附录和台湾 1985 二册。

酸枣

Ziziphus jujuba Mill. var. *spinosa* (Bunge) Hu ex H. F. Chow[*Ziziphus spinosa* Hu；
Ziziphus sativa Gaertn. var. *spinosa* (Bge.) Schneid.]

根皮用作酸枣树皮，收载于部标成方六册 1992 附录；干燥成熟种子用作酸枣仁，收载于药典 1963—2015、新疆药品 1980 二册、台湾 1985 二册和台湾 2013。

滇刺枣（滇酸枣）

Ziziphus mauritiana Lam.

干燥成熟种子用作理枣仁 ，收载于云南药品 1974、云南药品 1996 和云南药材 2005 七册。

皱枣

Ziziphus rugosa Lam.

干燥根及茎用作锈毛野枣，收载于云南傣药 II 2005 五册。

毛果翼核果

Ventilago calyculata Tul.

干燥藤茎用作毛翼核果藤，收载于云南傣药 2005 三册。

翼核果

Ventilago leiocarpa Benth.

干燥根用作翼核果根，收载于广东药材 2004；干燥根和老茎用作红穿破石，收载于广西药材 1990；用作血风藤，收载于部标成方五册 1992 附录、广东药材 2011 和广西瑶药 2014 一卷；干燥茎用作乌多年，收载于湖南药材 1993 和湖南药材 2009。

七五、葡萄科 Vitaceae

大叶火筒树

Leea macrophylla Roxb. ex Hornem.

干燥叶用作大叶火筒叶，收载于云南傣药 II 2005 五册。

异叶地锦 *（异叶爬山虎）

Parthenocissus dalzielii Gagnep. *[*Parthenocissus heterophylla* auct. non (Bi.) Merr.]

干燥藤茎用作三角枫，收载于湖北药材 2009。

*《中国植物志》第 48(2) 卷 24 页。

地锦 *（爬山虎）

Parthenocissus tricuspidata (S. et Z.) Planch.

干燥茎及根用作大风藤，收载于江西药材 1996 和江西药材 2014。

*《中国植物志》第 48(2) 卷 21 页。

广东蛇葡萄
Ampelopsis cantoniensis (Hook. et Arn.) Planch.

干燥地上部分用作藤茶，收载于云南傣药 II 2005 五册。

三裂蛇葡萄 *（玉葡萄）
Ampelopsis delavayana (Franch.) Planch.

干燥根用作玉葡萄根，收载于药典 1977、云南药品 1974、云南药品 1996 和云南彝药 2005 二册。
*《中国植物志》第 48(2) 卷 43 页。

东北蛇葡萄 *（蛇葡萄）
Ampelopsis glandulosa (Wall.) Momiy. var. *brevipedunculata* (Maxim.) Momiy. *[*Ampelopsis brevipedunculata* (Maxim.) Trautv.]

干燥根及根茎用作蛇葡萄，收载于部标成方十四册 1997 附录和江西药材 1996。
*《中国植物志》第 48(2) 卷 38 页。

显齿蛇葡萄（甜菜藤）
Ampelopsis grossedentata (Hand.-Mazz.) W. T. Wang[*Ampelopsis cantoniensis* (Hook. et Arn.) Plamch var. *grossedentata* Hand.-Mazz.]

新鲜或干燥嫩枝叶用作显齿蛇葡萄，收载于福建药材 1995、福建药材 2006 和湖南药材 2009；干燥地上部分用作甜茶藤，收载于广西壮药 2008；干燥全草用作白茶，收载于部标成方九册 1994 附录。

锈毛蛇葡萄 *（蛇葡萄）
Ampelopsis heterophylla (Thunb.) Sieb. et Zucc. var. *vestita* Rehd.*[*Ampelopsis sinica* (Miq.) W. T. Wang]

干燥根用作野葡萄根，收载于上海药材 1994 附录；用作蛇葡萄根，收载于湖北药材 2009；干燥地上部分用作野葡萄藤，收载于上海药材 1994；干燥叶用作假葡萄叶，收载于广西药材 1996。
*《中国植物志》第 48(2) 卷 37 页。

异叶蛇葡萄
Ampelopsis humulifolia Bge. *[*Ampelopsis humulifolia* Bunge var. *heterophylla* (Thunb.) K. Koch]

干燥根用作紫麻，收载于贵州药材 2003。
*《中国植物志》第 48(2) 卷 41 页。

白蔹
Ampelopsis japonica (Thunb.) Makino

干燥块根或干燥根用作白蔹，收载于药典 1963—2015、贵州药材 1965、新疆药品 1980 二册、香港药材六册、台湾 1985 一册、台湾 2004 和台湾 2013。

毛叶苦郎藤 *（毛叶白粉藤）

Cissus aristata Bl.* [*Cissus assamica* (M. A. Lawson) Craib var. *pilosissima* Gagn]

干燥藤茎用作安痛藤，收载于湖南药材 1993。

*《中国植物志》第 48(2) 卷 68 页。

苦朗藤（毛叶白粉藤）

Cissus assamica (M. A. Lawson) Craib

干燥藤茎用作安痛藤，收载于药典 2015 附录、湖南药材 1993、湖南药材 2009 和江西药材 1996。

翅茎白粉藤

Cissus hexangularis Thorel ex Planch.

干燥藤茎用作六方藤，收载于广西瑶药 2014 一卷和广西壮药 2011 二卷。

翼茎白粉藤（四方藤）

Cissus pteroclada Hayata

干燥藤茎用作四方藤，收载于药典 1977、广东药材 2008、广西壮药 2011 二卷和广西瑶药 2014 一卷。

掌叶白粉藤

Cissus triloba (Lour.) Merr.

干燥根用作白粉藤根，收载于云南傣药 II 2005 五册。

乌蔹莓

Cayratia japonica (Thunb.) Gagnep.

干燥带叶茎藤或干燥全草用作乌蔹莓，收载于上海药材 1994 和贵州药材 2003。

十字崖爬藤

Tetrastigma cruciatum Craib et Gagnep.

干燥藤茎用作扁担藤，收载于云南傣药 II 2005 五册。

三叶崖爬藤（三叶青）

Tetrastigma hemsleyanum Diels et Gilg

干燥块根或干燥全草用作三叶青，收载于湖南药材 1993、湖南药材 2009 和浙江药材 2000。

崖爬藤

Tetrastigma obtectum (Wall. ex Laws.) Planch.

干燥藤用作小红藤，收载于云南彝药 II 2005 四册。

扁担藤

Tetrastigma planicaule (Hook. f.) Gagnep.

干燥藤茎用作扁担藤，收载于广西瑶药 2014 一卷和广西壮药 2011 二卷。

毛狭叶崖爬藤

Tetrastigma serrulatum (Roxb.) Planch. var. *puberulum* W. T. Wang* [*Tetrastigma serrulatum* (Roxb.) Planch.var. *pubinervium* C. L. Li]

干燥全株用作五爪金龙，收载于云南彝药 2005 二册。

*《中国植物志》第 48(2) 卷 126 页 -FOC。

山葡萄
Vitis amurensis Rupr.

干燥藤茎用作山葡萄藤，收载于部标成方四册 1991 附录。

蘡薁
Vitis bryoniifolia Bunge[*] (*Vitis adstricta* Hance)

干燥茎叶用作山葡萄，收载于广东药材 2011。

*《中国植物志》第 48(2) 卷 175 页。

刺葡萄
Vitis davidii (Roman. du Caill.) Foex

干燥根用作独正杆，收载于湖北药材 2009。

葡萄 (琐琐葡萄)
Vitis vinifera Linn.

干燥成熟果实用作白葡萄，收载于部标蒙药 1998 和内蒙古蒙药 1986；用作马奶子葡萄干，收载于部标维药 1999 和新疆维药 1993；用作葡萄干，收载于北京药材 1998 附录、甘肃药材 (试行)1992 和甘肃药材 2009；用作琐琐葡萄，收载于部标维药 1999、部标蒙药 1998 附录、新疆药品 1980 一册、新疆药品 1980 二册、新疆药品 1987 和新疆维药 1993；用作葡萄，收载于部标藏药 1995 附录和青海藏药 1992；干燥果实或白色无核种的干燥成熟果实用作白葡萄干，收载于药典 1977 附录—2015 附录和山西药材 1987 附录；藤茎用作葡萄藤，收载于部标维药 1999 附录。

七六、椴树科 Tiliaceae

破布叶 (破布树)
Microcos paniculata Linn.

干燥叶用作布渣叶，收载于药典 1977、药典 2010、药典 2015、海南药材 2011 和广东药材 2004。

七七、锦葵科 Malvaceae

锦葵
Malva cathayensis M. G. Gilbert，Y. Tang et Dorr[*] (*Malva sylvestris* Linn.)

花和果实用作江巴，收载于部标藏药 1995；用作冬葵，收载于青海藏药 1992。

*《中国植物志》第 49(2) 卷 3 页 -FOC。

圆叶锦葵
Malva pusilla Sm.[*] (*Malva rotundifolia* Linn.)

干燥成熟果实用作江朱，收载于西藏藏药 2012 二册。

*《中国植物志》第 49(2) 卷 005 页 -FOC。

野葵 (冬葵)
Malva verticillata Linn.

　　干燥根用作土黄芪，收载于云南彝药 II 2005 四册；干燥带宿花萼的果实或干燥成熟果实用作冬葵果，收载于药典 1977—2015、内蒙古蒙药 1986、藏药 1979、台湾 2004 和台湾 2013；干燥成熟种子用作冬葵子，收载于新疆维药 1993；花和果实用作江巴，收载于部标藏药 1995；用作冬葵，收载于青海藏药 1992。

蜀葵
Alcea rosea Linn.*[*Althaea rosea* (Linn.) Cavan.]

　　干燥成熟种子或干燥成熟果实用作蜀葵子，收载于部标维药 1999 附录和新疆维药 2010 一册；花和果实用作江巴，收载于部标藏药 1995；用作冬葵，收载于青海藏药 1992；干燥花用作蜀葵花，收载于部标维药 1999、山东药材 1995、山东药材 2002、新疆维药 1993 和内蒙古蒙药 1986；用作大蜀季花，收载于部标蒙药 1998 附录。

　　*《中国植物志》第 49(2) 卷 11 页 -FOC。

白背黄花稔
Sida rhombifolia Linn.

　　干燥全草用作黄花稔，收载于部标成方九册 1994 附录；用作黄花母，收载于海南药材 2011。

拔毒散
Sida szechuensis Matsuda

　　干燥地上部分用作滇王不留行 (拔毒散)，收载于云南药品 1996 和云南彝药 III 2005 六册。

磨盘草
Abutilon indicum (Linn.) Sweet

　　干燥地上部分用作磨盘草，收载于广西药材 1990。

苘麻
Abutilon theophrasti Medic. (*Abutilon avicennae* Gaertn.)

　　干燥成熟种子或干燥种子用作苘麻子，收载于药典 1990—2015、内蒙古蒙药 1986、新疆药品 1980 二册、台湾 2004 和台湾 2013；用作苘麻子 (冬葵子)，收载于药典 1977 和药典 1985；干燥全草用作苘麻，收载于上海药材 1994。

地桃花 (肖梵天花)
Urena lobata Linn.

　　干燥地上部分或干燥全草用作地桃花，收载于药典 2010 附录、部标成方十二册 1997 附录、湖南药材 2009、广西药材 1990 和广西壮药 2008；用作肖梵天花，收载于药典 2015 附录和福建药材 2006。

黄蜀葵
Abelmoschus manihot (Linn.) Medic.

　　除去栓皮层的干燥初生根用作黄蜀葵根，收载于中华药典 1930；干燥成熟种子用作秋葵子，收载于上海药材 1994；用作黄葵子，收载于部标藏药 1995 附录、四川药材 2010 和青海藏药 1992 附录；干燥花或干燥花冠用作黄蜀葵花，收载于药典 2010、药典 2015、江苏药材 1989 增补和山东药材 2002。

黄葵（麝香黄葵）
Abelmoschus moschatus (Linn.) Medic.

干燥种子用作黄葵子，收载于部标藏药 1995 附录和青海藏药 1992 附录。

木芙蓉（重瓣木芙蓉）
Hibiscus mutabilis Linn. (*Hibiscus mutabilis* Linn. f. plenus (Andrews) S. Y. Hu；*Hibucus mutabilis* Linn. cv. Plenus)

干燥根及茎用作芙蓉根，收载于药典 1977 附录；干燥花用作芙蓉花，收载于贵州药材 1988；用作木芙蓉花，收载于部标中药材 1992；用作芙蓉花（木芙蓉花），收载于贵州药材 2003；新鲜或干燥叶用作芙蓉叶，收载于药典 1977、广西壮药 2008、贵州药品 1994 和新疆药品 1980 二册；用作木芙蓉叶，收载于药典 2015、部标成方十五册 1998 附录、部标中药材 1992、贵州药材 2003 和广东药材 2011。

朱槿
Hibiscus rosa-sinensis Linn.

干燥花用作扶桑花，收载于广西药材 1990。

玫瑰茄
Hibiscus sabdariffa Linn.

干燥花萼或干燥花萼和小苞片用作玫瑰茄，收载于部标成方九册 1994 附录、广西药材 1990 和福建药材 2006。

木槿
Hibiscus syriacus Linn.

干燥果实用作朝天子，收载于上海药材 1994；用作木槿子，收载于江苏药材 1986 二和江苏药材 1989；新鲜或干燥花用作木槿花，收载于药典 1963、药典 1977、部标中药材 1992、广西壮药 2008、贵州药材 1988、贵州药材 2003、河南药材 1991、江苏药材 1989 和内蒙古药材 1988；茎皮或根皮用作川槿皮，收载于新疆药品 1980 二册；用作木槿皮，收载于四川药材 1987；用作木槿皮（川槿皮），收载于部标中药材 1992、内蒙古药材 1988、江苏药材 1986 二和江苏药材 1989。

白花重瓣木槿
Hibiscus syriacus Linn. f. *albus-plenus* London

干燥花用作木槿花，收载于部标中药材 1992；干燥根皮及茎皮用作木槿皮，收载于四川药材 1987。

长苞木槿
Hibiscus syriacus Linn. var. *longibracteatus* S. Y. Hu

干燥根皮及茎皮用作木槿皮，收载于四川药材 1987。

白花单瓣木槿
Hibiscus syriacus Linn. f. *totus-albus* T. Moore

干燥根皮及茎皮用作木槿皮，收载于四川药材 1987。

紫花重瓣木槿
Hibiscus syriacus Linn. f. *violaceus* Gagnep. f.
干燥根皮及茎皮用作木槿皮，收载于四川药材 1987。

树棉
Gossypium arboreum Linn.
种子用作棉花子，收载于新疆药品 1980 二册。

海岛棉
Gossypium barbadense Linn.
干燥种子用作棉花子，收载于新疆维药 2010 一册。

草棉（棉）
Gossypium herbaceum Linn.
种子用作棉花子，收载于新疆药品 1980 二册；干燥成熟种子用作棉子，收载于部标维药 1999 附录；种子仁用作棉子仁，收载于部标成方三册 1991 附录；干燥成熟种仁用作棉籽仁，收载于北京药材 1998 附录；干燥花用作棉花花，收载于部标维药 1999 和新疆维药 1993；种子毛茸脱脂加工品用作脱脂棉，收载于云南药品 1974；种子之毛茸除去夹杂物及脂肪所得用作精制棉，收载于中华药典 1930；成熟种子中用冷压法压出的一种脂肪油用作棉子油，收载于药典 1953 和中华药典 1930。

陆地棉（棉）
Gossypium hirsutum Linn.
干燥根用作棉花根，收载于部标成方八册 1993 附录、广西药材 1990 和上海药材 1994；干燥成熟的种子用作棉花子，收载于上海药材 1994、新疆药品 1980 二册和新疆维药 2010 一册；干燥成熟种仁用作棉籽仁，收载于北京药材 1998 附录；干燥花用作棉花花，收载于部标维药 1999 和新疆维药 1993；成熟种子的脂肪油用作棉子油，收载于药典 1963、台湾 1980 和台湾 2006；种子之毛茸除去夹杂物及脂肪所得用作精制棉，收载于中华药典 1930*。

* 该标准称本种为草棉。

七八、木棉科 Bombacaceae

木棉（木棉花）
Bombax ceiba Linn.[*Gossampinus malabarica* (DC.) Merr.]
干燥花和花蕾或干燥花用作木棉花，收载于药典 1977、药典 2010、药典 2015、药典 1990 附录—2005 附录、部标藏药 1995、青海藏药 1992、广东药材 2004 和内蒙古蒙药 1986；干燥花蕾用作木棉花蕾，收载于藏药 1979；干燥树皮用作木棉皮，收载于广西药材 1990；用作广东海桐皮，收载于广东药材 2011；用作木棉皮（海桐皮），收载于海南药材 2011；用作木棉树皮，收载于云南傣药 2005 三册。

七九、梧桐科 Sterculiaceae

长粒胖大海[*]（胖大海）
Sterculia lychnophora Hance

　　干燥成熟种子用作胖大海，收载于药典 1990—2015、部标进药 1986、部标进药 1977、局标进药 2004 和新疆药品 1980 二册。

　　*《云南天然药物图鉴》第六卷 335 页。

胖大海
Sterculia scaphigera Wall.

　　干燥成熟种子用作胖大海，收载于药典 1963 和台湾 1985 一册。

梧桐
Firmiana simplex (Linn.) W. Wight[*][*Firmiana platanifolia* (Linn. f.) Marsili]

　　干燥根用作梧桐根，收载于湖北药材 2009、贵州药材 2003 和贵州药品 1994；干燥成熟种子用作梧桐子，收载于部标中药材 1992、贵州药材 1965、贵州药材 1998、贵州药材 2003、江苏药材 1989 和江苏药材 1986 二；干燥叶用作梧桐叶，收载于部标成方五册 1992 附录和新疆维药 2010 一册。

　　*《中国植物志》第 49(2) 卷 133 页 -FOC。

山芝麻
Helicteres angustifolia Linn.

　　干燥根或干燥全株用作山芝麻，收载于药典 1977、部标成方五册 1992 附录、广东药材 2004、湖南药材 1993、湖南药材 2009、广西药材 1990、广西壮药 2008、河南药材 1993、海南药材 2011、山东药材 1995 附录和山东药材 2002 附录。

长序山芝麻[*]（光叶山芝麻）
Helicteres elongata Wall. ex Mast.

　　干燥根用作野芝麻根，收载于云南药品 1974、云南药品 1996 和云南药材 2005 七册。

　　*《中国植物志》第 49(2) 卷 158 页。

可可（可可树、柯柯豆、柯柯树）
Theobroma cacao Linn.

　　种仁的固体脂肪用作可可豆油，收载于药典 1963；用作可可脂，收载于台湾 1980；用作可可脂（可可豆油），收载于台湾 2006；用作柯柯豆油，收载于中华药典 1930；用作柯柯豆油（柯柯脂），收载于药典 1953。

翻白叶树
Pterospermum heterophyllum Hance

　　干燥茎和根或干燥根用作半枫荷，收载部标成方一册 1989 附录、广东药材 2004、上海药材 1994 和广西药材 1990 附录；干燥根或干燥全株用作翻白叶树，收载于海南药材 2011 和广西瑶药 2014 一卷。

八〇、五桠果科 Dilleniaceae

锡叶藤
Tetracera sarmentosa (Linn.) Vahl.[*Tetracera asiatica* (Lour.) Hoogl.]

干燥根和茎或干燥根用作锡叶藤，收载于药典 1977 附录和广西壮药 2011 二卷。

八一、猕猴桃科 Actinidiaceae

中华猕猴桃（猕猴桃）
Actinidia chinensis Planch.

干燥根或干燥根及藤茎用作猕猴桃根，收载于药典 1977、湖南药材 2009 和贵州药材 2003；用作藤梨根，收载于北京药材 1998、湖北药材 2009、上海药材 1994 和江苏药材 1989 增补；新鲜或干燥成熟果实，或干燥全株用作猕猴桃，收载于部标成方九册 1994 附录、贵州药品 1994 和贵州药材 2003。

硬毛猕猴桃
Actinidia chinensis Planch. var. *hispida* C. F. Liang

干燥根用作藤梨根，收载于湖北药材 2009。

毛花猕猴桃
Actinidia eriantha Benth.

干燥根用作白山毛桃根，收载于浙江炮规 2005；成熟的新鲜果实用作猕猴桃，收载于部标成方九册 1994 附录。

阔叶猕猴桃
Actinidia latifolia (Gardn. et Champ.) Merr.

成熟果实用作高维果汁，收载于江苏苏药管注 (2000)429 号。

大籽猕猴桃
Actinidia macrosperma C. F. Liang

干燥根及地下茎用作猫人参，收载于浙江药材 2000 续。

对萼猕猴桃（镊合猕猴桃）
Actinidia valvata Dunn

干燥根及地下茎用作猫人参，收载于上海药材 1994 和浙江药材 2000 续。

八二、山茶科 Theaceae

显脉金花茶
Camellia euphlebia Merr. ex Sealy* (*Camellia euphlebia* Merr. ex Sealy var. *macrophylla* S. L. Mo et S. Z. Huang)

干燥叶用作金花茶，收载于广西药材 1996。

*《中国植物志》第 49(3) 卷 103 页。

山茶
Camellia japonica Linn.
干燥花用作山茶花，收载于部标蒙药 1998 附录、江苏药材 1989 和上海药材 1994。

油茶 (小叶油茶)
Camellia oleifera Abel
成熟种子用压榨法得到脂肪油用作茶油，收载于药典 1977—2015。

金花茶
Camellia petelotii (Merrill) Sealy (*Camellia nitidissima* Chi)
干燥叶用作金花茶叶，收载于广西壮药 2011 二卷；用作金花茶，收载于广西药材 1996。

滇山茶
Camellia reticulata Lindl.
干燥花用作山茶花，收载于上海药材 1994。

怒江红山茶 * (怒江红花茶)
Camellia saluenensis Stapf ex Been
干燥花及花蕾用作红山茶花，收载于云南彝药 II 2005 四册。
*《中国植物志》第 49(3) 卷 76 页。

茶 (茶树)
Camellia sinensis (Linn.) O. Ktze.
干燥根用作茶树根，收载于上海药材 1994；嫩叶或嫩芽经加工制成的干燥品用作茶叶，收载于药典 2005 附录—2015 附录、部标成方九册 1994 附录、江苏药材 1989、山东药材 2002、山东药材 2012、广西药材 1996、福建药材 1990、福建药材 2006、湖南药材 2009 和江西药材 1996；用作绿茶叶，收载于湖北药材 2009；用作青茶，收载于北京药材 1998；芽叶经加工制成用作绿茶，收载于部标成方二册 1990 附录；芽叶经发酵等加工制成用作红茶，收载于部标成方一册 1989 附录、山东药材 2012 和湖北药材 2009；叶中所得之一种成分用作咖啡因，收载于中华药典 1930；用作咖啡因 (咖啡碱)，收载于药典 1953；叶中得到的一种生物碱用作茶碱，收载于药典 1953。

普洱茶
Camellia sinensis (Linn.) Kuntze var. *assamica* (Mast.) Kitamura
叶用作普洱茶，收载于药典 2005 附录—2015 附录和部标成方十三册 1997 附录。

亮叶杨桐
Adinandra nitida Merr. ex H. L. Li
干燥叶用作石崖茶，收载于广西壮药 2011 二卷。

八三、藤黄科 Guttiferae

黄海棠（湖南连翘、红旱莲）
Hypericum ascyron Linn.

干燥地上部分用作刘寄奴，收载于湖南药材 1993 和湖南药材 2009；用作湖北刘寄奴，收载于湖北药材 2009；用作红旱莲，收载于河南药材 1993、江苏药材 1986 一、江苏药材 1989、江西药材 1996、江西药材 2014、上海药材 1994、吉林药品 1977、辽宁药品 1980 和辽宁药品 1987。

地耳草
Hypericum japonicum Thunb. ex Murray

干燥全草用作地耳草，收载于药典 2005 附录—2015 附录、湖南药材 1993 和四川药材 1987 增补；用作地耳草（田基黄），收载于药典 1977、部标中药材 1992 和贵州药材 1988；用作田基黄，收载于广东药材 2004、海南药材 2011 和香港药材五册。

金丝梅
Hypericum patulum Thunb. ex Murray

新鲜成熟果实用作过路黄，收载于贵州药品 1994；用作金丝梅（大过路黄），收载于贵州药材 2003。

贯叶连翘（贯叶金丝桃）
Hypericum perforatum Linn.

新鲜或干燥全草或干燥地上部分用作贯叶金丝桃，收载于药典 2005—2015 和标维药 1999；用作贯叶连翘，收载于新疆药品 1980 一册和贵州药材 2003。

元宝草
Hypericum sampsonii Hance

干燥全草用作元宝草，收载于贵州药材 1988、贵州药材 2003、湖南药材 2009、四川药材 1987 增补和四川药材 2010；干燥地上部分用作刘寄奴，收载于湖南药材 1993；用作湖北刘寄奴，收载于湖北药材 2009。

黄牛木
Cratoxylum cochinchinense (Lour.)Bl.

干燥叶用作黄牛木叶，收载于广西壮药 2011 二卷；用作黄牛茶，收载于海南药材 2011。

薄叶红厚壳（薄叶胡桐）
Calophyllum membranaceum Gardn. et Champ.

干燥全株用作横经席，收载于广西壮药 2008 和广西瑶药 2014 一卷。

藤黄（藤黄树）
Garcinia hanburyi Hook. f.

树干渗出的树脂或干燥胶树脂用作藤黄，收载于部标进药 1977、局标进药 2004、内蒙古药材 1988、新疆药品 1980 二册、上海药材 1994、贵州药材 2003 和山东药材 2012。

桑藤黄[*]

Garcinia morella Desr.

干燥胶树脂用作藤黄，收载于北京药材 1998^{**}、山东药材 1995^{**} 和山东药材 2002^{**}。

*《世界药用植物速查词典》407 页。

** 上述三标准均称本种为藤黄。

岭南山竹子

Garcinia oblongifolia Champ.ex Benth.

干燥叶用作山竹子叶，收载于广西药材 1996。

八四、龙脑香科 Dipterocarpaceae

龙脑香（龙脑香树）

Dryobalanops aromatica Gaertn. f.

树脂或叶提出物之加工品用作冰片，收载于新疆药品 1980 二册、台湾 1985 二册和台湾 2013；树干经水蒸气蒸馏所得的结晶用作天然冰片，收载于部标进药 1977。

八五、柽柳科 Tamaricaceae

柽柳

Tamarix chinensis Lour.

干燥细嫩枝叶用作山川柳，收载于内蒙古蒙药 1986 和新疆药品 1980 二册；用作西河柳，收载于药典 1990—2015；用作三春柳，收载于贵州药材 2003 附录；用作西河柳（山川柳），收载于药典 1963—1985。

宽苞水柏枝[*]（河柏）

Myricaria bracteata Royle[*] (*Myricaria alopecuroides* Schrenk)

干燥嫩枝叶用作水柏枝，收载于内蒙古蒙药 1986。

*《中国植物志》第 50(2) 卷 174 页。

水柏枝

Myricaria germanica (Linn.) Desv.

干燥嫩枝用作水柏枝，收载于部标成方十二册 1997 附录、部标藏药 1995 和青海藏药 1992。

匍匐水柏枝

Myricaria prostrata Hook. f. et Thoms. ex Benth.

干燥嫩枝叶用作水柏枝，收载于青海药品 1986 和藏药 1979。

八六、菫菜科 Violaceae

戟叶菫菜*（箭叶菫菜）

Viola betonicifolia J. E. Smith* (*Viola betonicifolia* Sm. subsp.*nepalensis* W. Beck.)

干燥全草用作地丁草，收载于四川药材 2010 和江苏药材 1989；用作紫花地丁，收载于四川药材 1987 和浙江药材 2000 ；新鲜或干燥全草用作梨头草，收载于贵州药材 2003。

*《中国植物志》第 51 卷 71 页。

双花菫菜

Viola biflora Linn.

干燥全草用作双花菫菜，收载于青海藏药 1992。

深圆齿菫菜*（浅圆齿菫菜）

Viola davidii Franch.* (*Viola schneideri* W. Beck.)

干燥全草用作紫花地丁，收载于四川药材 1987；用作地丁草，收载于四川药材 2010。

*《中国植物志》第 51 卷 95 页 -FOC。

灰叶菫菜

Viola delavayi Franch.

干燥全草用作灰叶菫菜，收载于云南药品 1974 和云南药品 1996。

七星莲*（匍伏菫、蔓茎菫菜）

Viola diffusa Ging.

干燥全草用作匍伏菫，收载于药典 1977；用作茶匙癀（地白草），收载于福建药材 1990；用作茶匙癀，收载于福建药材 2006。

*《中国植物志》第 51 卷 100 页。

长萼菫菜（短毛菫菜）

Viola inconspicua Blume (*Viola confusa* Champ)

干燥全草用作紫花地丁，收载于四川药材 1984 和四川药材 1987；用作地丁草，收载于江苏药材 1989 和四川药材 2010；新鲜或干燥全草用作梨头草，收载于贵州药材 2003。

西藏菫菜*（天山菫菜）

Viola kunawarensis Royle Illustr.* (*Viola thianschanica* Maxim.)

干燥全草用作香菫，收载于新疆药品 1980 一册；用作天山菫菜，收载于部标维药 1999 和新疆维药 1993；干燥花用作天山菫菜花，收载于部标维药 1999 和新疆维药 1993。

紫花地丁

Viola philippica Cav. Icons et Descr.* (*Viola yedoensis* Makino)

干燥带根全草用作紫花地丁，收载于药典 1977—2015、内蒙古蒙药 1986、香港药材五册、台湾 1985 一册和台湾 2013；用作地丁，收载于新疆药品 1980 二册。

*《中国植物志》第 51 卷 63 页。

早开堇菜
Viola prionantha Bunge

干燥全草用作地丁草，收载于甘肃药材(试行)1996和甘肃药材2009。

心叶堇菜
Viola yunnanfuensis W. Becker[*] (*Viola cordifolia* W. Beck.)

干燥全草用作地丁草，收载于江苏药材1989；新鲜或干燥全草用作梨头草，收载于贵州药材2003。
*《中国植物志》第51卷42页-FOC。

八七、大风子科 Flacourtiaceae

泰国大风子[*](大风子)
Hydnocarpus anthelminthica Pierr. ex Gagnep.[*] (*Hydnocarpus anthelmintica* Pierre)

干燥成熟种子或干燥种仁用作大风子，收载于药典1963、部标进药1977、局标进药2004、山东药材1995、山东药材2002、上海药材1994、贵州药材2003、内蒙古药材1988和台湾1985二册；用作大枫子，收载于新疆药品1980二册；干燥种仁用作大风子仁，收载于药典1985附录—2015附录和广西药材1996；种子中所得之一种脂肪油用作大风子油，收载于中华药典1930。
*《中国植物志》第52(1)卷11页。

海南大风子
Hydnocarpus hainanensis (Merr.) Sleum.

干燥成熟种子用作大风子，收载于内蒙古药材1988。

八八、旌节花科 Stachyuraceae

中国旌节花
Stachyurus chinensis Franch.

干燥茎髓用作小通草，收载于药典1977—2015、贵州药材1988、河南药材1991和四川药材1987。

西域旌节花(喜马山旌节花)
Stachyurus himalaicus Hook. f. et Thoms ex Benth.

干燥茎髓用作小通草，收载于药典1977—2015、贵州药材1988、河南药材1991和四川药材1987。

八九、西番莲科 Passifloraceae

山峰西番莲[*](铲叶西番莲)
Passiflora jugorum W. W. Smith

干燥茎用作锅铲藤，收载于云南药品1974和云南药品1996。

*《中国植物志》第 52(1) 卷 107 页。

镰叶西番莲[*]（截叶西番莲）
Passiflora wilsonii Hemsl.

干燥茎用作锅铲藤，收载于云南药品 1974 和云南药品 1996。
*《中国植物志》第 52(1) 卷 107 页。

三开瓢
Adenia cardiophylla (Mast.) Engl.

干燥藤茎用作三开瓢，收载于云南傣药 II 2005 五册。

九〇、番木瓜科 Caricaceae

番木瓜
Carica papaya Linn.

果实干燥叶用作番木瓜，收载于广西药材 1990 附录。

九一、秋海棠科 Begoniaceae

昌感秋海棠[*]（盾叶秋海棠）
Begonia cavalerei Lévl.

新鲜或干燥根茎用作红孩儿，收载于贵州药材 2003；干燥全草用作盾叶秋海棠，收载于湖南药材 1993 和湖南药材 2009。
*《中国植物志》第 52(1) 卷 154 页。

紫背天葵
Begonia fimbristipula Hance

干燥叶用作红天葵，收载于广西药材 1990。

粗喙秋海棠
Begonia longifolia Blume[*] (*Begonia crassirostris* Irmsch.)

干燥根茎用作大半边莲，收载于药典 2005 附录—2015 附录、广西药材 1990 和广西壮药 2011 二卷。
*《中国植物志》第 52(1) 卷 150 页 -FOC。

裂叶秋海棠
Begonia palmata D. Don

干燥根茎用作大半边莲，收载于药典 2005 附录—2015 附录和广西药材 1990；新鲜或干燥根茎用作红孩儿，收载于贵州药材 2003。

掌裂叶秋海棠
Begonia pedatifida Lévl.

干燥根茎用作大半边莲，收载于药典 2005 附录—2015 附录、广西药材 1990 和广西壮药 2011 二卷。

九二、仙人掌科 Cactaceae

仙人掌
Opuntia stricta (Haw.) Haw. var. *dillenii* (Ker-Gawl.) Benson[*Opuntia dillenii* (Ker-Gawl.) Haw]

新鲜或干燥地上部分或干燥茎或根及茎用作仙人掌，收载于广西药材 1996、贵州药品 1994、海南药材 2011、贵州药材 2003 和云南彝药 Ⅱ 2005 四册。

九三、瑞香科 Thymelaeaceae

沉香
Aquilaria agallocha Roxb.

含树脂的木材用作沉香，收载于药典 1963、部标进药 1977、部标进药 1986、局标进药 2004 和新疆维药 1993。

土沉香（白木香）
Aquilaria sinensis (Lour.) Spreng.

干燥茎用作白木香，收载于广西药材 1996 和广西壮药 2011 二卷；含有树脂的木材或木部心材用作沉香，收载于药典 1963—2015、内蒙古蒙药 1986、新疆药品 1980 二册、藏药 1979、台湾 1985 二册和台湾 2013。

河朔荛花
Wikstroemia chamaedaphne Meisn.

干燥花蕾或干燥叶及花蕾用作黄荛花，收载于药典 1977 和山西药材 1987。

了哥王（南岭荛花）
Wikstroemia indica (Linn.) C.A. Mey.

干燥根或根皮或干燥茎叶用作了哥王，收载于药典 1977、药典 2010 附录、药典 2015 附录、贵州药材 1988、贵州药材 2003、上海药材 1994、山东药材 1995 附录、山东药材 2002 附录、广东药材 2004、湖南药材 2009 和广西壮药 2008。

阿尔泰瑞香
Daphne altaica Pall.

干燥树皮用作阿尔泰瑞香，收载于新疆维药 2010 一册。

芫花
Daphne genkwa Sieb. et Zucc.

干燥根用作芫花根，收载于部标成方十七册 1998 附录、湖北药材 2009 和浙江药材 2005；干燥花蕾用作芫花，收载于药典 1963—2015、新疆药品 1980 二册和台湾 1985 一册；干燥枝条用作芫花条，收载于部标成方十二册 1997 附录、山东药材 1995、山东药材 2002 和山东药材 2012。

黄瑞香
Daphne giraldii Nitsche

干燥茎皮及根皮用作祖司麻，收载于药典 1977、药典 2010 附录、药典 2015 附录、甘肃药材（试行）1996、宁夏药材 1993 和山西药材 1987；用作祖师麻，收载于甘肃药材 2009。

毛瑞香
Daphne kiusiana Miq. var. *atrocaulis* (Rehd.) F. Maekawa

干燥全株用作毛瑞香，收载于广西瑶药 2014 一卷。

瑞香
Daphne odora Thunb.

干燥根及茎的二层内皮用作白瑞香，收载于部标成方四册 1991 附录。

凹叶瑞香
Daphne retusa Hemsl.

干燥茎皮及根皮用作祖司麻，收载于药典 1977。

唐古特瑞香（甘青瑞香、陕甘瑞香）
Daphne tangutica Maxim.

叶、茎皮、果及花用作甘青瑞香，收载于部标藏药 1995；用作瑞香，收载于青海藏药 1992；干燥茎皮及根皮用作唐古特瑞香，收载于部标成方十三册 1997 附录和青海药品 1992；用作祖师麻，收载于甘肃药材 2009 和甘肃药材（试行）1996；用作祖司麻，收载于药典 1977。

结香
Edgeworthia chrysantha Lindl.

干燥全株用作黄瑞香，收载于广西瑶药 2014 一卷。

狼毒 *（瑞香狼毒、绵大戟）
Stellera chamaejasme Linn.

干燥根用作狼毒，收载于青海藏药 1992、四川药材 1987 和内蒙古药材 1988；用作绵大戟，收载于云南药品 1974、云南药品 1996、云南药材 2005 七册、贵州药材 1988 和贵州药材 2003；用作萝白矮陀陀，收载于部标成方十四册 1997 附录；用作瑞香狼毒，收载于部标藏药 1995、甘肃药材（试行）1991、甘肃药材 2009、四川药材 1984、内蒙古蒙药 1986 和宁夏药材 1993。

* 大戟科亦有植物名狼毒，《中国植物志》亦重名。

九四、胡颓子科 Elaeagnaceae

沙枣
Elaeagnus angustifolia Linn.
　　干燥成熟果实用作沙枣，收载于药典 1977、部标维药 1999、新疆药品 1980 一册、新疆药品 1987 和新疆维药 1993；干燥叶用作沙枣叶，收载于药典 1977 和新疆药品 1980 二册。

蔓胡颓子
Elaeagnus glabra Thunb.
　　干燥叶用作羊奶奶叶（胡颓子叶），收载于贵州药材 2003。

角花胡颓子
Elaeagnus gonyanthes Benth.
　　干燥根用作角花胡颓子，收载于部标成方十四册 1997 附录。

宜昌胡颓子
Elaeagnus henryi Warb.
　　干燥叶用作羊奶奶叶，收载于贵州药品 1994；用作羊奶奶叶（胡颓子叶），收载于贵州药材 2003。

福建胡颓子
Elaeagnus oldhami Maxim.
　　干燥叶用作胡颓子叶，收载于福建药材 2006。

胡颓子
Elaeagnus pungens Thunb.
　　干燥根用作胡颓子根，收载于上海药材 1994；干燥叶用作胡颓子叶，收载于药典 1977、药典 2015 附录、部标成方五册 1992 附录、湖北药材 2009、上海药材 1994 和湖南药材 2009；用作羊奶奶叶（胡颓子叶），收载于贵州药材 2003。

绿叶胡颓子
Elaeagnus viridis Serv.
　　干燥茎叶用作白绿叶，收载于云南彝药 II 2005 四册。

江孜沙棘
Hippophae gyantsensis (Rousi) Y. S. Lian
　　干燥成熟果实用作大沙棘，收载于四川藏药 2014。

肋果沙棘
Hippophae neurocarpa S. W. Liu et T. N. He
　　干燥成熟果实用作沙棘，收载于青海药品 1992。

沙棘
Hippophae rhamnoides Linn.
　　干燥成熟果实用作沙棘，收载于药典 1977—2015、内蒙古蒙药 1986 和藏药 1979；成熟果实的鲜汁用作沙棘鲜浆，收载于青海药品 1992；成熟果实的水煎膏用作沙棘膏，收载于部标藏药 1995、青海藏药 1992 和藏药 1979。

中国沙棘
Hippophae rhamnoides Linn. subsp. *sinensis* Rousi

干燥成熟果实用作沙棘，收载于青海药品 1992；干燥叶用作沙棘叶，收载于四川藏药 2014。

卧龙沙棘
Hippophae rhamnoides Linn. subsp. *wolongensis* Lian，K. Sun et X. L. Chen

干燥成熟果实用作大沙棘，收载于四川藏药 2014。

云南沙棘
Hippophae rhamnoides Linn. subsp. *yunnanensis* Rousi

干燥叶用作沙棘叶，收载于四川藏药 2014。

西藏沙棘（藏沙棘）
Hippophae thibetana Schlechtend.

干燥成熟果实用作小沙棘，收载于四川藏药 2014；用作沙棘，收载于青海药品 1992。

九五、千屈菜科 Lythraceae

千屈菜
Lythrum salicaria Linn.

干燥根用作铁菱角，收载于湖南药材 1993 和湖南药材 2009；干燥地上部分用作千屈菜，收载于湖北药材 2009。

紫薇
Lagerstroemia indica Linn.

干燥树皮用作紫荆皮，收载于药典 2015 附录、贵州药材 1988、贵州药材 2003 和四川药材 1987；新鲜或干燥叶用作紫薇叶，收载于贵州药材 2003；干燥花用作紫薇花，收载于贵州药材 2003。

散沫花 *（指甲花）
Lawsonia inermis Linn.

干燥叶用作指甲花叶，收载于部标维药 1999。
*《中国植物志》第 52(2) 卷 111 页。

九六、安石榴科 Punicaceae

石榴（安石榴、石榴树）
Punica granatum Linn.

干燥成熟果实用作石榴，收载于药典 1977 附录、部标维药 1999 和内蒙古蒙药 1986；干燥果实、种子用作石榴子，收载于药典 1977、药典 1985 附录—2015 附录、部标藏药 1995、藏药 1979、青海藏药 1992；具酸味的成熟果实用作酸石榴，收载于新疆维药 2010 一册；干燥花瓣用作石榴花，收载于部标维药 1999；干燥叶用作石榴叶，收载于山东药材 2002 和山东药材 2012；干燥果皮或干燥茎皮或根皮用作石榴皮，收载于药典 1963—2015、山东药材 1995、新疆药品 1980 二册、新疆药品 1987、中华药典 1930、台湾 2004 和台湾 2013；用作石榴根皮，收载于台湾 1985 二册和台湾 2004。

白石榴
Punica granatum Linn. cv. Albescens

干燥花用作白石榴花，收载于浙江炮规 2005。

九七、蓝果树科 Nyssaceae

喜树
Camptotheca acuminata Decne.

干燥成熟果实用作喜树果，收载于广西壮药 2008、广西瑶药 2014 一卷、贵州药材 2003、广西药材 1990 和四川药材 2010。

九八、八角枫科 Alangiaceae

八角枫
Alangium chinense (Lour.) Harms

干燥细须根或干燥支根或干燥侧根用作八角枫，收载于药典 1977、药典 2010 附录、药典 2015 附录、广西壮药 2008、广西瑶药 2014 一卷、云南药品 1974、云南药品 1996、广东药材 2004、海南药材 2011、湖北药材 2009 和湖南药材 2009；用作八角枫 (白龙须、白金条)，收载于贵州药材 1988 和贵州药材 2003。

瓜木
Alangium platanifolium (Sieb. et Zucc.) Harms

干燥细须根或干燥支根用作八角枫 (白龙须、白金条)，收载于贵州药材 2003。

云南八角枫
Alangium yunnanense C. Y. Wu ex Fang et al.

干燥细根及须根用作滇八角枫，收载于云南彝药 2005 二册。

九九、使君子科 Combretaceae

毗黎勒 (毛诃子)
Terminalia bellirica (Gaertn.) Roxb.

干燥成熟果实用作毛诃子，收载于药典 1977—2015、内蒙古蒙药 1986、云南药品 1974、新疆维药

1993 和藏药 1979。

诃子（诃子树）
Terminalia chebula Retz.

干燥果实用作诃黎勒，收载于台湾 1985 二册；干燥成熟果实用作诃子，收载于药典 1963—2015、部标进药 1986、局标进药 2004、内蒙古蒙药 1986、新疆药品 1980 二册、云南药品 1974、藏药 1979、香港药材六册和台湾 2013；干燥幼果用作西青果，收载于药典 2010、药典 2015、药典 2000 附录、药典 2005 附录、局标进药 2004 和湖南药材 2009；用作藏青果，收载于贵州药材 1988 附录和内蒙古蒙药 1986；用作西青果（藏青果），收载于部标进药 1977 和部标进药 1986。

小花诃子
Terminalia chebula Retz. var. *parviflora* Thwaites

干燥成熟果实用作诃子，收载于部标进药 1986。

微毛诃子 *（绒毛诃子）
Terminalia chebula Retz. var. *tomentella* (Kurz) C. B. Clarke

干燥成熟果实用作诃子，收载于药典 1977—2015、局标进药 2004、内蒙古蒙药 1986、新疆药品 1980 二册、云南药品 1974、藏药 1979、香港药材六册和台湾 2013；干燥幼果用作西青果，收载于药典 2000 附录和药典 2005 附录。

*《中国植物志》第 53(1) 卷 13 页。

使君子
Quisqualis indica Linn.

干燥成熟果实用作使君子，收载于药典 1963—2015、贵州药材 2003 附录、新疆药品 1980 二册、台湾 1985 二册、台湾 2004 和台湾 2013。

一〇〇、桃金娘科 Myrtaceae

柠檬桉
Eucalyptus citriodora Hook. f.

干燥叶或带叶嫩枝用作柠檬桉叶，收载于广西药材 1996。

蓝桉（桉树）
Eucalyptus globulus Labill.

新鲜或干燥叶用作桉叶，收载于贵州药品 1994、贵州药材 2003；鲜叶经水蒸气蒸馏得到挥发油用作桉油，收载于药典 1953—2015；用作桉叶油，收载于中华药典 1930。

直杆蓝桉
Eucalyptus maideni F.V. Muell.

干燥叶及带叶的嫩枝用作直杆蓝桉，收载于广东药材 2011。

桉 (大叶桉)
Eucalyptus robusta Smith

新鲜或干燥叶用作桉叶，收载于广西药材 1990 附录、北京药材 1998 附录、上海药材 1994、贵州药品 1994 和贵州药材 2003；用作大叶桉叶，收载于广西药材 1996 和海南药材 2011；用作大叶桉，收载于广东药材 2004；叶经水蒸气蒸馏提取的挥发油用作大叶桉油，收载于广西壮药 2008。

白千层
Melaleuca leucadendron Linn.

枝叶经水蒸气蒸馏得到的挥发油用作玉树油，收载于福建药材 2006；用作白柴油，收载于中华药典 1930。

岗松
Baeckea frutescens Linn.

带花果的干燥叶用作岗松，收载于药典 1977、广西壮药 2008 和广西瑶药 2014 一卷；带花果枝叶的挥发油用作岗松油，收载于广西药材 1996 和广西壮药 2008。

丁香 (丁香树)
Eugenia caryophyllata Thunb.

干燥果实或近成熟果实用作母丁香，收载于药典 2005—2015、药典 1977 附录—2000 附录、部标进药 1977、局标进药 2004、贵州药材 1988 附录、贵州药材 2003 附录、山东药材 1995、山东药材 2002 和山西药材 1987 附录；用作母丁香 (鸡舌香)，收载于药典 1963；干燥花蕾用作丁香，收载于药典 1963、药典 1985—2015、药典 1977 附录、部标进药 1977、部标进药 1986、局标进药 2004、内蒙古蒙药 1986、新疆维药 1993、藏药 1979、中华药典 1930、台湾 1980、台湾 1985 一册、台湾 2004、台湾 2006 和台湾 2013；用作公丁香，收载于新疆药品 1980 二册；干燥花蕾中的挥发油用作丁香油，收载于药典 1953、药典 1963、部标维药 1999、福建药材 2006、广东药材 2011、新疆维药 1993 和中华药典 1930。

丁子香 * (丁香树)
Syzygium aromaticum (Linn.) Merr. et L. M. Perry

干燥近成熟或成熟果实用作母丁香，收载于内蒙古药材 1988** 和上海药材 1994**；干燥花蕾用作丁香，收载于台湾 1985 一册；干燥花蕾经蒸馏所得的挥发油用作丁香油，收载于贵州药材 2003**。

*《中国植物志》第 53(1) 卷 60 页。

** 该三标准均称本种为丁香。

乌墨 * (海南蒲桃)
Syzygium cumini (Linn.) Skeels

干燥成熟果实用作海南蒲桃，收载于内蒙古蒙药 1986；用作蒲桃，收载于部标藏药 1995 和青海藏药 1992。

*《中国植物志》第 53(1) 卷 101 页。

蒲桃
Syzygium jambos (Linn.) Alston

干燥根或干燥茎用作蒲桃，收载于部标成方二册 1990 附录、海南药材 2011 和广东药材 2004。

水翁蒲桃 *（水榕、水翁花）

Syzygium nervosum DC.*[*Cleistocalyx operculatus* (Roxb.) Merr. et Perry]

干燥花蕾用作水翁花，收载于部标成方八册 1993 附录、海南药材 2011、广西药材 1990 和广东药材 2004；干燥树皮用作土槿皮 (广东土槿皮)，收载于广东药材 2011；用作土槿皮，收载于部标成方十七册 1998 附录；用作水翁皮，收载于海南药材 2011。

*《中国植物志》第 53(1) 卷 118 页 -FOC。

桃金娘

Rhodomyrtus tomentosa (Ait.) Hassk.

干燥根用作岗稔，收载于广东药材 2004；用作桃金娘根，收载于药典 2010 附录、药典 2015 附录和湖南药材 2009；用作桃金娘根 (岗稔根)，收载于药典 1977；用作岗稔根 (桃金娘根)，收载于上海药材 1994；用作岗稔根，收载于海南药材 2011；干燥成熟果实用作桃金娘果，收载于广西药材 1996 和广西壮药 2008；用作岗稔子，收载于广东药材 2004 和海南药材 2011。

番石榴

Psidium guajava Linn.

干燥根用作番石榴根，收载于广西壮药 2008；干燥未成熟果实用作番石榴果，收载于广东药材 2004；干燥叶或干燥叶及带叶嫩茎用作番石榴叶，收载于部标成方二册 1990 附录、海南药材 2011、广西药材 1990、广东药材 2004 和湖南药材 2009。

香桃木

Myrtus communis Linn.

干燥近成熟果实用作香桃木果，收载于部标维药 1999；用作香桃木实，收载于新疆维药 1993。

一〇一、野牡丹科 Melastomataceae

金锦香

Osbeckia chinensis Linn.

干燥根用作朝天罐根，收载于贵州药材 2003；干燥全草用作金锦香，收载于药典 1977、福建药材 2006 和广东药材 2011；用作金锦香 (硬地丁、金石榴)，收载于福建药材 1990。

假朝天罐

Osbeckia crinita Benth. ex C.B. Clarke

干燥根用作朝天罐，收载于药典 1977*、贵州药材 1988* 和广西瑶药 2014 一卷；用作朝天罐根，收载于贵州药材 2003。

*该二标准均称本种为朝天罐。

朝天罐 *（阔叶金锦香）

Osbeckia opipara C. Y. Wu et C. Chen

干燥根用作朝天罐根，收载于贵州药材 2003。

*《中国植物志》第 53(1) 卷 144 页。

地菍（地稔）
Melastoma dodecandrum Lour.

干燥或新鲜全草用作地菍，收载于药典 2010 附录、药典 2015 附录、部标成方九册 1994 附录、贵州药材 2003、海南药材 2011 和广东药材 2004；用作嘎狗噜，收载于浙江炮规 2005；用作地菍（地稔），收载于湖南药材 2009。

野牡丹
Melastoma malabathricum Linn.* (*Melastoma candidum* D. Don)

干燥根或干燥地上部分或全草用作野牡丹，收载于药典 1977 附录、部标成方五册 1992 附录和广东药材 2011；干燥根及茎用作羊开口，收载于广西瑶药 2014 一卷和湖南药材 2009。

Flora of China Vol.13 (2007)。

展毛野牡丹
Melastoma normale D. Don

干燥根及茎用作羊开口，收载于药典 2010 附录、药典 2015 附录、广西药材 1990、广西壮药 2008 和广西瑶药 2014 一卷。

北酸脚杆
Medinilla septentrionalis (W. W. Sm.) H. L. Li

干燥全株用作黄稔根，收载于广西瑶药 2014 一卷。

一〇二、菱科 Trapaceae

菱
Trapa bispinosa Roxb.

干燥果皮用作红菱壳，收载于上海药材 1994 附录；干燥果实用作菱角，收载于药典 1977 附录—2015 附录。

欧菱*（红菱、乌菱）
Trapa natans Linn.* (*Trapa bicornis* Osbeck.)

干燥果皮用作红菱壳，收载于上海药材 1994 附录；干燥成熟果实用作菱角，收载于部标蒙药 1998 和内蒙古蒙药 1986。

Flora of China Vol.13 (2007)。

细果野菱
Trapa incisa Siebold et Zucc.* (*Trapa maximowiczii* Korsh.)

干燥果实用作菱角，收载于药典 1977 附录—2015 附录。

Flora of China Vol.13 (2007)。

一○三、 柳叶菜科 Onagraceae

水龙
Ludwigia adscendens (Linn.) Hara[*] (*Jussiaea repens* Linn.)

干燥全草用作过塘蛇，收载于广东药材 2011 和广西药材 1990；用作水龙，收载于部标成方九册 1994 附录。

*《中国植物志》第 53(2) 卷 35 页。

丁香蓼
Ludwigia prostrata Roxb.[*] (*Ludwigia epilobiloides* Maxim.)

干燥全草用作丁香蓼，收载于湖南药材 1993 和湖南药材 2009。

*《中国植物志》第 53(2) 卷 33 页 -FOC。

月见草
Oenothera biennis Linn.

干燥种子用作月见草子，收载于辽宁药材 2009。

一○四、 杉叶藻科 Hippuridaceae

杉叶藻
Hippuris vulgaris Linn.

干燥藻体用作杉叶藻，收载于西藏藏药 2012 二册。

一○五、 锁阳科 Cynomoriaceae

锁阳
Cynomorium songaricum Rupr. (*Cynomorium coccineum* Linn.)

干燥肉质茎或干燥全草用作锁阳，收载于药典 1963—2015、内蒙古蒙药 1986、青海药品 1976、新疆药品 1980 二册、新疆维药 1993、香港药材六册和台湾 1985 二册。

一○六、 五加科 Araliaceae

通脱木
Tetrapanax papyrifer (Hook.) K. Koch.

干燥根和茎枝用作通脱木，收载于广西瑶药 2014 一卷；干燥茎髓用作通草，收载于药典 1963—2015、新疆药品 1980 二册、贵州药材 1965、台湾 1985 一册和台湾 2013。

鹅掌藤
Schefflera arboricola Hayata

干燥根及藤茎或茎叶或干燥根及茎叶用作七叶莲，收载于部标成方五册 1992 附录和贵州药材 2003。

穗序鹅掌柴
Schefflera delavayi (Franch.) Harms ex Diels

叶柄干燥髓部或叶柄干燥髓部用作小通草，收载于湖南药材 1993 和湖南药材 2009；干燥茎枝及叶用作牛嗓管，收载于云南彝药 II 2005 四册。

密脉鹅掌柴
Schefflera elliptica (Blume) Harms[*Schefflera venulosa* (Wight et Arn.) Harms]

干燥茎或干燥地上部分或干燥茎叶或干燥全株用作七叶莲，收载于部标成方九册 1994 附录、湖南药材 2009、云南药品 1974 和云南药品 1996；干燥茎叶用作七叶莲茎叶，收载于云南彝药 2005 二册。

鹅掌柴
Schefflera heptaphylla (Linn.) Frodin [*Schefflera octophylla* (Lour.) Harms]

干燥树皮及根皮用作鹅脚木皮，收载于广西药材 1990；干燥树皮用作鸭脚木，收载于部标成方十四册 1997 附录；干燥树皮及根皮或干燥树皮用作鸭脚木皮，收载于部标成方十一册 1996 附录、海南药材 2011、海南药材 2011、广西药材 1990、广西壮药 2011 二卷和广西瑶药 2014 一卷。

白花鹅掌柴 * (广西鹅掌柴)
Schefflera leucantha R. Vig. * (*Schefflera kwangsiensis* Merr. ex Li)

干燥茎枝或带叶茎枝用作汉桃叶，收载于药典 1977、药典 2010 附录、药典 2015 附录、广西壮药 2008、广东药材 2004、贵州药材 2003 和湖南药材 2009；用作汉桃叶 (七叶莲)，收载于上海药材 1994。
*《中国植物志》第 54 卷 38 页 -FOC。

树参
Dendropanax dentiger (Harms) Merr.

干燥根及茎用作白半枫荷，收载于广东药材 2011；干燥根及茎，或干燥茎枝用作枫荷桂，收载于部标成方三册 1991 附录和广西瑶药 2014 一卷。

变叶树参
Dendropanax proteus (Champ.) Benth.

干燥根及茎用作白半枫荷，收载于广东药材 2011。

常春藤
Hedera sinensis (Tobler) Hand.-Mazz.*[*Hedera nepalensis* K. Koch var. *sinensis* (Tobl.) Rehd.]

新鲜或干燥藤茎或地上部分用作三角风，收载于贵州药品 1994 和贵州药材 2003；干燥带叶藤茎或干燥全株用作常春藤，收载于湖北药材 2009 和广西瑶药 2014 一卷。
*《中国植物志》第 54 卷 74 页 -FOC。

刺楸
Kalopanax septemlobus (Thunb.) Koidz.

干燥树皮用作川桐皮，收载于药典 1977、四川药材 1987 和四川药材 2010；用作海桐皮，收载于贵州药材 1988 和湖南药材 2009；用作刺楸皮，收载于湖北药材 2009；用作海桐皮（川桐皮），收载于湖南药材 1993；用作刺楸皮（海桐皮），收载于贵州药材 2003。

毛叶刺楸（毛刺楸）
Kalopanax septemlobus (Thunb.) Koidz. var. *magnificus* (Zabel.) Hand.-Mazz.

干燥树皮用作川桐皮，收载于四川药材 1987 和四川药材 2010。

梁王茶
Metapanax delavayi (Franch.) J. Wen et Frodin

干燥全株用作梁王茶，收载于云南彝药Ⅲ 2005 六册。

短柄五加（倒卵叶五加、藤五加）
Eleutherococcus brachypus (Harms) Nakai* [*Acanthopanax brachypus* Harms，*Acanthopanax obovatus* Hoo，*Acanthopanax leucorrhizus* (Oliv.)Harms]

干燥根及根茎或干燥根、根茎及茎用作甘肃刺五加，收载于甘肃药材（试行）1995 和甘肃药材 2009；根、根茎或茎用作倒卵叶五加，收载于部标成方十二册 1997 附录。

*《中国植物志》第 54 卷 104 页 -FOC。

红毛五加（毛梗红毛五加）
Eleutherococcus giraldii (Harms) Nakai * (*Acanthopanax giraldii* Harms；*Acanthopanax giraldii* Harms var. *hispidus* Hoo)

密生刺毛的干燥茎皮用作红毛五加皮，收载于四川药材 1977、四川药材 1987 和四川药材 2010；干燥茎皮用作川加皮，收载于部标成方十一册 1996 附录。

*《中国植物志》第 54 卷 91 页 -FOC。

糙叶五加
Eleutherococcus henryi Oliv.* [*Acanthopanax henryi* (Oliv) Harms.]

干燥根皮用作五加皮，收载于湖南药材 1993 和湖南药材 2009。

*《中国植物志》第 54 卷 102 页 -FOC。

糙叶藤五加*
Eleutherococcus leucorrhizus Oliv. var. *fulvescens* (Harms et Rehder) Nakai* (*Acanthopanax leuccrrhizus* (Oliv.) Harms var. *fulvescens* Harms)

干燥茎皮用作川加皮，收载于部标成方十一册 1996 附录**。

*《中国植物志》第 54 卷 101 页 -FOC。

** 该标准称本种为糙叶藤五皮。

五加（细柱五加）
Eleutherococcus nodiflorus (Dunn) S. Y. Hu* (*Acanthopanax gracilistylus* W. W. Smith)

干燥根皮用作五加皮，收载于药典 1963—2015、新疆药品 1980 二册、香港药材六册和台湾 1985 一册。

*《中国植物志》第 54 卷 107 页 -FOC。

刺五加
Eleutherococcus senticosus (Rupr. et Maxim.) Maxim.* [*Acanthopanax senticosus* (Rupr. et Maxim.) Harms]

干燥根及根茎或茎用作刺五加，收载于药典 1977—2015 和香港药材六册；干燥根皮用作东五加皮，收载于吉林药品 1977；干燥茎皮用作刺五加皮，收载于广西药材 1996；干燥叶用作刺五加叶，收载于黑龙江药材 2001；干燥根及根茎或茎经提取加工制成的浸膏用作刺五加浸膏，收载于药典 1977、药典 1985 和药典 2005—2015。

*《中国植物志》第 54 卷 99 页 -FOC。

无梗五加*（短梗五加）
Eleutherococcus sessiliflorus (Rupr. et Maxim.) S. Y. Hu* (*Acanthopanax sessiliflorus* Seem.)

干燥根皮用作东五加皮，收载于吉林药品 1977。

*《中国植物志》第 54 卷 115 页 -FOC。

白簕
Eleutherococcus trifoliatus (Linn.) S. Y. Hu* [*Acanthopanax trifoliatus* (Linn.) Merr.]

干燥根及茎用作三加，收载于广西药材 1996、广西壮药 2008 和广西瑶药 2014 一卷；干燥根或根皮用作刺三加，收载于贵州药材 2003。

*《中国植物志》第 54 卷 112 页 -FOC。

刚毛白簕
Acanthopanax trifoliatus (Linn.) Merr. var. *setosus* Li

干燥根或根皮用作刺三加，收载于贵州药材 2003。

幌伞枫
Heteropanax fragrans (Roxb.ex DC.)Seem

干燥茎皮用作幌伞枫皮，收载于广西壮药 2011 二卷。

虎刺楤木
Aralia armata (Wall.) Seem.

干燥根用作鹰不扑，收载于药典 2000 附录—2015 附录和广西药材 1990。

楤木
Aralia chinensis Linn.

干燥根和茎或干燥茎或干燥根皮或根及根皮或茎皮及根皮用作楤木，收载于云南药品 1996、云南彝药Ⅲ 2005 六册、湖南药材 1993、湖南药材 2009*、贵州药品 1994 和贵州药材 2003；干燥茎用作鸟不宿，收载于上海药材 1994；干燥根皮用作刺老包，收载于湖北药材 2009。

　　* 该标准称本种为黄毛楤木。

食用土当归 (九眼独活)
Aralia cordata Thunb.

　　干燥根和根茎或干燥根茎用作九眼独活，收载于云南药品 1974、云南药品 1996、贵州药材 1988、贵州药材 2003、甘肃药材 (试行)1995、甘肃药材 2009、四川药材 1984、四川药材 1987 和四川药材 2010。

黄毛楤木
Aralia decaisneana Hance

　　干燥根用作鹰不扑，收载于药典 2000 附录 — 2015 附录和广西药材 1990；用作鸟不企，收载于广西壮药 2011 二卷。

棘茎楤木
Aralia echinocaulis Hand.-Mazz.

　　干燥茎用作楤木，收载于浙江炮规 2005。

辽东楤木 * (龙牙楤木、楤木)
Aralia elata (Miq.) Seem. (*Aralia mandshurica* Maecim)

　　干燥根皮及茎皮，或茎皮用作龙牙楤木，收载于部标成方十三册 1997 附录、黑龙江药材 2001 和湖南药材 2009；干燥叶用作龙牙楤木叶，收载于黑龙江药材 2001。

　　*《中国植物志》第 54 卷 166 页。

柔毛龙眼独活
Aralia henryi Harms

　　干燥根茎及根，或干燥根茎用作九眼独活，收载于贵州药材 2003、四川药材 1984、四川药材 1987 和四川药材 2010。

甘肃土当归
Aralia kansuensis Hoo

　　干燥根及根茎用作龙眼独活，收载于甘肃药材 2009。

西藏土当归 * (土当归)
Aralia tibetana Hoo

　　干燥根茎及根用作土当归，收载于西藏 XZ-BC-0053—2008。

　　*《中国植物志》第 54 卷 172 页。

人参
Panax ginseng C. A. Mey. (*Panax schinseng* Nees)

　　干燥根和根茎，或干燥根，或去须根之干燥根，或栽培或野生的干燥根用作人参 (园参、林下山参、山参)，收载于药典 1963—2015、内蒙古蒙药 1986、新疆药品 1980 二册、香港药材一册、台湾 1985 二册、台湾 2004 和台湾 2013；干燥根和根茎，或干燥根用作移山参，收载于上海沪药监药注 (2002)757 号；

带有根茎的根用作白参，收载于部标进药 1977；用作朝鲜人参，收载于部标进药 1977；新鲜根或根茎用作鲜人参，收载于山东药材 2012；干燥根茎 (芦头) 用作人参芦头，收载于浙江药材 2004；干燥支根及须根，或栽培品 (习称"园参") 的干燥须根用作人参须，收载于甘肃药材 2009 和湖南药材 2009；干燥叶用作人参叶，收载于药典 1985—2015、部标中药材 1992、四川药材 1987 增补、贵州药材 1988、吉林药品 1977、内蒙古药材 1988 和香港药材七册；栽培品经蒸制后的干燥根和根茎用作红参，收载于药典 1995—2015；带有根茎的根，经加工蒸煮后的干燥品用作朝鲜人参 (红参)，收载于部标进药 1977 和局标进药 2004；栽培品经蒸制后的干燥细支根及须根用作红参须，收载于广东药材 2011、山东药材 2002、山东药材 2012 和湖南药材 2009；干燥根及根茎经加工制成的总皂苷用作人参总皂苷，收载于药典 2010 和药典 2015；干燥茎叶经加工制成的总皂苷用作人参茎叶总皂苷，收载于药典 2010 和药典 2015。

竹节参 (大叶三七、竹节七、竹节人参)

Panax japonicus (T. Nees) C. A. Mey. [*Panax pseudoginseng* Wall. var. *japonicus* (C. A. Mey.) Hoo et Tseng，*Panax japonicus* C. A. Mey.]

干燥根茎用作竹节参，收载于药典 1985—2015；用作竹节参 (竹节七)，收载于药典 1977；干燥根或干燥肥大肉质块根用作明七，收载于云南药品 1974、四川药材 1977 和四川药材 1987；干燥叶或干燥茎叶用作参叶，收载于部标中药材 1992、甘肃药材 (试行)1991 和甘肃药材 2009。

Flora of China Vol.13 (2007)。

珠子参 (大叶三七)

Panax japonicus C. A. Mey. var. *major* (Burk.) C. Y. Wu et K. M. Feng[*Panax pseudoginseng* Wall. var. *major* (Burkill) Li]

干燥根茎用作珠子参，收载于药典 1977—2015、云南药品 1974 和贵州药材 2003 附录；干燥茎叶用作参叶，收载于四川药材 1977、四川药材 1987 和四川药材 2010。

羽叶三七 (疙瘩七)

Panax pseudo-ginseng Wall. var. *bipinnatifidus* (Seem.) Li [*Panax japonicus* C. A. Mey. var. *bipinnatifidus* (Seem.) C. Y. Wu et K. M. Feng，*Panax bipinnatifidus* Seem.]

干燥根茎用作珠子参，收载于药典 1990—2015、云南药品 1974 和贵州药材 2003 附录；用作珠子参 (纽子七)，收载于药典 1977 和药典 1985；干燥茎叶用作参叶，收载于四川药材 1977、四川药材 1987 和四川药材 2010。

*《中国植物志》第 54 卷 187 页。

秀丽假人参

Panax pseudo-ginseng Wall. var. *elegantier* (Burkill) Hoo et Tseng

干燥叶用作参叶，收载于甘肃药材 (试行)1991 和甘肃药材 2009。

三七 (参三七)

Panax notoginseng (Burkill) F. H. Chen ex C. H. Chow [*Panax pseudoginseng* Wall. var. *notoginseng* (Burkill) Hoo et Tseng；*Panax pseudoginseng* auct. non Wall.]

干燥根及根茎或干燥根用作三七，收载于药典 1963—2015、广西壮药 2008、云南药品 1974、内蒙古蒙药 1986、新疆药品 1980 二册、新疆维药 1993、香港药材一册、台湾 1985 二册、台湾 2004 和台湾 2013；用作冻干三七，收载于云南药品 1996；干燥支根及根茎用作三七 (剪口、筋条)，收载于四川药材

1984；干燥须根用作三七须根，收载于云南药材 2005 一册；干燥花序或干燥花或含苞待放的干燥花蕾用作三七花，收载于部标成方二册 1990 附录、上海药材 1994 附录、四川药材 1987 增补、四川药材 2010、广西药材 1990、贵州药材 1988、贵州药材 2003 和云南药材 2005 七册；干燥茎和叶用作三七茎叶，收载于云南药材 2005 七册；干燥叶或干燥茎叶用作三七叶，收载于广西药材 1990 和上海药材 1994；干燥根经加工制成的提取物用作三七三醇皂苷，收载于药典 2010 和药典 2015；主根或根茎经加工制成的总皂苷用作三七总皂苷，收载于药典 2010 和药典 2015。

*《中国植物志》第 54 卷 183 页 -FOC。

西洋参
Panax quinquefolium Linn.

干燥根用作西洋参，收载于药典 2000—2015、部标 1988、部标进药 1986、局标进药 2004、湖南药材 1993、香港药材三册、台湾 1985 二册、台湾 2004 和台湾 2013；干燥支根和须根用作西洋参须，收载于山东药材 2002 和山东药材 2012；干燥叶用作西洋参叶，收载于山东药材 1995、山东药材 2002 和山东药材 2012。

一〇七、伞形科 Umbelliferae

天胡荽
Hydrocotyle sibthorpioides Lam.

干燥或新鲜全草用作满天星，收载于四川药材 1979；用作满天星（天胡荽），收载于湖南药材 2009；用作天胡荽，收载于福建药材 2006、广西药材 1990、广西壮药 2008、贵州药材 2003、山东药材 1995 附录、山东药材 2002 附录、云南药品 1996、上海药材 1994 和湖北药材 2009；用作天胡荽（遍地锦），收载于福建药材 1990；用作小金钱草，收载于江西药材 1996。

破铜钱（白毛天胡荽）
Hydrocotyle sibthorpioides Lam. var. *batrachium* (Hance) Hand.-Mazz. ex Shan

干燥全草用作天胡荽，收载于广西药材 1990 和广西壮药 2008；用作小金钱草，收载于江西药材 1996 和江西药材 2014。

积雪草
Centella asiatica (Linn.) Urb.

干燥全草用作积雪草（落得打），收载于药典 1977—2015、广西壮药 2008 和香港药材七册；全草经加工制成的总苷用作积雪草总苷，收载于药典 2010 和药典 2015。

薄片变豆菜
Sanicula lamelligera Hance

干燥全草用作大肺筋草，收载于四川药材 1979。

迷果芹
Sphallerocarpus gracilis (Bess.) K. -Pol.

干燥根用作迷果芹，收载于青海藏药 1992 附录；用作西藏棱子芹，收载于部标藏药 1995 附录。

峨参
Anthriscus sylvestris (Linn.) Hoffm.

干燥根用作峨参，收载于湖南药材 1993、湖南药材 2009、四川药材 1979、四川药材 1987 和四川药材 2010。

小窃衣（窃衣）
Torilis japonica (Houtt.) DC. [*Torilis anthriscus* (Linn.) Gmel.]

干燥成熟果实用作华南鹤虱，收载于湖南药材 1993 和湖南药材 2009。

芫荽（香菜、胡荽）
Coriandrum sativum Linn.

干燥果实或干燥成熟果实用作胡荽子，收载于吉林药品 1977；用作香菜子，收载于辽宁药品 1980 和辽宁药品 1987；用作芫荽果，收载于部标藏药 1995；用作芫荽子，收载于部标中药材 1992、贵州药材 1965、贵州药材 1988、贵州药材 2003、江苏药材 1986 二、江苏药材 1989、内蒙古蒙药 1986 和内蒙古药材 1988；用作胡荽，收载于台湾 1985 一册；干燥成熟果实或干燥全草用作芫荽，收载于江西药材 1996、藏药 1979 和青海藏药 1992；干燥地上部分用作芫荽草，收载于上海药材 1994；干熟果实中所得之一种挥发油用作胡荽油，收载于中华药典 1930。

滇芹
Meeboldia yunnanensis (H. Wolff) Constance et F. T. Pu [*](*Sinodielsia yunnanensis* Wolff)

干燥根用作黄藁本，收载于云南彝药 2005 二册。

*《中国植物志》第 55(1) 卷 108 页 –FOC。

明党参
Changium smyrnioides Wolff

干燥根用作明党参，收载于药典 1963—2015 和新疆药品 1980 二册。

美丽棱子芹 [*]（美丽棱子芥）
Pleurospermum amabile Craib. ex . W. W. Smith

干燥全草用作仔归，收载于西藏藏药 2012 二册。

*《中国植物志》第 55(1) 卷 143 页。

西藏棱子芹
Pleurospermum hookeri C. B. Clarke var. *thomsonii* C. B. Clarke[*Pleurospemum tibetanicum* (Turcz.) Schischk.]

干燥根用作西藏棱子芹，收载于部标藏药 1995 附录和四川药材 2010。

宽叶羌活（宽叶羌、川羌活）
Notopterygium franchetii H. Boissieu [*](*Notopterygium forbesii* Boiss.)

干燥根茎和根用作羌活，收载于药典 1977—2015、新疆药品 1980 二册、青海药品 1976、藏药 1979 和台湾 2004；根经蒸馏而得的挥发油用作羌活油，收载于青海药品 1992。

*《中国植物志》第 55(1) 卷 188 页 –FOC。

羌活（裂叶羌活、羌）
Notopterygium incisum Ting ex H. T. Chang

干燥根茎和根用作羌活，收载于药典 1977—2015、新疆药品 1980 二册、藏药 1979、青海药品 1976、香港药材二册、台湾 1985 一册、台湾 2004 和台湾 2013；根经蒸馏而得的挥发油用作羌活油，收载于青海药品 1992。

柴首
Bupleurum chaishoui Shan et Sheh*

干燥根及根茎用作柴首，收载于四川药材 1979 和四川药材 1987。
*《中国植物志》第 55(1) 卷 286 页。

北柴胡（柴胡）
Bupleurum chinense DC.

干燥根用作柴胡，收载于药典 1963—2015、新疆药品 1980 二册、香港药材二册、台湾 1985 一册*、台湾 2004 和台湾 2013；干燥幼苗全草用作竹叶柴胡，收载于北京药材 1998 附录。
* 该标准称本种为竹叶柴胡。

烟台柴胡
Bupleurum chinense DC. f. *vanheuckii* (Muell.-Arg.) Shan et Y. Li

干燥根或干燥茎叶用作烟台柴胡，收载于山东药材 2002、山东药材 2012 和江苏药材 1989。

黄花鸭跖柴胡
Bupleurum commelynoideum Boiss. var. *flaviflorum* Shan et Y. Li

干燥根或根茎用作黑柴胡，收载于甘肃药材 2009。

簇生柴胡
Bupleurum condensatum Shan et Y. Li

干燥全草用作柴胡草，收载于药典 1977 附录。

秦岭柴胡
Bupleurum longicaule Wall. ex DC. var. *giraldii* Wolff

干燥全草用作柴胡草，收载于药典 1977 附录。

马尔康柴胡
Bupleurum malconense Shan et Y. Li

干燥全草用作柴胡，收载于四川药材 1979 和四川药材 1987；用作竹叶柴胡，收载于四川药材 2010 和云南药品 1996。

竹叶柴胡（膜缘柴胡）
Bupleurum marginatum Wall. ex DC.

干燥根或全草用作竹叶柴胡，收载于药典 1985 附录—2015 附录、湖南药材 1993、湖南药材 2009、云南药品 1974、云南药品 1996、贵州药材 2003、湖北药材 2009 和四川药材 2010；干燥全草用作柴胡，收载于四川药材 1987；用作竹叶柴胡（柴胡），收载于贵州药材 1988；用作滇柴胡，收载于药典 2010 附录、药典 2015 附录和云南药材 2005 七册。

小柴胡
***Bupleurum hamiltonii* Balakr.** [*] (*Bupleurum tenue* Buch.-Ham. ex D. Don)

干燥全草用作滇柴胡，收载于云南药材 2005 七册；用作柴胡，收载于四川药材 1979 和四川药材 1987；用作竹叶柴胡，收载于云南药品 1996。

[*]《中国植物志》第 55 (1) 卷 281 页 -FOC。

窄竹叶柴胡（窄叶竹叶柴胡）
***Bupleurum marginatum* Wall. ex DC. var. *stenophyllum* (Wolff) Shan et Y. Li**

干燥全草用作竹叶柴胡（柴胡），收载于贵州药材 1988；用作竹叶柴胡，收载于贵州药材 2003。

马尾柴胡
***Bupleurum microcephalum* Diels**

干燥全草用作柴胡，收载于四川药材 1979 和四川药材 1987；用作竹叶柴胡，收载于云南药品 1996 和四川药材 2010。

红柴胡 [*]（狭叶柴胡、南柴胡）
***Bupleurum scorzonerifolium* Willd. (*Bupleurum scorzoneraefolium* Willd.)**

干燥根用作柴胡，收载于药典 1963—2015、四川药材 1979、新疆药品 1980 二册、台湾 1985 一册和台湾 2013；用作柴胡（南柴胡），收载于台湾 2004；干燥全草或干燥幼苗或硬茎未抽出前的干燥全草用作春柴胡，收载于江苏药材 1986 二、江苏药材 1989、山东药材 1995 附录和山东药材 2002 附录；用作竹叶柴胡，收载于北京药材 1998 附录。

[*]《中国植物志》第 55(1) 卷 267 页。

兴安柴胡
***Bupleurum sibiricum* Vest**

干燥根用作兴安柴胡，收载于内蒙古药材 1988。

黑柴胡
***Bupleurum smithii* Wolff**

干燥根用作黑柴胡，收载于山西药材 1987 和甘肃药材 2009。

小叶黑柴胡
***Bupleurum smithii* Wolff var. *parvifolium* Shan et Y. Li**

干燥根或根茎用作黑柴胡（柴胡），收载于宁夏药材 1993、山西药材 1987 和甘肃药材 2009。

银州柴胡
***Bupleurum yinchowense* Shan et Y. Li**

干燥根用作红柴胡，收载于甘肃药材 2009。

孜然芹 (香旱芹)
Cuminum cyminum Linn.

干燥成熟果实用作孜然，收载于部标维药 1999 附录和新疆维药 1993；用作香旱芹，收载于药典 2015 附录、部标藏药 1979、部标藏药 1995 和青海藏药 1992。

旱芹 (芹菜)
Apium graveolens Linn.

干燥根或干燥根及根茎用作芹菜根，收载于部标维药 1999 附录和新疆维药 2010 一册；干燥果实或干燥成熟果实用作芹菜子，收载于部标维药 1999、广东药材 2004、新疆维药 1993 和青海藏药 1992。

宽叶毒芹 * (宽裂叶毒芹)
Cicuta virosa Linn. var. *latisecta* Celak.

干燥成熟果实用作兴化莳萝，收载于江苏药材 1989 增补。

*《中国植物志》第 55 (2) 卷 12 页。

阿米糙果芹 * (糙果芹、阿育魏、阿育魏实)
Trachyspermum ammi (Linn.) Sprague *

干燥成熟果实用作阿育魏果，收载于部标维药 1999；成熟果实或干燥成熟果实用作阿育魏实，收载于新疆维药 1993 和新疆药品 1980 一册。

*《中国植物志》第 55(2) 卷 13 页载：该种为糙果芹属 *Trachyspermum* Link 的模式种，但不在我国有分布的 2 种及 1 变种之列。实际供药用的是否为糙果芹 *Trachyspermum scaberulum* (Franch.) Wolff ex Hand.-Mazz. 待考。

葛缕子 (贡蒿、藏茴香、茴香)
Carum carvi Linn.

干燥根用作青海防风，收载于青海药品 1992；用作小防风，收载于甘肃药材 (试行)1991 和甘肃药材 2009；干燥果实或干燥成熟果实用作藏茴香，收载于部标藏药 1995、青海药品 1986、藏药 1979 和新疆维药 1993；用作葛缕子，收载于青海藏药 1992；干燥叶用作青海防风，收载于青海药品 1992；干熟果实中所得之一种挥发油用作藏茴香油，收载于中华药典 1930。

茴芹 * (突蕨茴芹、茴香、洋茴香)
Pimpinella anisum Linn.

干燥成熟果实用作茴芹果，收载于部标维药 1999；用作洋茴香，收载于新疆药品 1980 一册和新疆维药 1993；干燥成熟果实中提取之一种挥发油用作茴香油，收载于台湾 1980 和台湾 2006。

*《中国植物志》第 55(3) 卷 242 页。

杏叶茴芹 (杏叶防风)
Pimpinella candolleana Wight et Arn.

干燥根用作山当归，收载于四川药材 1980；用作杏叶防风根，收载于云南彝药 III 2005 六册；新鲜或干燥全草用作骚羊古，收载于贵州药品 1994 和贵州药材 2003；用作杏叶防风，收载于云南药品 1996。

异叶茴芹
Pimpinella diversifolia DC.
新鲜或干燥全草用作骚羊古，收载于贵州药材 2003；用作异叶茴芹，收载于江西药材 1996。

羊红膻 *（缺刻叶茴芹）
Pimpinella thellungiana Wolff
干燥全草用作羊红膻，收载于药典 2010 附录和药典 2015 附录。

*《中国植物志》第 55(2) 卷 94 页。

泽芹
Sium suave Walt.
干燥地上部分用作草藁本，收载于江苏药材 1989；用作土藁本；收载于上海药材 1994。

伊犁岩风
Libanotis iliensis (Lipsky) Korov.
干燥根茎用作新疆防风，收载于新疆药品 1980 一册和新疆药品 1987。

宽萼岩风
Libanotis laticalycina Shan et Sheh
干燥根用作水防风，收载于河南药材 1991。

竹叶西风芹（竹叶防风、竹叶西防风）
Seseli mairei Wolff
干燥根或干燥根及根茎用作川防风，收载于四川药材 1987 和四川药材 2010；用作防风，收载于四川药材 1977；用作云防风，收载于贵州药材 1988、贵州药材 2003 和云南药材 2005 七册；用作竹叶防风，收载于云南药品 1974 和云南药品 1996。

松叶西风芹（松叶防风）
Seseli yunnanense Franch.
干燥根或干燥根及根茎用作川防风，收载于四川药材 1987 和四川药材 2010；用作防风（西防风），收载于四川药材 1977；用作云防风，收载于贵州药材 1988、贵州 2003 和云南药材 2005 七册；用作竹叶防风，收载于云南药品 1974 和云南药品 1996。

水芹
Oenanthe javanica (Bl.) DC.
干燥茎枝或干燥地上部分用作水芹，收载于上海药材 1994 和湖南药材 2009。

茴香（小茴香）
Foeniculum vulgare Mill.
干燥根用作茴香根，收载于贵州药材 2003 附录；干燥根皮用作茴香根皮，收载于部标维药 1999；用作小茴香根皮，收载于新疆维药 1993；成熟果实或干燥成熟果实用作茴香，收载于台湾 1985 二册；用作小茴香收载于药典 1977—2015、局标进药 2004、内蒙古蒙药 1986、新疆药品 1980 二册、新疆维药 1993、台湾 2004 和台湾 2013；用作茴香（小茴香），收载于药典 1953、药典 1963、贵州药材 1965 和中华药典 1930；干燥成熟果实中提得的一种挥发油用作小茴香油，收载于台湾 2006。

莳萝
Anethum graveolens Linn.

干燥成熟果实用作莳萝子，收载于部标维药 1999、甘肃药材 2009、山东药材 1995、山东药材 2002、上海药材 1994、新疆药品 1980 一册和新疆维药 1993。

蛇床
Cnidium monnieri (Linn.) Cuss.

干燥成熟果实用作蛇床子，收载于药典 1963—2015、新疆药品 1980 二册、内蒙古蒙药 1986、香港药材四册、台湾 1985 二册和台湾 2013；果实经水蒸气蒸馏而得的挥发油用作蛇床子油，收载于广西壮药 2008。

东川芎
Cnidium officinale Makino

干燥根茎用作东川芎，收载于吉林药品 1977。

短片藁本（短裂藁本）
Ligusticum brachylobum Franch.

干燥根用作防风（竹叶防风），收载于四川药材 1977；用作毛前胡，收载于四川药材 1987 和四川药材 2010。

羽苞藁本
Ligusticum daucoides (Franch.) Franch.

干燥根用作旱前胡，收载于云南药品 1974 和云南药品 1996。

辽藁本（北藁本）
Ligusticum jeholense (Nakai et Kitagawa) Nakai et Kitagawa

干燥根茎及根用作藁本，收载于药典 1963—2015、内蒙古蒙药 1986、新疆药品 1980 二册和台湾 2013。

藁本
Ligusticum sinense Oliv.

干燥根茎及根用作藁本，收载于药典 1963—2015、内蒙古蒙药 1986、新疆药品 1980 二册、台湾 1985 一册和台湾 2013。

茶芎
Ligusticum sinense Oliv. cv. Chaxong

干燥根茎用作茶芎，收载于江西药材 1996。

川芎（芎䓖）
Ligusticum sinense Oliv. cv. Chuanxiong S.H.Qiu et al* (*Ligusticum chuanxiong* Hort.; *Ligusticum wallichii* auct.non Franch.)

干燥根茎用作川芎，收载于药典 1963—2015、贵州药材 1965、贵州药材 2003 附录、新疆药品 1980 二册、甘肃药材（试行）1996 和香港药材二册；用作芎䓖，收载于台湾 1985 二册和台湾 2013；用作西芎，收载于甘肃药材 2009。

Flora of China Vol.14(2005)。

芎䓖
Ligusticum striatum DC.

干燥根茎用作芎䓖，收载于台湾 1985 二册。

鞘山芎[*]（新疆藁本）
Conioselinum vaginatum (Spreng.) Thell.

干燥根及根茎用作新疆藁本，收载于新疆药品 1980 一册和新疆药品 1987。

*《中国植物志》第 55(3) 卷 4 页。

短茎古当归
Archangelica brevicaulis (Rupr.) Rchb.

干燥根用作新疆独活，收载于新疆药品 1980 一册和新疆药品 1987。

东当归[*]（日本当归）
Angelica acutiloba (Sieb. et Zucc.) Kitagawa[*] (*Ligusticum acutilobum* Sieb. et Zucc.)

干燥根用作东当归，收载于吉林药品 1977。

*《中国植物志》第 55(3) 卷 50 页。

狭叶当归[*]（川白芷）
Angelica anomala Ave-Lall.

干燥根部用作白芷，收载于药典 1963 和台湾 1985 一册。

*《中国植物志》第 55(3) 卷 22 页。

重齿当归[*]（重齿毛当归）
Angelica biserrata (Shan et Yuan) Yuan et Shan (*Angelica pubescens* Maxim. f. *biserrata* Shan et Yuan)

干燥根用作独活，收载于药典 1977—2015、内蒙古蒙药 1986、新疆药品 1980 二册、香港药材二册、台湾 1985 一册、台湾 2004 和台湾 2013；干燥根经水蒸气蒸馏提取的挥发油用作独活挥发油，收载于湖北药材 2009。

*《中国植物志》第 55(3) 卷 37 页。

骨缘当归
Angelica cartilaginomarginata (Makino) Nakai var. *foliosa* Yuan et Shan[*][*Angelica cartilaginomarginata* (Makino) Nakai]

干燥全草用作草藁本，收载于浙江炮规 2005。

*《江苏南部种子植物检索表》把骨缘当归鉴定为 *Angelica cartilaginomarginata* (Makino) Nakai，浙江炮规 2005 的拉丁学名即来源于此。但《中国植物志》第 55(3) 卷 18 页认为系变种，现据《中国植物志》定其为正名。

白芷（兴安白芷）
Angelica dahurica (Fisch. ex Hoffm.) Benth. et Hook. f. ex Franch. et Sav.

干燥根用作白芷，收载于药典 1963—2015、内蒙古蒙药 1986、新疆药品 1980 二册和台湾 1985 一册；

用作北独活，收载于黑龙江药材 2001 和吉林药品 1977*。

　　* 该标准称本种为独活。

杭白芷
Angelica dahurica (Fisch. ex Hoffm.) Benth. et Hook. f. ex Franch. et Sav. cv.Hangbaizhi*(*Angelica dahurica* Benth. et Hook. f. var. *pai-chi* Kimura，Hata et Yen)

干燥根用作白芷，收载于药典 1977—2015、内蒙古蒙药 1986、新疆药品 1980 二册、台湾 1985 一册**、台湾 2004** 和台湾 2013。

　　*《中国植物志》第 55(3) 卷 36 页。

　　** 该二标准称本种为白芷。

台湾独活*（台湾白芷）
Angelica dahurica (Fisch. ex Hoffm.) Benth. et Hook. f. ex Franch. et Sav. var. *formosana*(de Boiss.) Yen

干燥根用作白芷，收载于台湾 2004 和台湾 2013。

　　*《中国植物志》第 55(3) 卷 36 页。

紫花前胡
Angelica decursiva (Miq.) Franch. et Sav. [*Peucedanum decursivum* (Miq.) Maxim.]

干燥根用作前胡（紫花前胡），收载于湖南药材 2009；用作前胡，收载于药典 1963—2000、贵州药材 1965、贵州药材 2003 附录、新疆药品 1980 二册、台湾 2004 和台湾 2013；用作紫花前胡，收载于药典 2010、药典 2015 和香港药材四册。

拐芹
Angelica polymorpha Maxim.

干燥根用作紫金砂，收载于湖北药材 2009。

林当归
Angelica silvestris Linn.

干燥根茎及根用作新疆羌活，收载于新疆药品 1980 一册和新疆药品 1987。

当归
Angelica sinensis (Oliv.) Diels

干燥根用作当归，收载于药典 1963—2015、部标 1963、内蒙古蒙药 1986、新疆药品 1980 二册、云南药品 1974、藏药 1979、贵州药材 2003 附录、香港药材一册、台湾 1985 二册、台湾 2004 和台湾 2013；干燥支根用作当归尾，收载于药典 2015 附录、部标成方五册 1992 附录和广东药材 2011；经加工制成的流浸膏用作当归流浸膏，收载于药典 1977、药典 1985、药典 2005—2015。

阿坝当归（法落海）
Angelica apaensis Shan et Yuan*[*Heracleum apaense* (Shan et Yuan) Shan et T. S. Wang；*Angelica faluohai* C. Y. Wu]

干燥根或干燥根及根茎用作法落海，收载于云南药品 1974、云南药品 1996、四川药材 1979、四川药材 1987、四川药材 2010 和云南彝药 2005 二册。

*《中国植物志》第 55(3) 卷 184 页 –FOC。

隔山香
Ostericum citriodorum (Hance) Yuan et Shan（*Angelica citriodora* Hance）

干燥根用作香白芷，收载于部标成方十七册 1998 附录和广西药材 1990 附录；用作隔山香，收载于湖南药材 2009 和云南药材 2005 一册。

珊瑚菜
Glehnia littoralis Fr. Schmidt ex Miq.

干燥根用作北沙参，收载于药典 1963—2015、内蒙古蒙药 1986、新疆药品 1980 二册、香港药材三册和台湾 2013。

阿魏
Ferula assafoetida Linn.

新鲜根茎及根采得的油胶树脂用作阿魏，收载于药典 1963、部标进药 1977、中华药典 1930 和台湾 1985 二册。

里海阿魏 *
Ferula caspica M. Bieb.

新鲜根及根茎处采得之油胶树脂用作阿魏，收载于台湾 1985 二册 **。

*《中国植物志》第 55(3) 卷 115 页。

** 该标准称本种位新疆阿魏。

阜康阿魏
Ferula fukanensis K. M. Shen

树脂用作阿魏，收载于药典 1977—2015、内蒙古蒙药 1986、新疆药品 1980 二册和新疆维药 1993。

格蓬阿魏 *
Ferula galbaniflua Boissier et Buhse

胶树脂或干燥树脂用作格蓬脂，收载于部标维药 1999 和部标维药 1999 附录。

*《世界药用植物速查辞典》第 384 页称本种为古蓬阿魏。

波斯阿魏
Ferula persica Willd

树脂用作波斯阿魏，收载于部标维药 1999 附录。

新疆阿魏
Ferula sinkiangensis K. M. Shen

树脂或半干燥树脂用作阿魏，收载于药典 1977—2015、内蒙古蒙药 1986、新疆维药 1993、新疆药品 1980 二册 *。

* 该标准称本种为阿魏。

臭阿魏
Ferula teterrima Kar. et Kir.

树脂用作阿魏，收载于藏药 1979。

竹节前胡
Peucedanum dielsianum Fedde ex Wolff

干燥根及根茎用作川防风，收载于四川药材 1987 和四川药材 2010。

少毛北前胡
Peucedanum harry-smithii Fedde ex Wolff var. *subglabrum* (Shan et Sheh) Shan et Sheh

干燥根用作硬前胡，收载于甘肃药材 (试行)1996 和甘肃药材 2009。

华中前胡
Peucedanum medicum Dunn

干燥根用作光前胡，收载于四川药材 1984、四川药材 1987 和四川药材 2010。

前胡 *（白花前胡）
Peucedanum praeruptorum Dunn

干燥根用作前胡，收载于药典 1963—2015、贵州药材 1965、贵州药材 2003 附录、新疆药品 1980 二册、香港药材四册、台湾 1985 一册、台湾 2004 和台湾 2013。

*《中国植物志》第 55(3) 卷 147 页。

红前胡
Peucedanum rubricaule Shan et Sheh

干燥根用作云前胡，收载于四川药材 1984 和四川药材 1987。

长前胡 (川西前胡)
Peucedanum turgeniifolium Wolff

干燥全草用作长前胡，收载于四川药材 1984、四川药材 1987 和四川药材 2010。

川明参
Chuanminshen violaceum Sheh et Shan (*Peucedanum szechuanense* T. F. Gao mss.)

干燥根用作川明参，收载于四川药材 1977、四川药材 1987 和四川药材 2010。

渐尖叶独活
Heracleum acuminatum Franch.

干燥根及根茎用作牛尾独活，收载于四川药材 1984、四川药材 1987 和四川药材 2010。

白亮独活
Heracleum candicans Wall. ex DC.

干燥根用作白云花根，收载于云南药材 2005 七册；用作白亮独活，收载于四川藏药 2014。

独活 (牛尾独活)
Heracleum hemsleyanum Diels

干燥根或干燥根及根茎用作牛尾独活，收载于四川药材 1984、四川药材 1987、四川药材 2010、甘肃药材 (试行)1995 和甘肃药材 2009。

思茅独活 * (蒙自白芷、南瓜七)
Heracleum henryi Wolff

干燥根用作南瓜七，收载于云南药品 1974 和云南药品 1996。
*《中国植物志》第 55(3) 卷 195 页。

短毛独活
Heracleum moellendorffii Hance

干燥根或干燥根及根茎用作独活 (牛尾独活)，收载于贵州药材 1988；用作牛尾独活，收载于甘肃药材 (试行)1995、甘肃药材 2009、四川药材 1984、四川药材 1987、四川药材 2010 和贵州药材 2003。

鹤庆独活 * (白云花)
Heracleum rapula Franch.

干燥根用作白云花根，收载于药典 1977、云南药品 1974 和云南药品 1996。
*《中国植物志》第 55(3) 卷 211 页。

糙独活 * (滇白芷)
Heracleum scabridum Franch.

干燥根用作白芷，收载于台湾 1985 一册。
*《中国植物志》第 55(3) 卷 199 页。

永宁独活
Heracleum yungningense Hand.-Mazz.

干燥根及根茎用作牛尾独活，收载于甘肃药材 (试行)1995。

防风
Saposhnikovia divaricata (Trucz.) Schischk.[Siler *divaricatum* Benth. et Hook. f.; *Ledebouriella divaricata* (Turcz.) Hiroe]

干燥根用作防风，收载于药典 1963—2015、新疆药品 1980 二册、四川药材 1984、四川药材 1987、香港药材二册、台湾 1985 一册、台湾 2004 和台湾 2013。

野胡萝卜 (胡萝卜)
Daucus carota Linn.

干燥成熟果实用作南鹤虱，收载于药典 1963—2015；用作野胡萝卜子，收载于新疆维药 1993。

阿莫尼亚胶草 *
Dorema ammoniacum D.Don.

树脂用作阿莫尼亚脂，收载于部标维药 1999 和新疆维药 1993。

＊该种《中国植物志》未收载，主要分布伊朗等国。

一〇八、山茱萸科 Cornaceae

桃叶珊瑚
Aucuba chinensis Benth.

干燥叶用作桃叶珊瑚，收载于四川药材 2010。

西域青荚叶＊（须弥青荚叶）
Helwingia himalaica Hook. f. et Thoms. ex C. B. Clarke

干燥全株用作叶上花，收载于云南彝药 2005 二册。

＊《中国植物志》第 56 卷 26 页。

青荚叶
Helwingia japonica (Thunb.) Dietr.

干燥茎髓用作小通草，收载于药典 1977—2015、贵州药材 1988 和四川药材 1987。

有齿鞘柄木（齿叶叨里木）
Toricellia angulata Oliv. var. *intermedia* (Harms) Hu

干燥根皮用作水冬瓜根皮，收载于贵州药品 1994 和贵州药材 2003。

山茱萸
Cornus officinalis Sieb.et Zucc.

干燥成熟果肉或除去果核的干燥成熟果实用作山茱萸，收载于药典 1963—2015、新疆药品 1980 二册、香港药材四册、台湾 1985 二册、台湾 2004 和台湾 2013。

头状四照花
Cornus capitata Wall.

干燥叶用作鸡嗉子叶，收载于云南彝药 Ⅱ 2005 四册。

后生花被亚纲 METACHLAMYDEAE

一〇九、鹿蹄草科 Pyrolaceae

鹿蹄草（圆叶鹿蹄草）
Pyrola calliantha H. Andr. (*Pyrola rotundifolia* Linn. subsp. *chinensis* H. Andres；*Pyrola rotundifolia* auct.non Linn.)

干燥全草用作鹿衔草，收载于药典 1963—2015、贵州药材 1965、贵州药材 1988、四川药材 1987 增补和新疆药品 1980 二册。

普通鹿蹄草 (卵叶鹿蹄草)
Pyrola decorata H. Andr.

干燥全草用作鹿衔草，收载于药典 1977—2015、四川药材 1987 增补和新疆药品 1980 二册。

长叶鹿蹄草
Pyrola elegantula H. Andr.

干燥全草用作鹿衔草，收载于贵州药材 1988。

皱叶鹿蹄草
Pyrola rugosa H. Andr.

干燥全草用作皱叶鹿衔草，收载于甘肃药材 (试行)1996 和甘肃药材 2009。

一一○、杜鹃花科 Ericaceae

宽叶杜香
Ledum palustre Linn. var. *dilatatum* Wahl.

干燥的带嫩枝的叶用作宽叶杜香叶，收载于吉林药品 1977。

烈香杜鹃
Rhododendron anthopogonoides Maxim.

干燥花用作达里，收载于藏药 1979；干燥叶或干燥叶和带叶的嫩枝或干燥花和叶或干燥花和嫩叶用作烈香杜鹃，收载于药典 1977、部标藏药 1995、青海藏药 1992、甘肃药材 2009 和青海药品 1976；带有嫩枝的叶和花用作杜鹃，收载于青海药品 1992；叶枝蒸馏而得的挥发油用作黄花杜鹃油，收载于青海药品 1976、青海药品 1986 和青海药品 1992。

毛喉杜鹃
Rhododendron cephalanthum Franch.

干燥花用作达里，收载于藏药 1979；干燥花和叶用作烈香杜鹃，收载于部标藏药 1995。

兴安杜鹃
Rhododendron dauricum Linn.

干燥叶用作冬青叶，收载于内蒙古蒙药 1986；用作满山红，收载于药典 1977—2015 和内蒙古药材 1988；叶经水蒸气蒸馏得到挥发油用作满山红油，收载于药典 1977—2015。

岭南杜鹃 * (紫花杜鹃)
Rhododendron mariae Hance

干燥叶或带叶嫩枝用作紫花杜鹃，收载于药典 1977 和部标成方十册 1995 附录。

*《中国植物志》第 57(2) 卷 408 页。

照山白
Rhododendron micranthum Turcz.

干燥叶或带叶枝梢用作冬青叶，收载于内蒙古蒙药 1986；用作照山白，收载于药典 1977、部标蒙药

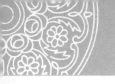

1998、辽宁药材 2009、山东药材 1995、山东药材 2002 和山西药材 1987。

羊踯躅（黄花杜鹃）
Rhododendron molle (Blume) G. Don

干燥根用作黄杜鹃根，收载于部标成方四册 1991 附录、广西药材 1990、广西瑶药 2014 一卷和广西壮药 2011 二卷；用作老虎兜，收载于部标成方十五册 1998 附录；用作闹羊花根，收载于上海药材 1994 附录；用作羊踯躅根，收载于湖北药材 2009；干燥花，或干燥花和花序，或干燥花序用作闹羊花，收载于药典 1990—2015、药典 1977 附录、药典 1985 附录、内蒙古药材 1988、贵州药材 1988、河南药材 1991、内蒙古蒙药 1986 和新疆药品 1980 二册；干燥成熟果实用作八厘麻，收载于药典 1997；用作六轴子，收载于上海药材 1994；干燥成熟果实中提取得到的结晶性粉末用作八厘麻毒素，收载于药典 1977。

迎红杜鹃
Rhododendron mucronulatum Turcz.

干燥叶用作迎山红，收载于山东药材 1995 附录和山东药材 2002 附录。

凝毛杜鹃*（凝花杜鹃）
Rhododendron phaeochrysum Balf. f. et W. W. Smith var. *agglutinatum* (Balf. f. et Forrest) Chamb. ex Cullen et Chamb.*(*Rhododendron agglutinatum* Balf. f. et Forrest)

干燥花用作达玛，收载于藏药 1979。

*《中国植物志》第 57(2) 卷 218 页。

樱草杜鹃*（报春状杜鹃）
Rhododendron primuliflorum Bur. et Franch.

干燥花用作达里，收载于藏药 1979；干燥花和叶用作烈香杜鹃，收载于部标藏药 1995。

*《中国植物志》第 57(1) 卷 181 页。

陇蜀杜鹃*（大板山杜鹃）
Rhododendron przewalskii Maxim. (*Rhododendron dabanshanense* Fang et Wang)

干燥花用作大板山杜鹃，收载于青海藏药 1992；用作杜鹃花，收载于部标藏药 1995；用作达玛，收载于藏药 1979。

*《中国植物志》第 57(2) 卷 212 页。

毛果杜鹃
Rhododendron seniavinii Maxim.

干燥嫩枝和叶用作满山白，收载于福建药材 2006。

杜鹃（映山红）
Rhododendron simsii Planch.

干燥根及根茎用作杜鹃花根，收载于广西药材 1996；干燥花用作杜鹃花，收载于浙江药材 2000 和湖南药材 2009；用作映山红，收载于上海药材 1994。

千里香杜鹃 *（百里香杜鹃）
Rhododendron thymifolium Maxim.

干燥花和带叶的嫩枝用作百里香杜鹃，收载于青海药品 1976 和青海药品 1986。

*《中国植物志》第 57(1) 卷 118 页。

云南金叶子
Craibiodendron yunnanense W. W. Smith

干燥叶用作金叶子，收载于云南药材 2005 一册。

芳香白珠 *（地檀香）
Gaultheria fragrantissima Wall.* (*Gaultheria forrestii* Diels)

枝叶经蒸馏的提取物用作水杨酸甲酯（冬绿油），收载于贵州药材 2003。

*《中国植物志》第 57(3) 卷 56 页 -FOC。

毛滇白珠 *
Gaultheria leucocarpa Bl. var. *crenulata* (Kurz) T. Z. Hsu

干燥茎及叶用作透骨草，收载于云南药品 1996**。

* *Flora of China* Vol.14(2005)。

** 该标准称本种为滇白珠。

滇白珠
Gaultheria leucocarpa Bl. var. *yunnanensis* (Franch.) T. Z. Hsu et R. C. Fang [*Gaultheria yunnanensis* (Franch.) Rehd.]

干燥根或干燥全株用作透骨香（滇白珠），收载于贵州药材 1988 和贵州药材 2003；干燥地上部分或干燥全株用作透骨草，收载于云南彝药 2005 二册；用作透骨香，收载于药典 2010 附录和药典 2015 附录；用作满山香，收载于广西瑶药 2014 一卷和广西壮药 2011 二卷；枝叶经蒸馏的提取物用作水杨酸甲酯（冬绿油），收载于贵州药材 2003。

南烛 *（乌饭树）
Vaccinium bracteatum Thunb.

干燥叶用作南烛叶，收载于上海药材 1994；干燥成熟果实用作南烛子，收载于北京药材 1998 和上海药材 1994。

*《中国植物志》第 57(1) 卷 107 页。

樟叶越桔
Vaccinium dunalianum Wight

干燥枝叶用作明目茶，收载于云南彝药 II 2005 四册。

江南越桔（江南越橘、米饭花）
Vaccinium mandarinorum Diels

干燥叶用作南烛叶，收载于浙江炮规 2005；干燥成熟果实用作南烛子，收载于浙江炮规 2005。

越桔 *（温普乌饭树）
Vaccinium vitis-idaea Linn.

干燥茎枝和叶用作越橘，收载于黑龙江药材 2001。

*《中国植物志》第 57(3) 卷 147 页。

缅甸树萝卜
Agapetes burmanica W. E. Evans

干燥块根用作树萝卜，收载于云南傣药 II 2005 五册。

————、紫金牛科 Myrsinaceae

九管血
Ardisia brevicaulis Diels

干燥全株用作血党，收载于广西壮药 2011 二卷和广西瑶药 2014 一卷。

硃砂根 *（朱砂根、红凉伞）
Ardisia crenata Sims [*Ardisia crenata* Sims var. *bicolor* (Walk.) C. Y. Wu et C. Chen]

干燥根用作朱砂根，收载于药典 1977、药典 2005—2015、药典 2000 附录、广西壮药 2008 和上海药材 1994；干燥根及根茎用作朱砂根（八爪金龙），收载于贵州药材 1988 和贵州药材 2003；干燥茎叶用作朱砂茎叶，收载于云南彝药 II 2005 四册。

*《中国植物志》第 58 卷 68 页、70 页。

百两金
Ardisia crispa (Thunb.) A. DC.

干燥根及根茎用作朱砂根（八爪金龙），收载于贵州药材 2003；干燥全株用作百两金，收载于广西瑶药 2014 一卷。

走马胎
Ardisia gigantifolia Stapf

干燥根或干燥根及根茎用作走马胎，收载于部标成方二册 1990 附录、广西药材 1990、广西壮药 2008、广西瑶药 2014 一卷、海南药材 2011 和广东药材 2004。

紫金牛
Ardisia japonica (Thunb) Blume

干燥全草用作矮地茶，收载于药典 1977、药典 2005—2015、湖南药材 1993、广西瑶药 2014 一卷、广东药材 2004、贵州药材 1988 附录和贵州药材 2003；用作矮地茶（矮茶风），收载于四川药材 1987 增补；用作紫金牛，收载于部标中药材 1992。

山血丹 *（小罗伞）
Ardisia lindleyana D. Dietr. *(*Ardisia punctata* Lindl.)

干燥根或全株用作小罗伞，收载于贵州药材 2003 和广东药材 2011。

*《中国植物志》第 58 卷 072 页 -FOC。

心叶紫金牛
Ardisia maclurei Merr.

干燥全草用作红云草，收载于广西瑶药 2014 一卷。

虎舌红
Ardisia mamillata Hance

干燥全株用作红毛走马胎，收载于四川药材 2010。

块根紫金牛
Ardisia corymbifera Mez var. *tuberifera* C. Chen (*Ardisia pseudocrispa* Pit.)

干燥块根用作土生地，收载于部标成方八册 1993 附录和广西药材 1990。

九节龙
Ardisia pusilla A.DC.

干燥全株用作九节龙，收载于四川药材 2010。

酸藤子
Embelia laeta (Linn.) Mez

干燥根用作酸藤子，收载于广西瑶药 2014 一卷。

当归藤
Embelia parviflora Wall. ex A. DC.

干燥地上部分或干燥根或藤用作当归藤，收载于部标成方八册 1993 附录、广西药材 1990、广西壮药 2008 和广西瑶药 2014 一卷。

白花酸藤果 (白花酸藤)
Embelia ribes Burm. f.

干燥果实用作白花酸藤果，收载于部标维药 1999；用作酸藤果，收载于新疆维药 1993；干燥成熟果实用作齐当嘎，收载于藏药 1979。

密齿酸藤子 * (矩叶酸藤果)
Embelia vestita Roxb. * (*Embelia oblongifolia* Hemsl.)

干燥成熟果实用作齐当嘎，收载于藏药 1979；用作酸藤果，收载于部标藏药 1995、青海藏药 1992、云南药品 1974 和云南药品 1996。

*《中国植物志》第 58 卷 110 页 -FOC。

铁仔
Myrsine africana Linn.

干燥根及根茎或新鲜地上部分用作碎米柴，收载于四川药材 1979 和四川药材 2010。

针齿铁仔 *（齿叶铁仔）
Myrsine semiserrata Wall.

干燥成熟果实用作齐当嘎，收载于藏药 1979。

*《中国植物志》第 58 卷 126 页。

一一二、报春花科 Primulaceae

虎尾草
Lysimachia barystachys Bunge

全草或带根全草用作虎尾草，收载于云南药品 1996 和云南药材 2005 一册。

细梗香草
Lysimachia capillipes Hemsl.

干燥全草用作满山香，收载于江西药材 1996；用作排草（香排草），收载于贵州药材 1988；用作香排草，收载于贵州药材 2003 和内蒙古药材 1988。

过路黄
Lysimachia christinae Hance

干燥全草用作金钱草，收载于药典 1977—2015、新疆药品 1980 二册、香港药材五册、台湾 2004 和台湾 2013。

矮桃（珍珠菜、虎尾珍珠菜）
Lysimachia clethroides Duby

干燥全草或带根全草用作虎尾草，收载于云南药品 1996 和云南药材 2005 一册；用作珍珠菜，收载于湖北药材 2009、江苏药材 1989 增补和浙江药材 2006。

临时救 *（聚花过路黄）
Lysimachia congestiflora Hemsl.

干燥全草用作风寒草，收载于四川药材 1987 增补和四川药材 2010。

*《中国植物志》第 59(1) 卷 83 页。

灵香草（零陵香）
Lysimachia foenum-graecum Hance

干燥全草或带根全草或干燥地上部分用作灵香草，收载于贵州药材 2003、广西药材 1990、四川药材 1987 增补、四川药材 2010、云南药品 1974 和云南药品 1996；用作灵香草（广陵香），收载于上海药材 1994；用作灵香草（零陵香），收载于贵州药材 1988；用作零陵香，收载于药典 1990—2015 附录、部标成方二册 1990 附录、北京药材 1998、湖北药材 2009、湖南药材 1993、湖南药材 2009、内蒙古药材 1988、山东药材 1995、山东药材 2002、山东药材 2012、山西药材 1987 附录和新疆药品 1980 二册；用作广陵香，收载于部标成方五册 1992 附录。

金爪儿
Lysimachia grammica Hance
新鲜或干燥全草用作金爪儿，收载于贵州药材 2003。

点腺过路黄
Lysimachia hemsleyana Maxim.
干燥地上部分用作少花排草，收载于上海药材 1994 附录。

落地梅（重楼排草）
Lysimachia paridiformis Franch.
干燥全草用作追风伞，收载于贵州药材 2003；用作红四块瓦，收载于湖北药材 2009。

狭叶落地梅（伞叶排草）
Lysimachia paridiformis Franch. var. *stenophylla* Franch. (Lysimachia tnentaoides Hemsel.)
干燥全草用作追风伞，收载于贵州药品 1994 和贵州药材 2003。

腺药珍珠菜
Lysimachia stenosepala Hemsl.
干燥全草用作散血草，收载于贵州药材 2003。

石莲叶点地梅
Androsace integra (Maxim.) Hand.-Mazz.
干燥花用作点地梅，收载于部标藏药 1995 和青海藏药 1992。

点地梅
Androsace umbellata (Lour.) Merr.
干燥或新鲜全草用作点地梅（喉咙草），收载于上海药材 1994。

小苞报春 *（鳞茎报春）
Primula bracteata Franch. *(*Primula henrici* Bur. et Franch.)
干燥全草用作藏心草，收载于云南药品 1974 和云南药品 1996。

*《中国植物志》第 59(2) 卷 69 页。

束花粉报春 *（束花报春）
Primula fasciculata Balf. f. et Ward
干燥花收载于束花报春，收载于部标藏药 1995 附录和青海藏药 1992 附录。

*《中国植物志》第 59(2) 卷 218 页。

小报春
Primula forbesii Franch.
干燥全草用作小报春，收载于云南彝药Ⅲ 2005 六册。

天山报春
Primula nutans Georgi* (*Primula sibirica* Jacq.)

干燥花用作束花报春，收载于部标藏药 1995 附录和青海藏药 1992 附录。
*《中国植物志》第 59(2) 卷 221 页。

钟花报春 (锡金报春)
Primula sikkimensis Hook.

干燥花用作锡金报春，收载于部标藏药 1995；用作报春花，收载于青海藏药 1992。

羽叶点地梅
Pomatosace filicula Maxim.

干燥全草用作羽叶点地梅，收载于青海藏药 1992。

——三、白花丹科 Plumbaginaceae

白花丹
Plumbago zeylanica Linn.

不带叶的干燥茎枝用作白花丹，收载于部标维药 1999；干燥茎叶用作白花丹茎叶，收载于云南彝药 Ⅱ 2005 四册；干燥全草用作白花丹，收载于广西药材 1996、广西壮药 2008 和广西瑶药 2014 一卷。

小蓝雪花 * (紫金标)
Ceratostigma minus Stapf ex Prain

根用作对节蓝，收载于部标成方十四册 1997 附录。
*《中国植物志》第 60(1) 卷 12 页。

岷江蓝雪花 * (紫金莲)
Ceratostigma willmottianum Stapf

干燥根用作紫金莲，收载于贵州药材 2003。
*《中国植物志》第 60(1) 卷 13 页。

大叶补血草
Limonium gmelinii (Willd.) Kuntze

根茎用作大叶补血草，收载于部标维药 1999 附录。

——四、柿科 Ebenaceae

岩柿
Diospyros dumetorum W. W. Smith

干燥成熟果实用作山塔蔗，收载于云南彝药 Ⅱ 2005 四册。

柿
Diospyros kaki Thunb.

干燥叶用作柿叶，收载于药典 2010 附录、药典 2015 附录、广东药材 2011、北京药材 1998、湖南药材 1993、湖南药材 2009、山东药材 2002、山东药材 2012、广西药材 1990 和贵州药材 2003；干燥成熟果实用作柿子，收载于部标蒙药 1998 和内蒙古蒙药 1986；干燥宿萼用作柿蒂，收载于药典 1963—2015、新疆药品 1980 二册、台湾 1985 二册和台湾 2013；成熟果实制成柿饼外表所生的白色粉霜用作柿霜，收载于部标成方五册 1992 附录、部标成方三册 1991 附录、山西药材 1987、山东药材 1995、山东药材 2002、山东药材 2012、北京药材 1998、广东药材 2004 和甘肃药材 2009；用作柿饼霜，收载于台湾 1985 一册；或再加工成圆饼状用作柿霜饼，收载于上海药材 1994。

野柿
Diospyros kaki Thunb. var. *silvestris* Makino

干燥根用作野柿根，收载于云南傣药 II 2005 五册。

一一五、山矾科 Symplocaceae

白檀
Symplocos paniculata (Thunb.) Miq.

干燥叶用作山矾叶，收载于部标藏药 1995 和青海藏药 1992。

一一六、安息香科 Styracaceae

安息香 *（安息香树、苏门答腊安息香、苏门答腊安息香树）
Styrax benzoin Dryand

树干割伤后渗出的香树脂用作安息香，收载于药典 1953、部标 1963、部标进药 77、中华药典 1930、台湾 1980、台湾 1985 二册和台湾 2006。

*《中国植物志》第 60(2) 卷 109 页。

越南安息香*（粉背安息香、暹罗安息香、安息香树、白花树、暹罗安息香树、青山安息香）
Styrax tonkinensis (Pierre) Craib ex Hartw.* （*Styrax hypoglaucus* Perk.）

树干割伤后渗出的干燥树脂用作安息香，收载于药典 1953—2015、部标 1963、部标进药 77、新疆药品 1980 二册、贵州药材 1988 附录、内蒙古蒙药 1986、台湾 1980 和台湾 2006。

*《中国植物志》第 60(2) 卷 84 页。

一一七、木犀科 Oleaceae

大叶白蜡树
Fraxinus americana Linn. var. *juglandifolia* Rehd.

种子用作白蜡树子，收载于新疆维药 1993。

小叶梣 *（小叶白蜡树）
Fraxinus bungeana DC.

干燥树皮用作秦皮，收载于药典 1963 和台湾 1985 一册。

*《中国植物志》第 61 卷 26 页。

白蜡树（尖叶白蜡树）
Fraxinus chinensis Roxb. (*Fraxinus szaboana* Lingelsh.；*Fraxinus chinensis* Roxb.var. *acuminata* Lingelsh.)

干燥种子用作白蜡树子，收载于部标维药 1999 和新疆维药 1993；干燥树皮或干皮用作秦皮，收载于药典 1977—2015、新疆药品 1980 二册、藏药 1979、香港药材六册和台湾 2013。

花曲柳（苦枥白蜡树、尖叶白蜡树）
Fraxinus chinensis Roxb. subsp. *rhynchophylla* (Hance) E. Murray* (*Fraxinus rhynchophylla* Hance)

干燥种子用作白蜡树子，收载于部标维药 1999 和新疆维药 1993；干燥枝皮或干皮用作秦皮，收载于药典 1963—2015、藏药 1979、新疆药品 1980 二册、台湾 1985 一册和台湾 2013。

*《中国植物志》第 61 卷 29 页 -FOC。

白枪杆
Fraxinus malacophylla Hemsl.

干燥根用作白枪杆，收载于云南药材 1974、云南药品 1996 和云南药材 2005 七册。

花梣 *（甘蜜梣）
Fraxinus ornus Linné

干燥渗出物用作木蜜，收载于中华药典 1930。

*《中国植物志》第 61 卷 5 页仅收载其名称。

宿柱梣 *（宿柱白蜡树）
Fraxinus stylosa Lingelsh.

干燥枝皮或干皮用作秦皮，收载于药典 1977—2015、新疆药品 1980 二册、藏药 1979、香港药材六册和台湾 2013。

*《中国植物志》第 61 卷 23 页。

朝鲜丁香
Syringa dilatata Nakai*

干燥叶用作丁香叶，收载于药典 2005 附录—2015 附录和黑龙江药材 2001。

* 该种《中国植物志》未收载，我国东北有少量分布。

紫丁香（丁香）
Syringa oblata Lindl.

干燥叶用作紫丁香叶，收载于吉林药品 1977；用作丁香叶，收载于药典 2005 附录—2015 附录、黑龙江药材 2001 和湖南药材 2009。

朝阳丁香 *

Syringa oblata subsp. *dilatata* (Nakai) P. S. Green et M. C. Chang

干燥叶用作丁香叶，收载于湖南药材 2009。

* 该种原分布于朝鲜，我国自 20 世纪 90 年代末开始引种栽培，与 *S.dilatata* 是否同一种待研究。

羽叶丁香（贺兰山丁香）

Syringa pinnatifolia Hemsl. (*Syringa pinnatifolia* Hemsl.var. *alashanensis* Ma et S.Q. Zhou)

干燥根或去栓皮的根或干燥枝干或削去外皮的干燥枝用作山沉香，收载于药典 1977 附录—2015 附录、部标蒙药 1998、内蒙古蒙药 1986 和内蒙古药材 1988。

暴马丁香

Syringa reticulata (Blume) H. Hara*[*Syringa reticulata* (Bl.) Hara var. *mandshurica* (Maxim.) Hara]

干燥干皮或枝皮用作暴马子皮，收载于药典 1977、药典 2010、药典 2015、部标成方五册 1992 附录、辽宁药材 2009 和黑龙江药材 2001。

* 《中国植物志》第 61 卷 81 页 –FOC。

欧丁香 *（洋丁香）

Syringa vulgaris Linn.

干燥叶用作丁香叶，收载于药典 2005 附录—2015 附录和黑龙江药材 2001。

* 《中国植物志》第 61 卷 75 页。

白花欧丁香 *（白花洋丁香）

Syringa vulgaris Linn. f. *alba* (Weston) Voss

干燥叶用作丁香叶，收载于江西药材 2014。

* 《中国植物志》第 61 卷 75 页。

连翘

Forsythia suspensa (Thunb.) Vahl

干燥成熟果实或干燥果实用作连翘，收载于药典 1963—2015、内蒙古蒙药 1986、新疆药品 1980 二册、香港药材三册、台湾 1985、台湾 2004 和台湾 2013；干燥成熟种子用作连翘心，收载于上海药材 1994 附录；干燥叶片用作连翘叶，收载于四川药材 2010；干燥果实经加工制成的提取物用作连翘提取物，收载于药典 2005—2015。

木犀

Osmanthus fragrans (Thunb.) Lour.

干燥果实用作桂花子，收载于上海药材 1994；干燥花用作桂花，收载于山东药材 2012；用作木犀花（桂花），收载于上海药材 1994。

木犀榄 *（洋橄榄、欧橄榄）

Olea europaea Linn.

成熟果实的脂肪油用作洋橄榄油，收载于部标维药 1999；成熟果实中所得之一种精制脂肪油用作橄榄油，收载于台湾 1980 和台湾 2006；成熟果实中所得之一种挥发油用作洋橄榄油，收载于中华药典 1930。
*《中国植物志》第 61 卷 123 页。

丽叶女贞*（兴山蜡树）
Ligustrum henryi Hemsl.

干燥叶用作苦丁茶，收载于四川药材 1979、四川药材 1987 和四川药材 2010。
*《中国植物志》第 61 卷 163 页。

日本女贞（日本毛女贞）
Ligustrum japonicum Thunb.*（*Ligustrum japonicum* Thunb. var. *pubescens* Koidz.）

干燥枝叶或干燥叶用作苦丁茶，收载于部标成方十二册 1997 附录和贵州药材 1988。
*《中国植物志》第 61 卷 151 页。

女贞
Ligustrum lucidum Ait.

干燥成熟果实用作女贞子，收载于药典 1963—2015、贵州药材 2003 附录、贵州药材 1965、新疆药品 1980 二册、香港药材三册、台湾 1985 二册、台湾 2004 和台湾 2013；干燥叶用作女贞叶，收载于湖北药材 2009。

粗壮女贞（变紫女贞）
Ligustrum robustum (Roxb.) Blume*（*Ligustrum purpurascens* Y. C.Yang）

干燥叶用作苦丁茶，收载于四川药材 1979、四川药材 1987 和四川药材 2010；用作苦丁茶（南苦丁茶），收载于贵州药材 2003；用作苦茶，收载于广西药材 1990 附录。
*《中国植物志》第 61 卷 155 页。

小蜡*（小蜡树）
Ligustrum sinense Lour.

干燥叶用作苦茶，收载于广西药材 1990 附录；用作小蜡树叶，收载于广西壮药 2011 二卷。
*《中国植物志》第 61 卷 158 页。

光萼小蜡树
Ligustrum sinense var. *myrianthum* (Diels) Hocfk.

干燥叶用作苦丁茶（南苦丁茶），收载于贵州药材 2003。

扭肚藤
Jasminum elongatum (Bergius) Willd. (*Jasminum amplexicaule* Buch-Hum)

嫩茎叶或干燥嫩茎及叶用作扭肚藤，收载于部标成方十一册 1996 附录、海南药材 2011 和广东药材 2004。

素馨花
Jasminum grandiflorum Linn.[*Jasminum officinale* Linn. var. *grandiflorum* (Linn.) Kobuski]

干燥花蕾或开放的花用作素馨花（素馨针、素馨花），收载于广东药材 2004；干燥花蕾用作素馨花，收载于药典 1977。

清香藤
Jasminum lanceolarium Roxb.

干燥全株或干燥藤茎用作清香藤，收载于广西瑶药 2014 一卷和湖南药材 2009。

迎春花
Jasminum nudiflorum Lindl.

干燥叶和花用作迎春花，收载于贵州药材 2003。

素方花
Jasminum officinale Linn.

干燥花蕾用作素馨花，收载于药典 1977。

茉莉
Jasminum sambac (Linn.) Ait.

根及根茎用作茉莉根，收载于广西壮药 2011 二卷；干燥花或干燥花蕾及带初开的花用作茉莉花，收载于广西壮药 2011 二卷、上海药材 1994 和山东药材 2012。

——八、马钱科 Loganiaceae

吕宋豆 (吕宋果、云海马钱)
Strychnos ignatii Berg.

干燥成熟种子用作苦果，收载于内蒙古药材 1988；用作吕宋果，收载于部标进药 1977 和上海药材 1994；用作洋苦果，收载于北京药材 1998。

马钱子 (马钱、番木鳖)
Strychnos nux-vomica Linné

干燥成熟种子用作马钱子，收载于药典 1995—2015、部标进药 1977、部标进药 1986、局标进药 2004、内蒙古蒙药 1986、新疆维药 1993 和台湾 2013；用作马钱子 (番木鳖)，收载于药典 1963、药典 1985 和药典 1990；用作番木鳖 (马钱子)，收载于中华药典 1930；用作番木鳖 (剧)，收载于药典 1953；未经炮制的干燥成熟种子用作马钱子 (生)，收载于香港药材七册；马钱子的炮制加工品用作马钱子粉，收载于药典 1985—2000。

长籽马钱 * (云南马钱)
Strychnos wallichiana Steud. ex DC. (*Strychnos pierriana* A. W. Hill)

干燥成熟种子用作马钱子，收载于药典 1995、内蒙古蒙药 1986、新疆药品 1980 二册和云南药品 1974；用作马钱子 (番木鳖)，收载于药典 1977—1990 和藏药 1979。

*《中国植物志》第 61 卷 240 页。

蓬莱葛
Gardneria multiflora Makino

干燥藤茎用作蓬莱葛，收载于云南傣药Ⅱ 2005 五册。

钩吻
Gelsemium elegans (Gardn. et Champ.) Benth.

干燥根用作钩吻，收载于广东药材 2004；干燥根和茎用作断肠草，收载于广西药材 1996、广西壮药 2008 和广西瑶药 2014 一卷。

醉鱼草
Buddleja lindleyana Fort.

干燥花序叶枝条用作醉鱼草，收载于上海药材 1994 附录。

密蒙花
Buddleja officinalis Maxim.

干燥花蕾或干燥花蕾及其花序用作密蒙花，收载于药典 1963—2015、新疆药品 1980 二册、香港药材 六册、台湾 1985 一册和台湾 2013。

一一九、龙胆科 Gentianaceae

高山龙胆
Gentiana algida Pall.

干燥花用作白花龙胆，收载于部标藏药 1995 附录和青海藏药 1992 附录。

粗茎秦艽
Gentiana crassicaulis Duthie ex Burk.

干燥根用作秦艽，收载于药典 1977—2015、贵州药材 1965、新疆药品 1980 二册、云南药品 1974、 云南药品 1996 和台湾 2013；干燥花用作秦艽花，收载于青海药品 1986 和藏药 1979。

头花龙胆
Gentiana cephalantha Franch. ex Hemsl.

干燥全草用作龙胆草，收载于四川药材 1979、四川药材 1987 和四川药材 2010。

菱叶龙胆
Gentiana cephalantha Franch. var.*violacea* (H. Sm.) T. Lv. He

干燥全草用作龙胆草，收载于四川药材 1979。

达乌里秦艽 (小秦艽)
Gentiana dahurica Fisch.

干燥根用作秦艽，收载于药典 1977—2000、青海药品 1976、新疆药品 1980 二册和台湾 2013；用作 秦艽根，收载于内蒙古蒙药 1986；干燥花用作小秦艽花，收载于部标蒙药 1998 和内蒙古蒙药 1986。

甘南秦艽
Gentiana gannaensis Y.Wang et Z.C. Lou

干燥根用作秦艽，收载于甘肃药材 (试行)1995。

全萼秦艽 [*] (全萼龙胆)
Gentiana lhassica Burk.

干燥全草用作莪德哇，收载于西藏藏药 2012 二册。

*《中国植物志》第 62 卷 63 页。

华南龙胆
Gentiana loureiri (D. Don) Griseb.

干燥全草用作广地丁，收载于药典 1977。

黄龙胆 [*] (欧龙胆)
Gentiana lutea Linn.

干燥根及根茎用作欧龙胆，收载于部标维药 1999 和新疆维药 1993。

*《中国植物志》第 62 卷 14 页载，该种为龙胆属 *Gentiana* (Tourn.) Linn. 的模式种，但该志并未收载该种，原产欧洲中南部。

秦艽
Gentiana macrophylla Pall.

干燥根用作秦艽，收载于药典 1963—2015、新疆药品 1980 二册、台湾 1985 一册和台湾 2013；用作秦艽根，收载于内蒙古蒙药 1986；干燥地上部分用作基力哲，收载于内蒙古蒙药 1986。

大花秦艽 [*] (大秦艽)
Gentiana macrophylla Pall. var. *fetissowii* (Regel et Winkl.) Ma et K. C. Hsia

干燥根用作秦艽，收载于甘肃药材 (试行)1995。

*《中国植物志》第 62 卷 74 页。

条叶龙胆
Gentiana manshurica Kitag.

干燥根及根茎用作龙胆，收载于药典 1977—2015、新疆药品 1980 二册和台湾 2013。

云雾龙胆 [*] (青藏龙胆)
Gentiana nubigena Edgew. [*] (*Gentiana przewalskii* Maxim.)

干燥花用作青藏龙胆，收载于部标藏药 1995 和青海藏药 1992；用作双花龙胆，收载于西藏藏药 2012 一册。

*《中国植物志》第 62 卷 113 页。

岷县龙胆 [*] (黄花龙胆)
Gentiana purdomii Marq. [*Gentiana algada* Pall. var. *przewarskii*(Maxim.) Kasnez.]

干燥花用作龙胆花，收载于藏药 1979；用作双花龙胆，收载于西藏 XZ-BC-0034—2004。

*《中国植物志》第 62 卷 110 页。

红花龙胆
Gentiana rhodantha Franch. ex Hemsl.

干燥全草用作红花龙胆，收载于药典 1977、药典 2015、四川药材 1987 和四川药材 2010；用作红花龙胆 (青鱼胆草)，收载于贵州药材 1988、贵州药材 2003 和湖南药材 2009。

滇龙胆草 * (坚龙胆、滇龙胆)
Gentiana rigescens Franch. ex Hemsl.

干燥根或干燥根及根茎用作龙胆，收载于药典 1977—2015、新疆药品 1980 二册、贵州药材 1965、云南药品 1974、香港药材二册和台湾 2013。

*《中国植物志》第 62 卷 100 页。

龙胆 (龙胆草)
Gentiana scabra Bunge

干燥根和根茎用作龙胆，收载于药典 1953—2015、新疆药品 1980 二册、香港药材二册、中华药典 1930、台湾 1980、台湾 2006 和台湾 2013；干燥根或根茎用作龙胆草，收载于台湾 1985 一册。

麻花艽 (麻花秦艽)
Gentiana straminea Maxim.

干燥根用作秦艽，收载于药典 1977—2015、新疆药品 1980 二册、青海药品 1976 和台湾 2013；干燥花用作麻花秦艽花，收载于药典 1990 附录—2015 附录；用作秦艽花，收载于部标藏药 1995、青海药品 1986 和藏药 1979；用作麻花艽，收载于青海藏药 1992。

大花龙胆
Gentiana szechenyii Kantiz.

干燥花用作龙胆花，收载于藏药 1979。

西藏秦艽
Gentiana tibetica King ex Hook. f.

干燥根用作秦艽，收载于云南药品 1974 和云南药品 1996。

三花龙胆
Gentiana triflora Pall.

干燥根和根茎用作龙胆，收载于药典 1963—2015、新疆药品 1980 二册和台湾 2013。

乌奴龙胆
Gentiana urnula H. Smith

干燥全草用作乌奴龙胆，收载于部标藏药 1995、青海藏药 1992、内蒙古蒙药 1986 和藏药 1979。

蓝玉簪龙胆
Gentiana veitchiorum Hemsl.

干燥全草用作蓝花龙胆，收载于四川药材 2010。

灰绿龙胆
Gentiana yokusai Burk.

干燥全草用作龙胆地丁，收载于四川药材 1987 和四川药材 2010；用作紫花地丁，收载于四川药材 1984。

双蝴蝶
Tripterospermum chinense (Migo) H. Smith[*] [*Tripterospermum affine* (Wall.) H. Smith]

干燥或新鲜全草用作肺形草，收载于药典 1977 和上海药材 1994。
*《中国植物志》第 62 卷 259 页。

峨眉双蝴蝶[*]（心叶双蝴蝶）
Tripterospermum cordatum (Marq.) H. Smith

新鲜或干燥全草用作蔓龙胆，收载于贵州药材 2003。
*《中国植物志》第 62 卷 271 页。

花锚
Halenia corniculata (Linn.) Cornaz[*] (*Halenia sibirica* Borkh.)

干燥全草用作花锚，收载于内蒙古蒙药 1986；用作蒙花锚，收载于部标蒙药 1998。
*《中国植物志》第 62 卷 291 页。

椭圆叶花锚（椭叶花锚）
Halenia elliptica D. Don

干燥地上部分用作花锚，收载于部标藏药 1995、青海药品 1986、青海药品 1992 和藏药 1979；用作椭叶花锚，收载于青海藏药 1992；干燥全草用作黑节草，收载于贵州药材 2003；用作花锚草，收载于部标成方十二册 1997 附录。

扁蕾
Gentianopsis barbata (Froel.) Ma

干燥全草用作扁蕾，收载于部标蒙药 1998 和内蒙古蒙药 1986。

湿生扁蕾（湿生蔊蕾、沼生蔊蕾）
Gentianopsis paludosa (Hook. f.) Ma

干燥全草用作湿生蔊蕾，收载于部标藏药 1995 和青海藏药 1992；用作沼生蔊蕾，收载于青海药品 1976 和青海药品 1986。

黄秦艽[*]（滇黄芩）
Veratrilla baillonii Franch

干燥根用作黄秦艽（金不换），收载于云南药品 1974 和云南药品 1996。
*《中国植物志》第 62 卷 322 页。

辐状肋柱花[*]（肋柱花）
Lomatogonium rotatum (Linn.) Fries ex Nym.

干燥全草用作肋柱花，收载于部标蒙药 1998 和内蒙古蒙药 1986。
*《中国植物志》第 62 卷 335 页。

美丽獐牙菜

Swertia angustifolia Buch.-Ham. ex D. Don var. *pulchella* (D. Don) Burk.

干燥全草用作獐牙菜，收载于贵州药材 2003。

獐牙菜

Swertia bimaculata (Sieb. et Zucc.) Hook. f. et Thoms. ex C. B. Clarke

干燥全草用作獐牙菜，收载于贵州药材 1988、贵州药材 2003 和湖北药材 2009。

印度獐牙菜 *

Swertia chirayita (Roxb. ex Flemi)Karsten

干燥全草用作印度獐牙菜，收载于部标藏药 1995 和青海藏药 1992。

* 该种《中国植物志》未收载，喜马拉雅山脉地区有分布。

普兰獐牙菜

Swertia ciliate (D. Don ex G. Don) B. L. Burtt* (*Swertia purpurascens* Wall.)

干燥全草用作蒂达，收载于藏药 1979。

*《中国植物志》第 62 卷 407 页。

西南獐牙菜

Swertia cincta Burk.

干燥全草用作獐牙菜，收载于贵州药材 1988 和贵州药材 2003。

川东獐牙菜 (鱼胆草)

Swertia davidii Franch.

干燥全草用作鱼胆草，收载于四川药材 1980、四川药材 1987、四川药材 2010 和湖南药材 2009。

抱茎獐芽菜

Swertia franchetiana H. Smith

干燥全草用作藏茵陈，收载于青海药品 1986 和青海药品 1992。

毛萼獐牙菜

Swertia hispidicalyx Burk.

干燥全草用作桑蒂，收载于西藏藏药 2012 二册。

蒙自獐牙菜 * (青叶胆)

Swertia leducii Franch.* (*Swertia mileensis* T. N. Ho et W. L. Shi)

干燥全草用作青叶胆，收载于药典 1977—2015 和云南药品 1974。

*《中国植物志》第 62 卷 392 页 -FOC。

大籽獐牙菜

Swertia macrosperma (C. B. Clarke) C. B. Clarke

干燥全草用作獐牙菜，收载于贵州药材 1988 和贵州药材 2003。

川西獐牙菜
Swertia mussotii Franch.

干燥全草用作川西獐牙菜，收载于药典 2015 附录、部标藏药 1995 和青海藏药 1992；用作藏茵陈，收载于青海药品 1976、青海药品 1986 和青海药品 1992。

斜茎獐牙菜 *（金沙獐芽菜、金沙青叶胆）
Swertia patens Burk.

干燥全草用作小儿腹痛草，收载于云南药品 1974、云南药品 1996 和云南药材 2005 一册。

*《中国植物志》第 62 卷 378 页。

瘤毛獐牙菜（紫花当药）
Swertia pseudochinensis Hara

干燥全草用作当药，收载于药典 1977、药典 2010、药典 2015、部标维药 1999 附录和北京药材 1998 附录。

紫红獐芽菜
Swertia punicea Hemsl.

干燥全草用作紫红青叶胆，收载于云南药材 2005 一册；用作紫红獐牙菜，收载于湖北药材 2009。

一二〇、夹竹桃科 Apocynaceae

尖山橙
Melodinus fusiformis Champ. ex Benth.

干燥全株用作尖山橙，收载于广西壮药 2011 二卷和广西瑶药 2014 一卷。

萝芙木（海南萝芙木、云南萝芙木）
Rauvolfia verticillata (Lour.) Baill.[Rauvolfia verticillata (Lour.) Baill. var. hainanensis Tsiang；Rauvolfia yunnanensis Tsiang]

干燥全株或干燥根和茎叶用作萝芙木，收载于广西药材 1996、广西壮药 2008 和浙江炮规 2005；根中提得的混合生物碱用作降压灵，收载于云南药品 1974。

链珠藤（春根藤）
Alyxia sinensis Champ. ex Benth.

全草及干燥根或干燥地上部分用作春根藤，收载于部标成方十册 1995 附录、湖南药材 1993、湖南药材 2009 和广东药材 2011。

红鸡蛋花 *
Plumeria rubra Linn.

干燥花朵用作鸡蛋花，收载于广东药材 2004；干燥枝皮用作鸡蛋花树皮，收载于云南傣药 II 2005 五册 **。

*《中国植物志》第 63 卷 78 页。

** 该标准称本种为鸡蛋花。

鸡蛋花

Plumeria rubra Linn. cv. Acutifolia[*Plumeria rubra* Linn.var. *acutifolia* (Poir.) Bailey]

干燥花用作鸡蛋花，收载于广西药材 1990 和海南药材 2011。

长春花

Catharanthus roseus (Linn.) G. Don

干燥地上部分或全草用作长春花，收载于海南药材 2011。

糖胶树（灯台树）

Alstonia scholaris (Linn.) R. Br.

干燥叶用作灯台叶，收载于药典 1977、部标成方十四册 1997 附录、云南药品 1974、云南药品 1996 和云南药材 2005 七册；干燥茎木用作灯台树，收载于云南傣药 2005 三册。

尖蕾狗牙花*（海南狗牙花）

Tabernaemontana bufalina Lour.*(*Ervatamia hainanensis* Tsiang)

干燥根用作单根木，收载于海南药材 2011。

*《中国植物志》第 63 卷 104 页 -FOC。

止泻木

Holarrhena pubescens Wall. ex G. Don* (*Holarrhena antidysenterica* Wall. ex A. DC.)

干燥种子用作止泻木子，收载于部标藏药 1995 和青海藏药 1992。

*《中国植物志》第 63 卷 117 页 -FOC。

倒吊笔

Wrightia pubescens R. Br.

干燥根用作章表根，收载于药典 1977 附录。

清明花

Beaumontia grandiflora Wall.

干燥藤茎用作大清明花藤，收载于云南傣药 II 2005 五册。

帘子藤

Pottsia laxiflora (Bl.) O. Ktze.

干燥藤茎用作滑叶藤仲，收载于云南傣药 II 2005 五册。

欧洲夹竹桃*（夹竹桃）

Nerium oleander Linn.* (*Nerium indicum* Mill.)

干燥叶用作红花夹竹桃叶，收载于部标成方五册 1992 附录；用作夹竹桃，收载于广东药材 2004。

*《中国植物志》第 63 卷 147 页 -FOC。

羊角拗

Strophanthus divaricatus (Lour.) Hook. et Arn.

干燥全株或根及茎用作羊角拗，收载于广东药材 2011 和广西瑶药 2014 一卷。

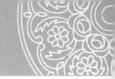

白麻（大叶白麻、大花罗布麻）
Apocynum pictum Schrenk*[*Poacynum hendersonii* (Hook. f.) Woodson]

干燥叶用作新疆罗布麻叶，收载于部标成方九册 1994 附录；用作大花罗布麻叶，收载于新疆药品 1980 一册和新疆维药 2010 一册；用作罗布麻叶，收载于新疆药品 1987。

*《中国植物志》第 63 卷 163 页 -FOC。

罗布麻
Apocynum venetum Linn.

干燥叶用作罗布麻叶，收载于药典 1977—2015、山西药材 1987 和香港药材五册。

长节珠
Parameria laevigata (Juss.) Moldenke

干燥藤茎用作金丝藤仲，收载于云南傣药 II 2005 五册。

平脉藤
Anodendron formicinum (Tsiang et P. T. Li) D. J. Middl.

干燥藤茎用作勐腊大解药，收载于云南傣药 2005 三册。

络石
Trachelospermum jasminoides (Lindl.) Lem.

干燥带叶藤茎用作络石藤，收载于药典 1977—2015、新疆药品 1980 二册、香港药材五册、台湾 1985 一册和台湾 2013。

毛杜仲藤
Urceola huaitingii (Chun et Tsiang) D. J. Middleton* (*Parabarium huaitingii* Chun et Tsiang)

干燥树皮用作红杜仲，收载于药典 2005 附录—2015 附录、部标成方八册 1993 附录和广西药材 1990。

*《中国植物志》第 63 卷 241 页 -FOC。

杜仲藤
Urceola micrantha (Wall. ex G. Don) D. J. Middleton*[*Parabarium micranthum* (A. DC.) Pierre]

干燥树皮用作红杜仲，收载于药典 2005 附录—2015 附录、部标成方八册 1993 附录和广西药材 1990；干燥茎皮或干燥茎皮和根皮用作杜仲藤，收载于广东药材 2011 和海南药材 2011。

*《中国植物志》第 63 卷 239 页 -FOC。

红杜仲藤
Urceola quintaretii (Pierre) D. J. Middleton (*Parabarium chunianum* Tsiang)

干燥树皮用作红杜仲，收载于药典 2005 附录—2015 附录、部标成方八册 1993 附录、广西药材 1990 和广西壮药 2011 二卷。

花皮胶藤
Ecdysanthera utilis Hay. et Kaw.

干燥树皮用作红杜仲，收载于药典 2005 附录—2015 附录、部标成方八册 1993 附录和广西药材 1990。

酸叶胶藤
Ecdysanthera rosea Hook. et Arn.

干燥藤茎用作酸叶胶藤，收载于云南傣药 II 2005 五册。

一二一、萝藦科 Asclepiadaceae

古钩藤
Cryptolepis buchananii Roem. et Schult.

干燥根用作半架牛，收载于云南彝药 II 2005 四册。

暗消藤（马连鞍、马莲鞍）
Streptocaulon juventas (Lour.) Merr. (*Streptocaulon griffithii* Hook. f.)

干燥根用作藤苦参，收载于药典 1977 附录—2015 附录和云南傣药 2005 三册；新鲜或干燥根用作古羊藤，收载于广西药材 1990、广西壮药 2008 和贵州药材 2003。

青蛇藤
Periploca calophylla (Wight) Falc.

干燥老茎和根用作黑骨头，收载于云南药品 1974、云南药品 1996 和云南药材 2005 七册；干燥茎、叶用作青蛇藤，收载于云南彝药 II 2005 四册。

黑龙骨（滇江柳、黑骨头）
Periploca forrestii Schltr.

干燥老茎及根或根用作黑骨头，收载于部标成方十四册 1997 附录、云南药品 1974、云南药品 1996 和云南药材 2005 七册；干燥根或全株用作黑骨藤（滇杠柳），收载于贵州药材 1988 和贵州药材 2003。

杠柳
Periploca sepium Bge.

干燥根皮用作香加皮，收载于药典 1963—2015 和新疆药品 1980 二册；用作五加皮，收载于河南药材 1991。

须药藤
Stelmatocrypton khasianum (Benth.) H. Baill.

干燥根用作生藤，收载于云南药品 1974 和云南药品 1996。

白首乌（戟叶牛皮消）
Cynanchum bungei Decne.

新鲜或干燥块根用作白首乌，收载于药典 1977、山东药材 1995、山东药材 2002、山东药材 2012 和辽宁药材 2009。

鹅绒藤
Cynanchum chinense R. Br.

干燥地上部分用作活络草，收载于部标成方六册 1992 附录。

白薇（直立白薇）
Cynanchum atratum Bge.

干燥根或干燥根茎用作白薇，收载于药典 1963—2015、贵州药材 1965、新疆药品 1980 二册、台湾 1985 一册、台湾 2004 和台湾 2013。

牛皮消（飞来鹤、耳叶牛皮消）
Cynanchum auriculatum Royle ex Wight

干燥块根用作白首乌，收载于江苏药材 1989 和浙江炮规 2005；用作牛皮消，收载于湖北药材 2009；用作隔山消，收载于贵州药材 1988 和贵州药材 2003；用作隔山撬，收载于四川药材 1979、四川药材 1987 和四川药材 2010；用作牛皮冻（隔山消），收载于湖南药材 2009。

白前*（芫花叶白前）
Cynanchum glaucescens (Decne.) Hand.-Mazz

干燥根茎及根用作白前，收载于药典 1963—2015、新疆药品 1980 二册、台湾 2004 和台湾 2013。
*《中国植物志》第 63 卷 353 页。

竹灵消
Cynanchum inamoenum (Maxim) Loes

干燥根及根茎用作甘肃白薇，收载于甘肃药材（试行）1996。

华北白前*老瓜头
Cynanchum mongolicum (Maxim.) Hemsl.* (*Cynanchum komarovii* Ai. Iljinski)

干燥根茎及根用作甘肃白前，收载于甘肃药材（试行）1996。
*《中国植物志》第 63 卷 353 页 -FOC。

青羊参（青阳参）
Cynanchum otophyllum Schneid. (*Cynanchum otophyllum* C. K. Schneider)

干燥根用作青阳参，收载于部标成方十二册 1997 附录、云南药品 1974、云南药品 1996 和云南彝药 Ⅱ 2005 四册；用作青羊参（青阳参），收载于湖南药材 2009。

徐长卿
Cynanchum paniculatum (Bunge) Kitagawa

干燥根及根茎或干燥全草用作徐长卿，收载于药典 1977—2015、贵州药材 2003 附录、江苏药材 1986 一、江苏药材 1989、内蒙古药材 1988、山西药材 1987 附录、河南药材 1991 和香港药材六册；用作徐长卿（对叶莲），收载于贵州药材 1988；用作寮刁竹，收载于广东药材 2004。

柳叶白前

Cynanchum stauntonii (Decne.) Schltr. ex Lévl.[*][*Cynanchum stauntonii*(Decne.)Hand.-Mazz.]

干燥根茎及根用作白前，收载于药典 1963—2015、新疆药品 1980 二册、台湾 1985 一册、台湾 2004 和台湾 2013。

[*]《中国植物志》第 63 卷 337 页。

地梢瓜

Cynanchum thesioides (Freyn) K. Schum.

干燥种子用作细叶白前子，收载于药典 1977 附录—2015 附录；干燥成熟种子用作地梢瓜，收载于部标蒙药 1998 和内蒙古蒙药 1986。

变色白前[*]（蔓生白薇）

Cynanchum versicolor Bunge

干燥根或干燥根及根茎用作白薇，收载于药典 1963—2015、新疆药品 1980 二册、台湾 2004 和台湾 2013。

[*]《中国植物志》第 63 卷 356 页。

昆明杯冠藤[*]（断节参）

Cynanchum wallichii Wight

干燥根用作断节参，收载于部标成方十册 1995 附录和云南药材 2005 一册。

[*]《中国植物志》第 63 卷 382 页。

萝藦（萝藤）

Metaplexis japonica (Thunb.) Makino

干燥全草用作萝藦，收载于部标成方十七册 1998 附录、江西药材 1996 和江西药材 2014；干燥地上部分用作萝藦藤，收载于上海药材 1994；干燥成熟果皮用作天浆壳，收载于江苏药材 1989 和上海药材 1994。

匙羹藤

Gymnema sylvestre (Retz.) Schult.

干燥叶用作匙羹藤叶，收载于广西药材 1996。

通光散[*]（通关藤、通光藤）

Marsdenia tenacissima (Roxb.) Wight et Arn.

干燥藤茎用作通关藤，收载于药典 1977、药典 2010、药典 2015、云南药品 1974、云南药品 1996 和云南彝药 2005 二册；用作乌骨藤（通关藤），收载于湖南药材 2009。

[*]《中国植物志》第 63 卷 463 页。

球兰

Hoya carnosa (Linn. f.) R. Br.

干燥地上部分用作球兰，收载于广西瑶药 2014 一卷。

苦绳

Dregea sinensis Hemsl.

干燥根用作傣百解，收载于云南药材 2005 一册。

南山藤

Dregea volubilis (Linn. f.) Benth. ex Hook. f.

干燥藤茎用作苦藤，收载于云南傣药 II 2005 五册。

圆叶娃儿藤

Tylophora rotundifolia Buch.-Ham. ex Wight[*] (*Tylophora trichophylla* Tsiang)

干燥全株用作铺地金钱，收载于广西药材 1990 附录。

[*]《中国植物志》第 63 卷 537 页 -FOC。

云南娃儿藤

Tylophora yunnanensis Schlechter

干燥根及根茎用作小白薇，收载于云南彝药 II 2005 四册。

一二二、旋花科 Convolvulaceae

马蹄金

Dichondra micrantha Urb. (*Dichondra repens* Forst.)

干燥全草用作荷包草，收载于部标成方四册 1991 附录；用作马蹄金，收载于贵州药品 1994、贵州药材 2003、广西药材 1990、广西壮药 2008 和上海药材 1994。

土丁桂

Evolvulus alsinoides (Linn.) Linn.

干燥全草用作毛将军（过饥草），收载于福建药材 1990 和福建药材 2006。

丁公藤

Erycibe obtusifolia Benth.

干燥藤茎用作丁公藤，收载于药典 1977、药典 1995—2015、药典 1985 附录— 1995 附录、广西壮药 2008、山东药材 1995 和上海药材 1994。

光叶丁公藤

Erycibe schmidtii Craib

干燥藤茎用作丁公藤，收载于药典 1995—2015、广西壮药 2008 和上海药材 1994。

打碗花 [*]（胶旋花）

Calystegia hederacea Wall.ex.Roxb.[*] (*Convovulus scammonia* Linn.)

根部乳状渗出物干燥加工品用作司卡摩尼亚脂；收载于部标维药 1999。

[*]《中国植物志》第 64(1) 卷 47 页。

田旋花
Convolvulus arvensis Linn.
全草用作田旋花，收载于新疆维药 2010 一册。

篱栏网 (鱼黄草)
Merremia hederacea (Burm. F.) Hall. f.
干燥地上部分用作山猪菜，收载于部标成方十一册 1996 附录；用作篱栏网，收载于广西药材 1990 和广西壮药 2008。

山土瓜
Merremia hungaiensis (Lingelsh. et Borza) R.C.Fang.
干燥块根用作山土瓜，收载于云南药品 1996 和云南彝药 III 2005 六册。

盒果藤
Operculina turpethum (Linn.) S. Manso
干燥根茎用作盒果藤，收载于部标维药 1999 附录和湖北药材 2009；干燥根用作盒果藤根，收载于新疆维药 2010 一册。

番薯 (甘薯)
Ipomoea batatas (Linn.) Lam.
块根或新鲜块根用作番薯，收载于山东药材 2002 和山东药材 2012；干燥地上部分用作番薯藤，收载于湖南药材 1993 和湖南药材 2009；块根中提取的淀粉，收载于药典 1963。

泻净番薯 (泻根)
Ipomoea purga Hayne.
干燥块根用作药喇叭根，收载于部标维药 1999 和新疆维药 1993。

丁香茄 (华佗豆)
Ipomoea turbinata Lag.[*][*Calonyction muricatum* (Linn.) G. Don]
干燥成熟种子用作丁香茄子，收载于广西药材 1996 和广西瑶药 2014 一卷。

[*]《中国植物志》第 64(1) 卷 107 页 -FOC。

牵牛 (裂叶牵牛)
Ipomoea nil (Linn.) Roth[*] [*Pharbitis nil* (Linn.) Choisy；*Ipomoea hederacea* auct.non Jacq.]
干燥成熟种子用作牵牛子 (黑、白丑)，收载于药典 1963、药典 1977、药典 1985 和贵州药材 1965；用作牵牛子，收载于药典 1953、药典 1990—2015、新疆药品 1980 二册、台湾 1985 一册和台湾 2013。

[*]《中国植物志》第 64(1) 卷 103 页 -FOC。

圆叶牵牛 (毛牵牛)
Ipomoea purpurea (Linn.) Roth[*] [*Pharbitis purpurea* (Linn.) Voigt]
干燥成熟种子用作牵牛子，收载于药典 1990—2015、新疆药品 1980 二册和台湾 2013; 用作牵牛子 (黑、白丑)，收载于药典 1963、药典 1985、药典 1977 和贵州药材 1965。

[*]《中国植物志》第 64(1) 卷 104 页 -FOC。

白鹤藤
Argyreia acuta Lour.

地上部分用作一匹绸，收载于广西壮药 2011 二卷。

东京银背藤 * (白花银背藤)
Argyreia pierreana Bois*[*Argyreia seguinii* (Lévl.) Vant. ex Lévl.]

干燥根和茎用作白花银背藤，收载于广西药材 1996。

*《中国植物志》第 64(1) 卷 126 页 -FOC。

南方菟丝子
Cuscuta australis R. Br.

干燥成熟种子用作菟丝子，收载于药典 2010、药典 2015、香港药材六册和台湾 2013；干燥茎用作金丝草，收载于上海药材 1994。

菟丝子
Cuscuta chinensis Lam.

干燥成熟种子用作菟丝子，收载于药典 1963—2015、新疆药品 1980 二册、新疆维药 1993、香港药材六册、台湾 1985 二册、台湾 2004 和台湾 2013；干燥全草用作菟丝子藤，收载于部标成方九册 1994 附录；干燥地上部分用作菟丝草，收载于部标维药 1999；干燥茎用作金丝草，收载于上海药材 1994。

金灯藤 (大菟丝子)
Cuscuta japonica Choisy

干燥成熟种子用作大菟丝子，收载于四川药材 1979、四川药材 1987、内蒙古药材 1988 和四川药材 2010；用作菟丝子，收载于湖南药材 1993 和贵州药材 1965；用作菟丝子 (大菟丝子)，收载于贵州药材 1965 和湖南药材 2009；用作大菟丝子 (菟丝子)，收载于贵州药材 2003。

一二三、紫草科 Boraginaceae

破布木
Cordia dichotoma Forst.f.

干燥成熟果实用作破布木果，收载于部标维药 1999。

紫草
Lithospermum erythrorhizon Sieb. et Zucc.

干燥根用作紫草，收载于药典 1963—2015、内蒙古蒙药 1986、新疆药品 1980 二册和台湾 1985 一册；干燥成熟果实用作紫草子，收载于黑龙江药材 2001。

梓木草
Lithospermum zollingeri DC.

干燥全草用作梓木草，收载于江苏苏药监注 (2003)686 号。

软紫草 *（新疆紫草）

Arnebia euchroma (Royle) Johnst[*Macrotomia euchroma* (Royle) Pauls.]

　　干燥根用作紫草，收载于药典 1963—2015、内蒙古蒙药 1986、新疆药品 1980 二册、香港药材六册和台湾 2013；用作新疆紫草，收载于新疆药品 1993。

　　*《中国植物志》第 64(2) 卷 43 页。

黄花软紫草 *（假紫草、黄花紫草、内蒙紫草）

Arnebia guttata Bge.

　　干燥根用作紫草，收载于药典 1990—2015、内蒙古蒙药 1986 和台湾 2013；用作内蒙紫草，收载于内蒙古药材 1988。

　　*《中国植物志》第 64(2) 卷 42 页。

密花滇紫草

Onosma confertum W. W. Smith

　　干燥根部栓皮用作紫草皮，收载于四川药材 1979、四川药材 1987 和四川药材 2010。

露蕊滇紫草

Onosma exsertum Hemsl.

　　干燥根部栓皮用作紫草皮，收载于四川药材 1979、四川药材 1987 和四川药材 2010。

长花滇紫草（藏紫草）

Onosma hookeri Clarke. var. *longiflorum* Duthie ex Stapf

　　干燥根用作藏紫草，收载于部标藏药 1995、藏药 1979 和青海藏药 1992。

细花滇紫草

Onosma hookeri C. B. Clarke

　　干燥根用作藏紫草，收载于部标藏药 1995。

滇紫草

Onosma paniculatum Bur. et Franch.

　　干燥根用作滇紫草根，收载于云南彝药Ⅲ 2005 六册；用作紫草，收载于贵州药材 1965；干燥根部栓皮用作滇紫草，收载于药典 2010 附录和药典 2015 年附录；干燥栓皮或干燥根部栓皮用作紫草皮，收载于四川药材 1979、四川药材 1987、四川药材 2010、云南药品 1974 和云南药品 1996。

蓝蓟

Echium vulgare Linn.

　　干燥花用作蓝蓟花，收载于新疆维药 2010 一册。

牛舌草 *（意大利牛舌草）

Anchusa italica Retz.

　　干燥全草用作牛舌草，收载于部标维药 1999；干燥花用作牛舌草花，收载于部标维药 1999 附录。

　　*《中国植物志》第 64(2) 卷 68 页。

石生齿缘草

Eritrichium pauciflorum (Ledeb.) DC.*[*Eritrichium rupestre* (Pall.) Bunge]

干燥地上部分用作齿缘草，收载于部标蒙药 1998 和内蒙古蒙药 1986。

*《中国植物志》第 64(2) 卷 149 页。

异刺鹤虱 *（东北鹤虱）

Lappula heteracantha (Ledeb.) Gurke (*Lappula echinata* Gilib. var. *heteracantha* O. Ktze.)

干燥成熟果实用作东北鹤虱，收载于辽宁药品 1980、辽宁药品 1987 和辽宁药品 2009。

*《中国植物志》第 64(2) 卷 196 页。

蒙古鹤虱

Lappula intermedia (Ledeb.) M. Pop.

干燥成熟果实用作东北鹤虱，收载于黑龙江药材 2001。

鹤虱

Lappula myosotis V. Wolf* (*Lappula echinata* Gilib.)

干燥成熟果实用作东北鹤虱，收载于黑龙江药材 2001。

*《中国植物志》第 64(2) 卷 193 页。

斑种草

Bothriospermum chinense Bge.

干燥地上部分用作蛤蟆草，收载于北京药材 1998 附录。

琉璃草（锡兰琉璃草）

Cynoglossum furcatum Wall.[*Cynoglossum zeylanicum* (Vahl) Thunb.]

干燥根用作土玄参，收载于云南彝药 II 2005 四册；干燥全草用作蓝布裙，收载于四川药材 1980；用作玻璃草，收载于部标成方十一册 1996 附录和福建药材 2006。

小花琉璃草

Cynoglossum lanceolatum Forssk.

干燥全草用作蓝布裙，收载于四川药材 1980；用作琉璃草，收载于部标成方十一册 1996 附录和福建药材 2006。

红花琉璃草 *（药用倒提壶）

Cynoglossum officinale Linn.

干燥根用作倒提壶，收载于部标维药 1999 附录。

*《中国植物志》第 64(2) 卷 222 页。

一二四、马鞭草科 Verbenaceae

马鞭草

Verbena officinalis Linn.

干燥地上部分用作马鞭草，收载于药典 1963—2015 和香港药材七册。

马缨丹
Lantana camara Linn.

干燥根用作如意花根，收载于药典 1977 附录；干燥根或根茎用作马缨丹，收载于海南琼食药监注 [2007] 40 号。

紫珠
Callicarpa bodinieri Lévl.

干燥地上部分用作紫珠，收载于湖南药材 1993 和湖南药材 2009。

白棠子树
Callicarpa candicans (Burm. f.) Hochr.

干燥地上部分用作紫珠，收载于湖南药材 1993 和湖南药材 2009；干燥叶用作紫珠叶，收载于河南药材 1993。

华紫珠
Callicarpa cathayana H. T. Chang

干燥成熟果实用作紫珠果，收载于贵州药材 2003；干燥叶或带叶嫩枝用作紫珠叶，收载于贵州药材 2003。

杜虹花
Callicarpa formosana Rolfe (*Callicarpa pedunculata* R. Br.)

干燥地上部分用作紫珠，收载于湖南药材 1993、湖南药材 2009；干燥叶及嫩枝用作紫珠草，收载于山东药材 1995、山东药材 2002 和山东药材 2012；干燥叶用作紫珠叶，收载于药典 1977、药典 2010、药典 2015、河南药材 1993 和湖南药材 2009。

老鸦糊
Callicarpa giraldii Hesse ex Rehd.[*Callcarpa bodinieri* Lévl var. *giraldii*(Rehd.) Rehd.]

干燥成熟果实用作紫珠果，收载于贵州药材 2003；干燥叶或带叶嫩枝用作紫珠叶，收载于贵州药材 2003 和河南药材 1993。

全缘叶紫珠
Callicarpa integerrima Champ.

干燥叶和根用作山枫，收载于广西药材 1990 附录。

广东紫珠
Callicarpa kwangtungensis Chun

地上部分用作紫珠，收载于湖南药材 1993；地上部分，或干燥茎枝和叶用作广东紫珠，收载于药典 2010、药典 2015、部标成方十一册 1996 附录、湖南药材 2009 和江西药材 1996。

尖尾枫
Callicarpa longissima (Hemsl.) Merr.

干燥地上部分用作尖尾风，收载于广西瑶药 2014 一卷。

大叶紫珠
Callicarpa macrophylla Vahl

干燥成熟果实用作紫珠果，收载于贵州药材 2003；干燥叶或带叶嫩枝用作大叶紫珠，收载于药典 2010、药典 2015、部标成方十七册 1998 附录、广西药材 1990 和广西瑶药 2014 一卷；用作紫珠叶，收载于贵州药材 2003。

裸花紫珠
Callicarpa nudiflora Hook. et Arn

干燥叶或干燥叶和带叶的嫩枝用作裸花紫珠，收载于湖南药材 2009 和海南药材 2011。

红紫珠
Callicarpa rubella Lindl.

干燥全株用作红紫珠，收载于云南彝药 2005 二册。

黄毛豆腐柴
Premna fulva Craib

干燥茎用作战骨，收载于部标成方八册 1997 附录、广西药材 1990 和广西壮药 2008。

豆腐柴
Premna microphylla Turcz.

干燥茎叶用作腐婢，收载于贵州药材 2003。

云南石梓
Gmelina arborea Roxb.

干燥树皮用作石梓皮，收载于云南彝药 2005 二册。

黄荆（牡荆）
Vitex *negundo* Linn.

干燥果实或干燥成熟果实用作黄荆子，收载于药典 2015 附录、部标成方五册 1992 附录、山东药材 1995 附录、山东药材 2002 附录、四川药材 1977、四川 1987、四川药材 2010、河南药材 1993、贵州药材 1988、贵州药材 2003、湖南药材 2009、湖北药材 2009 和江西药材 1996；干燥叶嫩枝或全草或地上部分或全株用作五指柑，收载于药典 1977 附录、部标成方五册 1992 附录、广西药材 1990、广西壮药 2008、广西瑶药 2014 一卷、海南药材 2011、江西药材 1996、广东药材 2004 和湖南药材 2009；幼嫩枝条用作黄荆条，收载于上海药材 1994 附录；新鲜叶蒸馏而得的挥发油用作黄荆油，收载于部标中药材 1992。

牡荆
Vitex negundo Linn. var. *cannabifolia* (Sieb. et Zucc.) Hand.-Mazz. [*Vitex cannabifolia* Sieb. et Zucc.]

干燥根用作牡荆根，收载于部标成方十二册 1997 附录和福建药材 2006；干燥成熟果实或干燥成熟带宿萼的果实用作黄荆子，收载于药典 2015 附录、部标成方五册 1992 附录、贵州药材 1988、贵州药材 2003、河南药材 1993、湖北药材 2009、湖南药材 2009、江苏药材 1989、江西药材 1996、四川药材 1987、四川药材 2010 和浙江炮规 2005；用作牡荆子，收载于部标成方九册 1994 附录；用作黄荆子（黄金子），收载于上海药材 1994；干燥枝叶或地上部分用作牡荆，收载于上海药材 1994 附录和福建药材 2006；干燥叶或全株或地上部分用作五指柑，收载于部标成方五册 1992 附录、广西药材 1990、广西壮药 2008 和江西药材 1996；新鲜叶或干燥叶用作牡荆叶，收载于药典 1977—2015；新鲜叶蒸馏而得的挥发油用作牡荆油，收载于药典 1977—2015。

荆条
Vitex negundo Linn. var. *heterophylla* (Franch.) Rehd.

干燥成熟果实用作黄荆子，收载于部标成方五册 1992 附录。

山牡荆
Vitex quinata (Lour.) Will.

干燥根和心材或干燥根和茎用作山牡荆，收载于部标成方十七册 1998 附录和广西瑶药 2014 一卷；干燥茎或根用作山紫荆，收载于广西药材 1990 附录。

单叶蔓荆
Vitex rotundifolia Linn. f. (*Vitex trifolia* Linn. var. *simplicifolia* Cham.)

干燥根用作蔓荆子根，收载于药典 1985 附录—2015 附录；干燥成熟果实用作蔓荆子，收载于药典 1963—2015、内蒙古蒙药 1986、新疆药品 1980 二册、香港药材五册、台湾 1985 一册、台湾 2004 和台湾 2013；干燥茎叶用作蔓荆叶 (海风柳)，收载于海南药材 2011。

蔓荆
Vitex trifolia Linn.

干燥根用作蔓荆子根，收载于药典 1985 附录—2015 附录；用作蔓荆根，收载于云南傣药 2005 三册；干燥成熟果实用作蔓荆子，收载于药典 1963—2015、内蒙古蒙药 1986、新疆药品 1980 二册、云南药品 1974、香港药材五册、台湾 1985 一册、台湾 2004 和台湾 2013；干燥叶用作蔓荆叶，收载于药典 2010 附录、药典 2015 附录、广西药材 1990 和云南傣药 2005 三册。

臭牡丹
Clerodendrum bungei Steud. (*Clerodendron bungei* Steud)

新鲜或干燥茎叶或干燥全株，或新鲜或干燥地上部分用作臭牡丹，收载于贵州药材 2003、四川药材 2010 和湖南药材 2009。

臭茉莉
Clerodendrum chinense (Osbeck) Mabb. var. *simplex* (Moldenke) S. Linn. Chen[*Clerodendron fragrans* Vent.；*Clerodendrum philippinum* Schauer var. *simplex* Moldenke；*Clerodendrum fragrans*(Vent.) Willd.]

根或枝叶用作臭屎茉莉，收载于部标成方二册 1990 附录；干燥茎或根或全草用作臭茉莉，收载于海南药材 2011、广西瑶药 2014 一卷和广东药材 2004；干燥根用作白花臭牡丹根，收载于云南傣药 2005 三册。

大青
Clerodendrum cyrtophyllum Turcz.

干燥根用作大青根，收载于湖南药材 1993 和湖南药材 2009；干燥全株用作路边青，收载于广西药材 1990 和湖南药材 2009；用作路边青 (大青根)，收载于海南药材 2011；干燥叶用作大青叶 (马大青)，收载于湖南药材 2009；用作木大青叶，收载于江西药材 1996 和江西药材 2014；用作大青叶，收载于湖南药材 1993。

白花灯笼

Clerodendrum fortunatum Linn. [*] (*Clerodendron fortunatum* Linn.)

干燥根或全株用作白花灯笼，收载于广东药材 2011。

[*]《中国植物志》第 65(1) 卷 156 页。

赪桐

Clerodendrum japonicum (Thunb.) Sweet [*Clerodendron japonicum* (Thunb.) Sweet]

干燥根及茎用作龙丹花根，收载于药典 1977 附录；干燥根用作红花臭牡丹根，收载于云南傣药 2005 三册；干燥地上部分用作赪桐，收载于广西壮药 2011 二卷和广西瑶药 2014 一卷。

三对节

Clerodendrum serratum (Linn.) Spreng.

干燥根用作三对节根，收载于云南傣药 2005 三册；干燥根皮用作三对节，收载于云南药品 1974 和云南药品 1996。

海州常山（臭梧桐）

Clerodendrum trichotomum Thunb.

干燥根用作臭梧桐根，收载于上海药材 1994；干燥嫩枝及叶用作臭梧桐，收载于部标成方二册 1990 附录、湖南药材 2009、山东药材 1995 和山东药材 2002；干燥叶或带叶嫩枝用作臭梧桐叶，收载于药典 1977、北京药材 1998 和上海药材 1994；干燥带有宿萼的花或幼果嫩枝或干燥花用作臭梧桐花，收载于上海药材 1994 和湖北药材 2009。

滇常山

Clerodendrum yunnanense Hu ex Hand.-Mazz.

干燥全株用作臭牡丹，收载于云南彝药 2005 二册。

灰毛莸

Caryopteris forrestii Diels

干燥地上部分用作白巴子，收载于云南彝药Ⅲ 2005 六册。

兰香草

Caryopteris incana (Thunb.) Miq.

全草或根用作独脚球，收载于部标成方十四册 1997 附录和广东药材 2011；干燥全草或干燥全株用作兰香草，收载于江西药材 1996 和上海药材 1994 附录。

一二五、唇形科 Labiatae

灰白香科 [*]

Teucrium polium Linn.

全草用作金石蚕，收载于部标维药 1999 附录。

[*] 该种《中国植物志》未收载，我国当无分布，主产于地中海西部地区西班牙、摩洛哥、法国、阿尔

及利亚、突尼斯等国。

九味一枝蒿
Ajuga bracteosa Wall. ex Benth.

干燥全草用作九味一枝蒿，收载于云南药品 1974、云南药品 1996 和云南药材 2005 七册。

金疮小草 (筋骨草)
Ajuga decumbens Thunb.

干燥或新鲜全草用作白毛夏枯草，收载于贵州药材 2003、上海药材 1994 和湖北药材 2009；干燥全草用作筋骨草 (白毛夏枯草)，收载于药典 1977、药典 2010 和药典 2015。

痢止蒿
Ajuga forrestii Diels

干燥全草用作痢止蒿，收载于云南彝药Ⅲ 2005 六册。

白苞筋骨草
Ajuga lupulina Maxim.

干燥全草用作白苞筋骨草，收载于部标藏药 1995、青海藏药 1992 和藏药 1979。

美花圆叶筋骨草
Ajuga ovalifolia Bur. et Franch. var. *calantha* (Diels ex Limpricht) C.Y.Wu et C.Chen

干燥全草用作美花筋骨草，收载于四川藏药 2014。

滇黄芩 *(西南黄芩)
Scutellaria amoena C. H. Wright

干燥根用作黄芩，收载于四川药材 1980、四川药材 1987、云南药品 1974、云南药品 1996 和贵州药材 1965；用作黄芩 (条芩)，收载于贵州药材 1988；用作西南黄芩 (条芩)，收载于贵州药材 2003；用作滇黄芩，收载于云南药材 2005 七册；用作川黄芩，收载于四川药材 2010。

　　*《中国植物志》第 65 (2) 卷 192 页。

黄芩
Scutellaria baicalensis Georgi

干燥根用作黄芩，收载于药典 1963—2015、贵州药材 1965、内蒙古蒙药 1986、新疆药品 1980 二册、香港药材三册、台湾 1985 一册、台湾 2004 和台湾 2013；干燥根经加工制成的提取物用作黄芩提取物，收载于药典 2005—2015 和山东药材 2002。

半枝莲 (半支莲)
Scutellaria barbata D. Don

干燥全草用作半支莲，收载于药典 1977—2015、贵州药材 2003 附录、新疆药品 1980 二册、香港药材四册和台湾 2013。

连翘叶黄芩
Scutellaria hypericifolia Lévl.

干燥根用作黄芩，收载于四川药材 1987；用作川黄芩，收载于四川药材 2010。

韩信草 *（向天盏）
Scutellaria indica Linn.

干燥全草用作向天盏，收载于药典 1977；用作虎咬红，收载于部标成方九册 1994 附录；用作韩信草，收载于福建药材 2006 和广东药材 2011。

*《中国植物志》第 65(2) 卷 172 页。

甘肃黄芩
Scutellaria rehderiana Diels

干燥根和根茎用作甘肃黄芩，收载于甘肃药材（试行）1991 和宁夏药材 1993；用作小黄芩，收载于甘肃药材 2009。

并头黄芩
Scutellaria scordifolia Fisch. ex Schrank

干燥全草用作并头黄芩，收载于部标蒙药 1998 和内蒙古蒙药 1986。

展毛韧黄芩
Scutellaria tenax W. W. Smith var. *patentipilosa* (Hand.-Mazz.) C. Y. Wu

干燥根用作黄芩，收载于四川药材 1980 和四川药材 1987；用作川黄芩，收载于四川药材 2010。

粘毛黄芩（黄花黄芩）
Scutellaria viscidula Bge.

干燥根用作黄芩，收载于内蒙古蒙药 1986；用作粘毛黄芩（黄花黄芩），收载于内蒙古药材 1988；用作黄花黄芩，收载于吉林药品 1977。

薰衣草（狭叶薰衣草）
Lavandula angustifolia Mill.

干燥地上部分用作薰衣草，收载于部标维药 1999 和新疆维药 1993；花经水蒸气蒸馏而得的精油用作薰衣草油，收载于湖南药材 2009；鲜花中所得之一种挥发油用作薰衣草油（拉芬大油），收载于中华药典 1930。

夏至草
Lagopsis supina (Steph) IK.-Gal.

干燥地上部分用作夏至草，收载于部标藏药 1995。

藿香（土藿香）
Agastache rugosa (Fisch. et Mey.) O. Ktze.

新鲜或干燥地上部分或干燥茎叶用作藿香，收载于药典 2010 附录、药典 2015 附录、北京药材 1998 附录、贵州药材 1988、贵州药材 2003、山东药材 1995、山东药材 2002、甘肃药材 2009、四川药材 1987、新疆药品 1980 二册、新疆维药 1993、台湾 1985 一册、台湾 2004 和台湾 2013；干燥地上部分用作土藿香，收载于辽宁药材 2009；用作藿香（土藿香），收载于药典 1977、河南药材 1991 和上海药材 1994；新鲜或干燥地上部分或全草经水蒸气蒸馏而得到的挥发油用作藿香油，收载于上海药材 1994 附录和青海药品 1992。

藏荆芥
Nepeta hemsleyana Oliv. ex Prain *[*Nepeta angustifolia* C. Y. Wu]

全草用作藏荆芥，收载于西藏 XZ-BC-0013—2004。

*《中国植物志》第 65(2) 卷 296 页 -FOC。

裂叶荆芥 *（荆芥）
Nepeta tenuifolia Benth. *[*Schizonepeta tenuifolia* (Benth.)Briq.]

干燥地上部分或干燥带花序（穗）的地上部分或干燥全草用作荆芥，收载于药典 1963—2015、新疆药品 1980 二册、贵州药材 1965、贵州药材 1988、台湾 1985 一册、台湾 2004 和台湾 2013；干燥花穗用作荆芥穗，收载于药典 2005—2015、香港药材四册；全草经水蒸气蒸馏而制得的挥发油用作荆芥油，收载于上海药材 1994 附录。

*《中国植物志》第 65 (2) 卷 268 页 -FOC。

活血丹
Glechoma longituba (Nakai) Kupr.

干燥地上部分用作连钱草，收载于药典 1977—2015、广西壮药 2008 和广西瑶药 2014 一卷。

圆叶扭连钱 *（西藏扭连钱）
Marmoritis rotundifolia Bentham*[*Phyllophyton tibeticum* (Jacq.) C. Y. Wu]

干燥全草用作榜参布柔，收载于藏药 1979。

*《中国植物志》第 65(2) 卷 333 页 -FOC。

白花枝子花 *（异叶青兰）
Dracocephalum heterophyllum Benth.

干燥地上部分用作异叶青兰，收载于部标藏药 1995、青海藏药 1992、新疆药品 1980 一册和新疆药品 1987。

*《中国植物志》第 65(2) 卷 358 页。

全叶青兰
Dracocephalum integrifolium Bunge

干燥地上部分用作全叶青兰，收载于药典 1977 和部标中药材 1992；用作青兰，收载于新疆药品 1980 二册。

香青兰
Dracocephalum moldavica Linn.

干燥全草或干燥地上部分用作香青兰，收载于药典 1977、部标维药 1999、新疆维药 1993 和内蒙古蒙药 1986；干燥成熟果实或干燥成熟种子用作香青兰子，收载于部标维药 1999 附录和新疆维药 2010 一册。

毛建草 *（岩青兰）
Dracocephalum rupestre Hance

干燥地上部分用作岩青兰，收载于山东药材 2012。

*《中国植物志》第 65(2) 卷 378 页。

甘青青兰（甘青青蓝）
Dracocephalum tanguticum Maxim.

干燥地上部分用作甘青青兰，收载于药典 1977、药典 1985 附录—2015 附录、部标藏药 1995 和青海藏药 1992；用作甘青青蓝，收载于藏药 1979。

山菠菜*
Prunella asiatica Nakai

干燥果穗用作夏枯草，收载于云南药品 1974** 和云南药品 1996**。

*《中国植物志》第 65(2) 卷 390 页。

** 该二标准称本种为夏枯草。

硬毛夏枯草*（刚毛夏枯草）
Prunella hispida Benth.

干燥果穗用作夏枯草，收载于云南药品 1974 和云南药品 1996。

*《中国植物志》第 65(2) 卷 392 页。

夏枯草
Prunella vulgaris Linn.

干燥果穗（花序、带花的果穗）或干燥全草用作夏枯草，收载于药典 1963—2015、贵州药材 1988、四川药材 1979、四川药材 1987、新疆药品 1980 二册、香港药材三册、台湾 1985 一册、台湾 2004 和台湾 2013；干燥全草用作夏枯全草，收载于四川药材 2010。

绣球防风
Leucas ciliata Benth.

干燥全草用作绣球防风，收载于云南药品 1996 和云南彝药Ⅲ 2005 六册。

白绒草
Leucas mollissima Wall

根用作白绒草，收载于部标成方十四册 1997 附录。

块根糙苏*
Phlomis tuberosa Linn.

干燥块根用作糙苏，收载于部标蒙药 1998** 和内蒙古蒙药 1986**。

*《中国植物志》第 65(2) 卷 440 页。

** 该二标准称本种为糙苏。

螃蟹甲*（西藏糙苏、藏糙苏）
Phlomis younghusbandii Mukerj.* (*Phlomis kawaguchii* Murata)

干燥块根用作块根糙苏，收载于药典 1977 附录—2015 附录**；用作藏糙苏，收载于药典 1977；用作螃蟹甲，收载于药典 2010 附录、药典 2015 附录、部标藏药 1995、青海藏药 1992 和藏药 1979。

*《中国植物志》第 65(2) 卷 438 页。

** 历版中国药典附录称本种为糙苏或块根糙苏。

糙苏

Phlomis umbrosa Turcz.

干燥地上部分用作糙苏，收载于药典 1977 和河南药材 1993。

绉面草

Leucas zeylanica (Linn.) R. Br.

干燥全草用作蜂窝草，收载于海南药材 2011。

脓疮草 *（白龙昌菜）

Panzerina lanata (Linn.) Sojá var. *alaschanica* Kupr. H. W. Li*(*Panzeria alaschanica* Kupr.)

干燥地上部分用作白益母草，收载于部标蒙药 1998 和内蒙古蒙药 1986。

*《中国植物志》第 65(2) 卷 524 页 –FOC。

独一味

Lamiophlomis rotata (Benth.) Kudo

干燥全草或干燥地上部分或干燥根及根茎用作独一味，收载于药典 2005—2015、部标藏药 1995、藏药 1979、青海藏药 1992、甘肃药材 (试行)1995、四川药材 1979 和四川药材 1987；干燥根及根茎用作独一味根，收载于四川药材 2010。

白花益母草

Leonurus artemisia (Laur.) S. Y. Hu var. *albiflorus* (Migo) S. Y. Hu *(*Leonurus heterophyllus* Sweet f. *leucathus* auct. non C. Y. Wu et H. W. Li)

干燥地上部分用作益母草，收载于贵州药材 1988。

益母草

Leonurus japonicus Houtt. [*Leonurus artemisia* (Lour.) S. Y. Hu; *Leonurus heterophyllus* Sweet]

干燥基生叶或幼苗用作童子益母草，收载于上海药材 1994 和甘肃药材 2009；新鲜或干燥地上部分，用作益母草，收载于药典 1977—2015、贵州药材 1965、内蒙古蒙药 1986、新疆药品 1980 二册、香港药材三册、台湾 2004 和台湾 2013；干燥花冠用作益母花，收载于江苏药材 1986 二和江苏药材 1989；干燥成熟果实用作茺蔚子，收载于药典 1977—2015、贵州药材 1965、内蒙古蒙药 1986、新疆药品 1980 二册、藏药 1979 和台湾 2013。

细叶益母草

Leonurus sibiricus Linn.

干燥成熟果实用作茺蔚子，收载于药典 1963、内蒙古蒙药 1986 和台湾 1985 二册；干燥地上部分或干燥茎叶或全草用作益母草，收载于药典 1963*、内蒙古蒙药 1986 和台湾 1985 二册*。

*该标本称本种为益母草。

突厥益母草 *（新疆益母草）

Leonurus turkestanicus V. Krecz et Kurp.

干燥地上部分用作益母草，收载于新疆药品 1980 一册** 和新疆药品 1987。

*《中国植物志》第 65(2) 卷 518 页。

** 该标准称本种为益母草。

绵参 (绵毛参)
Eriophyton wallichii Benth.

干燥全草用作榜参布柔，收载于藏药 1979；用作绵参，收载于部标藏药 1995 和青海藏药 1992。

地蚕
Stachys geobombycis C. Y. Wu

干燥全草或植株地上部分用作地蚕，收载于江苏苏药监注 (2002)502 号。

白毛火把花
Colquhounia vestita Wall.

干燥根及根茎用作木锥根，收载于云南彝药 II 2005 四册。

广防风
Anisomeles indica (Linn.) Kuntze *[*Epimeredi indica* (Linn.) Rothm.]

干燥地上部分用作广防风，收载于广西药材 1990 附录。

*《中国植物志》第 66 卷 42 页 -FOC。

南丹参
Salvia bowleyana Dunn

干燥根和根茎用作丹参，收载于浙江药材 2000；用作南丹参，收载于江西药材 1996。

绒毛栗色鼠尾草 * (绒毛鼠尾草)
Salvia castanea Diels.f. *tomentosa* Stib.*

干燥根和根茎用作藏丹参，收载于西藏 XZ-BC-0043—2005。

*《中国植物志》第 66 卷 125 页为栗色鼠尾草绒毛变型。

华鼠尾草 (华鼠尾、紫参)
Salvia chinensis Benth.

干燥全草或干燥地上部分用作石见穿，收载于药典 1977、北京药材 1998、上海药材 1994、山东药材 1995、山东药材 2002、四川药材 2010、河南药材 1993 和湖南药材 2009。

鼠尾草
Salvia japonica Thunb.

干燥地上部分用作石见穿，收载于浙江炮规 2005。

丹参
Salvia miltiorrhiza Bunge

干燥根和根茎或干燥根用作丹参，收载于药典 1963—2015、贵州药材 2003 附录、内蒙古蒙药 1986、新疆药品 1980 二册、香港药材一册、台湾 1985 二册、台湾 2004 和台湾 2013；干燥根及根茎经水提取加工制成的提取物用作丹参总酚酸提取物，收载于药典 2010 和药典 2015；干燥根及根茎经醇提取加工制成的提取物用作丹参酮提取物，收载于药典 2010 和药典 2015。

白花丹参
Salvia miltiorrhiza Bunge f. *alba* C. Y. Wu et H. W. Li

干燥根和根茎用作白花丹参，收载于山东药材 2002* 和山东药材 2012。

* 该标准称本种为丹参。

荔枝草
Salvia plebeia R. Br.

干燥全草或干燥地上部分用作荔枝草，收载于药典 1977、湖北药材 2009、上海药材 1994、四川药材 2010 和江苏药材 1989；干燥全草用作虾蟆草，收载于部标成方十二册 1997 附录；干燥地上部分用作荔枝草 (蛤蟆草)，收载于山东药材 1995 和山东药材 2002。

红根草 * (黄埔鼠尾草)
Salvia prionitis Hance

干燥全草用作红根草，收载于药典 1977 和湖南药材 2009。

* 《中国植物志》第 66 卷 151 页。

甘西鼠尾草 (高原丹参)
Salvia przewalskii Maxim.

干燥根用作丹参，收载于青海药品 1992；用作紫丹参，收载于甘肃药材 2009；干燥根及根茎用作甘肃丹参，收载于甘肃药材 (试行)1995。

褐毛甘西鼠尾草 (大紫丹参)
Salvia przewalskii Maxim. var. *mandarinonum* (Diels) Stib.

干燥根用作大紫丹参，收载于云南药品 1974 和云南药材 2005 七册；干燥根及根茎用作甘肃丹参，收载于甘肃药材 (试行)1995。

佛光草 * (蔓茎鼠尾草)
Salvia substolonifera Stib.

干燥全草用作荔枝肾，收载于浙江炮规 2005。

* 《中国植物志》第 66 卷 177 页。

云南鼠尾草 * (滇丹参)
Salvia yunnanensis C. H. Wright

干燥根用作紫丹参，收载于部标成方十七册 1998 附录、云南药品 1974、云南药品 1996 和云南药材 2005 一册；干燥根及根茎用作滇丹参 (丹参)，收载于贵州药材 1988 和贵州药材 2003。

迷迭香
Rosmarinus officinalis Linn.

干燥地上部分或干燥嫩茎用作迷迭香，收载于广西壮药 2008 和云南彝药 II 2005 四册；带花枝梢中所得之一种挥发油用作迷迭香油，收载于中华药典 1930。

新塔花
Ziziphora bungeana Juz.

干燥地上部分用作唇香草，收载于新疆药品 1980 一册；用作新塔花，收载于新疆药品 1987。

芳香新塔花*
Ziziphora clinopodioides Lam.*

干燥地上部分用作新塔花，收载于新疆维药 2010 一册。

* 该种《中国植物志》未收载，我国仅分布于新疆地区。

蜜蜂花
Melissa axillaris (Benth.) Bakh. f.

新鲜或干燥全草用作滇荆芥，收载于贵州药材 2003。

姜味草
Micromeria biflora (Buch.-Ham. ex D. Don) Benth.

干燥全草用作姜味草，收载于云南药品 1996 和云南彝药Ⅲ 2005 六册。

风轮菜
Clinopodium chinense (Benth.) O.Ktze.

干燥地上部分用作断血流，收载于药典 1977 和药典 1990—2015。

邻近风轮菜*（光风轮）
Clinopodium confine (Hance) O. Ktze.

干燥全草用作剪刀草，收载于浙江炮规 2005。

*《中国植物志》第 66 卷 238 页。

细风轮菜
Clinopodium gracile (Benth.) Matsum

干燥全草用作剪刀草（瘦风轮菜），收载于上海药材 1994。

灯笼草（荫风轮）
Clinopodium polycephalum (Vaniot) C. Y. Wu et Hsuan ex Hsuan

干燥地上部分用作断血流，收载于药典 1977 和药典 1990—2015。

硬尖神香草
Hyssopus cuspidatus Boriss.

干燥地上部分或干燥全草用作神香草，收载于部标维药 1999 和新疆维药 1993。

欧牛至*（马郁兰）
Origanum majorana Linn.

干燥全草用作牛至，收载于广东药材 2004**。

*《世界药用植物速查辞典》647 页，本种《中国植物志》未收载。

** 该标准称本种为牛至。

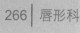

牛至
Origanum vulgare Linn.

干燥全草用作川香薷，收载于四川药材 1987；用作牛至（土香薷），收载于贵州药材 1988；用作牛至（满坡香），收载于贵州药材 2003；干燥全草或干燥地上部分用作牛至，收载于药典 1977、药典 2010 附录、药典 2015 附录、部标维药 1999、湖南药材 1993、湖南药材 2009、甘肃药材 2009 和湖北药材 2009。

百里香
Thymus mongolicus Ronn.

干燥地上部分用作地椒，收载于药典 1977、山西药材 1987、甘肃药材（试行）1995 和甘肃药材 2009。

地椒*（五脉地椒）
Thymus quinquecostatus Celak.

全草经提取的结晶用作冰片（天然冰片），收载于山东药材 1995 和山东药材 2002。
*《中国植物志》第 66 卷 258 页。

展毛地椒*（兴凯百里香）
Thymus quinquecostatus Celak. var. *przewalskii* (Kom.) Ronn.*[*Thymus przewalskii* (Kom.) Nakai]

干燥地上部分用作地椒，收载于药典 1977。
*《中国植物志》第 66 卷 258 页。

麝香草*
Thymus vulgaris Linné*

鲜叶及嫩枝中所得之一种挥发油用作麝香草油，收载于中华药典 1930；麝香草之挥发油中所得之一种醇用作麝香草脑，收载于中华药典 1930。

*该种《中国植物志》未收载，主产于地中海西部地区西班牙、法国、阿尔及利亚、意大利等国，我国有栽培。

野薄荷
Mentha arvensis Linn. var. *piperascens* Malinv.

干燥叶及带花枝梢之全草用作薄荷，收载于台湾 1985 一册。

薄荷（苏薄荷）
Mentha canadensis Linn. (*Mentha haplocalyx* Briq.; *Mentha arvensis* auct. non Linné*)

干燥地上部分或干燥茎叶或干燥叶及带花枝梢之全草或鲜叶用作薄荷，收载于药典 1953—2015、新疆药品 1980 二册、广西壮药 2011 二卷、中华药典 1930、台湾 1985 一册、台湾 2004 和台湾 2013；新鲜叶的挥发油或新鲜茎和叶经水蒸气蒸馏，再冷冻部分脱脑加工得到挥发油用作薄荷油，收载于药典 1963、药典 1990 和药典 1995；新鲜茎和叶经水蒸气蒸馏，再冷冻部分脱脑加工得到挥发油用作薄荷油（薄荷素油），收载于药典 1977、药典 1985、药典 2000—2015；新鲜茎和叶经水蒸气蒸馏、冷冻、重结晶得到的一种饱和的环状醇，为 l-1- 甲基 -4- 异丙基环己醇 -3，$C_{10}H_{20}O$ 用作薄荷脑，收载于药典 2010 和药典 2015。

* 中国药典 1963 和中华药典 1930 的薄荷以此作为基源植物，该种《中国植物志》未收载。

东北薄荷 *
Mentha sachalinensis (Briq.) Kudo

干燥茎叶用作野薄荷，收载于吉林药品 1977**。

*《中国植物志》第 66 卷 264 页。

** 该标准称本种为野薄荷。

留兰香（绿薄荷）
Mentha spicata Linn.

全草用作留兰香，收载于贵州药材 2003；带花之地上部分中所得之一种挥发油用作绿薄荷油，收载于中华药典 1930。

地笋 *（地瓜儿苗）
Lycopus lucidus Turczaninow ex Bentham

干燥根茎用作地笋，收载于湖南药材 1993 和湖南药材 2009；干燥全草或干燥茎叶或干燥地上部分用作泽兰，收载于药典 1963、贵州药材 1965、台湾 1985 二册和台湾 2013。

*《中国植物志》第 66 卷 277 页。

硬毛地笋 *（毛叶地瓜儿苗、毛地瓜苗）
Lycopus lucidus Turcz. var. *hirtus* Regel

干燥根茎用作地笋，收载于湖南药材 1993 和湖南药材 2009；干燥地上部分用作泽兰，收载于药典 1977—2015、新疆药品 1980 二册和台湾 2013。

*《中国植物志》第 66 卷 277 页称"地笋硬毛变种"。

紫苏（白苏）
Perilla frutescens (Linn.) Britt.

干燥根用作紫苏根，收载于山西药材 1987；干燥成熟果实用作白苏子，收载于部标成方十二册 1997 附录、江苏药材 1989 和上海药材 1994；用作紫苏子，收载于药典 1985—2015、台湾 2004 和台湾 2013；干燥地上部分或干燥带叶嫩枝用作紫苏，收载于部标成方九册 1994 附录、江西药材 1996 和山西药材 1987 附录；干燥叶或干燥带叶嫩枝用作紫苏叶，收载于药典 1985—2015、台湾 2004 和台湾 2013；干燥茎用作紫苏梗，收载于药典 1985—2015、香港药材五册、台湾 2004 和台湾 2013；用作白苏梗，收载于江苏药材 1986 二和江苏药材 1989；新鲜或干燥叶或嫩枝叶经水蒸气蒸馏而得的挥发油用作紫苏油，收载于上海药材 1994 附录和广东药材 2011。

野生紫苏 *（野紫苏）
Perilla frutescens (Linn.)Britt. var.*acuta* (Thunb.) Kudo*[*Perilla frutescens*(Linn.)Britt.var. *purpurascens* (Hayata.) H. W. Li]

干燥成熟果实用作紫苏子，收载于药典 1963**、药典 1977**、湖南药材 1993、湖南药材 2009 和新疆药品 1980 二册**；干燥叶或干燥带叶嫩枝用作紫苏叶，收载于药典 1963、药典 1977、湖南药材 1993 和湖南药材 2009；用作紫苏，收载于新疆药品 1980 二册；干燥茎用作紫苏梗，收载于药典 1963 和药典 1977。

*《中国植物志》第 66 卷 284 页。

** 该三标准称本种为紫苏。

回回苏 *（皱紫苏）

Perilla frutescens (Linn.) Britt. var. *crispa* (Thunb.) Hand.-Mazz.

干燥成熟果实用作紫苏子，收载于贵州药材 1965 和台湾 1985 一册；干燥叶或干燥带叶嫩枝用作紫苏叶，收载于贵州药材 1965** 和台湾 1985 一册；干燥茎用作紫苏梗，收载于贵州药材 1965 和台湾 1985 一册。

*《中国植物志》第 66 卷 286 页。

** 该标准称本种为紫苏。

石香薷

Mosla chinensis Maxim.

干燥全草用作七星剑，收载于广西药材 1990；干燥地上部分用作香薷，收载于药典 1977、药典 1995—2015、新疆药品 1980 二册和台湾 2013。

江香薷 *

Mosla chinensis Maxim. cv. Jiangxiangru （*Mosla chinensis* "Jiangxiangru"）

干燥地上部分用作香薷，收载于药典 2005—2015。

* 林泉等在《中药材》1986 (2) 载文认为江香薷是石香薷的栽培型，据此把该学名予以规范。

小鱼仙草

Mosla dianthera (Buch.-Ham.) Maxim.

干燥地上部分用作小鱼仙草，收载于广西药材 1996。

石荠苎 *（石荠宁）

Mosla scabra (Thunb.) C. Y. WU et H. WU Li [*Mosla punctulata* (J. F. Gmel.) Nakai；*Orthodon scaber* (Thunb.) Hand.-Mazz.]

干燥全草用作石荠宁，收载于部标成方九册 1994 附录和福建药材 2006。

*《中国植物志》第 66 卷 294 页。

苏州荠苎 *（苏州荠苧）

Mosla soochowensis Matsuda

干燥地上部分用作苏荠苧，收载于浙江炮规 2005。

*《中国植物志》第 66 卷 292 页 。

四方蒿

Elsholtzia blanda Benth.

干燥花序用作鸡肝散，收载于云南药材 2005 一册。

东紫苏

Elsholtzia bodinieri Vaniot

干燥全草用作小山茶，收载于云南药材 2005 一册。

香薷

Elsholtzia ciliata (Thunb.) Hyland.

干燥带花果之全草用作香薷，收载于台湾 1985 一册；干燥地上部分用作北香薷，收载于吉林药品

1977、辽宁药品 1980、辽宁药品 1987 和辽宁药材 2009。

吉龙草
Elsholtzia communis (Coll. et Hemsl.) Diels
干燥全草用作吉龙草（木姜花），收载于贵州药材 2003。

密花香薷（萼果香薷）
Elsholtzia densa Benth. (*Elscholtzia calycocarpa* Diels.)
干燥地上部分用作密花香薷，收载于新疆药品 1987；用作萼果香薷，收载于新疆药品 1980 一册。

毛穗香薷
Elsholtzia eriostachya Benth.
干燥地上部分用作黄花香薷，收载于西藏藏药 2012 二册。

野苏子 *（黄花香薷）
Elsholtzia flava (Benth.) Benth.
干燥地上部分用作黄花香薷，收载于西藏藏药 2012 二册。
*《中国植物志》第 66 卷 320 页。

鸡骨柴
Elsholtzia fruticosa (D. Don) Rehd.
干燥地上部分用作山藿香，收载于云南彝药 III 2005 六册。

海州香薷
Elsholtzia splendens Nakai ex F.Maekawa (*Elsholtzia haichowensis* Sun)
干燥带花穗的地上部分或干燥地上部分用作香薷，收载于药典 1963—1995 和新疆药品 1980 二册；全草蒸馏而得的挥发油用作香薷油，收载于青海药品 1992。

大黄药
Elsholtzia penduliflora W. W. Smith
干燥地上部分用作大黄药，收载于药典 1977 和云南药品 1974。

野拔子（皱叶香薷）
Elsholtzia rugulosa Hemsl.
干燥地上部分用作皱叶香薷（圣灵草），收载于云南药品 1996；用作野拔子，收载于云南彝药 2005 二册；干燥带嫩枝的叶用作野巴子，收载于四川药材 2010。

香薷状香简草 *（香薷状霜柱）
Keiskea elsholtzioides Merr.
干燥根用作木梳，收载于部标成方十五册 1998 附录。
*《中国植物志》第 66 卷 358 页。

广藿香
Pogostemon cablin (Blanco) Benth.

干燥地上部分用作广藿香，收载于药典 1977—2015、台湾 2004 和台湾 2013；用作藿香，收载于药典 1963 和新疆维药 1993；全草或地上部分经水蒸气蒸馏提取的挥发油用作广藿香油，收载于药典 2010、药典 2015 和部标成方十三册 1997 附录；用作藿香油，收载于青海药品 1992。

羽萼木
Colebrookea oppositifolia Smith

干燥叶用作羽萼叶，收载于云南傣药 2005 三册。

山香
Hyptis suaveolens (Linn.) Poit.

干燥全草用作山香；收载于药典 2005 附录—2015 附录、广西药材 1996 和广西壮药 2008。

排草香 (排香草、香排草)
Anisochilus carnosus (Linn. f.) Benth. et Wall

带部分茎梗的干燥根及根茎或干燥带老茎的根茎及根用作排草，收载于药典 1995 附录、药典 2000 附录、部标成方五册 1992 附录、四川药材 1987 增补和四川药材 2010；干燥根及茎用作排香草 (排草)，收载于上海药材 1994；干燥带茎的根，或干燥带老茎的根茎及根用作香排草，收载于药典 2005—2015 附录和北京药材 1998。

香茶菜
Isodon amethystoides (Bentham) H. Hara*[*Rabdosia amethystoides* (Benth) Hara]

干燥根或干燥地上部分及根茎或干燥茎叶用作香茶菜，收载于药典 2015 附录、部标成方十五册 1998 附录、浙江药材 2000 和江苏药材 1989。

　　*《中国植物志》第 66 卷 429 页 -FOC。

毛萼香茶菜
Isodon eriocalyx (Dunn) Kudo*[*Rabdosia eriocalyx* (Dunn) Hara]

带嫩枝的干燥叶或干燥地上部分用作毛萼香茶菜叶，收载于云南药品 1996 和云南药材 2005 七册。

　　* *Flora of China* Vol.17 (1994).

线纹香茶菜
Isodon lophanthoides (Buch.-Ham. ex D. Don) H. Hara [*Isodon striatus* (Benth.) Kudo]

干燥全草或干燥地上部分用作溪黄草，收载于药典 2010 附录、药典 2015 附录、部标成方五册 1992 附录、湖南药材 1993、湖南药材 2009、广东药材 2004、广东药材 2011、广西药材 1996、广西壮药 2008 和广西瑶药 2014 一卷。

狭基线纹香茶菜
Isodon lophanthoides (Buch.-Ham. ex D. Don) H. Hara var. *gerardiana* (Benth.) Hara *[*Isodon lophanthoides* (Buch.-Ham. ex D.Don) Hara var. *gerardianus* (Benth.) Hara]

干燥全草用作溪黄草，收载于云南彝药 II 2005 四册。

　　*《中国植物志》第 66 卷 479 页。

细花线纹香茶菜 * (纤花香茶菜)

Isodon lophanthoides (Buch. -Ham. ex D. Don) H. Hara var. *graciliflorus* (Bentham) H. Hara*[*Rabdosia lophanthoides* (Buch.-Ham. ex. D. Don) Hara var. *graciliflora* (Benth.) Hara]

干燥地上部分或干燥全草用作溪黄草，收载于广东药材 2011 和浙江炮规 2005。

*《中国植物志》第 66 卷 482 页 -FOC。

大萼香茶菜

Isodon macrocalyx (Dunn) Kudo* [*Rabdosia macrocalyx* (Dunn) Hara]

干燥地上部分或根茎用作香茶菜，收载于药典 2015 附录和浙江药材 2000。

*《中国植物志》第 66 卷 519 页 -FOC。

川藏香茶菜

Isodon pharicus (Prain) Murata* (*Rabdosia pseudo-irrorata* C. Y. Wu)

干燥地上部分用作香茶菜，收载于西藏藏药 2012 二册。

*《中国植物志》第 66 卷 463 页 -FOC。

碎米桠

Isodon rubescens (Hemsl.) H. Hara*[*Rabdosia rubescens* (Hemsl.) Hara]

干燥叶及地上部分用作冬凌草，收载于药典 1977、药典 2010、药典 2015、部标中药材 1992、北京药材 1998 附录、河南药材 1991、山西药材 1987 和贵州药材 2003。

*《中国植物志》第 66 卷 457 页 -FOC。

溪黄草

Isodon serra (Maximowicz) Kudô

干燥地上部分用作蓝花柴胡，收载于广西药材 1996、广西壮药 2008 和广西瑶药 2014 一卷；用作溪黄草，收载于药典 2010 附录、药典 2015 附录、广东药材 2011 和部标成方五册 1992 附录。

牛尾草

Isodon ternifolius (D. Don) Kudô

干燥全草用作三叶香茶菜，收载于广西药材 1996、广西壮药 2008 和广西瑶药 2014 一卷。

毛喉鞘蕊花

Coleus forskohlii (Willd.) Briq.

干燥全草用作鞘蕊苏，收载于云南药品 1996 和云南药材 2005 一册。

凉粉草

Mesona chinensis Benth.

干燥地上部分或干燥全草用作凉粉草，收载于上海药材 1994 和广西壮药 2011 二卷。

罗勒

Ocimum basilicum Linn.

干燥全草用作九层塔，收载于广西药材 1990；干燥地上部分用作罗勒，收载于部标中药材 1992 和新疆维药 1993；干燥果实用作罗勒子，收载于部标维药 1999 和新疆维药 1993；新鲜枝叶经水蒸气蒸馏而得到的挥发油用作香草油，收载于广东药材 2011。

疏柔毛罗勒 *（毛罗勒）
Ocimum basilicum Linn. var. *pilosum* (Willd.) Benth

干燥全草用作九层塔，收载于部标成方九册 1994 附录 **；用作光明草，收载于上海药材 1994 附录；干燥成熟种子用作光明子，收载于上海药材 1994 附录；干燥地上部分用作毛罗勒，收载于部标维药 1999 附录。

*《中国植物志》第 66 卷 563 页名称为"罗勒疏柔毛变种"。

** 该标准称本种为罗勒。

丁香罗勒
Ocimum gratissimum Linn.

全草经水蒸气蒸馏得到挥发油用作丁香罗勒油，收载于药典 1977—2015；干燥全草用作丁香罗勒，收载于海南药材 2011。

毛叶丁香罗勒 *
Ocimum gratissimum Linn.var. *suave* (Willd.) Hook.

干燥种子用作丁香罗勒子，收载于部标维药 1999 附录 **。

*《中国植物志》第 66 卷 564 页名称为"丁香罗勒毛叶变种"。

** 该标准称本种为丁香罗勒。

鸡脚参
Orthosiphon wulfenioides (Diels) Hand.-Mazz.

干燥根用作山槟榔，收载于云南彝药 2005 二册。

肾茶（猫须草）
Clerodendranthus spicatus (Thunberg) C. Y. Wu ex H. W. Li

干燥地上部分用作肾茶，收载于云南药品 1974、云南药品 1996 和湖南药材 2009；干燥全草用作肾茶（猫须草），收载于海南药材 2011。

一二六、茄科 Solanaceae

宁夏枸杞
Lycium barbarum Linn.

干燥根皮用作地骨皮，收载于药典 1977—2015、新疆药品 1980 二册、台湾 2004 和台湾 2013；带宿萼的果梗用作枸杞柄，收载于宁夏药材 1993；干燥成熟果实用作枸杞子，收载于药典 1963—2015、青海药品 1976、新疆药品 1980 二册、内蒙古蒙药 1986、台湾 2004 和台湾 2013；干燥叶用作枸杞茶，收载于宁夏药材 1993。

枸杞
Lycium chinense Mill.

干燥根用作枸杞根，收载于上海药材 1994；干燥根皮用作地骨皮，收载于药典 1963—2015、新疆药品 1980 二册、台湾 1985 一册、台湾 2004 和台湾 2013；干燥成熟果实用作川枸杞，收载于四川药材

1979；用作枸杞子，收载于药典 1963、台湾 1985 二册、台湾 2004 和台湾 2013；嫩茎及叶用作枸杞叶，收载于上海药材 1994。

北方枸杞
Lycium chinense Mill. var. *potaninii* (Pojark) A. M. Lu

干燥根皮用作地骨皮，收载于甘肃药材 (试行) 1995。

截萼枸杞
Lycium trumcatum Y. C. Wang

干燥根皮用作地骨皮，收载于甘肃药材 (试行) 1995。

颠茄
Atropa belladonna Linn.

根或干燥根与根茎用作颠茄根，收载于药典 1953、中华药典 1930、台湾 1980 和台湾 2006；干燥全草或干燥的叶与地上部分用作颠茄草，收载于药典 1953、药典 1977—2015；干燥叶或叶及带花或幼果的枝梢用作颠茄叶，收载于中华药典 1930；用作颠茄，收载于台湾 1980 和台湾 2006；干燥全草经加工制成的提取物用作颠茄草提取物，收载于山东药材 2002；干燥全草经加工制成的流浸膏用作颠茄流浸膏，收载于药典 1953、药典 2010 和药典 2015；干燥全草经加工制成的浸膏用作颠茄浸膏，收载于药典 1953、药典 2010 和药典 2015。

东莨菪 *
Scopolia japonica Maximowicz

干燥根茎与根用作东莨菪，收载于台湾 1980 和台湾 2006；开花期内采集干燥叶用作东莨菪叶，收载于中华药典 1930。

* 该种《中国植物志》未收载，我国西南地区分布的山莨菪是否该种，待考。

三分三
Anisodus acutangulus C. Y. Wu et C. Chen ex C. Chen et C. L. Chen

干燥根用作三分三，收载于药典 1977、贵州药材 1988、贵州药材 2003、云南药品 1974 和云南药品 1996。

赛莨菪 * (七厘散、小赛莨菪)
Anisodus carniolicoides (C. Y. Wu et C. Chen) D'Arcy et Z. Y. Zhang* (*Scopolia carniolicoides* C. Y. Wu et C. Chen；*Scopolia carniolicoides* C. Y. Wu et C. Chen var. *dentata* C. Y. Wu et C. Chen)

干燥根用作三分三，收载于药典 1977、云南药品 1974 和云南药品 1996。

*《中国植物志》第 67 (1) 卷 20 页 -FOC。

铃铛子 (丽江山莨菪)
Anisodus luridus Link et Otto [*Anisodus acutangulus* C. Y. Wu et C. Chen var. *fischerianus* (Pascher) C. Y. Wu et C. Chen；*Anisodus luridus* Link et Otto var. *fischerianus* (Pascher) C. Y. Wu et C. Chen]

干燥根用作三分三，收载于药典 1977、云南药品 1974 和云南药品 1996；干燥根用作山莨菪，收载于藏药 1979 和四川藏药 2014。

山莨菪（唐古特莨菪）
Anisodus tanguticus (Maxim.) Pascher

干燥根用作山莨菪，收载于部标成方十三册 1997 附录、藏药 1979 和四川藏药 2014；用作唐古特莨菪，收载于青海药品 1976、青海药品 1986 和青海药品 1992。

天蓬子 *
Atropanthe sinensis (Hemsl.) Pascher

干燥根用作搜山虎（天蓬子根），收载于贵州药材 2003。

*《中国植物志》第 67 (1) 卷 27 页。

马尿泡（唐古特马尿泡）
Przewalskia tangutica Maxim.[*Przewalskia shebbearei* (C. E. Hischer) Kuang.]

干燥根用作马尿泡，收载于药典 1977、部标藏药 1995、藏药 1979 和青海藏药 1992；干燥根及根茎用作唐古特马尿泡，收载于青海药品 1976、青海药品 1986 和青海药品 1992。

天仙子（莨菪）
Hyoscyamus niger Linn.

干燥种子用作天仙子，收载于药典 1995—2015、藏药 1979、新疆药品 1980 二册和新疆药品 1987；用作莨菪子（天仙子），收载于药典 1977；用作天仙子（莨菪子），收载于药典 1963、药典 1990、内蒙古蒙药 1986、山西药材 1987 和内蒙古药材 1988；干燥叶或叶及带花、果的枝梢用作莨菪叶，收载于药典 1963；干燥叶用作莨菪，收载于药典 1953 和中华药典 1930。

漏斗泡囊草
Physochlaina infundibularis Kuang

干燥根用作华山参，收载于药典 1977—2015。

泡囊草
Physochlaina physaloides (Linn.) G.Don

干燥根用作泡囊草，收载于部标蒙药 1998 和内蒙古蒙药 1986。

酸浆
Physalis alkekengi Linn.

干燥带宿萼的成熟果实用作酸浆（锦灯笼），收载于药典 1963。

挂金灯（酸浆）
Physalis alkekengi Linn. var. *franchetii* (Mast.) Makino

干燥宿萼或带果实的宿萼用作锦灯笼（酸浆），收载于药典 1977 和药典 1985；用作锦灯笼，收载于药典 1990—2015 和新疆药品 1980 二册；干燥全草用作酸浆，收载于贵州药材 2003。

苦蘵
Physalis angulata Linn.

干燥成熟带宿萼的果实用作挂金灯，收载于江苏药材 1986 二和江苏药材 1989；干燥全草用作灯笼草，收载于上海药材 1994。

灯笼果
Physalis peruviana Linn.
干燥全草用作灯笼草，收载于云南彝药Ⅲ 2005 六册。

辣椒（小米辣）
Capsicum annuum Linn. (*Capsicum frutescens* auct. non Linn.[*])
新鲜或干燥成熟果实用作辣椒，收载于药典 1953、药典 2010、药典 2015、药典 2005 附录、附录部标 1963、部标成方七册 1993 附录、部标蒙药 1998、内蒙古蒙药 1986、山西药材 1987、河南药材 1991、新疆维药 1993、山东药材 2002、山东药材 1995 附录、北京药材 1998 附录、云南药材 2005 一册、湖北药材 2009、湖南药材 2009、贵州药材 2003；用作番椒（辣椒），收载于中华药典 1930；干燥果实用作小米辣，收载于部标藏药 1995、藏药 1979 和青海藏药 1992。

[*]《中国植物志》第 67 (1) 卷 63 页。

少花龙葵
Solanum americanum Mill.
干燥全草用作少花龙葵，收载于云南彝药Ⅱ 2005 四册。

牛茄子[*]（刺茄）
Solanum capsicoides Allioni
干燥根及老茎用作丁茄根，收载于广西壮药 2011 二卷；干燥茎及根用作野颠茄，收载于广东药材 2004。
[*]*Flora of China* Vol.17 (1994)。

刺天茄
Solanum indicum Linn. (*Solanum violaceum* Ortega.)
干燥根及老茎用作丁茄根，收载于药典 2005 附录—2015 附录、广西药材 1990 和广西壮药 2011 二卷。

茄（白茄、大圆茄）
Solanum melongena Linn.[*] (*Solanum melongena* Linn. var. *esculentum* Nees.)
干燥根用作茄根，收载于药典 1990 附录—2015 附录、部标成方一册 1989 附录和山东药材 2012；干燥根及茎用作白茄根，收载于贵州药材 1988、贵州药材 2003、江苏药材 1989、湖南药材 1993、湖南药材 2009、上海药材 1994、山东药材 1995、山东药材 2002、北京药材 1998 和湖北药材 2009；干燥宿萼用作茄蒂，收载于上海药材 1994；干燥成熟果实用作白茄子，收载于上海药材 1994。

[*]《中国植物志》第 67 (1) 卷 119 页 -FOC。

白英[*]（排风藤）
Solanum lyratum Thunb.[*] (*Solanum cathayanum* Wu et Huang.)
干燥地上部分用作蜀羊泉（白英），收载于上海药材 1994；用作白毛藤，收载于甘肃药材 2009；干燥全草用作排风藤，收载于湖北药材 2009；用作排风藤（白英），收载于四川药材 1987 增补；用作蜀羊泉，收载于山东药材 1995 附录和山东药材 2002 附录；干燥全草或干燥地上部分用作白英，收载于药典 1977、药典 2010 附录、药典 2015 附录、贵州药材 1988、贵州药材 2003、河南药材 1993、广西药材 1996、北京药材 1998、湖北药材 2009、湖南药材 2009 和四川药材 2010。

[*]《中国植物志》第 67 (1) 卷 84 页 -FOC。

龙葵

Solanum nigrum Linn.

新鲜或干燥地上部分或干燥全草用作龙葵，收载于药典 1977、药典 2010 附录、药典 2015 附录、山西药材 1987、贵州药材 1988、贵州药材 2003、河南药材 1991、北京药材 1998、上海药材 1994、甘肃药材（试行）1995、甘肃药材 2009、山东药材 1995、山东药材 2002、湖南药材 2009、湖北药材 2009 和四川药材 2010；干燥近成熟果实用作龙葵果，收载于部标维药 1999 和新疆维药 1993。

青杞

Solanum septemlobum Bunge

干燥地上部分用作蜀羊泉，收载于河南药材 1991。

旋花茄

Solanum spirale Roxb.

干燥果实用作理肺散，收载于云南彝药Ⅲ 2005 六册；干燥根用作大苦凉菜根，收载于云南傣药Ⅱ 2005 五册。

水茄（金纽扣）

Solanum torvum Swartz.

干燥根及老茎用作丁茄根，收载于药典 2005 附录—2015 附录和广西药材 1990；干燥茎及根用作金纽扣，收载于广东药材 2004。

阳芋 *（马铃薯）

Solanum tuberosum Linn.

块茎中多糖类物质用作淀粉，收载于药典 1953、药典 1963、中华药典 1930、台湾 1980 和台湾 2006。

*《中国植物志》第 67 (1) 卷 94 页。

假烟叶树

Solanum verbascifolium Linn.* (*Solanum erianthum* D. Don)

干燥茎用作洗碗叶，收载于云南药材 2005 一册。

*《中国植物志》第 67 (1) 卷 72 页。

毛果茄 *（黄果茄、紫刺花茄）

Solanum virginianum Linn.* (*Solanum surattense* Burm. f.; *Solanum xanthocarpum* Schrad. et Wendl.)

干燥根及老茎用作丁茄根，收载于药典 2005 附录—2015 附录 **、广西药材 1990 **；干燥根或枝用作野颠茄，收载于部标成方十四册 1997 附录。

* *Flora of China* Vol.17 (1994)。

** 该二标准称本种为牛茄子。

毛曼陀罗

Datura innoxia Mill

干燥果实用作醉仙桃，收载于江西药材 1996 和江西药材 2014；干燥果实或种子用作曼陀罗子，收载于部标成方十五册 1998 附录、山东药材 1995、山东药材 2002 和贵州药材 2003；干燥花用作洋金花（风茄花），收载于药典 1963。

洋金花 *（白曼陀罗、白花曼陀罗）
Datura metel Linn.

干燥果实用作醉仙桃，收载于江西药材 1996 和江西药材 2014；干燥果实或种子用作曼陀罗子，收载于部标成方十五册 1998 附录、山东药材 1995、山东药材 2002 和贵州药材 2003；干燥成熟种子用作白花曼陀罗子，收载于福建药材 2006；干燥花用作洋金花（风茄花），收载于药典 1963—1985；用作洋金花，收载于药典 1990—2015 和新疆药品 1980 二册。

*《中国植物志》第 67 (1) 卷 147 页。

曼陀罗
Datura stramonium Linn. (*Datura tatula* Linn.)

干燥果实用作醉仙桃，收载于江西药材 1996 和江西药材 2014；干燥成熟果实及种子用作曼陀罗子，收载于部标维药 1999、上海药材 1994 和贵州药材 2003；干叶与花头用作曼陀罗，收载于药典 1953；干燥叶用作曼陀罗叶，收载于部标维药 1999、广西药材 1996、云南药品 1996 和云南药材 2005 一册；干燥茎用作风茄梗，收载于上海药材 1994。

一二七、玄参科 Scrophulariaceae

毛蕊花
Verbascum thapsus Linn.

干燥全草用作一柱香，收载于云南彝药 III 2005 六册。

来江藤
Brandisia hancei Hook. f.

干燥地上部分用作蜜桶花，收载于云南药品 1996 和云南药材 2005 一册。

白花泡桐（泡桐）
Paulownia fortunei (Seem.) Hemsl.

干燥花用作泡桐花，收载于山东药材 1995 附录和山东药材 2002 附录；干燥叶用作桐叶，收载于湖南药材 2009。

毛泡桐 *（锈毛泡桐）
Paulownia tomentosa (Thunb.) Steud.

干燥近成熟果实用作泡桐果，收载于药典 1977。

*《中国植物志》第 67 (2) 卷 33 页。

齿叶玄参
Scrophularia dentata Royle ex Benth.

干燥地上部分用作齿叶玄参，收载于西藏藏药 2012 二册。

玄参
Scrophularia ningpoensis Hemsl.

干燥根用作玄参，收载于药典 1963—2015、贵州药材 1965、新疆药品 1980 二册、香港药材四册、台湾 1985 一册、台湾 2004 和台湾 2013。

野甘草
Scoparia dulcis Linn.

干燥全草或干燥地上部分用作野甘草，收载于部标成方九册 1994 附录、广西药材 1990 附录、云南傣药 2005 三册和福建药材 2006；干燥全草用作冰糖草，收载于部标成方十四册 1997 附录、广东药材 2011 和广西壮药 2011 二卷。

毛麝香（毛射香）
Adenosma glutinosum (Linn.) Druce

干燥全草用作毛麝香，收载于部标成方十七册 1998 附录和广东药材 2011；用作黑头茶，收载于广西药材 1996。

球花毛麝香
Adenosma indianum (Lour.) Merr.

干燥全草用作大头陈，收载于药典 1977 和广西壮药 2008；用作毛麝香，收载于部标成方十七册 1998 附录。

紫苏草
Limnophila aromatica (Lam.) Merr.

干燥全草用作水芙蓉，收载于广东药材 2011。

肉果草
Lancea tibetica Hook. f. et Hsuan

干燥全草用作肉果草，收载于部标藏药 1995、藏药 1979、内蒙古蒙药 1986 和青海藏药 1992。

苦玄参
Picria felterrae Lour.

干燥全草用作苦玄参，收载于药典 2010、药典 2015、药典 1995 附录—2005 附录、广西药材 1990、广西壮药 2008 和湖南药材 2009。

长叶毛地黄
Digitalis lanata Ehrh

叶中所提得之一种具有强心作用之苷用作长叶毛地黄苷，收载于台湾 1980。

毛地黄（洋地黄、紫花洋地黄、紫花毛地黄）
Digitalis purpurea Linn.

干燥叶用作洋地黄叶，收载于药典 1963—1995 和中华药典 1930；用作毛地黄（洋地黄），收载于台湾 1980 和台湾 2006；用作洋地黄，收载于药典 1953；叶中所提得之一种具有强心作用之苷用作毛地黄毒苷，收载于台湾 1980。

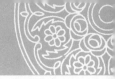

地黄
Rehmannia glutinosa (Gaetn.) Libosch. ex Fisch. et Mey.

干燥根及根茎用作生地黄，收载于台湾 1985 一册；用作熟地黄，收载于药典 1995、药典 2000、药典 2015 和台湾 1985 二册；用作地黄，收载于药典 1963—2015、新疆药品 1980 二册、香港药材三册、台湾 2004 和台湾 2013；用作地黄（生地），收载于贵州药材 1965；干燥叶用作地黄叶，收载于北京药材 1998。

库洛胡黄连**
Picrorhiza kurrooa Royle ex Benth.**

干燥根茎用作胡黄连，收载于药典 1963*、部标进药 1986*、局标进药 2004*、新疆维药 1993* 和台湾 1985 一册*。

**《世界药用植物速查辞典》703 页；另胡黄连属的拉丁名在 *Flora of China* 已修订为 *Neopicrorhiza*，因该种在我国无分布，故保留原拉丁名。

*上述标准均称本种为胡黄连。

胡黄连*（西藏胡黄连）
Neopicrorhiza scrophulariiflora (Pennell) D. Y. Hong* (*Picrorhiza scrophulariiflora* Pennell)

干燥根茎用作胡黄连，收载于药典 1977—2015、部标进药 1977、部标进药 1986、局标进药 2004、新疆药品 1980 二册、新疆维药 1993、云南药品 1974、云南药品 1996、内蒙古蒙药 1986 和台湾 1985 一册；用作胡黄连（栽培胡黄连），收载于云南药品 1996。

Flora of China Vol.18 (1998)。

爬岩红*
Veronicastrum axillare (Sieb. et Zucc.) Yamazaki

干燥全草用作腹水草，收载于上海药材 1994**。

*《中国植物志》第 67 (2) 卷 239 页。

**该标准称本种为腹水草。

宽叶腹水草
Veronicastrum latifolium (Hemsl.) Yamazaki

干燥全草用作钓鱼竿，收载于四川药材 1980。

草本威灵仙
Veronicastrum sibiricum (Linn.) Pennell

干燥根及根茎用作斩龙剑，收载于宁夏药材 1993。

腹水草
Veronicastrum stenostachyum (Hemsl.) Yamazaki

干燥全草用作钓鱼竿，收载于四川药材 1980。

毛叶腹水草
Veronicastrum villosulum (Miq.) Yamazaki

干燥地上部分用作腹水草，收载于浙江炮规 2005。

北水苦荬
Veronica anagallis-aquatica Linn.

干燥地上部分用作水苦荬，收载于部标蒙药 1998 和内蒙古蒙药 1986。

长果婆婆纳
Veronica ciliata Fisch.

干燥全草用作长果婆婆纳，收载于藏药 1979；用作婆婆纳，收载于部标藏药 1995 和青海藏药 1992。

矮小婆婆纳 * (拉萨长果婆婆纳)
Veronica ciliata Fisch. subsp. *cephaloides* (Pennell) Hong (*Veronica nana* Pennell)

干燥全草用作董那童赤，收载于西藏藏药 2012 一册。

*《中国高等植物图鉴》第四册 730 页。

毛果婆婆纳
Veronica eriogyne H. Winkl.

干燥全草用作巴夏嘎，收载于西藏 XZ-BC-0001-2003；用作毛果婆婆纳，收载于四川藏药 2014。

蚊母草
Veronica peregrina Linn.

干燥全草或带象虫科昆虫仙桃草直喙象 *Gymnetron miyoshii* Miyoshi 虫瘿的干燥全草用作仙桃草，收载于药典 1977、上海药材 1994、贵州药材 1965、贵州药材 1988、贵州药材 2003、河南药材 1993、湖北药材 2009、湖南药材 2009、福建药材 2006 和北京药材 1998 附录。

水苦荬
Veronica undulata Wall.* (*Veronica anagallis* Linn.)

带虫瘿的干燥地上部分用作水苦荬，收载于上海药材 1994；带虫瘿的干燥全草用作仙桃草，收载于贵州药材 1965。

*《中国植物志》第 67 (2) 卷 321 页。

水蔓菁
Pseudolysimachion linariifolium (Pall. ex Link) T. Yamaz. subsp. *dilatatum* (Nakai et Kitag.) D. Y. Hong*[*Veronica linariifolia* Pall. ex Link subsp. *dilatata* (Nakai et. Kitag.) Hong]

干燥全草用作水蔓菁，收载于山东药材 1995 和山东药材 2002；用作水蔓菁 (勒马回)，收载于药典 1977 和山西药材 1987。

*《中国植物志》第 67 (2) 卷 265 页。

革叶兔耳草 (革叶洪连)
Lagotis alutacea W. W. Smith

干燥全草用作洪连，收载于云南药品 1974 和云南药品 1996。

短筒兔耳草 (短管兔耳草)
Lagotis brevituba Maxim

干燥全草用作兔耳草，收载于部标藏药 1995 和青海藏药 1992；用作洪连，收载于药典 1977、药典

2010、药典 2015、药典 1985 附录—2000 附录。

短穗兔耳草
Lagotis brachystachya Maxim.

干燥全草用作短穗兔耳草，收载于藏药 1979 和青海藏药 1992。

兔耳草 (洪连)
Lagotis glauca Gaertn.*

干燥全草用作洪连，收载于药典 1977、药典 1985 附录—2005 附录和藏药 1979。

* 该种为兔耳草属 *Lagotis* Gaertn. 的模式种，《中国植物志》未收载。

全缘兔耳草 (全缘洪连)
Lagotis integra W. W. Smith

干燥全草用作洪连，收载于云南药品 1974 和云南药品 1996；用作兔耳草，收载于部标藏药 1995。

黑蒴
Melasma arvense (Benth.) Hand.-Mazz

干燥根用作黑蒴根，收载于云南药品 1974 和云南药品 1996。

黑草 * (鬼羽箭)
Buchnera cruciata Hamilt.

干燥全草用作鬼羽箭，收载于广东药材 2011。

*《中国植物志》第 67 (2) 卷 356 页。

独脚金
Striga asiatica (Linn.) O. Kuntze

干燥全草用作独脚金，收载于部标成方二册 1990 附录、广西药材 1990、海南药材 2011 和广东药材 2004。

细裂叶松蒿
Phtheirospermum tenuisectum Bur. et Franch.

干燥全草用作草柏枝，收载于云南彝药Ⅲ 2005 六册。

极丽马先蒿
Pedicularis decorissima Diels

干燥花用作极丽马先蒿，收载于藏药 1979。

长花马先蒿
Pedicularis longiflora Rudolph

干燥花用作长花马先蒿，收载于藏药 1979。

管状长花马先蒿 * (斑唇马先蒿)
Pedicularis longiflora Rudolph var. *tubiformis* (Klortz) Tsoong

干燥花用作长花马先蒿，收载于藏药 1979 和青海藏药 1992**；用作斑唇马先蒿，收载于部标藏药 1995。

*《中国植物志》第 68 卷 364 页称长花马先蒿管状变种。
** 该标准称本种为长花马先蒿。

藓生马先蒿
Pedicularis muscicola Maxim.

干燥花用作藓生马先蒿，收载于部标藏药 1995 和青海藏药 1992。

奥氏马先蒿 *（欧氏马先蒿）
Pedicularis oliveriana Prain

干燥花用作极丽马先蒿，收载于藏药 1979。
*《中国植物志》第 68 卷 223 页。

返顾马先蒿
Pedicularis resupinata Linn.

干燥地上部分用作返顾马先蒿，收载于部标蒙药 1998 和内蒙古蒙药 1986。

阴行草
Siphonostegia chinensis Benth.

干燥全草或干燥地上部分用作北刘寄奴，收载于药典 2010、药典 1990 附录—2005 附录、部标成方二册 1990 附录、甘肃药材（试行）1995、甘肃药材 2009、辽宁药材 2009 和北京药材 1998；用作阴行草，收载于药典 1977、湖南药材 1993、湖南药材 2009 和湖北药材 2009；用作刘寄奴（北刘寄奴），收载于山东药材 1995 和山东药材 2002；干燥带花的地上部分用作灵茵陈，收载于上海药材 1994；用作灵茵陈（铃茵陈），收载于上海药材 1994；干燥全草或干燥带果地上部分用作刘寄奴，收载于山西药材 1987、河南药材 1991、贵州药材 2003 附录、新疆药品 1980 二册和内蒙古药材 1988；用作刘寄奴（阴行草），收载于内蒙古药材 1988 和河南药材 1991。

沙氏鹿茸草 *（鹿茸草、绵毛鹿茸草、白毛鹿茸草）
Monochasma savatieri Franch. ex Maxim.

干燥全草用作鹿茸草，收载于药典 1977 附录—2015 附录、上海药材 1994 和湖南药材 2009；用作沙氏鹿茸草，收载于部标成方九册 1994 附录。
*《中国植物志》第 68 卷 388 页。

达乌里芯芭（大黄花）
Cymbaria dahurica Linn.

干燥全草用作芯芭，收载于内蒙古蒙药 1986 和部标蒙药 1998。

一二八、紫葳科 Bignoniaceae

木蝴蝶
Oroxylum indicum (Linn.) Kurz

干燥成熟种子用作木蝴蝶，收载于药典 1963—2015、新疆药品 1980 二册和香港药材五册；用作木蝴蝶（千张纸），收载于贵州药材 1965；干燥树皮用作木蝴蝶皮，收载于贵州药材 2003；用作木蝴蝶树皮，收载于云南傣药 2005 三册。

梓
Catalpa ovata G. Don

干燥果实用作梓实，收载于新疆药品 1980 一册。

凌霄 *（紫葳）
Campsis grandiflora (Thunb.) Schum.

干燥根用作凌霄根（紫葳根），收载于上海药材 1994；干燥花或干燥花冠用作凌霄花，收载于药典 1963—2015、新疆药品 1980 二册和台湾 1985 二册。

*《中国植物志》第 69 卷 33 页。

厚萼凌霄（美洲凌霄）
Campsis radicans (Linn.) Seem.

干燥根用作凌霄根（紫葳根），收载于上海药材 1994；干燥花用作凌霄花，收载于药典 1985—2015。

两头毛（毛子草）
Incarvillea arguta (Royle) Royle

干燥全草用作毛子草（结石草），收载于贵州药材 2003；用作两头毛，收载于云南彝药 II 2005 四册。

密生波罗花 *（全缘角蒿、密花角蒿）
Incarvillea compacta Maxim.

干燥全草用作角蒿，收载于部标藏药 1995、藏药 1979、青海药品 1986 和青海藏药 1992。

*《中国植物志》第 69 卷 49 页。

角蒿
Incarvillea sinensis Lam.

干燥地上部分用作角蒿，收载于内蒙古蒙药 1986；干燥全草或地上部分用作羊角透骨草，收载于内蒙古药材 1988、辽宁药材 2009、山东药材 1995 附录和山东药材 2002 附录。

一二九、胡麻科 Pedaliaceae

芝麻（脂麻、胡麻）
Sesamum indicum Linn.

带有果壳的干燥茎用作芝麻秆，收载于上海药材 1994；干燥成熟种子或干燥成熟黑色种子用作黑芝麻，收载于药典 1977—2015、内蒙古蒙药 1986、新疆维药 1993、新疆药品 1980 二册和藏药 1979；干燥成熟种子用作胡麻仁，收载于台湾 2013；干燥成熟白色种子用作白芝麻，收载于内蒙古蒙药 1986；种子中所得之一种精制脂肪油用作胡麻子油，收载于台湾 1980 和台湾 2006；种子中所得之一种脂肪油用作胡麻油，收载于中华药典 1930；成熟种子的脂肪油用作麻油，收载于药典 1963—2015；成熟种子用冷压法压出的一种脂肪油用作麻油（芝麻油），收载于药典 1953。

一三〇、列当科 Orobanchaceae

丁座草
Boschniakia himalaica Hook. f. et Thoms.

干燥块茎或干燥带芽块茎用作千斤坠，收载于云南药品 1996 和云南药材 2005 一册。

肉苁蓉
Cistanche deserticola Y. C. Ma

干燥带鳞叶的肉质茎用作肉苁蓉，收载于药典 1977—2015、内蒙古蒙药 1986、新疆药品 1980 二册、香港药材四册和台湾 2013。

盐生肉苁蓉（草苁蓉）
Cistanche salsa (C.A.Mey.) G. Beck.

带鳞叶的干燥肉质茎用作肉苁蓉，收载于新疆药品 1987、甘肃药材（试行）1992[*] 和台湾 1985 二册[*]；用作肉苁蓉（大芸），收载于药典 1963[*] 和新疆药品 1980 一册；用作盐生肉苁蓉，收载于甘肃药材 2009 和内蒙古药材 1988；用作盐生苁蓉（肉苁蓉），收载于宁夏药材 1993。

* 该三标准称本种为肉苁蓉。

管花肉苁蓉
Cistanche tubulosa (Schenk) Wight

干燥带鳞叶的肉质茎用作肉苁蓉，收载于药典 2005—2015、新疆药品 1987[*]、香港药材四册和台湾 2013。

* 该标准称本种为肉苁蓉。

分枝列当
Orobanche aegyptiaca Pers.

干燥全草用作列当，收载于新疆药品 1987。

列当（紫花列当）
Orobanche coerulescens Steph.

干燥全草用作列当，收载于新疆药品 1987、甘肃药材（试行）1995、吉林药品 1977 和新疆药品 1980 一册；干燥带花序地上部分用作鬼见愁，收载于北京药材 1998 附录。

黄花列当
Orobanche pycnostachya Hance

干燥带花序地上部分用作鬼见愁，收载于北京药材 1998 附录。

一三一、苦苣苔科 Gesneriaceae

西藏珊瑚苣苔*（石胆草、石花、扁叶珊瑚盘）

Corallodiscus lanuginosus (Wall. ex A. DC.) B. L. Burtt*[*Corallodiscus cordatulus* (Craib) Burtt；*Corallodiscus flabellatus* (Franch.) Burtt]

新鲜或干燥全草用作石胆草，收载于贵州药材 2003；干燥全草用作扁叶珊瑚盘，收载于青海藏药 1992；用作石莲花，收载于部标藏药 1995。

*Flora of China Vol.18 (1998)。

卷丝苣苔*（卷丝苦苣苔）

Corallodiscus kingianus (Craib) Burtt

干燥全草用作卷丝苦苣苔，收载于西藏 XZ-BC-0009-2004。

*《中国植物志》第 69 卷 235 页。

崀岗唇柱苣苔*（红药）

Chirita longgangensis W. T. Wang* (*Chirita longgangensis* W. T. Wang var. *hongyao* S. Z. Huang)

干燥全株用作红药，收载于部标成方八册 1993 附录、广西药材 1990 和广西壮药 2008。

*《中国植物志》第 69 卷 380 页 -FOC。

吊石苣苔（石吊兰）

Lysionotus pauciflorus Maxim.

干燥全草或干燥地上部分用作石吊兰，收载于药典 1977、药典 2010、药典 2015 和上海药材 1994 附录；用作石吊兰（岩豇豆），收载于贵州药材 1988 和贵州药材 2003。

一三二、爵床科 Acanthaceae

山牵牛*（大花山牵牛）

Thunbergia grandiflora (Rottl. ex Willd.) Roxb.

干燥全株或干燥根和根茎用作老鸦嘴，收载于部标成方八册 1993 附录、广西瑶药 2014 一卷、广西药材 1990 和广西壮药 2008。

*《中国植物志》第 70 卷 26 页。

刺苞老鼠簕

Acanthus leucostachyus Wall. ex Nees

干燥全草用作蛤蟆花，收载于云南傣药 2005 三册。

地皮消

Pararuellia delavayana (Baill.) E. Hossain

干燥带根茎的根用作地皮消，收载于云南药品 1974、云南药品 1996 和云南药材 2005 七册；干燥全草用作地皮消草，收载于云南彝药Ⅲ 2005 六册。

大花水蓑衣
Hygrophila megalantha Merr.

干燥种子用作天仙子，收载于部标进药 1977；用作广天仙子，收载于局标进药 2004 和上海药材 1994；用作南天仙子，收载于贵州药材 2003 附录和内蒙古药材 1988。

水蓑衣
Hygrophila salicifolia (Vahl) Nees

干燥成熟种子用作广天仙子，收载于上海药材 1994；用作南天仙子，收载于药典 2010 附录、药典 2015 附录、广西药材 1990、江西药材 1996、内蒙古药材 1988 和贵州药材 2003 附录；干燥地上部分用作大青草，收载于上海药材 1994。

板蓝*（马蓝）
Strobilanthes cusia (Nees) Kuntze*[*Baphicacanthus cusia* (Nees) Bremek.]

干燥根及根茎或干燥根用作南板蓝根，收载于药典 1985—2015、部标中药材 1992、部标成方四册 1991 附录、广西壮药 2008、湖南药材 1993、四川药材 1979、四川药材 1987、贵州药材 1988、香港药材五册、台湾 2004 和台湾 2013；用作板蓝根，收载于云南药品 1974；干燥全草用作马蓝，收载于广西药材 1990；干燥叶用作南大青叶，收载于四川药材 2010；用作大青叶，收载于四川药材 1979 和四川药材 1987；叶或茎叶经加工制得的干燥粉末、团块或颗粒用作青黛，收载于药典 1963—2015、新疆药品 1980 二册、台湾 1985 一册和台湾 2013。

*《中国植物志》第 70 卷 113 页 -FOC。

腺毛马蓝
Strobilanthes forrestii Diels

根茎及根用作味牛膝，收载于湖北药材 2009。

日本黄猄草*（垂序马兰）
Strobilanthes japonica (Thunb.) Miq.* (*Strobilanthes japonicus Miq.*)

地上部分用作红泽兰，收载于四川药材 1977。

*《中国植物志》第 70 卷 90 页。

琴叶马蓝*（未膝马蓝、尾膝马蓝**）
Strobilanthes nemorosa Benoist[*Pteracanthus nemorosus* (R. Ben) C.Y. Wu et C. C. Hu; *Strobilanthes nemorosus* R. Ben]

干燥根及根茎用作味牛膝，收载于四川药材 1987；用作老尾膝，收载于浙江炮规 2005。

Flora of China Vol. 19 (2011)。

** 浙江炮规 2005 尾膝马蓝尚有另一拉丁学名 *Strobilanthes grossus* C. B. Clarke。

菜头肾
Strobilanthes sarcorrhiza (C. Ling) C. Z. Cheng ex Y. F. Deng et N. H. Xia* (*Championella sarcorrhiza* C. Ling)

干燥根用作菜头肾，收载于浙江炮规 2005。

*《中国植物志》第 70 卷 93 页 -FOC。

糯米香
Strobilanthes tonkinensis Lindan[*] (*Semnostachya menglaensis* H. P. Tsui)

干燥叶用作糯米香叶，收载于云南彝药Ⅲ 2005 六册。

*《中国植物志》第 70 卷 151 页 -FOC。

穿心莲
Andrographis paniculata (Burm. f.) Nees

干燥地上部分用作穿心莲，收载于药典 1977—2015、广西壮药 2008、新疆药品 1980 二册和香港药材三册；干燥叶用作穿心莲叶，收载于广东药材 2011 和湖南药材 2009。

火焰花
Phlogacanthus curviflorus (Wall.) Ness

带嫩枝的干燥叶用作火焰花叶，收载于云南傣药 2005 三册。

狗肝菜
Dicliptera chinensis (Linn.) Juss.

干燥全草用作狗肝菜，收载于药典 1977、广东药材 2004、海南药材 2011 和广西壮药 2008。

九头狮子草
Peristrophe japonica (Thunb.) Bremek.

新鲜或干燥全草或干燥地上部分用作九头狮子草，收载于药典 1977、贵州药材 1988、贵州药材 2003、湖南药材 2009 和湖北药材 2009。

鳄嘴花
Clinacanthus nutans (Burm. f.) Lindau

干燥地上部分用作竹节黄，收载于云南傣药Ⅱ 2005 五册。

灵枝草
Rhinacanthus nasutus (Linn.) Kurz

干燥枝叶用作白鹤灵芝，收载于云南傣药Ⅱ 2005 五册。

鸭嘴花
Justicia adhatoda Linn.[*] (*Adhatoda vasica* Nees)

干燥地上部分用作大驳骨，收载于部标成方八册 1993 附录；干燥叶用作鸭嘴花叶，收载于云南傣药 2005 三册。

*《中国植物志》第 70 卷 277 页 -FOC。

小驳骨
Justicia gendarussa Linn. f.[*] (*Gendarussa vulgaris* Nees)

干燥地上部分用作小驳骨，收载于药典 1977、药典 2010、药典 2015、部标成方八册 1993 附录、广西壮药 2008 和贵州药材 2003。

*《中国植物志》第 70 卷 300 页 -FOC。

爵床
Justicia procumbens Linn.[*Rostellularia procumbens* (Linn.) Nees]

干燥全草用作小青草，收载于上海药材 1994；用作疳积草，收载于湖南药材 2009；新鲜或干燥全草用作爵床，收载于药典 1977、贵州药品 1994 和贵州药材 2003。

黑叶小驳骨[*]（黑叶接骨草、大驳骨、黑叶爵床）
Justicia ventricosa Wall. ex Sims.[*Gendarussa ventricosa* (Wall.) Nees]

干燥全草或新鲜或干燥地上部分用作大驳骨，收载于部标成方八册 1993 附录、广西瑶药 2014 一卷、广西药材 1990、贵州药材 2003 和广东药材 2011。

*《中国植物志》第 70 卷 299 页 -FOC。

一三三、车前科 Plantaginaceae

对叶车前[*]（蚤状车前）
Plantago arenaria Waldst. et Kit.[*] (*Plantago psyllium* Linn.)

干燥成熟种子用作蚤状车前子，收载于部标维药 1999。

*《中国植物志》第 70 卷 343 页。

车前
Plantago asiatica Linn.

干燥成熟种子用作车前子，收载于药典 1963—2015、藏药 1979、内蒙古蒙药 1986、新疆药品 1980 二册、新疆维药 1993、香港药材五册、台湾 1985 一册和台湾 2013；新鲜或干燥全草用作车前草，收载于药典 1977—2015、贵州药材 1965、贵州药材 2003 附录、新疆药品 1980 二册和台湾 2013。

平车前
Plantago depressa Willd.

干燥成熟种子用作车前子，收载于药典 1963—2015、贵州药材 1965[*]、藏药 1979、内蒙古蒙药 1986、新疆药品 1980 二册、新疆维药 1993 和台湾 2013；干燥全草用作车前草，收载于药典 1977-2015、贵州药材 2003 附录、新疆药品 1980 二册和台湾 2013。

*该标准称本种为车前。

大车前
Plantago major Linn.

干燥成熟种子用作车前子，收载于新疆维药 1993；干燥全草用作大车前草，收载于四川藏药 2014。

一三四、茜草科 Rubiaceae

金毛耳草（黄毛耳草）
Hedyotis chrysotricha (Palib.) Merr.

干燥或新鲜全草用作黄毛耳草，收载于药典 2010 附录、部标成方二册 1990 附录、部标成方九册

1994 附录、江苏药材 1986 一、江苏药材 1989、上海药材 1994、浙江药材 2000 和福建药材 2006；用作金毛耳草，收载于江西药材 1996 和江西药材 2014。

伞房花耳草（水线草）
Hedyotis corymbosa (Linn.) Lam

干燥全草用作水线草，收载于海南药材 2011、广东药材 2004 和上海药材 1994。

白花蛇舌草（蛇舌草）
Hedyotis diffusa Willd.[*Oldenlandia diffusa* (Willd.) Roxb.]

干燥全草或带根全草用作白花蛇舌草，收载于药典 1985 附录—2015 附录、北京药材 1998、福建药材 2006、广东药材 2004、广西药材 1996、广西壮药 2008、海南药材 2011、贵州药材 1988、贵州药材 2003、河南药材 1993、湖北药材 2009、江苏药材 1989、江西药材 1996、山东药材 1995、山东药材 2002、山东药材 2012、上海药材 1994、四川药材 1984、四川药材 1987、四川药材 2010、新疆药品 1980 二册、内蒙古药材 1988、湖南药材 2009、湖南药材 1993 附录、山西药材 1987 附录、台湾 2004 和台湾 2013。

牛白藤
Hedyotis hedyotidea (DC.) Merr.

干燥根及茎或干燥茎或干燥全草用作牛白藤，收载于药典 2005 附录—2015 附录、部标成方三册 1991 附录、湖南药材 1993、湖南药材 2009、广东药材 2004、广西药材 1990、广西壮药 2008 和广西瑶药 2014 一卷；干燥根皮用作土五加，收载于部标成方五册 1992 附录。

长节耳草 *（对坐叶）
Hedyotis uncinella Hook. et Arn.

干燥全草用作对坐叶，收载于贵州药品 1994 和贵州药材 2003。
*《中国植物志》第 71 (1) 卷 059 页。

日本蛇根草 *（蛇根草）
Ophiorrhiza japonica Bl.

干燥全草用作蛇根草，收载于浙江炮规 2005。
*《中国植物志》第 71 (1) 卷 163 页。

金鸡纳树 *（黄色金鸡纳）
Cinchona ledgeriana (Howard) Moens ex Trim. * (*Cinchona calisaya* Weddell)

干燥树皮用作金鸡纳皮，收载于中华药典 1930。
*《中国植物志》第 71 (1) 卷 224 页。

鸡纳树 *（红色金鸡纳）
Cinchona succirubra Pav. ex Klotzsch

*《中国植物志》第 71 (1) 卷 225 页。干燥树皮用作金鸡纳皮，收载于中华药典 1930。

滇丁香 *（滇丁草）
Luculia pinciana Hook.

干燥茎叶用作滇丁香，收载于云南彝药 Ⅱ 2005 四册。

*《中国植物志》第 71 (1) 卷 239 页。

儿茶钩藤 *
Uncaria gambier (Hunter) Roxb.

带叶嫩枝水煎煮浓缩之干燥浸膏用作儿茶，收载于药典 1963、部标进药 1977、部标进药 1986、新疆维药 1993 和台湾 2013；用作方儿茶，收载于局标进药 2004；用作儿茶 (棕儿茶)，收载于中华药典 1930。

* 该种《中国植物志》未收载，我国无分布，主产于马来西亚、印度尼西亚等地。

毛钩藤 (台湾钩藤)
Uncaria hirsuta Havil.

干燥带钩茎枝用作钩藤，收载于药典 1977—2015、新疆药品 1980 二册、广西壮药 2008、贵州药材 2003 附录、台湾 2004 和台湾 2013。

大叶钩藤
Uncaria macrophylla Wall.

干燥带钩茎枝用作钩藤，收载于药典 1977—2015、广西壮药 2008、云南药品 1974、云南药品 1996、新疆药品 1980 二册、贵州药材 2003 附录、台湾 2004 和台湾 2013。

钩藤
Uncaria rhynchophylla (Miq.) Miq. ex Havil.

干燥带钩茎枝用作钩藤，收载于药典 1963—2015、新疆药品 1980 二册、广西壮药 2008、广西瑶药 2014 一卷、贵州药材 1965、贵州药材 2003 附录、台湾 1985 二册、台湾 2004 和台湾 2013；干燥根用作钩藤根，收载于广西瑶药 2014 一卷。

侯钩藤
Uncaria rhynchophylloides F.C.How

干燥带钩茎枝用作广钩藤，收载于广西壮药 2011 二卷。

攀茎钩藤
Uncaria scandens (Smith) Hutchins

干燥带钩茎枝用作广钩藤，收载于广西壮药 2011 二卷。

白钩藤 (无柄果钩藤)
Uncaria sessilifructus Roxb.

干燥带钩茎枝用作钩藤，收载于药典 1977—2015、新疆药品 1980 二册、广西壮药 2008、贵州药材 2003 附录、台湾 2004 和台湾 2013；干燥藤茎用作白钩藤，收载于云南傣药 2005 三册。

华钩藤
Uncaria sinensis (Oliv.) Havil.

干燥带钩茎枝或干燥带钩的茎节用作钩藤，收载于药典 1977—2015、新疆药品 1980 二册、广西壮药 2008、贵州药材 1965、贵州药材 2003 附录、台湾 1985 二册、台湾 2004 和台湾 2013。

乌檀 *（胆木）
Nauclea officinalis (Pierre ex Pitard) Merr. et Chun

干燥茎干及根或干燥木材用作胆木，收载于药典 1977 和广东药材 2004。

*《中国植物志》第 71 (1) 卷 260 页。

水团花
Adina pilulifera (Lam.) Franch. ex Drake

地上部分用作水团花，收载于福建药材 2006。

细叶水团花（水杨梅）
Adina rubella Hance[*Adina rubella* (Sieb. et Zucc.) Hance]

干燥或新鲜根用作水杨梅根，收载于上海药材 1994、贵州药材 2003 和浙江炮规 2005；用作水杨梅，收载于广东药材 2004；干燥根及茎用作水高丽，收载于湖南药材 1993 和湖南药材 2009；干燥带花果序用作水杨梅，收载于药典 1977 和湖南药材 2009。

风箱树
Cephalanthus tetrandrus (Roxb.) Ridsd. et Bakh. f. (*Cephalanthus occidentalis* auct. non Linn.)

干燥根和藤茎用作风箱树，收载于湖南药材 1993 和广西瑶药 2014 一卷；干燥根及茎用作水高丽，收载于湖南药材 2009。

玉叶金花（毛玉叶金花）
Mussaenda pubescens Ait. f.

干燥嫩枝叶或干燥茎和根用作玉叶金花，收载于部标成方四册 1991 附录、湖南药材 2009、广西药材 1990、广西壮药 2008 和广西瑶药 2014 一卷；干燥全草或茎叶用作山甘草，收载于部标成方九册 1994 附录和福建药材 2006。

裂果金花
Schizomussaenda dehiscens (Craib) H. L. Li*[*Schizomussaenda henryi* (Hutch.) X. F. Deng et D. X. Zhang]

干燥茎用作大树甘草，收载于云南傣药 II 2005 五册。

*《中国植物志》第 71 (1) 卷 306 页 -FOC。

栀子
Gardenia jasminoides Ellis[*Gardenia augusta* (Linn.) Merrill]

干燥根或干燥根及根茎用作栀子根，收载于湖南药材 2009、浙江药材 2006 和上海药材 1994 附录；干燥成熟果实用作栀子，收载于药典 1963、药典 1985—2015、贵州药材 1965、四川药材 1979、湖南药材 1993 和台湾 2004；用作大栀子，收载于内蒙古蒙药 1986。

栀子树
Gardenia jasminoides Ellis var. *angustifolia* Nakai

干燥成熟果实用作栀子，收载于台湾 1985 一册。

大花栀子
Gardenia jasminoides Ellis var. *grandiflora* (Lour.) Nakai

干燥根用作栀子根，收载于浙江药材 2006；干燥成熟果实用作建栀 (大花栀子)，收载于上海药材 1994；干燥花蕾用作玉荷花，收载于上海药材 1994。

长果栀子
Gardenia jasminoides Ellis f. *longicarpa* Z. W. Xie et Okada

干燥成熟果实用作大栀子，收载于部标蒙药 1998。

小果栀子
Gardenia jasminoides Ellis var. *radicans* (Thunb.) Makino

干燥成熟果实用作栀子，收载于药典 1977 和新疆药品 1980 二册。

红芽大戟 *
Knoxia corymbosa Willd.

干燥根用作红大戟，收载于药典 1963**。

*《中国植物志》第 71 (2) 卷 5 页。

** 该标准称本种为红大戟。

红大戟
Knoxia valerianoides Thorel ex Pitard

干燥根用作红大戟，收载于药典 1977—2015、新疆药品 1980 二册和云南药品 1974；用作大戟，收载于台湾 1985 一册 *。

* 该标准称本种为红芽大戟。

小粒咖啡 * (咖啡)
Coffea arabica Linn.

* 种子中提取咖啡因，收载于中华药典 1930。

长柱山丹
Duperrea pavettaefolia (Kurz) Pitard

干燥茎用作长柱山丹，收载于云南傣药 II 2005 五册。

美果九节 * (九节木)
Psychotria calocarpa Kurz * (*Psychotria asiatica* Linn.)

干燥叶及嫩枝用作山大颜，收载于广东药材 2004。

*《中国植物志》第 71 (2) 卷 51 页。

九节 * (九节木)
Psychotria rubra (Lour.) Poir.

干燥叶及嫩枝用作山大颜，收载于海南药材 2011。

*《中国植物志》第 71 (2) 卷 58 页。

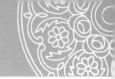

蔓九节
Psychotria serpens Linn.

干燥全株用作穿根藤，收载于福建药材 2006；干燥全草用作蔓九节，收载于部标成方九册 1994 附录。

弯管花
Chasalia curviflora Thwaites

干燥根及茎用作弯管花，收载于云南傣药 II 2005 五册。

尼加拉瓜吐根 *（卡他根那、巴拿马吐根）
Cephaelis acuminata Karsten

干燥根茎及根用作吐根，收载于台湾 1980 和台湾 2006。

*《中国植物志》未收载，我国无分布，主产于巴西、哥斯达黎加、尼加拉瓜等地。

吐根（巴西吐根）
Cephaelis ipecacuanha (Brotero) A. Richard (*Urgoga ipecacuanha* Baillon.)

干燥根或干燥根茎及根用作吐根，收载于中华药典 1930、台湾 1980 和台湾 2006。

睫毛粗叶木
Lasianthus hookeri C. B. Clarke ex Hook. f. var. *dunniana* (Lévl.) H. Zhu

干燥茎用作粗叶木，收载于云南傣药 2005 三册。

鸡矢藤
Paederia scandens (Lour.) Merr.

干燥地上部分用作鸡矢藤（天仙藤、鸡屎藤），收载于药典 1977、药典 2015 附录、广西壮药 2008、贵州药材 2003、河南药材 1993、湖北药材 2009、湖南药材 2009、福建药材 1990、福建药材 2006、海南药材 2011、上海药材 1994、四川药材 1987 增补和四川药材 2010。

毛鸡矢藤
Paederia scandens (Lour.) Merr. var. *tomentosa* (Bl.) Hand.-Mazz.

干燥地上部分用作鸡矢藤，收载于四川药材 1987 增补和四川药材 2010；用作毛鸡矢藤，收载于江西药材 1996。

六月雪
Serissa japonica (Thunb.) Thunb. (*Serissa foetida* Comm.)

干燥全草或干燥全株用作六月雪，收载于药典 1977*、山东药材 1995*、山东药材 2002* 和湖南药材 2009；干燥全株用作白马骨（六月雪），收载于贵州药材 2003。

* 该三标准称本种为白马骨。

白马骨
Serissa serissoides (DC.) Druce

干燥地上部分或干燥全草用作六月雪，收载于药典 1977*、上海药材 1994、湖南药材 2009、湖北药材 2009*、山东药材 1995* 和山东药材 2002*；干燥全草用作白马骨，收载于广西瑶药 2014 一卷；干燥全株用作白马骨（六月雪），收载于贵州药材 2003。

* 该四标准称本种为六月雪。

短刺虎刺
Damnacanthus giganteus (Mak.) Nakai* (*Damnacanthus subspinosus* Hand.-Mazz.)
干燥根用作虎刺根，收载于浙江炮规 2005。
*《中国植物志》第 71 (2) 卷 172 页。

虎刺
Damnacanthus indicus (Linn.) Gaertn. f.
干燥全株用作虎刺，收载于药典 1977 和上海药材 1994。

大叶虎刺
Damnacanthus major Sieb. et Zucc.
干燥根用作虎刺根，收载于浙江炮规 2005。

四川虎刺
Damnacanthus officinarum Huang
干燥根用作恩施巴戟，收载于湖北药材 2009。

南山花 *（三角瓣花）
Prismatomeris connata Y. Z. Ruan
干燥根用作黄根，收载于部标成方十七册 1998 附录和广西药材 1990。
*《中国植物志》第 71 (2) 卷 178 页。

巴戟天
Morinda officinalis F.C.How
干燥根用作巴戟天，收载于药典 1963—2015、新疆药品 1980 二册、广西壮药 2011 二卷、香港药材五册、台湾 1985 二册和台湾 2004。

羊角藤
Morinda umbellata Linn.subsp. *obovata* Y. Z. Ruan
根及藤茎用作羊角藤（节节花），收载于广东药材 2011。

原拉拉藤 *
Galium aparine Linn.
干燥全草用作猪殃殃，收载于药典 1977**。
*《中国植物志》第 71 (2) 卷 234 页。
** 该标准称本种为猪殃殃。

拉拉藤
Galium aparine Linn. var. *echinospermun* (Wallr.) Cuf.
干燥地上部分用作猪殃殃，收载于四川藏药 2014。

猪殃殃
Galium aparine Linn. var. *tenerum* (Gren. et Godr.) Rchb.

干燥地上部分或干燥全草用作猪殃殃，收载于上海药材 1994、湖北药材 2009 和藏药 1979。

六叶葎
Galium asperuloides Edgew. subsp. *hoffmeisteri* (Klotzsch) Hara*[*Galium asperuloides* Edgew. var. *hoffmeisteri* (Hook. f.) Hand-Mazz.]

干燥地上部分用作猪殃殃，收载于四川藏药 2014。
*《中国植物志》第 71 (2) 卷 230 页。

蓬子菜
Galium verum Linn.

干燥全草用作蓬子菜，收载于黑龙江药材 2001。

金剑草 *（金剑茜草、长叶茜草、披针叶茜草）
Rubia alata Roxb.* (*Rubia cordifolia* Linn. var. *longifolia* Hand.-Mazz.；*Rubia lanceolata* Hayata)

干燥根用作茜草（小血藤），收载于贵州药材 1965；干燥根及根茎，或干燥木质藤茎用作茜草，收载于贵州药材 1988 和四川药材 1977；干燥根及根茎用作甘肃茜草，收载于甘肃药材（试行）1996；用作小血藤，收载于贵州药材 2003；用作小茜草，收载于甘肃药材 2009。
*《中国植物志》第 71 (2) 卷 311 页。

中国茜草 *（中华茜草）
Rubia chinensis Regel et Maack

干燥根茎用作茜草，收载于四川药材 1977。
*《中国植物志》第 71 (2) 卷 302 页。

茜草
Rubia cordifolia Linn.

干燥根或干燥根及根茎或干燥木质藤茎用作茜草，收载于药典 1963—2015、藏药 1979、内蒙古蒙药 1986、新疆药品 1980 二册、新疆维药 1993、四川药材 1977、香港药材五册、台湾 1985 二册和台湾 2013；干燥根及根茎用作茜草根，收载于台湾 2004；干燥地上部分用作过山龙（茜草藤），收载于上海药材 1994。

钩毛茜草
Rubia oncotricha Hand.-Mazz.

干燥根及根茎用作小血藤，收载于贵州药材 2003。

卵叶茜草
Rubia ovatifolia Z. Y. Zhang

干燥根及根茎用作甘肃茜草，收载于甘肃药材（试行）1996；用作小茜草，收载于甘肃药材 2009。

大叶茜草
Rubia schumanniana Pritzel

干燥根及根茎用作小血藤，收载于贵州药材 2003；干燥根茎用作大叶茜草，收载于四川药材 2010；

用作茜草，收载于四川药材 1987。

<h2 style="text-align:center">西藏茜草</h2>

Rubia tibetica Hook. f.

干燥根及根茎用作藏茜草，收载于部标藏药 1995；用作茜草，收载于青海藏药 1992。

<h2 style="text-align:center">染色茜草 * (新疆茜草)</h2>

Rubia tinctorum Linn.

干燥根及根茎用作新疆茜草，收载于新疆药品 1987 和新疆药品 1980 一册。

*《中国植物志》第 71 (2) 卷 290 页。

<h2 style="text-align:center">多花茜草 * (光茎茜草)</h2>

Rubia wallichiana Decne.

干燥根及根茎用作藏茜草，收载于部标藏药 1995；用作茜草，收载于青海藏药 1992。

*《中国植物志》第 71 (2) 卷 315 页。

<h2 style="text-align:center">紫参 (小红参)</h2>

Rubia yunnanensis Diels

干燥根或干燥根及根茎用作小红参，收载于药典 1977、贵州药材 1988、贵州药材 2003、湖南药材 2009、云南药品 1974 和云南彝药 2005 二册。

一三五、忍冬科 Caprifoliaceae

<h2 style="text-align:center">血满草</h2>

Sambucus adnata Wall. ex DC.

干燥全草或干燥地上部分用作血满草，收载于云南药品 1996 和云南药材 2005 一册。

<h2 style="text-align:center">接骨草 (陆英)</h2>

Sambucus chinensis Lindl.

干燥茎用作八棱麻，收载于部标成方十五册 1998 附录；干燥全株用作走马风，收载于部标成方八册 1993 附录、广西药材 1990、广西壮药 2008 和广西瑶药 2014 一卷；干燥花或全草或干燥地上部分用作陆英，收载于部标成方二册 1990 附录、部标中药材 1992、上海药材 1994 附录和浙江药材 2000 续。

<h2 style="text-align:center">西伯利亚接骨木 (毛接骨木)</h2>

Sambucus sibirica Nakai [Sambucus siebodiana (Miq.) Blume ex Graebner var. miquelii (Nakai) Hara]

干燥茎枝用作接骨木，收载于部标蒙药 1998 和内蒙古蒙药 1986。

<h2 style="text-align:center">接骨木</h2>

Sambucus williamsii Hance (Sambucus racemosa Linn.)

干燥茎叶或干燥带叶茎枝或根或根皮或新鲜茎枝用作接骨木，收载于药典 1995 附录—2015 附录、部标成方五册 1992 附录、部标蒙药 1998、内蒙古蒙药 1986、内蒙古药材 1988、贵州药材 1988、贵州药材 2003、山东药材 1995 附录、山东药材 2002 附录、湖北药材 2009、湖南药材 2009 和黑龙江药材 2001；干燥茎和叶用作续骨木，收载于云南彝药 2005 二册；干燥带叶茎枝用作扦扦活，收载于上海药材 1994。

水红木
Viburnum cylindricum Buch.-Ham. ex D. Don

干燥去皮茎木用作灰灰叶树，收载于云南傣药 2005 三册。

南方荚蒾
Viburnum fordiae Hance

根用作满山红，收载于广西壮药 2011 二卷。

鬼吹箫 *（梅叶竹、狭萼鬼吹箫）
Leycesteria formosa Wall. (*Leycesteria formosa* Wall. var. *stenosepala* Rehd.)

干燥全草用作大追风，收载于云南药品 1974 和云南药品 1996；干燥地上部分用作彝大追风，收载于云南彝药Ⅱ 2005 四册。

*《中国植物志》第 72 卷 136 页 –FOC。

淡红忍冬 (巴东忍冬)
Lonicera acuminata Wall. (*Lonicera henryi* Hemsl.)

干燥花蕾或初开的花用作金银花，收载于四川药材 1980 和四川药材 1987；用作川银花，收载于四川药材 2010。

西南忍冬
Lonicera bournei Hemsl.

干燥花蕾或带初开的花用作滇金银花，收载于云南药材 2005 七册。

华南忍冬 (山银花)
Lonicera confusa (Sweet) DC.

干燥叶用作银花叶，收载于广西药材 1990 附录；干燥花蕾或带初开花用作金银花，收载于药典 1977—2000、新疆药品 1980 二册、内蒙古蒙药 1986、台湾 2004 和台湾 2013；用作山银花，收载于药典 2005—2015 和广西壮药 2008。

水忍冬 *（毛花柱忍冬）
Lonicera dasystyla Rehd.

干燥花蕾或带初开花用作金银花，收载于药典 1977—2000、新疆药品 1980 二册、内蒙古蒙药 1986、台湾 2004 和台湾 2013；用作水银花，收载于广西壮药 2011 二卷。

*《中国植物志》第 72 卷 233 页。

黄褐毛忍冬
Lonicera fulvotomentosa Hsu et S. C. Cheng

干燥花蕾或带初开的花用作山银花，收载于药典 2010 和药典 2015；用作金银花，收载于贵州药材 1988；用作银花，收载于贵州药材 2003。

菰腺忍冬*（红腺忍冬）
Lonicera hypoglauca Miq.

干燥花蕾或带初开花用作金银花，收载于收载于药典 1977—2000、新疆药品 1980 二册、内蒙古蒙药 1986、台湾 2004 和台湾 2013；用作山银花，收载于药典 2005—2015 和广西壮药 2008；干燥叶用作银花叶，收载于广西药材 1990 附录。

*《中国植物志》第 72 卷 239 页。

忍冬
Lonicera japonica Thunb.

干燥成熟果实用作银花子，收载于上海药材 1994；干燥花蕾及部分花朵或带初开花用作金银花，收载于药典 1963—2015、云南药品 1974、云南药品 1996、内蒙古蒙药 1986、新疆药品 1980 二册、香港药材七册、台湾 2004 和台湾 2013；干燥叶用作银花叶，收载于广西药材 1990 附录；用作金银花叶（忍冬叶），收载于山东药材 2002、山东药材 2012 和广东药材 2011；干燥带叶茎枝用作忍冬，收载于台湾 1985 一册；干燥茎枝用作忍冬藤（金银藤），收载于药典 1963—2015、新疆药品 1980 二册、香港药材五册和台湾 2013；茎基部寄生的锈革孔菌科植物茶藨子叶孔菌 *Phylloporia ribis* (Schumach. Fr.) Ryvarden 的干燥子实体用作金芝，收载于山东药材 2002 和山东药材 2012；干燥花蕾或带初开的花经提取干燥所得稠膏用作金银花提取物，收载于山东药材 2002。

金银忍冬
Lonicera maackii (Rupr.) Maxim.

干燥成熟果实用作忍冬果，收载于四川药材 2010；干燥叶用作金银忍冬叶，收载于部标成方十三册 1997 附录和黑龙江药材 2001。

灰毡毛忍冬（拟大花忍冬）
Lonicera macranthoides Hand.-Mazz.

干燥花蕾或初开的花用作金银花（长吊子银花），收载于四川药材 1980、四川药材 1987、贵州药材 1988、湖南药材 1993 和浙江药材 2000；用作山银花，收载于药典 2005—2015 和广西壮药 2008；用作银花，收载于贵州药材 2003。

小叶忍冬
Lonicera microphylla Willd. ex Roem. et Schult.

干燥成熟果实用作旁玛，收载于西藏藏药 2012 二册。

越桔叶忍冬*（越桔忍冬）
Lonicera myrtillus Hook. f. et Thoms.

干燥成熟果实用作旁玛，收载于西藏藏药 2012 二册。

*《中国植物志》第 72 卷 155 页。

岩生忍冬
Lonicera rupicola Hook. f. et Thoms.

干燥成熟果实用作岩生忍冬果，收载于四川藏药 2014。

细毡毛忍冬 (细苞忍冬、吊子银花、山金银)
Lonicera similis Hemsl.[*Lonicera similis* Hemsl. var. *delavayi* (Franch.) Rehd.]

干燥花蕾或初开的花用作金银花 (长吊子银花)，收载于四川药材 1980 和四川药材 1987；用作银花，收载贵州药材 2003；用作川银花，收载于四川药材 2010；干燥花蕾及部分花朵，或初开的花用作金银花，收载于云南药品 1974、云南药品 1996、湖南药材 1993 和贵州药材 1988。

盘叶忍冬 * (叶藏花)
Lonicera tragophylla Hemsl. (*Lonicera harmsii* Gracbn)

干燥花蕾用作甘肃金银花，收载于甘肃药材 (试行) 1991。

*《中国植物志》第 72 卷 257 页。

一三六、败酱科 Valerianaceae

墓头回 (异叶败酱)
Patrinia heterophylla Bunge

干燥根及根茎或干燥根或干燥带根全草用作墓头回，收载于部标成方一册 1989 附录、新疆药品 1980 二册、河南药材 1993、上海药材 1994、甘肃药材 (试行) 1995、甘肃药材 2009、山东药材 1995、山东药材 2002、山东药材 2012、北京药材 1998 和贵州药材 2003 附录。

败酱 (黄花败酱)
Patrinia scabiosaefolia Fisch. ex Trev.

新鲜或干燥全草用作败酱草，收载于药典 1977、药典 2010 附录、药典 2015 附录、新疆药品 1980 二册、四川药材 1987、四川药材 2010、山西药材 1987 附录、贵州药材 1988、贵州药材 2003、河南药材 1993、湖南药材 1993、湖南药材 2009、山东药材 1995、山东药材 2002 和辽宁药材 2009；用作败酱，收载于药典 2010 附录、药典 2015 附录和黑龙江药材 2001。

糙叶败酱 * (粗叶败酱)
Patrinia scabra Bunge [*Patrinia rupestris* (Pall.) Juss. subsp. *scabra* (Bunge) H. J. Wang]

干燥根及根茎或干燥带根全草用作墓头回，收载于部标成方一册 1989 附录、新疆药品 1980 二册、山西药材 1987、河南药材 1993、上海药材 1994、甘肃药材 (试行) 1995、甘肃药材 2009、山东药材 1995、山东药材 2002、山东药材 2012、北京药材 1998 和贵州药材 2003 附录。

*《中国植物志》第 73 (1) 卷 14 页 –FOC。

攀倒甑 * (白花败酱)
Patrinia villosa (Thunb.) Juss.

新鲜或干燥全草用作败酱草，收载于药典 1977、药典 2010 附录、药典 2015 附录、新疆药品 1980 二册、山西药材 1987 附录、四川药材 1987、四川药材 2010、河南药材 1993、湖南药材 1993、湖南药材 2009、山东药材 1995、山东药材 2002、贵州药材 1988、贵州药材 2003 和辽宁药材 2009；用作败酱，收载于黑龙江药材 2001 和台湾 1985 一册。

*《中国植物志》第 73 (1) 卷 25 页。

甘松（匙叶甘松、松根、毛甘松、甘松香）
Nardostachys jatamansi (D. Don) DC. (*Nardostachys chinensis* Batal.)

干燥根及根茎用作毛甘松，收载于部标维药 1999 附录；用作甘松，收载于药典 1963、药典 1977、药典 1990—2005、藏药 1979、青海药品 1976、新疆药品 1980 二册、内蒙古蒙药 1986、内蒙古药材 1988、四川药材 1987、山西药材 1987 附录和贵州药材 1988 附录；干燥根及根茎经水蒸气蒸馏得到的挥发油用作甘松油（松根油），收载于贵州药品 1994 和贵州药材 2003。

蜘蛛香（马蹄香、心叶缬草）
Valeriana jatamansi Jones

干燥根茎及根用作马蹄香，收载于云南药品 1974 和云南药品 1996；用作蜘蛛香，收载于药典 2010、四川药材 1987 增补、贵州药材 1988、贵州药材 2003、云南彝药 2005 二册和湖北药材 2009；用作蜘蛛香（马蹄香），收载于药典 1977；用作蜘蛛香（缬草），收载于上海药材 1994。

缬草（欧缬草、毛节缬草、拔地麻）
Valeriana officinalis Linn. (*Valeriana pseudofficinalis* C.Y. Cheng et H. H. Chen)

干燥根和根茎用作欧缬草，收载于部标维药 1999 附录和新疆维药 1993；干燥根及根茎或干燥全草用作缬草，收载于部标成方十四册 1997 附录、部标蒙药 1998 附录、甘肃药材（试行）1995、甘肃药材 2009、湖北药材 2009、北京药 1998 和四川藏药 2014；干燥根状茎及根用作拔地麻根（缬草根），收载于中华药典 1930。

宽叶缬草
Valeriana officinalis Linn. var. *latifolia* Miq.

干燥根及根茎用作宽叶缬草，收载于贵州药材 2003。

小缬草 *（西北缬草）
Valeriana tangutica Bat.

干燥根茎及根用作缬草，收载于部标蒙药 1998 附录。

*《中国植物志》第 73 (1) 卷 41 页。

一三七、川续断科 Dipsacaceae

双参
Triplostegia glandulifera Wall. ex DC.

干燥块根用作双参，收载于云南彝药 2005 二册。

圆萼刺参
Morina chinensis (Bat.) Diels

干燥地上部分用作刺参，收载于部标藏药 1995。

青海刺参
Morina kokonorica Hao

干燥地上部分用作刺参，收载于部标藏药 1995。

白花刺参
Morina nepalensis D. Don var. *alba* (Hand.-Mazz.) Y. C. Tang[*] (*Morina alba* Hand.-Mazz.)

干燥地上部分用作刺参，收载于部标藏药 1995。

*《中国植物志》第 73 (1) 卷 51 页。

大花刺参[*]（刺参、细叶刺参）
Morina nepalensis D. Don var. *delavayi* (Franch.) C. H. Hsing (*Morina bulleyana* Forr. et Diels；*Morina delavayi* Franch.)

干燥根用作刺参，收载于云南药品 1974 和云南药品 1996。

*《中国植物志》第 73 (1) 卷 51 页。

川续断
Dipsacus asper Wall. ex Henry (*Dipsacus asperoides* C. Y. Cheng et T. M. Ai)

干燥根用作续断，收载于药典 1963—2015、贵州药材 1965、新疆药品 1980 二册、香港药材五册、台湾 2004 和台湾 2013。

日本续断（续断）
Dipsacus japonicus Miq.

干燥成熟果实用作续断子（巨胜子），收载于上海药材 1994 附录；用于巨胜子，收载于北京药材 1998；干燥根用作续断，收载于药典 1963 和贵州药材 1965。

裂叶翼首花
Pterocephalus bretschneideri (Batal.) Pritz.

干燥根用作大寒药，收载于云南彝药 II 2005 四册。

匙叶翼首花[*]（翼首草、匙叶翼首草）
Pterocephalus hookeri (C. B. Clarke) Hock.

干燥全草用作翼首草，收载于药典 1977、药典 2010、药典 2015、药典 1985 附录 -2005 附录、部标藏药 1995、藏药 1979、青海药品 1976 和青海藏药 1992。

*《中国植物志》第 73 (1) 卷 69 页。

窄叶蓝盆花
Scabiosa comosa Fisch. ex Roem. et Schult.

干燥花序用作蓝盆花，收载于部标蒙药 1998 和内蒙古蒙药 1986。

华北蓝盆花
Scabiosa tschilliensis Grunning

干燥花序用作蓝盆花，收载于部标蒙药 1998 和内蒙古蒙药 1986。

一三八、葫芦科 Cucurbitaceae

盒子草
Actinostemma tenerum Griff.

干燥地上部分用作盒子草，收载于上海药材 1994。

刺儿瓜 *
Bolbostemma biglandulosum (Hemsl.) Franquet (*Hemsleya esquirollii* Lévl.)

干燥块根用作雪胆，收载于四川药材 1980**。

*《中国植物志》第 73 (1) 卷 94 页。

** 该标准称本种为蛇莲。

假贝母 *
Bolbostemma paniculatum (Maxim.) Franquet

干燥鳞茎（干燥块茎）用作土贝母，收载于药典 1977、药典 1990—2015、山西药材 1987、内蒙古药材 1988、河南药材 1991、香港药材七册和台湾 1985 一册。

*《中国植物志》第 73 (1) 卷 93 页。

曲莲 *（雪胆）
Hemsleya amabilis Diels

干燥块根用作雪胆，收载于药典 1977、云南药品 1974、云南药品 1996、贵州药材 1988 和湖北药材 2009；用作雪胆（苦金盆），收载于贵州药材 1988。

*《中国植物志》第 73 (1) 卷 110 页。

短柄雪胆
Hemsleya delavayi (Gagnep.) C. Jeffrey * (*Hemsleya brevipetiolata* Hand.)

干燥块根用作雪胆，收载于贵州药材 1988。

*《中国植物志》第 73 (1) 卷 117 页。

长果雪胆
Hemsleya dolichocarpa W. J. Chang (*Hemsleya longicarpa* W. G. Chang mss)

干燥块根用作雪胆，收载于四川药材 1980、四川药材 1987 和四川药材 2010；用作雪胆（金龟莲），收载于四川药材 1987。

巨花雪胆
Hemsleya gigantha W. J. Chang

干燥块根用作雪胆，收载于四川药材 1980、四川药材 1987 和四川药材 2010；用作雪胆（金龟莲），收载于四川药材 1987。

马铜铃 *（中华雪胆）
Hemsleya graciliflora (Harms) Cogn. * (Hemsleya chinensis Cogn. ex Forb. et Hemsl.)

干燥块根用作雪胆，收载于贵州药材 1988、贵州药材 2003 和湖北药材 2009。

*《中国植物志》第 73 (1) 卷 122 页 -FOC。

罗锅底
Hemsleya macrosperma C. Y. Wu ex C. Y. Wu et C. L. Chen

干燥块根用作雪胆，收载于云南药品 1974 和云南药品 1996。

峨眉雪胆
Hemsleya omeiensis Linn. T. Shen et W. J. Chang

干燥块根用作雪胆，收载于四川药材 1980、四川药材 1987 和四川药材 2010；用作雪胆（金龟莲），收载于四川药材 1987。

蛇莲
Hemsleya sphaerocarpa Kuang et A. M. Lu

干燥块根用作雪胆（苦金盆），收载于贵州药材 2003。

赤瓟（赤臼、赤包、赤雹）
Thladiantha dubia Bunge

干燥成熟果实用作赤包，收载于吉林药品 1977；用作赤瓟子，收载于部标蒙药 1998 和内蒙古蒙药 1986；用作赤雹，收载于北京药材 1998。

罗汉果
Siraitia grosvenorii (Swingle) C. Jeffrey ex A. M. Lu et Z. Y. Zhang[*] (*Momordica grosvenorii* Swingle)

干燥果实用作罗汉果，收载于药典 1977—2015 和台湾 2013。

*《中国植物志》第 73 (1) 卷 162 页。

马㼎儿
Zehneria indica (Lour.) Keraudren

干燥地上部分用作马㼎儿，收载于上海药材 1994。

茅瓜
Solena amplexicaulis (Lam.) Gandhi

干燥块根用作杜瓜，收载于福建药材 2006。

苦瓜
Momordica charantia Linn.

干燥近成熟果实用作苦瓜，收载于广东药材 2004、海南药材 2011、甘肃药材 2009 和湖南药材 2009；干燥果实或果肉，用作苦瓜干，收载于部标成方八册 1993 附录、部标成方十四册 1997 附录、广西药材 1990、贵州药材 1988、贵州药材 2003 和上海药材 1994 附录；干燥地上部分用作野苦瓜叶，收载于云南傣药 II 2005 五册。

木鳖子[*]（木鳖）
Momordica cochinchinensis (Lour.) Spreng.

干燥成熟种子用作木鳖子，收载于药典 1963—2015、贵州药材 1965、云南药品 1974、新疆药品

1980 二册和内蒙古蒙药 1986。

*《中国植物志》第 73 (1) 卷 192 页。

广东丝瓜*（棱角丝瓜）
Luffa acutangula (Linn.) Roxb.

干燥种子用作丝瓜籽，收载于青海藏药 1992；干燥成熟果实的维管束用作丝瓜络，收载于广西药材 1990、湖南药材 1993 和湖南药材 2009。

丝瓜
Luffa cylindrica (Linn.) Roem.

干燥根及近根 1 米长的藤茎用作丝瓜根，收载于江西药材 1996；干燥种子用作丝瓜籽，收载于青海藏药 1992；用作丝瓜子，收载于山西药材 1987 和上海药材 1994；干燥带叶藤茎用作丝瓜藤，收载于上海药材 1994；干燥成熟果实的网状筋络或维管束用作丝瓜络，收载于药典 1963—2015、贵州药材 1965 和新疆药品 1980 二册。

冬瓜
Benincasa hispida (Thunb.) Cogn.

干燥果实或野生类型的干燥成熟果实用作苦冬瓜，收载于药典 1977 附录—2015 附录和云南傣药 2005 三册；干燥种子或干燥成熟种子用作冬瓜子，收载于药典 1963、药典 1977、药典 2010 附录、药典 2015 附录、北京药材 1998、甘肃药材 2009、贵州药材 1965、贵州药材 1988、贵州药材 2003、河南药材 1991、湖北药材 2009、辽宁药材 2009、山东药材 1995、山东药材 2002、山西药材 1987、上海药材 1994、四川药材 1987、四川药材 2010、新疆药品 1980 二册、湖南药材 2009、台湾 1985 一册、台湾 2004 和台湾 2013；干燥外层果皮用作冬瓜皮，收载于药典 1963—2015 和新疆药品 1980 二册。

药西瓜*
Citrullus colocynthis (Linn.) Schrad.

干燥成熟果实用作药西瓜，收载于部标维药 1999；干燥果实于其已完全长成而尚未成熟之际除去种子的果肉用作药西瓜瓤，收载于中华药典 1930。

*该种《中国植物志》未收载。

西瓜
Citrullus lanatus (Thunb.) Matsum. et Nakai [*Citrullus vulgaris* Schrad.]

成熟果实用作西瓜，收载于部标成方二册 1990 附录；成熟新鲜果实与皮硝经加工制成的白色结晶粉末用作西瓜霜，收载于药典 2005—2015、药典 1985 附录—2000 附录、河南药材 1993、山东药材 1995、山东药材 2002 和北京药材 1998；干燥成熟种子用作西瓜子，收载于部标维药 1999 和新疆维药 1993；干燥外果皮用作西瓜皮，收载于药典 1977、贵州药材 1988、贵州药材 2003、山东药材 1995、山东药材 2002、山西药材 1987、广东药材 2004、甘肃药材 2009、湖南药材 1993 和湖南药材 2009；用作西瓜翠，收载于河南药材 1993 和上海药材 1994；用作西瓜翠（西瓜皮），收载于上海药材 1994。

甜瓜
Cucumis melo Linn.

干燥成熟种子用作甜瓜子，收载于药典 1963、药典 1977、药典 2010、药典 2015、药典 1985 附录 -2005 附录、新疆药品 1980 二册、新疆维药 1993、山西药材 1987、江苏药材 1989、上海药材 1994、山东药

材 1995、山东药材 2002、北京药材 1998、湖北药材 2009 和辽宁药材 2009；用作新疆甜瓜子，收载于部标维药 1999；干燥果柄用作甜瓜蒂，收载于药典 1977、新疆药品 1980 二册、河南药材 1993、山东药材 1995、山东药材 2002、甘肃药材（试行）1995、甘肃药材 2009 和山西药材 1987；用作苦丁香，收载于内蒙古药材 1988、宁夏药材 1993 和北京药材 1998；用作甜瓜蒂（苦丁香），收载于山西药材 1987 和上海药材 1994。

黄瓜
Cucumis sativus Linn.

干燥成熟果实或种子用作黄瓜子，收载于药典 2010 附录、部标成方二册 1990 附录、部标成方五册 1992 附录、部标维药 1999、新疆维药 1993、黑龙江药材 2001、辽宁药材 2009 和湖南药材 2009；干燥成熟果皮用作黄瓜皮，收载于吉林药品 1977；干燥带叶茎藤用作黄瓜藤，收载于上海药材 1994。

波棱瓜
Herpetospermum pedunculosum (Ser.) C. B. Clarke (*Herpetospermum caudigerum* Wall.)

干燥种子用作波棱瓜子，收载于药典 1977、药典 1985 附录 -2015 附录、部标藏药 1995、云南药品 1974、云南药品 1996、内蒙古蒙药 1986、藏药 1979 和青海藏药 1992；干燥花用作波棱瓜花，收载于四川藏药 2014。

葫芦
Lagenaria siceraria (Molina) Standl.

干燥成熟果实用作葫芦子，收载于内蒙古蒙药 1986；干燥种子用作葫芦，收载于部标藏药 1995 和青海藏药 1992；干燥成熟果皮用作葫芦壳，收载于浙江药材 2000；用作葫芦瓢，收载于湖南药材 2009。

瓠瓜（匏瓜、葫芦、瓢葫芦）
Lagenaria siceraria (Molina) Standl. var. *depressa* (Ser.) Hara

干燥成熟种子用作葫芦子，收载于新疆维药 1993；干燥果皮用作抽葫芦，收载于北京药材 1998；用作葫芦，收载于药典 1977、山东药材 1995 和藏药 1979；用作葫芦（抽葫芦），收载于山东药材 1995 和山东药材 2002；用作葫芦壳，收载于上海药材 1994 和浙江药材 2000；用作葫芦瓢，收载于江苏药材 1989。

瓠子（瓠芦）
Lagenaria siceraria (Molina) Standl.var. *hispida* (Thunb.) Hara

干燥成熟果皮用作蒲种壳，收载于上海药材 1994 和浙江炮规 2005。

小葫芦
Lagenaria siceraria (Molina) Standl. var. *microcarpa* (Naud.) Hara.

干燥成熟果实用作金葫芦，收载于上海药材 1994 附录；近成熟果实的干燥果皮用作抽葫芦，收载于北京药材 1998。

王瓜
Trichosanthes cucumeroides (Ser.) Maxim.

干燥成熟种子用作王瓜子，收载于贵州药材 1988 和贵州药材 2003。

栝楼
Trichosanthes kirilowii Maxim.

干燥根用作天花粉，收载于药典 1963—2015、贵州药材 1965、内蒙古蒙药 1986 和新疆药品 1980 二册；用作栝楼根，收载于台湾 1985 一册、台湾 2004 和台湾 2013；干燥成熟果实用作瓜蒌，收载于药典 1977—2015 和新疆药品 1980 二册；用作栝楼（瓜蒌），收载于药典 1963；干燥成熟种子用作栝楼子，收载于药典 1963；用作瓜蒌子，收载于药典 1977—2015、新疆药品 1980 二册和香港药材五册；用作栝楼仁，收载于台湾 1985 一册和台湾 2013；用作栝楼子（瓜蒌子），收载于贵州药材 1965；干燥果皮用作瓜蒌皮，收载于药典 1977—2015 和新疆药品 1980 二册；用作栝楼皮（瓜蒌壳），收载于贵州药材 1965。

日本栝楼
Trichosanthes kirilowii Maxim. var. *japonica* (Miq.) Kitamura* (*Trichosanthes japonica* Regel)

干燥根用作天花粉，收载于药典 1977—1990、内蒙古蒙药 1986 和新疆药品 1980 二册。

*《中国植物志》第 73 (1) 卷 244 页。

中华栝楼（川贵栝楼、双边栝楼）
Trichosanthes rosthornii Harms (*Trichosanthes crenulata* C. Y. Cheng et Yueh；*Trichosanthes uniflora* Hao)

干燥根用作天花粉，收载于药典 1995—2015 和贵州药材 1988；用作栝楼根，收载于台湾 2004 和台湾 2013；干燥成熟果实用作瓜蒌，收载于药典 1977—2015 和新疆药品 1980 二册；干燥成熟种子用作瓜蒌子，收载于药典 1977—2015、新疆药品 1980 二册、广西药材 1996 和香港药材五册；用作栝楼仁，收载于四川药材 1980、台湾 2004 和台湾 2013；干燥成熟果皮用作瓜蒌皮，收载于药典 1977—2015 和新疆药品 1980 二册；干燥近成熟果皮用作瓜蒌壳，收载于四川药材 1980。

多卷须栝楼（南方栝楼）
Trichosanthes rosthornii Harms var. *multicirrata* (C. Y. Cheng et Yueh) S. K. Chen (*Trichosanthes damiaoshanensis* C. Y. Cheng et C. H. Yueh)

干燥块根用作天花粉，收载于贵州药材 1988；用作南天花粉，收载于贵州药材 2003。

截叶栝楼*（大子栝楼）
Trichosanthes truncata C. B. Clarke*

干燥成熟种子用作瓜蒌子，收载于广西药材 1996。

*《中国植物志》第 73 (1) 卷 238 页。

薄叶栝楼*（多裂栝楼）
Trichosanthes wallichiana (Ser.) Wight* (*Trichosanthes multiloba* auct. non Miq.)

干燥块根用作天花粉，收载于贵州药材 1965；干燥成熟果实用作栝楼（瓜蒌），收载于药典 1963；干燥成熟种子用作栝楼子，收载于药典 1963；用作栝楼子（瓜蒌子），收载于贵州药材 1965；干燥果皮用作栝楼皮（瓜蒌壳），收载于贵州药材 1965。

*《中国植物志》第 73 (1) 卷 229 页。

笋瓜
Cucurbita maxima Duch. ex Lam.

栽培品种鼎足瓜的新鲜成熟果实用作北瓜，收载于上海药材 1994。

南瓜

Cucurbita moschata (Duch. ex Lam.) Duch. ex Poiret[*Cucurbita moschata* Duch. var. *melonaeformis* Makino]

干燥成熟果实用作南瓜干，收载于广西药材 1996；成熟果实或果肉或果皮用作南瓜，收载于浙江药材 2000、贵州药材 2003 和湖南药材 2009；干燥成熟种子用作南瓜子，收载于药典 1963、部标维药 1999、山西药材 1987、新疆维药 1993、河南药材 1993、上海药材 1994、山东药材 1995、山东药材 2002、北京药材 1998、贵州药材 2003 和甘肃药材 2009；干燥瓜蒂或带有部分果皮的果梗基部用作南瓜蒂，收载于上海药材 1994、贵州药材 1988 和贵州药材 2003；干燥带叶藤茎用作南瓜藤，收载于上海药材 1994；干燥或新鲜成熟果肉用作南瓜，收载于海南药材 2011。

西葫芦 *

Cucurbita pepo Linn.

成熟并干燥之种子用作南瓜子，收载于中华药典 1930**。

*《中国植物志》第 73 (1) 卷 260 页。

** 该标准称本种为南瓜。

红南瓜

Cucurbita pepo Linn. var. *akoda* Mak.

新鲜成熟果实用作北瓜，收载于部标成方六册 1992 附录。

红瓜

Coccinia grandis (Linn.) Voigt

干燥地上部分用作藤甜菜，收载于云南傣药 II 2005 五册。

长梗绞股蓝

Gynostemma longipes C. Y. Wu ex C. Y. Wu et S. K. Chen.

干燥地上部分用作长梗绞股蓝，收载于河南药材 1993。

绞股蓝

Gynostemma pentaphyllum (Thunb.) Mak.

干燥全草或地上部分用作绞股蓝，收载于药典 2010 附录、药典 2015 附录、湖南药材 1993、湖南药材 2009、山东药材 1995、山东药材 2002、山东药材 2012、江西药材 1996、广西药材 1996、贵州药材 2003、福建药材 2006、湖北药材 2009、四川药材 2010、广西瑶药 2014 一卷和香港药材五册。

一三九、桔梗科 Campanulaceae

蓝花参

Wahlenbergia marginata (Thunb.) A. DC.

干燥全草用作蓝花参，收载于药典 1977、福建药材 1990、福建药材 2006、贵州药材 2003、云南药品 1974、云南药品 1996 和云南彝药 III 2005 六册。

新疆党参
Codonopsis clematidea (Schrenk) Clarke

干燥根用作新疆党参，收载于新疆药品 1980 一册、新疆药品 1987 和新疆维药 2010 一册。

鸡蛋参
Codonopsis convolvulacea Kurz

干燥地下块茎用作鸡蛋参，收载于部标藏药 1995。

羊乳
Codonopsis lanceolata (Sieb. et Zucc.) Trautv.

干燥根用作羊乳根，收载于上海药材 1994；用作四叶参，收载于药典 1977、湖北药材 2009 和北京药材 1998；用作奶参，收载于广西药材 1990。

党参 (素花党参)
Codonopsis pilosula (Franch.) Nannf.[*Codonopsis pilosula* Nannf. var. *modesta* (Nannf.) L. T. Shen; *Codonopsis modesta* Nannf.]

干燥根用作党参，收载于中国药典 1963—2015、内蒙古蒙药 1986、贵州药材 1965、新疆药品 1980 二册、云南药品 1974、青海药品 1976、四川药材 1980、四川药材 1987、香港药材二册、台湾 1985 和台湾 2013。

球花党参
Codonopsis subglobosa W. W. Sm.

干燥根用作党参，收载于四川药材 1980 和四川药材 1987。

川党参
Codonopsis tangshen Oliv.

干燥根用作川党参，收载于四川药材 1977；用作党参，收载于中国药典 1990—2015、贵州药材 1965、四川药材 1987、香港药材二册和台湾 2013。

唐松草党参 * (长花党参)
Codonopsis thalictrifolia Wall.* (*Codonopsis mollis* Chipp.)

全草用作藏党参，收载于部标藏药 1995 和藏药 1979

*《中国植物志》第 73 (2) 卷 55 页 -FOC。

管花党参
Codonopsis tubulosa Kom.

干燥根用作党参，收载于贵州药材 1965、四川药材 1980、四川药材 1987 和云南药品 1974；用作贵州党参，收载于贵州药材 2003；用作贵州党参 (叙党)，收载于贵州药材 1988。

金钱豹 * (土党参)
Campanumoea javanica Bl.

干燥根用作土党参，收载于药典 1977 和贵州药材 1988；用作土党参 (柴党参)，收载于贵州药材 1988 和贵州药材 2003。

*《中国植物志》第 73 (2) 卷 71 页。

日本金钱豹 * (小花土党参)
Campanumoea javanica Bl. subsp. *japonica* (Makino) Hong (*Campanumoea javanica* Bl. var. *japonica* Makino)

干燥根用作土党参，收载于药典 1977 和贵州药材 1988；用作土党参 (柴党参)，收载于贵州药材 1988 和贵州药材 2003**。

*《中国植物志》第 73 (2) 卷 71 页称金钱豹亚种。

** 该标准称本种为金钱豹。

桔梗
Platycodon grandiflorum (Jacq.) A. DC.

除去栓皮的干燥根或干燥根用作桔梗，收载于药典 1963—2015、部标 1963、贵州药材 1965、新疆药品 1980 二册、内蒙古蒙药 1986、香港药材二册、台湾 1985 二册、台湾 2004 和台湾 2013。

丝裂沙参
Adenophora capillaris Hemsl.

干燥根用作泡参 (南沙参)，收载于贵州药材 2003。

云南沙参 (布莱沙参)
Adenophora khasiana (Hook. f. et Thoms.) Coll. et Hemsl. (*Adenophora bulleyana* Diels)

干燥根用作沙参，收载于云南药品 1974 和云南药品 1996；用作云沙参，收载于云南药材 2005 七册。

川藏沙参
Adenophora liliifolioides Pax et Hoffm.

干燥全草用作陆堆多吉门巴，收载于西藏藏药 2012 二册。

杏叶沙参
Adenophora petiolata Pax et Hoffm. subsp. *hunanensis* (Nannf.) D. Y. Hong et S. Ge* (*Adenophora hunanensis* Nannf.)

干燥根用作泡参 (南沙参)，收载于贵州药材 2003。

*《中国植物志》第 73 (2) 卷 118 页 -FOC。

华东杏叶沙参
Adenophora petiolata Nannf. subsp. *huadungensis* (D. Y. Hong) D. Y. Hong et S. Ge* (*Adenophora hunanensis* Nannf. subsp. *huadungensis* Hong)

干燥根用作南沙参，收载于浙江炮规 2005。

*《中国植物志》第 73 (2) 卷 118 页 -FOC。

泡沙参
Adenophora potaninii Korsh.

干燥根用作泡沙参，收载于甘肃药材 (试行) 1996 和甘肃药材 2009。

中华沙参
Adenophora sinensis A. DC.

干燥根用作泡参 (南沙参)，收载于贵州药材 2003。

沙参
Adenophora stricta Miq. (*Adenophora axilliflora* Borb.)

干燥根用作南沙参，收载于药典 1963—2015、新疆药品 1980 二册、台湾 2004[*] 和台湾 2013[*]；用作南沙参 (泡参)，收载于贵州药材 1965。

* 该二标准称本种为杏叶沙参。

无柄沙参
Adenophora stricta Miq.subsp. *sessilifolia* Hang

干燥根用作泡沙参，收载于甘肃药材 (试行) 1996 和甘肃药材 2009；用作泡参 (南沙参)，收载于贵州药材 2003。

轮叶沙参
Adenophora tetraphylla (Thunb.) Fisch. (*Adenophora verticillata* Fisch.)

干燥根用作沙参，收载于云南药品 1974、云南药品 1996 和台湾 1985 一册；用作南沙参，收载于药典 1963—2015、新疆药品 1980 二册、台湾 2004 和台湾 2013；用作南沙参 (泡参)，收载于贵州药材 1965。

半边莲
Lobelia chinensis Lour. (*Lobelia radicans* Thunb.)

干燥全草用作半边莲，收载于药典 1963—2015 和新疆药品 1980 二册。

塔花山梗菜
Lobelia pyramidalis Wall.

干燥全草用作野烟，收载于云南彝药 Ⅲ 2005 六册。

西南山梗菜
Lobelia sequinii Lévl. et Van.

干燥全草用作破天菜，收载于广西药材 1990。

铜锤玉带草
Lobelia angulata Forst.[*] [*Pratia nummularia* (Lam.) A. Br. et Aschers.]

干燥全草用作铜锤玉带草，收载于浙江炮规 2005；用作小铜锤，收载于云南彝药 2005 二册。
* 《中国植物志》第 73 (2) 卷 168 页。

一四○、草海桐科 Goodeniaceae

离根香
Calogyne pilosa R. Br.

全草用作离根香，收载于福建药材 2006；干燥全体用作离根香 (美柱草)，收载于部标成方九册 1994

附录。

一四一、菊科 Compositae

毒根斑鸠菊
Vernonia cumingiana Benth.[*] (*Vernonia andersonii* auct.non Clarke)
藤茎或根用作过山龙，收载于海南药材 2011。
*《中国植物志》第 74 卷 21 页。

驱虫斑鸠菊
Vernonia anthelmintica (Linn.) Willd.
成熟果实或干燥成熟果实用作驱虫斑鸠菊，收载于部标维药 1999、新疆药品 1980 一册和新疆维药 1993。

夜香牛
Vernonia cinerea (Linn.) Less.
干燥全草用作夜香牛，收载于部标成方十二册 1997 附录和广东药材 2011。

咸虾花
Vernonia patula (Dry.) Merr.
干燥全草用作狗仔花，收载于广西药材 1990 和广西瑶药 2014 一卷。

地胆草（地胆头）
Elephantopus scaber Linn.
干燥全草用作地胆草，收载于药典 1977、药典 2010 附录、药典 2015 附录、广东药材 2011、广西壮药 2008、上海药材 1994 附录、湖南药材 2009 和云南彝药 III 2005 六册；用作地胆头，收载于海南药材 2011。

下田菊
Adenostemma lavenia (Linn.) O. Kuntze
干燥地上部分用作下田菊（水兰），收载于湖南药材 2009。

藿香蓟[*]（胜红蓟）
Ageratum conyzoides Linn.
干燥全草用作胜红蓟，收载于云南彝药 III 2005 六册、福建药材 2006 和湖南药材 2009。
*《中国植物志》第 74 卷 53 页。

佩兰（兰草）
Eupatorium fortunei Turcz.
干燥茎叶或干燥地上部分用作佩兰，收载于药典 1963—2015、贵州药材 1965、新疆药品 1980 二册、香港药材五册和台湾 2013；干燥地上部分用作水泽兰，收载于部标成方八册 1993 附录。

白头婆 *（华泽兰、华佩兰、单叶泽兰）

Eupatorium japonicum Thunb.* (*Eupatorium chinense* Linn.；*Eupatorium chinense* var. *simplicifolium* Kitam.)

干燥根用作广东土牛膝，收载于药典 2015 附录、海南药材 2011、广东药材 2004 和广西药材 1996；干燥带根茎的根用作土牛膝，收载于部标成方五册 1992 附录；干燥全草用作华佩兰，收载于江西药材 1996 和江西药材 2014；用作火升麻，收载于云南彝药 2005 二册；干燥地上部分水泽兰，收载于部标成方八册 1993 附录；干燥地上部分用作泽兰，收载于贵州药材 1965。

*《中国植物志》第 74 卷 63 页 -FOC。

三裂叶白头婆 *（泽兰）

Eupatorium japonicum Thunb. var. *tripartitum* Makino

茎干用作佩兰梗，收载于上海药材 1994 附录。

*《中国植物志》第 74 卷 63 页为白头婆三裂叶变种。

林泽兰（轮叶泽兰）

Eupatorium lindleyanum DC.

干燥地上部用作野马追，收载于药典 1977、药典 2010、药典 2015、部标成方五册、江苏药材 1986 二和江苏药材 1989。

一枝黄花

Solidago decurrens Lour.

干燥或新鲜全草用作一枝黄花，收载于药典 1977、药典 2010、药典 2015、福建药材 1990、福建药材 2006、上海药材 1994、贵州药材 1988、贵州药材 2003、广西壮药 2008 和湖南药材 2009。

小鱼眼草

Dichrocephala benthamii C. B. Clarke

干燥全草用作鱼眼草，收载于云南彝药 2005 二册。

马兰

Kalimeris indica (Linn.) Sch.-Bip.

干燥或新鲜根茎用作马兰根，收载于上海药材 1994；干燥全草用作马兰草，收载于药典 2010 附录、药典 2015 附录、云南彝药 Ⅲ 2005 六册、四川药材 2010、湖南药材 2009 和福建药材 2006；用作马兰草（鱼鳅串），收载于药典 1977、贵州药材 1988 和贵州药材 2003；用作鸡儿肠，收载于广东药材 2011；用作马兰，收载于湖北药材 2009；用作路边菊，收载于广西壮药 2011 二卷。

阿尔泰狗娃花

Heteropappus altaicus (Willd.) Novopokr.

干燥头状花序用作阿尔泰狗娃花，收载于部标蒙药 1998 和内蒙古蒙药 1986。

东风菜

Doellingeria scaber (Thunb.) Nees

干燥根茎及根用作东风菜，收载于上海药材 1994 附录。

毛枝三脉紫菀 *（毛枝紫菀）
Aster ageratoides Turcz. var. *lasiocladus* (Hayata) Hand.-Mazz.

干燥全草用作红管药，收载于贵州药材 2003。

*《中国植物志》第 74 卷 159 页称三脉紫菀毛枝变种。

宽伞三脉紫菀 *（宽序紫菀）
Aster ageratoides Turcz. var. *laticorymbus* (Van.) Hand.-Mazz.

干燥全草用作红管药，收载于药典 1977 和贵州药材 2003。

*《中国植物志》第 74 卷 159 页称三脉紫菀宽伞变种。

异叶三脉紫菀 *（异叶紫菀）
Aster ageratoides Turcz. var. *heterophyllus* Maxim.

干燥全草用作红管药，收载于药典 1977。

*《中国植物志》第 74 卷 159 页称三脉紫菀异叶变种。

星舌紫菀 *（块根紫菀）
Aster asteroides (DC.) O. Ktze.

干燥花序用作藏紫菀，收载于藏药 1979。

*《中国植物志》第 74 卷 235 页。

白舌紫菀
Aster baccharoides (Benth.) Steetz

干燥全株用作白舌紫菀，收载于江西药材 1996。

重冠紫菀
Aster diplostephioides (DC.) C. B. Clarke

干燥头状花序用作重冠紫菀，收载于四川藏药 2014。

萎软紫菀 *（柔软紫菀）
Aster flaccidus Bge.*

干燥花用作柔软紫菀，收载于青海藏药 1992；干燥花序用作藏紫菀，收载于藏药 1979。

*《中国植物志》第 74 卷 238 页。

灰枝紫菀
Aster poliothamnus Diels

干燥花用作灰枝紫菀，收载于部标藏药 1995 和青海藏药 1992。

短舌紫菀 *（森氏紫菀）
Aster sampsonii (Hce.) Hemsl.

全草用作蟛蜞草，收载于部标成方十四册 1997 附录和广东药材 2011。

*《中国植物志》第 74 卷 198 页。

缘毛紫菀 *（绿毛紫菀）
Aster souliei Franch

干燥花序用作藏紫菀，收载于部标藏药 1995 和藏药 1979。
*《中国植物志》第 74 卷 214 页。

紫菀
Aster tataricus Linn. f.

干燥根及根茎用作紫菀，收载于药典 1963—2015、新疆药品 1980 二册、香港药材五册、台湾 1985 二册和台湾 2013。

仙白草 *（仙百草）
Aster tubinatus S. Moore var. *chekiangensis* C. Ling ex Ling

干燥根用作仙白草，收载于浙江炮规 2005。
*《中国植物志》第 74 卷 194 页。

短葶飞蓬（灯盏细辛）
Erigeron breviscapus (Vant.) Hand.-Mazz.

干燥全草用作灯盏花，收载于北京药材 1998 附录；用作灯盏细辛，收载于云南药品 1974 和云南药品 1996；新鲜或干燥全草用作灯盏细辛（灯盏花），收载于药典 1977、药典 2005—2015、贵州药材 2003、云南药品 1974 和云南药品 1996。

长茎飞蓬
Erigeron elongatus Ledeb.

干燥全草用做灯盏花，收载于北京药材 1998 附录。

多舌飞蓬
Erigeron multiradiatus (Lindl.) Benth.

干燥全草用作多舌飞蓬，收载于四川药材 2010。

熊胆草（苦蒿）
Conyza blinii Lévl.

干燥地上部分用作金龙胆草，收载于药典 1977 和药典 2010；干燥全草用作金蒿枝，收载于云南彝药 2005 二册。

小蓬草 *（小飞蓬）
Conyza canadensis (Linn.) Cronq.

干燥地上部分用作绒线草，收载于上海药材 1994。
*《中国植物志》第 74 卷 348 页。

馥芳艾纳香
Blumea aromatica DC.

干燥全草用作山风，收载于部标成方八册 1993 附录、广西药材 1990 和广西壮药 2008。

艾纳香
Blumea balsamifera (Linn.) DC.

干燥地上部分或干燥全草或干燥叶及嫩枝用作大风艾，收载于部标成方八册 1993 附录、海南药材 2011 和广西药材 1990；干燥地上部分用作真金草，收载于云南彝药 2005 二册；新鲜或干燥地上部分，或干燥叶及嫩枝用作艾纳香，收载于广东药材 2011 和贵州药材 2003；叶的粗升华物经压榨分离而得的油用作艾纳香油，收载于贵州药品 1994 和贵州药材 2003；叶的升华物精制品用作冰片（天然冰片），收载于贵州药材 1988；用作冰片（艾片），收载于贵州药材 1965；叶升华物的精制品或新鲜叶经提取加工制成的结晶用作艾片（左旋龙脑），收载于药典 2010 和贵州药材 2003。

柔毛艾纳香
Blumea mollis (D. Don) Merr.

干燥地上部分或干燥全草用作红头草，收载于药典 1977、云南药品 1974 和云南药品 1996。

假东风草（滇桂艾纳香）
Blumea riparia (Blume) Candolle

新鲜或干燥地上部分用作艾纳香，收载于贵州药材 2003；干燥全草用作滇桂艾纳香，收载于广西药材 1996、广西壮药 2008 和湖南药材 2009。

六棱菊
Laggera alata (D. Don) Sch.-Bip. ex Oliv.

干燥地上部分或全草用作六棱菊，收载于广西药材 1990 和广东药材 2011。

翼齿六棱菊（齿翅臭灵丹、臭灵丹）
Laggera pterodonta (DC.) Benth.

干燥地上部分用作臭灵丹草，收载于药典 1977、药典 2010、药典 2015、云南药品 1974、云南药品 1996、云南彝药 2005 二册和湖南药材 2009。

长叶阔苞菊
Pluchea eupatorioides Kurz

干燥地上部分用作小风艾，收载于部标成方八册 1993 附录、广西药材 1996 和广西壮药 2008。

绒毛戴星草
Sphaeranthus indicus Linn.

干燥全草用作绒毛戴星草，收载于云南傣药 2005 三册。

火绒草
Leontopodium leontopodioides (Willd.) Beauv.

干燥地上部分用作火绒草，收载于部标蒙药 1998、内蒙古蒙药 1986 和吉林药品 1977；干燥全草用作火绒草（老头草），收载于辽宁药品 1980、辽宁药品 1987 和辽宁药材 2009。

同色二色香青*（乳白香青）
Anaphalis bicolor (Franch.) Diels var. *subconcolor* Hand.-Mazz. (*Anaphalis lacteal* auct. non Maxim.)

干燥花序用作乳白香青，收载于部标藏药 1995 和青海藏药 1992。

*《中国植物志》第 75 卷 167 页称二色香青同色变种。

粘毛香青 (午香草)

Anaphalis bulleyana (J. F. Jeffr.) Chang

干燥全草用作午香草，收载于云南药品 1974、云南药品 1996 和云南彝药 II 2005 四册。

铃铃香青 (零零香)

Anaphalis hancockii Maxim.

干燥头状花序用作铃铃香，收载于部标蒙药 1998 和内蒙古蒙药 1986。

翅茎香青

Anaphalis sinica Hance f. *pterocaulon* (Franch. et Sav.) Ling

干燥全草用作香青草，收载于药典 1977。

鼠曲草

Gnaphalium affine D. Don

干燥全草用作佛耳草 (鼠曲草)，收载于江苏药材 1986 一和江苏药材 1989；用作佛耳草，收载于北京药材 1998 附录；用作鼠曲草，收载于贵州药材 2003、山东药材 1995 和山东药材 2002；用作鼠曲草 (佛耳草)，收载于药典 1977 和上海药材 1994。

秋鼠曲草

Gnaphalium hypoleucum DC.

干燥全草用作鼠曲草，收载于贵州药材 2003。

细叶鼠曲草

Gnaphalium japonicum Thunb.

干燥全草用作天青地白，收载于福建药材 1990 和福建药材 2006；干燥全草用作鼠曲草，收载于贵州药材 2003。

沙生蜡菊

Helichrysum arenarium (Linn.) Moench.

干燥全草用作沙生蜡菊，收载于新疆维药 2010 一册。

羊耳菊 (羊耳萝)

Inula cappa (Buch.-Ham. ex D. Don) DC.

干燥根及根茎或干燥根或全草用作山白芷，收载于药典 2015 附录、部标成方五册 1992 附录和广东药材 2004；干燥根或干燥根及根茎用作羊耳菊根，收载于药典 1985 附录—2015 附录和云南傣药 2005 三册；干燥根及根茎用作山白芷 (白牛胆)，收载于海南药材 2011、新鲜或干燥全草，或干燥地上部分用作羊耳菊，收载于药典 1977、药典 2000 附录—2015 附录、湖南药材 2009、贵州药材 1988、贵州药材 2003、云南药品 1974、云南药品 1996、云南彝药 2005 二册、广西药材 1990、广西壮药 2008 和广西瑶药 2014 一卷；干燥全草用作羊耳菊 (白牛胆)，收载于云南药品 1974 和云南药品 1996；用作白牛胆，收载于部标成方九册 1994 附录。

旋覆花 (欧亚旋覆花)

Inula japonica Thunb.[*Inula britannica* Linn.； *Inula Britannica* Linn. var. *chinensis* (Rupr.) Regel]

干燥地上部分用作金沸草，收载于药典 1990—2015；用作金佛草，收载于药典 1977、药典 1985 和新疆药品 1980 二册；干燥头状花序用作旋覆花，收载于药典 1985—2015、内蒙古蒙药 1986、台湾 1985 一册、台湾 2004 和台湾 2013；用作旋复花，收载于药典 1963、药典 1977 和新疆药品 1980 二册。

土木香

Inula helenium Linn.

干燥根用作土木香，收载于药典 2000—2015、药典 1977 附录、内蒙古蒙药 1986 和香港药材七册；用作土木香 (藏木香)，收载于药典 1985—1995。

水朝阳旋覆花 (水朝阳花、滇旋覆花)

Inula helianthus-aquatica C. Y. Wu ex Ling

干燥地上部分用作金佛草，收载于贵州药材 1988；新鲜或干燥地上部分用作水朝阳草 (金沸草)，收载于贵州药材 2003；干燥头状花序用作旋复花，收载于四川药材 1980 和四川药材 1987；用作旋覆花，收载于贵州药材 1988、云南药品 1974 和云南药品 1996；用作水朝阳花 (旋覆花)，收载于贵州药材 2003；用作水朝阳旋覆花，收载于四川药材 2010。

湖北旋覆花 [*] (湖北朝阳花)

Inula hupehensis (Ling) Ling

干燥花序用作湖北朝阳花，收载于湖北药材 2009。

*《中国植物志》第 75 卷 260 页。

线叶旋覆花 (条叶旋覆花)

Inula lineariifolia Turcz.

干燥地上部分用作金沸草，收载于药典 1990—2015；用作金佛草，收载于药典 1977、药典 1985 和新疆药品 1980 二册；干燥头状花序用作旋复花，收载于药典 1963；用作旋覆花，收载于湖南药材 1993。

显脉旋覆花

Inula nervosa Wall. ex DC.

干燥根及根茎用作云威灵，收载于湖南药材 2009、云南药品 1996 和云南彝药 III 2005 六册；干燥全草用作毛秀才，收载于湖南药材 2009。

翼茎羊耳菊 [*] (翼茎旋复花)

Inula pterocaula Franch.

干燥根用作大黑药，收载于云南彝药 2005 二册。

*《中国植物志》第 75 卷 276 页。

总状土木香 (总状青木香)

Inula racemosa Hook. f.

干燥根用作土木香，收载于药典 2000；用作藏木香，收载于药典 1977、药典 2010 附录、药典 2015

附录和藏药 1979；用作土木香（藏木香），收载于药典 1985—1995；用作新疆木香，收载于新疆药品 1980 一册 *。

　　* 该标准称本种为土木香。

天名精
Carpesium abrotanoides Linn.

干燥根及茎叶用作杜牛膝，收载于台湾 1985 一册；干燥成熟果实用作鹤虱，收载于药典 1963—2015 和新疆药品 1980 二册；干燥全草用作天名精，收载于药典 2010 附录、湖南药材 1993、湖南药材 2009、江苏药材 1989 和湖北药材 2009；干燥地上部分用作天名精草，收载于上海药材 1994。

烟管头草
Carpesium cernuum Linn.

干燥全草用作野烟叶，收载于贵州药品 1994 和贵州药材 2003。

金挖耳
Carpesium divaricatum Sieb. et Zucc.

干燥全草用作野烟叶，收载于贵州药品 1994 和贵州药材 2003。

山黄菊
Anisopappus chinensis (Linn.) Hook.et Arn.

干燥头状花序用作山黄菊，收载于广西药材 1990。

蒙古苍耳（大苍耳）
Xanthium mongolicum Kitag.

干燥成熟带总苞的果实用作苍耳子，收载于湖南药材 1993、湖南药材 2009 和浙江药材 2000 续。

苍耳（苍耳草）
Xanthium sibiricum Patrin ex Widder (*Xanthium strumarium* Linn.)

干燥成熟果实或干燥成熟带总苞的果实用作苍耳子，收载于药典 1963—2015、新疆药品 1980 二册、贵州药材 1965、香港药材五册、台湾 1985 一册、台湾 2004 和台湾 2013；干燥全草或干燥地上部分用作苍耳草，收载于部标成方二册 1990 附录、贵州药品 1994、贵州药材 2003、广西药材 1990、广西壮药 2008、海南药材 2011、江苏药材 1986 一册、江苏药材 1989、上海药材 1994、江西药材 1996、甘肃药材 2009、四川药材 1987 增补、四川药材 2010 和广东药材 2011；干燥地上部分用作苍耳，收载于部标成方九册 1994 附录；去掉粗茎的嫩枝叶用作鲜苍耳苗，收载于山西药材 1987 附录。

毛梗豨莶（少毛豨莶）
Siegesbeckia glabrescens Makino

干燥地上部分用作豨莶草，收载于药典 1977—2015、贵州药材 1965、新疆药品 1980 二册和台湾 2013。

豨莶
Siegesbeckia orientalis Linn.

干燥地上部分用作豨莶草，收载于药典 1977—2015、贵州药材 1965、新疆药品 1980 二册和台湾 2013。

腺梗豨莶
Siegesbeckia pubescens Makino (*Siegesbeckia orientalis* Linn. var. *pubescens* Mak.)

干燥地上部分或干燥茎叶用作豨莶草，收载于药典 1963*—2015、贵州药材 1965*、新疆药品 1980 二册和台湾 2013；干燥全草用作豨莶，收载于台湾 1985 一册。

* 该二标准称本种为豨莶。

鳢肠
Eclipta prostrata (Linn.) Linn.

干燥地上部分用作旱莲草，收载于新疆药品 1980 二册；用作旱莲草（墨旱莲），收载于药典 1963；用作墨旱莲，收载于药典 1977—2015、香港药材四册和台湾 2013；用作墨旱莲（旱莲草），收载于福建药材 1990；干燥全草用作旱莲，收载于台湾 1985 二册。

蟛蜞菊
Wedelia chinensis (Osb.) Merr.

干燥全草用作蟛蜞菊，收载于药典 1977；用作蟛蜞菊（卤地菊），收载于上海药材 1994。

向日葵
Helianthus annuus Linn.

干燥根用作葵花根，收载于上海药材 1994 附录；干燥茎用作葵花梗，收载于上海药材 1994 附录；干燥茎髓用作葵花梗心，收载于上海药材 1994；干燥叶用作向日葵叶，收载于山东药材 2002 和山东药材 2012；收取果实后的盘状花托用作葵花盘，收载于上海药材 1994。

美形金钮扣 *
Spilanthes callimorpha A. H. Moore

干燥全草用作小麻药，收载于云南傣药 II 2005 五册 **。

*《中国植物志》第 75 卷 361 页。

** 该标准称本种为美形金纽扣。

大丽花
Dahlia pinnata Cav.

干燥块根用作大丽菊，收载于云南彝药 III 2005 六册。

婆婆针
Bidens bipinnata Linn.

干燥地上部分用作婆婆针，收载于上海药材 1994；新鲜或干燥地上部分，或干燥全草用作鬼针草，收载于部标成方九册 1994 附录、北京药材 1998 附录、甘肃药材 2009、甘肃药材（试行）1995、山东药材 2002、山东药材 2012、贵州药材 1988 和湖北药材 2009*；干燥全草用作金盏银盘，收载于河南药材 1991。

* 除该标准外，上述其余标准均称本种为鬼针草。

金盏银盘
Bidens biternata (Lour.) Merr. et Scherff

干燥全草用作金盏银盘，收载于山东药材 2012、河南药材 1991、湖南药材 2009 和广东药材 2004；干燥地上部分用作鬼针草，收载于贵州药材 2003。

大狼把草
Bidens frondosa Linn.

干燥地上部分用作大狼把草，收载于上海药材 1994。

鬼针草（三叶鬼针草）
Bidens pilosa Linn.

干燥全草用作三叶鬼针草，收载于福建药材 2006；用作金盏银盘，收载于部标成方六册 1992 附录、广东药材 2004、山东药材 2012 和河南药材 1991；干燥地上部分或干燥全草用作鬼针草，收载于部标成方九册 1994 附录、贵州药材 1988、贵州药材 2003、湖南药材 1993、湖南药材 2009、广西药材 1990、福建药材 1990、海南药材 2011、湖北药材 2009 和山东药材 1995 附录。

白花鬼针草
Bidens pilosa Linn. var. *radiata* Sch.-Bip.

干燥全草或干燥地上部分用作鬼针草，收载于广西药材 1990 和贵州药材 2003。

狼把草
Bidens tripartita Linn.

干燥全草用作狼把草，收载于药典 1977 和辽宁药材 2009。

鹿角草（香茹）
Glossogyne tenuifolia Cass.

干燥全草用作蛤爪草，收载于部标成方十四册 1997 附录和广东药材 2011。

高山芪 *（芪草、芪）
Achillea alpina Linn.

干燥地上部分用作芪草，收载于药典 1977、药典 2010 和贵州药材 1988；用作芪草（土一枝蒿），收载于贵州药材 1988；用作一枝蒿，收载于内蒙古药材 1988 和新疆药品 1980。

*《中国植物志》第 76 (1) 卷 16 页。

云南芪（西南芪草）
Achillea wilsoniana Heimerl ex Hand.-Mazz.

干燥地上部分用作白花一枝蒿，收载于云南药品 1974、云南药品 1996 和云南彝药 III 2005 六册；新鲜或干燥地上部分用作芪草（土一枝蒿），收载于贵州药材 1988 和贵州药材 2003。

野菊（野菊花）
Chrysanthemum indicum Linn.[*Dendranthema indica* (Linn.) Des Moul.]

干燥头状花序用作野菊花，收载于药典 1977—2015、新疆药品 1980 二册和湖南药材 1993；干燥地上部分用作野菊，收载于浙江药材 2000；干燥全草用作野菊花，收载于贵州药材 1988。

甘菊 *（细裂野菊）
Chrysanthemum lavandulifolium (Fisch. ex Trautv.) Makino*[*Dendranthema lavandulifolium* (Fisch. ex Trautv.) Ling et Shin]

干燥地上部分用作北野菊，收载于药典 1977；干燥头状花序用作野菊花，收载于浙江炮规 2005。

*《中国植物志》第 76 (1) 卷 40 页 -FOC。

菊花（菊）
Chrysanthemum morifolium (Ramat.) Tzvel.

干燥头状花序用作菊花，收载于药典 1963—2015、内蒙古蒙药 1986、新疆药品 1980 二册、台湾 1985 一册、台湾 2004 和台湾 2013；干燥根用作菊花根，收载于上海药材 1994 附录；干燥叶用作菊花叶，收载于上海药材 1994 附录。

母菊（洋甘菊）
Matricaria recutita Linn. (*Matricaria chamomilla* Linn.)

干燥头状花序或干燥全草用作洋甘菊，收载于部标维药 1999、新疆维药 1993 和黑龙江药材 2001；用作洋甘菊（母菊），收载于上海药材 1994。

除虫菊
Pyrethrum cinerariifolium Trev.

干燥头状花序用作除虫菊，收载于贵州药材 2003 附录。

川西小黄菊（打箭菊）
Pyrethrum tatsienense (Bur. et Franch.) Ling ex Shih

干燥花序用作打箭菊，收载于部标藏药 1995 和藏药 1979；用作川西小黄菊，收载于青海藏药 1992。

川滇女蒿 *（止咳菊）
Hippolytia delavayi (Franch. exW. W. Smith) Shih* (*Tanacerum delavayi* Franch. ex Diels)

干燥根用作止咳菊，收载于云南药品 1974 和云南药品 1996。

*《中国植物志》第 76 (1) 卷 90 页。

石胡荽（鹅不食草）
Centipeda minima (L.) A. Br. et Aschers.

干燥全草或干燥带花全草用作鹅不食草，收载于药典 1963—2015、贵州药材 1965、贵州药材 2003 附录、新疆药品 1980 二册、福建药材 1990 和香港药材七册。

中亚苦蒿 *（苦艾）
Artemisia absinthium Linn.

干燥地上部分用作苦艾，收载于部标维药 1999 和新疆药品 1980 一册。

*《中国植物志》第 76 (2) 卷 12 页。

东北丝裂蒿 *（阿氏蒿）
Artemisia adamsii Bess.

干燥地上部分用作阿氏蒿，收载于部标藏药 1995；用作堪巴色保，收载于藏药 1979。

*《中国植物志》第 76 (2) 卷 69 页。

黄花蒿
Artemisia annua Linn.

干燥地上部分或干燥茎叶用作青蒿，收载于药典 1963—2015、新疆药品 1980 二册、香港药材四册、台湾 2004 和台湾 2013；干燥地上部分用作黄花蒿（青蒿），收载于内蒙古蒙药 1986；用作黄花蒿，收载于蒙药 1986；去掉粗茎的嫩枝叶用作鲜青蒿，收载于山西药材 1987 附录。

奇蒿（珍珠蒿）
Artemisia anomala S. Moore

干燥地上部分或干燥全草用作刘寄奴，收载于药典 2005 附录—2015 附录、广西药材 1990、江苏药材 1989、江西药材 1996、福建药材 1990、福建药材 2006、台湾 1985 二册；干燥全草用作南刘寄奴，收载于部标成方二册 1990 附录。

艾
Artemisia argyi Lévl. et Van.

干燥叶用作艾叶，收载于药典 1963—2015、新疆药品 1980 二册、香港药材五册、台湾 1985 二册、台湾 2004 和台湾 2013；干燥叶经蒸气蒸馏得到的挥发油用作艾叶油，收载于药典 1977。

青蒿（蒿）
Artemisia carvifolia Buch.-Ham. ex Roxb.* (*Artemisia apiacea* Hance)

干燥茎叶或干燥地上部分或干燥全草用作青蒿，收载于药典 1963、药典 1977、新疆药品 1980 二册和台湾 1985 一册；干燥花序用作青蒿子，收载于上海药材 1994。

*《中国植物志》第 76 (2) 卷 60 页。

茵陈蒿（茵陈）
Artemisia capillaris Thunb.

干燥幼苗或干燥地上部分用作茵陈，收载于药典 1963—2015、内蒙古蒙药 1986、新疆药品 1980 二册、新疆维药 1993、贵州药材 2003 附录、香港药材六册、台湾 2004 和台湾 2013；干燥幼嫩茎叶用作茵陈蒿，收载于台湾 1985 一册；春季采收的干燥地上部分（绵茵陈）经提取制成的提取物用作茵陈提取物，收载于药典 2010。

蛔蒿*（山道年草）
Seriphidium cinum (Berg. ex Poljak.) Poljak.* (*Artemisia cina* Berg)

干燥花蕾中制得的提取物或未开放花头中得到的一种结晶性内酯（$C_{15}H_{18}O_3$）用作山道年，收载于药典 1953、台湾 1980 和台湾 2006。

*《中国植物志》第 76 (2) 卷 269 页。

沙蒿
Artemisia desertorum Spreng.

干燥地上部分用作沙蒿，收载于青海藏药 1992。

牛尾蒿
Artemisia dubia Wall. ex Bess.* (*Artemisia subdigitata* Mattf.)

干燥地上部分用作茶绒，收载于青海药品 1976；用作牛尾蒿，收载于部标藏药 1995、藏药 1979 和青海藏药 1992；地上部分经水蒸气蒸馏所得之挥发油用作茶绒油，收载于青海药品 1976。

*《中国植物志》第 76 (2) 卷 247 页。

冷蒿
Artemisia frigida Willd.

干燥地上部分用作大籽蒿，收载于部标藏药 1995；用作小白蒿，收载于部标蒙药 1998 附录和内蒙古蒙药 1986；用作冷蒿，收载于青海藏药 1992。

细裂叶莲蒿 *（万年蒿）
Artemisia gmelinii Web. ex Stechm.

干燥地上部分用作铁杆蒿，收载于部标蒙药 1998** 和内蒙古蒙药 1986。

*《中国植物志》第 76 (2) 卷 47 页。

** 该标准称本种为白莲蒿。

盐蒿 *（差把嘎蒿）
Artemisia halodendron Turcz. ex Bess.

干燥地上部分用作差把嘎蒿，收载于吉林药品 1977。

*《中国植物志》第 76 (2) 卷 191 页。

臭蒿
Artemisia hedinii Ostenf. et Pauls.

干燥地上部分用作臭蒿，收载于部标藏药 1995、藏药 1979 和青海藏药 1992。

五月艾（野艾）
Artemisia indica Willd.

干燥叶用作野艾叶，收载于江苏药材 1989；干燥地上部分用作五月艾，收载于广东药材 2011。

牡蒿
Artemisia japonica Thunb.

干燥地上部分用作牡蒿（青蒿），收载于上海药材 1994；干燥幼嫩地上部分用作熊掌草，收载于上海药材 1994；干燥带花果序或干燥花序用作青蒿子，收载于江苏药材 1989 和上海药材 1994；干燥全草用作铁蒿，收载于云南彝药 III 2005 六册。

菴蘭 *（庵蘭）
Artemisia keiskeana Miq.

干燥果实用作庵蘭子，收载于浙江炮规 2005；干燥地上部分用作庵蘭草，收载于浙江炮规 2005。

*《中国植物志》第 76 (2) 卷 146 页。

白苞蒿（白花蒿）
Artemisia lactiflora Wall. ex DC.

干燥全草用作鸭脚艾，收载于部标成方三册 1991 附录和广东药材 2004；干燥地上部分用作刘寄奴，收载于药典 2005 附录—2015 附录和广西药材 1990。

矮蒿 *（野艾、野艾蒿）
Artemisia lancea Vaniot* (*Artemisia lavandulaefolia* auct.non DC.)

干燥叶用作野艾，收载于内蒙古药材 1988、山东药材 1995 附录和山东药材 2002 附录；用作野艾叶，收载于江苏药材 1989、甘肃药材 (试行) 1996 和甘肃药材 2009。

*《中国植物志》第 76 (2) 卷 92 页 –FOC

栉叶蒿
Neopallasia pectinata (Pall.) Poljak.

干燥地上部分用作蓖齿蒿，收载于部标蒙药 1998 和内蒙古蒙药 1986。

岩蒿 * (一枝蒿、一支蒿)
Artemisia rupestris Linn.

干燥地上部分或全草用作一枝蒿，收载于部标中药材 1992、新疆药品 1980 二册和新疆药品 1987；用作一支蒿，收载于新疆药品 1980 一册。

*《中国植物志》第 76 (2) 卷 17 页。

白莲蒿 * (万年蒿)
Artemisia sacrorum Ledeb.

干燥地上部分用作万年蒿，收载于吉林药品 1977。

*《中国植物志》第 76 (2) 卷 44 页。

猪毛蒿 * (滨蒿)
Artemisia scoparia Waldst. et Kit.

干燥地上部分或干燥幼苗用作茵陈，收载于药典 1977—2015、内蒙古蒙药 1986、新疆药品 1980 二册、新疆维药 1993、贵州药材 2003 附录、香港药材六册、台湾 2004 和台湾 2013；春季采收的干燥地上部分 (绵茵陈) 经提取制成的提取物用作茵陈提取物，收载于药典 2010。

*《中国植物志》第 76 (2) 卷 220 页。

蒌蒿 (蒌蒿)
Artemisia selengensis Turcz. ex Bess.

地上部分用作刘寄奴，收载于四川药材 1987 和四川药材 2010。

大籽蒿
Artemisia sieversiana Ehrhart ex Willd.

干燥地上部分用作大籽蒿，收载于部标藏药 1995 和青海藏药 1992。

毛莲蒿
Artemisia vestita Wall. ex Bess.

干燥地上部分用作结血蒿。收载于西藏藏药 2012 二册。

印度多榔菊
Doronicum hookarii Linn.

干燥根用作印度多榔菊根，收载于部标维药 1999 附录。

双花华蟹甲 * (双舌蟹甲草)
Sinacalia davidii (Franch.) Koyama *[*Cacalia davidii* (Franch.) Hand.-Mazz.]

干燥块茎用作角麻，收载于四川药材 1987 增补和四川药材 2010。

*《中国植物志》第 77 (1) 卷 16 页。

华蟹甲 * (羽裂蟹甲草)

Sinacalia tangutica (Maxim.) B. Nord.*[*Cacalia tangutica* auct. non (Maxim.) Hand.-Mazz]

干燥块茎用作角麻，收载于四川药材 1987 增补和四川药材 2010。

*《中国植物志》第 77 (1) 卷 17 页。

兔儿伞

Syneilesis aconitifolia (Bge.) Maxim.

干燥根及根茎或干燥全草用作兔儿伞，收载于部标成方十册 1995 附录、广西药材 1996 和北京药材 1998 附录。

款冬

Tussilago farfara Linn.

干燥花葶芽或干燥花蕾或未开放之干燥花蕾或干燥未开放头状花序用作款冬花，收载于药典 1963—2015、青海药品 1976、新疆药品 1980 二册、内蒙古蒙药 1986、香港药材五册、台湾 1985 二册、台湾 2004 和台湾 2013。

狗舌草

Tephroseris kirilowii (Turcz. ex DC.) Holub* (*Senecio kirilowii* Turcz.)

干燥地上部分用作狗舌草，收载于上海药材 1994。

*《中国植物志》第 77 (1) 卷 155 页。

岩穴藤菊

Cissampelopsis spelaeicola (Vant.) C. Jeffrey et Y. L. Chen

干燥地上部分用作芦山藤，收载于广西瑶药 2014 一卷。

麻叶千里光 * (宽叶返魂草、返魂草)

Senecio cannabifolius Less.

地上部分或干燥地上部分用作返魂草，收载于药典 2010 附录、药典 2015 附录和部标成方四册 1991 附录。

*《中国植物志》第 77 (1) 卷 236 页。

全叶千里光 * (单叶返魂草)

Senecio cannabifolius Less. var. *integrifolius* (Koidz.) Kitag.

干燥地上部分用作返魂草，收载于药典 2010 附录和药典 2015 附录。

*《中国植物志》第 77 (1) 卷 237 页。

双花千里光

Senecio dianthus Franch.

干燥全草用作双花千里光，收载于藏药 1979；加工制成的千里光膏，收载于西藏 XZ-BC-0011-2004。

菊状千里光

Senecio laetus Edgew.

干燥全草用作菊状千里光，收载于云南彝药 II 2005 四册。

裸茎千里光
Senecio nudicaulis Buch.-Ham. ex D. Don
干燥全草用作紫背天葵草，收载于云南彝药Ⅲ 2005 六册。

千里光
Senecio scandens Buch.-Ham. ex D. Don
新鲜或干燥地上部分用作千里光，收载于药典 1977、药典 2010、药典 2015、药典 2005 附录—2015 附录、贵州药材 1988、福建药材 1990、福建药材 2006、河南药材 1991、四川药材 1987 增补、上海药材 1994、贵州药材 2003、广东药材 2004、海南药材 2011 和湖南药材 2009。

川西合耳菊 *（川西千里光）
Senecio solidaginea (Hand.-Mazz.) C. Jeffrey et Y. L. Chen (*Senecio solidagineus* Hand. -Mazz.)
加工制成的千里光膏，收载于西藏 XZ-BC-0011-2004。
*《中国植物志》第 77 (1) 卷 199 页。

白子菜 *（三百棒、叉花土三七、白子草）
Gynura divaricata (Linn.) DC.
干燥全草用作三百棒，收载于云南药品 1974 和云南药品 1996；干燥叶用于白子草，收载于福建药材 2006。
*《中国植物志》第 77 (1) 卷 317 页。

菊三七（菊叶三七）
Gynura japonica (Thunb.) Juel.[*Gynura segetum* (Lour.) Merr.]
新鲜或干燥根茎用作血三七，收载于贵州药材 2003；干燥块根用作菊三七，收载于部标成方三册 1991 附录、云南彝药 2005 二册、辽宁药品 1980 和辽宁药品 1987；干燥根用作菊叶三七，收载于部标成方十五册 1998 附录。

一点红
Emilia sonchifolia (Linn.) DC.
新鲜或干燥全草用作一点红，收载于药典 1977、药典 2010 附录、药典 2015 附录、福建药材 2006、广东药材 2011、广西壮药 2008、贵州药品 1994、海南药材 2011、贵州药材 2003 和湖南药材 2009。

大吴风草
Farfugium japonicum (Linn. f.) Kitam.
干燥根茎用作莲蓬草，收载于部标成方十五册 1998 附录。

刚毛橐吾 *（褐毛橐吾）
Ligularia achyrotricha (Diels) Ling
干燥全草用作褐毛橐吾，收载于部标藏药 1995 和青海藏药 1992。
*《中国植物志》第 77 (2) 卷 30 页。

齿叶橐吾
Ligularia dentata (A. Gray) Hara
干燥根和根茎收载于山紫菀，收载于甘肃药材 2009。

大黄橐吾
Ligularia duciformis (C. Winkl.) Hand.-Mazz.

干燥全草用作褐毛橐吾，收载于部标藏药 1995。

蹄叶橐吾 (蹄叶紫菀、肾叶橐吾)
Ligularia fischeri (Ledeb.) Turcz.

干燥根和根茎用作山紫菀，收载于甘肃药材 (试行) 1995 和吉林药品 1977；用作蹄叶紫菀，收载于辽宁药品 1980 和辽宁药品 1987；用作蹄叶紫菀 (山紫菀)，收载于辽宁药材 2009；用作毛紫菀，收载于贵州药材 2003。

鹿蹄橐吾 (滇紫菀)
Ligularia hodgsonii Hook.[*Ligularia hodgsonii* Hook. var.*sutchuensis* (Franch.) Henry]

根及根茎用作川紫菀 (毛紫菀)，收载于四川药材 1979、四川药材 1987 和四川药材 2010；用作紫菀 (川紫菀)，收载于贵州药材 1988；用作毛紫菀，收载于贵州药材 2003；用作滇紫菀，收载于云南药品 1974、云南药品 1996 和云南药材 2005 七册。

狭苞橐吾
Ligularia intermedia Nakai

根及根茎用作川紫菀 (光紫菀)，收载于四川药材 1979、四川药材 1987 和四川药材 2010；用作紫菀 (川紫菀、光紫菀)，收载于贵州药材 1988；用作毛紫菀，收载于贵州药材 2003。

宽戟橐吾
Ligularia latihastata (W. W. Sm.) Hand.-Mazz.

根及根茎用作紫菀 (川紫菀、毛紫菀)，收载于贵州药材 1988；用作川紫菀 (毛紫菀)，收载于四川药材 1979 和药材 1987。

掌叶橐吾
Ligularia przewalskii (Maxim.) Diels

干燥根和根茎用作山紫菀，收载于甘肃药材 (试行) 1995 和甘肃药材 2009。

箭叶橐吾
Ligularia sagitta (Maxim.) Mattf.

干燥根和根茎用作山紫菀，收载于甘肃药材 (试行) 1995 和甘肃药材 2009。

离舌橐吾 *
Ligularia veitchana (Hewsl.) Greenm.

干燥根和根茎用作山紫菀，收载于甘肃药材 2009。
*《中国植物志》第 77 (2) 卷 68 页。

黄帚橐吾
Ligularia virgaurea (Maxim.) Mattf.

干燥全草用作黄帚橐吾，收载于部标藏药 1995 和青海藏药 1992。

川鄂橐吾 (川鄂囊吾)
Ligularia wilsoniana (Hemsl.) Greenm.

根及根茎用作川紫菀 (毛紫菀), 收载于四川药材 1979、四川药材 1987 和四川药材 2010; 用作紫菀 (川紫菀、毛紫菀), 收载于贵州药材 1988。

矮垂头菊 (小垂头菊)
Cremanthodium humile Maxim. (*Compositae humile* Maxim.)

全草用作矮垂头菊, 收载于藏药 1979 和青海藏药 1992 附录。

条叶垂头菊
Cremanthodium lineare Maxim.

干燥花序用作垂头菊, 收载于藏药 1979 和部标藏药 1995。

车前状垂头菊
Cremanthodium ellisii (Hook. f.) Y. Kitam[*] (*Cremanthodium plantagineum* Maxim.)

干燥全草用作莪嘎, 收载于西藏藏药 2012 二册。

*《中国植物志》第 77 (2) 卷 161 页。

华东蓝刺头
Echinops grijsii Hance[*]

干燥根用作禹州漏芦, 收载于药典 1995—2015。

*《中国植物志》第 78 (1) 卷 9 页。

驴欺口 (蓝刺头、禹州漏芦)
Echinops latifolius Tausch.

干燥头状花序用作蓝刺头, 收载于部标蒙药 1998 和内蒙古蒙药 1986; 干燥根用作禹州漏芦, 收载于药典 1995—2015; 干燥根用作漏芦, 收载于药典 1963—1990 和新疆药品 1980 二册。

硬叶蓝刺头[*] (新疆蓝刺头)
Echinops ritro Linn.

干燥根用作新疆漏芦, 收载于新疆药品 1987。

*《中国植物志》第 78 (1) 卷 6 页。

关苍术
Atractylodes japonica Koidz. ex Kitam.

干燥根茎用作关苍术, 收载于黑龙江药材 2001。

苍术 (茅苍术、北苍术)
Atractylodes lancea (Thunb.) DC.[*Atractylodes chinensis* (DC.) Koidz.]

干燥根茎用作苍术, 收载于药典 1963—2015、新疆药品 1980 二册、香港药材四册、台湾 1985 一册和台湾 2013。

白术
Atractylodes macrocephala Koidz.

干燥根茎用作白术，收载于药典 1963—2015、新疆药品 1980 二册、香港药材三册、台湾 1985 二册、台湾 2004 和台湾 2013。

牛蒡（恶实）
Arctium lappa Linn.

干燥根用作牛蒡根，收载于云南彝药 2005 二册、甘肃药材 2009 和山东药材 2012；干燥成熟果实用作牛蒡子，收载于药典 1963—2015、藏药 1979、新疆药品 1980 二册、内蒙古蒙药 1986、香港药材四册、台湾 1985 一册和台湾 2013；用作牛蒡子（大力子），收载于药典 1963 和贵州药材 1965；全草用作鲜牛蒡草，收载于药典 1985 附录—2015 附录；干燥叶用作大夫叶，收载于北京药材 1998 附录。

顶羽菊（苦蒿）
Acroptilon repens (Linn.) DC.

干燥果实用作苦蒿子，收载于部标维药 1999 和新疆维药 1993；用作卡麻孜日尤司，收载于部标维药 1999 附录。

两面刺
Cirsium chlorolepis Petrak ex Hand.-Mazz.

干燥根用作马刺根，收载于云南彝药Ⅲ 2005 六册。

莲座蓟
Cirsium esculentum (Sievers) C. A. Mey.

干燥块根和根茎用作莲座蓟，收载于部标蒙药 1998 和内蒙古蒙药 1986。

蓟（大蓟）
Cirsium japonicum Fisch. ex DC.

干燥根或地上部分或干燥全草用作大蓟，收载于药典 1977—2015、新疆药品 1980 二册、香港药材七册、台湾 1985 二册、台湾 2004 和台湾 2013；叶上的虫瘿用作大蓟虫瘿，收载于新疆维药 1993。

刺儿菜（刻叶刺儿菜、小蓟）
Cirsium setosum (Willd.) MB.[*Cephalonoplos setosum* (Willd.) Kitam.；*Cephalonoplos segetum* (Bunge) Kitamura]

干燥地上部分用做小蓟，收载于药典 1963—2015、新疆药品 1980 二册、香港药材六册、台湾 2004 和台湾 2013。

厚叶川木香 *（厚叶木香）
Dolomiaea berardioidea (Franch.) Shih [*Vladimiria berardioides* (Franch.) Ling]

干燥根用作越西木香，收载于四川药材 1979 和四川药材 1987。

*《中国植物志》第 78 (1) 卷 147 页。

越隽川木香 *（越西木香）
Dolomiaea denticulata (Ling) Shih (*Vladimiria denticulata* Ling)

干燥根用作越西木香，收载于四川药材 1979 和四川药材 1987。

*《中国植物志》第 78 (1) 卷 143 页。

菜木香*（有茎菜木香、具茎菜木香）

Dolomiaea edulis (Franch.) Shih* [*Vladimiria edulis* (Franch.) Ling. f. *caulescens* (Franch.) Ling]

干燥根用作越西木香，收载于四川药材 1979 和四川药材 1987。

*《中国植物志》第 78 (1) 卷 148 页。

川木香

Dolomiaea souliei (Franch.) Shih* [*Vladimiria souliei* (Franch.) Ling]

干燥根用作川木香，收载于药典 1977、药典 1990—2015、四川药材 1987、贵州药材 1988、内蒙古蒙药 1986、内蒙古药材 1988、青海藏药 1992、新疆维药 1993 和台湾 2013。

*《中国植物志》第 78 (1) 卷 146 页。

灰毛川木香

Dolomiaea souliei (Franch.) Shih var. *mirabilis* (Anth.) Shih* [*Vladimiria souliei* (Franch.) Ling var. *cinerea* Ling]

干燥根用作川木香，收载于药典 1977、药典 1990—2015、四川药材 1987、贵州药材 1988、内蒙古蒙药 1986、内蒙古药材 1988、青海藏药 1992、新疆维药 1993 和台湾 2013。

*《中国植物志》第 78 (1) 卷 146 页。

丝毛飞廉*（飞廉）

Carduus crispus Linn.

干燥地上部分或干燥全草用作飞廉，收载于部标藏药 1995、上海药材 1994 附录和青海藏药 1992。

*《中国植物志》第 78 (1) 卷 157 页。

水飞蓟

Silybum marianum (Linn.) Gaertn.

干燥成熟果实或成熟瘦果用作水飞蓟，收载于药典 2005—2015、北京药材 1998 和甘肃药材（试行）1992；果实经提取精制所得的水飞蓟素，收载于贵州药材 2003。

华麻花头（麻花头）

Serratula chinensis S.Moore

干燥根用作汝城升麻，收载于湖南药材 1993；用作广升麻，收载于部标中药材 1992 和广东药材 2011。

漏芦*（祁州漏芦）

Stemmacantha uniflora (Linn.) Dittrich* [*Rhaponticum uniflorum* (Linn.) DC.]

干燥根用作漏芦，收载于药典 1963—2015、新疆药品 1980 二册和台湾 2013；干燥头状花序用作漏芦花，收载于部标蒙药 1998 和内蒙古蒙药 1986。

*《中国植物志》第 78 (1) 卷 184 页。

红花

Carthamus tinctorius Linn.

干燥成熟果实用作白平子，收载于北京药材 1998、甘肃药材 2009、江苏药材 1989 和上海药材

1994；用作红花子，收载于部标维药 1999、新疆维药 1993、吉林药品 1977、山东药材 1995 和山东药材 2002；干燥花或干燥花瓣或干燥管状花用作红花，收载于药典 1963—2015、贵州药材 1965、内蒙古蒙药 1986、新疆维药 1993、新疆药品 1980 二册、藏药 1979、香港药材六册、台湾 1985 二册和台湾 2013；干燥果实中的脂肪油或种子之一种精制脂肪油用作红花子油，收载于部标维药 1999、新疆维药 1993 和台湾 2006。

欧矢车菊 *
Centaurea behen Linn.

干燥根茎用作欧矢车菊根，收载于部标维药 1999 附录。

* 该种《中国植物志》未收载，我国无分布，主产于高加索东部和南部、亚洲西部等地。

草地风毛菊
Saussurea amara (Linn.) DC.

干燥全草用作驴耳风毛菊，收载于部标蒙药 1998 和内蒙古蒙药 1986。

异色风毛菊 * (褐毛风毛菊)
Saussurea brunneopilosa Hand. -Mazz.

干燥地上部分用作褐毛风毛菊，收载于部标藏药 1995 和青海藏药 1992。

*《中国植物志》第 78 (2) 卷 122 页。

云木香 * (木香、广木香)
Saussurea costus (Falc.) Lipech. * (Aucklandia lappa Decne.；Saussurea lappa Clarke)

干燥根用作木香 (广木香)，收载于药典 1977—2000、部标进药 1977、内蒙古蒙药 1986、云南药品 1974、藏药 1979、新疆药品 1980 二册、香港药材二册、台湾 2004 和台湾 2013；用作木香，收载于药典 1963 和台湾 1985 二册。

*《中国植物志》第 78 (2) 卷 58 页。

棉头风毛菊 (白雪兔)
Saussurea eriocephala Franch.

干燥全草用作雪莲花，收载于云南药品 1974 和云南药品 1996。

禾叶风毛菊
Saussurea graminea Dunn

干燥地上部分用作禾叶风毛菊，收载于藏药 1979；用作褐毛风毛菊，收载于部标藏药 1995。

长毛风毛菊
Saussurea hieracioides Hook. f.

干燥全草用作长毛风毛菊，收载于藏药 1979；干燥地上部分用作风毛菊，收载于部标藏药 1995。

雪莲花 (天山雪莲、新疆雪莲)
Saussurea involucrata (Kar. et Kir.) Sch.-Bip.

干燥地上部分或带花序的干燥地上部分用作天山雪莲，收载于药典 2005—2015 和浙江炮规 2015；用作雪莲花，收载于新疆药品 1980 一册；用作天山雪莲花，收载于部标中药材 1992 和新疆药品 1987；全草用作雪莲，收载于新疆药品 1980 二册。

风毛菊
Saussurea japonica (Thunb.) DC.

干燥茎枝或干燥全草用作八楞木，收载于上海药材 1994 和湖南药材 2009。

绵头雪兔子 *（绵头雪莲花）
Saussurea laniceps Hand.-Mazz.

干燥全草用作雪莲花，收载于部标藏药 1995 和贵州药材 2003。

*《中国植物志》第 78 (2) 卷 18 页。

狮牙草状风毛菊 *（松潘风毛菊）
Saussurea leontodontoides (DC.) Sch. -Bip.* (*Saussurea sungpanensis* Hand.-Mazz.)

干燥全草用作公巴嘎吉，收载于西藏藏药 2012 二册。

*《中国植物志》第 78 (2) 卷 152 页。

羽裂雪兔子 *（红雪兔）
Saussurea leucoma Diels

干燥全草用作雪莲花，收载于云南药品 1974 和云南药品 1996。

*《中国植物志》第 78 (2) 卷 15 页。

水母雪兔子 *（水母雪莲花、水母雪莲）
Saussurea medusa Maxim.

干燥全草用作雪莲花，收载于部标藏药 1995、贵州药材 2003、青海药品 1976、青海药品 1986、青海藏药 1992、四川药材 1979、四川药材 1987 和甘肃药材（试行）1995；用作水母雪莲花，收载于藏药 1979；用作水母雪莲，收载于甘肃药材 2009。

*《中国植物志》第 78 (2) 卷 20 页。

苞叶雪莲（紫苞风毛菊）
Saussurea obvallata (DC) Edgew.

干燥地上部分用作苞叶雪莲，收载于部标藏药 1995；干燥全草用作紫苞风毛菊，收载于青海药品 1976 和青海药品 1986。

美丽风毛菊 *
Saussurea superba Anthony

干燥地上部分用作风毛菊，收载于部标藏药 1995。

*《中国植物志》第 78 (2) 卷 102 页美丽风毛菊拉丁学名为 *Saussurea pulchra* Lipsch.，是否与 *Saussurea superba* Anthony 为同一植物，待考。

三指雪兔子 *（小红兔）
Saussurea tridactyla Sch.-Bip. ex Hook. f.*

干燥全草用作雪莲花，收载于云南药品 1974 和云南药品 1996。

杏香兔耳风
Ainsliaea fragrans Champ.

干燥全草用作杏香兔耳风，收载于部标成方十四册 1997 附录、湖北药材 2009 和江西药材 1996；用作马蹄香，收载于福建药材 2006；用作马蹄香（金边兔耳草），收载于福建药材 1990；用作杏香兔耳风（兔耳风），收载于上海药材 1994。

灯台兔儿风*（铁灯兔耳风）
Ainsliaea macroclinidioides Hayata

干燥全草用作杏香兔耳风，收载于部标成方十四册 1997 附录和江西药材 1996。

*《中国植物志》第 79 卷 59 页。

白背兔儿风*（白背叶下花）
Ainsliaea pertyoides Franch. var. albo-tomentosa Beauverd

干燥全草用作叶下花，收载于云南彝药 2005 二册和云南药品 1996。

*《中国植物志》第 79 卷 72 页。

大丁草
Gerbera anandria (Linn.) Sch.-Bip.* [Leibnitzia anandria (Linn.) Nakai]

全草用作大丁草，收载于贵州药品 1994。

*《中国植物志》第 79 卷 82 页。

钩苞大丁草
Gerbera delavayi Franch.

干燥全草用作大火草，收载于云南彝药Ⅲ 2005 六册。

毛大丁草（毛花大丁草、白眉）
Gerbera piloselloides (Linn.) Cass. [Piloselloides hirsuta (Forsk.) C. Jeffrey]

干燥全草用作兔耳风（毛大丁草），收载于贵州药材 2003；用作毛丁白头翁，收载于云南药品 1974、云南药品 1996 和云南彝药Ⅱ 2005 四册；用作白眉草，收载于广东药材 2011 和广西药材 1990；用作白眉草（一枝香），收载于福建药材 1990 和福建药材 2006；用作兔耳风，收载于贵州药材 1998、四川药材 1977 和四川药材 2010；用作白眉，收载于部标成方三册 1991 附录。

腺毛菊苣*（毛菊苣）
Cichorium glandulosum Boiss. et Huet.

干燥根或地上部分用作菊苣，收载于药典 1977—2015；干燥成熟果实或干燥种子用作菊苣子，收载于新疆维药 2010 一册和部标维药 1999 附录；干燥根用作菊苣根，收载于部标维药 1999 附录。

*《中国植物志》第 80 (1) 卷 10 页。

菊苣
Cichorium intybus Linn.

干燥根或地上部分用作菊苣，收载于药典 1977—2015；干燥根用作菊苣根，收载于部标维药 1999 附录；干燥种子用作菊苣子，收载于部标维药 1999 附录。

蒜叶婆罗门参
Tragopogon porrifolius Linn.

栽培种的干燥根用作菊参，收载于四川药材 1987 增补和四川药材 2010。

日本毛连菜 *（莲菜、毛莲菜）
Picris japonica Thunb.

干燥地上部分用作毛莲菜，收载于部标蒙药 1998 和内蒙古蒙药 1986。
*《中国植物志》第 80 (1) 卷 54 页。

苣荬菜
Sonchus arvensis Linn.

干燥全草用作北败酱，收载于药典 2010 附录、药典 2015 附录和甘肃药材（试行）1995；用作苣荬菜，收载于药典 1985—2000、内蒙古药材 1988 和山西药材 1987；用作苣荬菜（北败酱），收载于药典 1977、山西药材 1987、内蒙古药材 1988 和辽宁药材 2009。

长裂苦苣菜
Sonchus brachyotus De Candolle

带根全草用作败酱，收载于台湾 1985 一册；干燥全草用作北败酱，收载于甘肃药材（试行）1995；用作北败酱草，收载于北京药材 1998 和湖南药材 2009*；用作苣荬菜，收载于黑龙江药材 2001 和吉林药品 1977；用作苣荬菜（北败酱），收载于宁夏药材 1993。

*除该标准外，上述其余标准均称本种为苣荬菜。

苦苣菜（苦荬菜）
Sonchus oleraceus Linn.

干燥幼苗或全草用作北败酱，收载于甘肃药材 2009；干燥全草用作北败酱，收载于甘肃药材（试行）1995。

全叶苦苣菜
Sonchus transcaspicus Nevski

干燥幼苗或全草用作北败酱，收载于甘肃药材 2009。
*《中国植物志》第 80 (1) 卷 66 页。

绿茎还阳参 *（万丈深）
Crepis lignea (Vaniot) Babcock

干燥根用作万丈深，收载于云南药品 1974 和云南药品 1996。
*《中国植物志》第 80 (1) 卷 120 页。

芜菁还阳参
Crepis napifera (Franch.) Babcock

干燥根用作芜菁还阳参，收载于云南药品 1974、云南药品 1996 和云南彝药 III 2005 六册。

光茎栓果菊 *（无茎栓果菊）
Launaea acaulis (Roxb.) Babcock ex Kerr.

干燥地上部分用作土蒲公英，收载于广西药材 1990 附录。

*《中国植物志》第 80 (1) 卷 163 页。

金沙绢毛菊 *（绢毛菊）
Soroseris gillii (S. Moore) Stebbins

干燥全草用作绢毛菊，收载于部标藏药 1995 和青海藏药 1992。

*《中国植物志》第 80 (1) 卷 199 页。

皱叶绢毛菊 *（虎克绢毛菊）
Sororseris hookeriana (C. B. Clarke) Stebb.

干燥全草用作绢毛菊，收载于藏药 1979。

*《中国植物志》第 80 (1) 卷 202 页。

头嘴菊 *（岩参）
Cicerbita azurea (Ledeb.) Beauverd[*Cicerbita macrorhiza* (Royle) Beauv.]

干燥全草用作岩参，收载于部标藏药 1995。

*《中国植物志》第 80 (1) 卷 10 页。

莴苣
Lactuca sativa Linn.

干燥成熟果实或干燥成熟种子用作白巨胜，收载于部标中药材 1992、内蒙古蒙药 1986 和内蒙古药材 1988；用作白苣胜子，收载于山西药材 1987；用作巨胜子，收载于吉林药品 1977；干燥瘦果用作莴苣子，收载于新疆维药 1993；干燥成熟果实用作白巨胜子，收载于药典 1977 附录。

生菜 *
Lactuca sativa Linn. var. *ramosa* Hort.

干燥果实用作生菜子，收载于北京药材 1998 附录 **。

*《中国植物志》第 80 (1) 卷 234 页。

** 该标准称本种为莴苣。

中华小苦荬 *（中华苦荬、苦菜、山苦荬）
Ixeridium chinense (Thunb.) Tzvel.*[*Ixeris chinensis* (Thunb.) Nakai]

干燥全草用作北败酱，收载于吉林药品 1977；用作北败酱草，收载于山东药材 1995 和山东药材 2002；用作苦荬菜，收载于藏药 1979；用作苦菜，收载于药典 1977 附录—2015 附录；用作山苦荬，收载于部标藏药 1995、内蒙古蒙药 1986 和青海藏药 1992；用作菊败酱，收载于辽宁药品 1980、辽宁药品 1987 和辽宁药材 2009。

*《中国植物志》第 80 (1) 卷 251 页。

细叶小苦荬 *（细叶苦荬）
Ixeridium gracile (DC.) Shih* (*Ixeris gracilis* DC.)

干燥全草用作苦荬菜，收载于藏药 1979。

*《中国植物志》第 80 (1) 卷 257 页。

窄叶小苦荬[*]（变色苦菜）

Ixeridium gramineum (Fisch.) Tzvel. (*Ixeris vesicolor* DC.)

干燥全草用作北败酱，收载于吉林药品 1977。

*《中国植物志》第 80 (1) 卷 253 页。

抱茎小苦荬[*]（苦荬菜、抱茎苦荬菜）

Ixeridium sonchifolium (Maxim.) Shih[*][*Ixeris denticulata* auct.non (Houtt.) Stebb.；*Ixeris sonchifolia* (Bunge) Hance]

干燥全草用作苦荬菜，收载于湖南药材 2009；干燥地上部分用作抱茎苦荬菜，收载于部标蒙药 1998 和内蒙古蒙药 1986；用作抱茎苦荬菜（苦碟子），收载于辽宁药材 2009。

*《中国植物志》80 (1) 卷 255 页。

华蒲公英（碱地蒲公英）

Taraxacum borealisinense Kitam. (*Taraxacum sinicum* Kitag.)

干燥全草用作蒲公英，收载于药典 1977—2015、新疆药品 1980 二册、内蒙古蒙药 1986 和广西壮药 2011 二卷。

异苞蒲公英

Taraxacum heterolepis Nakai et Koidz. ex Kitag.

干燥全草用作蒲公英，收载于药典 1977 和新疆药品 1980 二册。

川甘蒲公英

Taraxacum lugubre Dahlst.

干燥全草用作川甘蒲公英，收载于四川藏药 2014。

蒲公英（台湾蒲公英）

Taraxacum mongolicum Hand.-Mazz. (*Taraxacum formosanum* Kitamura)

干燥带根全草用作蒲公英，收载于药典 1963—2015、贵州药材 1965、新疆药品 1980 二册、内蒙古蒙药 1986、台湾 1985 一册和台湾 2013。

罗马除虫菊[*]

Anacyclus pyrethrum (Linn.) DC.

干燥根用作阿纳其根，收载于部标维药 1999 和新疆维药 1993。

* 该种《中国植物志》未收载，分布于北非、地中海等地区。

甜叶菊

Stevia rebaudiana (Bert.) Bertoni[*Stevia rebaudiana* (Bertoni) Hemsl.]

干燥叶用作甜叶菊，收载于药典 2010 附录、部标成方五册 1992 附录、湖南药材 1993、湖南药材 2009、黑龙江药材 2001、浙江药材 2000 和浙江炮规 2015；用作甜叶菊叶，收载于北京药材 1998 和福建药材 2006。

单子叶植物纲 MONOCOTYLEDONEAE

一四二、香蒲科 Typhaceae

长苞香蒲
Typha angustata Bory et Chaubard

干燥花粉用作蒲黄，收载于药典 1963。

水烛（水烛香蒲）
Typha angustifolia Linn.

干燥根茎或根用作蒲包草根，收载于上海药材 1994；花粉或干燥雄蕊花粉用作草蒲黄，收载于上海药材 1994、甘肃药材（试行）1991 和甘肃药材 2009；用作草蒲黄（蒲黄），收载于宁夏药材 1993；干燥花粉用作蒲黄，收载于药典 1977—2015、新疆药品 1980 二册、台湾 1985 二册[*]和台湾 2013。

[*] 该标准称本种为香蒲。

宽叶香蒲
Typha latifolia Linn.

花粉用作草蒲黄，收载于甘肃药材（试行）1991。

香蒲[*]（东方香蒲）
Typha orientalis Presl.

干燥根茎或根用作蒲包草根，收载于上海药材 1994；干燥花粉用作蒲黄，收载于药典 1977—2015、新疆药品 1980 二册和台湾 2013。

[*]《中国植物志》第 8 卷 3 页。

一四三、露兜树科 Pandanaceae

露兜树（露兜簕）
Pandanus tectorius Soland. ex Balf. f.

干燥根用作露兜根，收载于上海药材 1994 附录；干燥根茎，或干燥根及根茎用作露兜簕，收载于部标成方二册 1990 附录和广东药材 2011。

一四四、黑三棱科 Sparganiaceae

小黑三棱 (单枝黑三棱、三棱)
Sparganium simplex Huds.

干燥根茎或干燥块茎用作三棱，收载于药典 1963、云南药品 1974 和云南药品 1996。

黑三棱
Sparganium stoloniferum (Graebn.) Buch. -Ham. ex Juz.[*] (*Sparganium ramosum* auct. non Huds.)

干燥根或干燥块茎用作三棱，收载于药典 1963—2015、新疆药品 1980 二册、贵州药材 1988 附录和台湾 2013。

[*]《中国植物志》第 8 卷 25 页。

一四五、眼子菜科 Potamogetonaceae

眼子菜
Potamogeton distinctus A. Bennett

干燥全草用作案板草，收载于四川药材 1979；新鲜或干燥带根茎的芽用作案板芽 (眼子菜)，收载于贵州药材 2003。

浮叶眼子菜
Potamogeton natans Linn.

干燥全草用作案板草，收载于四川药材 1979。

一四六、泽泻科 Alismataceae

东方泽泻 [*](泽泻)
Alisma orientale (Samuel.) Juz. (*Alisma plantago-aquatica* Linn. var. *orientale* Sam.)

干燥根茎或干燥块茎用作泽泻，收载于药典 1977—2015、贵州药材 1965、云南药品 1974、新疆药品 1980 二册、香港药材一册、台湾 1985 一册、台湾 2004 和台湾 2013。

[*]《中国植物志》第 8 卷 141 页。

野慈姑 [*](慈菇)
Sagittaria trifolia Linn.[*] (*Sagittaria sagittifolia* Linn.)

干燥叶用作慈菇叶，收载于上海药材 1994。

[*]《中国植物志》第 8 卷 130 页。

一四七、禾本科 Gramineae

薄竹 *（华思劳竹、华箬劳竹）
Schizostachyum chinense Rendle

秆内分泌液干燥后的块状物用作天竺黄，收载于药典 1990—2015、局标进药 2004、贵州药材 1988 附录、贵州药材 2003 附录、新疆维药 1993、台湾 2004 和台湾 2013；用作竹黄，收载于药典 1977、云南药品 1974、云南药品 1996 和新疆药品 1980 二册；用作天竺黄（竹黄），收载于药典 1985 和内蒙古蒙药 1986。

*《中国植物志》第 9 (1) 卷 17 页。

大头典竹
Bambusa beecheyana Munro var. *pubescens* (P. F. Li) W. C. Lin*[*Sinocalamus beecheyanus* (Munro) McClure var. *pubescens* P. F. Li]

茎的干燥中间层用作竹茹，收载于药典 1977—2015、新疆药品 1980 二册和台湾 2004。

* *Flora of China* Vol.22 (2006)。

粉单竹
Bambusa chungii McClure

卷而未放的干燥幼叶用作竹心，收载于药典 2010 附录和广西药材 1990。

撑篙竹
Bambusa pervariabilis McClure

卷而未放的干燥幼叶用作竹心，收载于药典 2010 附录、药典 2015 附录和广西药材 1990。

青皮竹（青竹皮）
Bambusa textilis McClure

秆内分泌液的干燥物用作天竺黄，收载于药典 1985—2015、局标进药 2004、贵州药材 1988 附录、贵州药材 2003 附录、新疆维药 1993、台湾 2004 和台湾 2013；用作天竺黄（竹黄），收载于药典 1985 和内蒙古蒙药 1986；用作竹黄，收载于药典 1977 和新疆药品 1980 二册。

青竿竹 *（青秆竹）
Bambusa tuldoides Munro (*Bambusa breviflora* Munro)

茎秆干燥中间层用作竹茹，收载于药典 1977—2015、新疆药品 1980 二册、台湾 2004 和台湾 2013。

*《中国植物志》第 9 (1) 卷 87 页。

龙竹 *（大麻竹）
Dendrocalamus giganteus Munro *[*Sinocalamus giganteus* (Wall.) Keng f.]

竿内的伤流液自然干燥后的块状物用作竹黄，收载于云南药品 1974 和云南药品 1996。

*《中国植物志》第 9 (1) 卷 155 页。

淡竹（粉绿竹）
Phyllostachys glauca McClure

鲜秆用作粉绿竹，收载于四川药材 2010；鲜秆经加热后自然沥出的液体，煮沸后加适量防腐剂制得的鲜竹沥，收载于药典 1977 和部标中药材 1992；一年生的鲜竿枝经煎煮制成的鲜竹提取液，收载于湖南药材 2009。

毛金竹[*]

Phyllostachys nigra (Lodd. ex Lindl.) Munro var. *henonis* (Mitford) Stapf ex Rendle

除去绿色表层刮成薄带或丝绸状，或茎的干燥中间层用作竹茹（齐竹茹），收载于药典 1963—2015、新疆药品 1980 二册、台湾 1985 一册、台湾 2004 和台湾 2013；卷而未放的干燥幼叶用作竹叶卷心，收载于部标成方十册 1995 附录；用作竹卷心，收载于湖南药材 2009[**]；因病在节内生成的块状物用作天竹黄，收载于台湾 1985 一册；茎用火烤灼而流出的液汁用作竹沥油，收载于内蒙古药材 1988。

*《中国植物志》第 9 (1) 卷 289 页。

** 除该标准外，上述标准均称本种为淡竹。

灰竹（净竹）

Phyllostachys nuda McClure

鲜秆加热后自然沥出的液体用作鲜竹沥，收载于药典 1977、药典 2010 附录、药典 2015 附录和部标中药材 1992；一年生的鲜竿枝，经煎煮的制成液用作鲜竹提取液，收载于湖南药材 2009。

毛竹

Phyllostachys edulis (Carrière) J. Houz.[*] (*Phyllostachys pubescens* Mazel ex Lehaie)

新鲜苗用作毛笋，收载于江苏药材 1989 增补。

Flora of China Vol.22 (2006)。

苦竹

Pleioblastus amarus (Keng) Keng f.

新鲜或干燥嫩叶用作苦竹叶，收载于药典 1963、北京药材 1998、山东药材 1995、山东药材 2002 和贵州药材 2003。

稻

Oryza sativa Linn.

经发芽干燥而得的成熟果实用作稻芽（谷芽），收载于药典 1977—2015；种子中所得之多糖类物质用作淀粉，收载于药典 1953、药典 1963、中华药典 1930、台湾 1980 和台湾 2006；成熟果实发芽制品用作谷芽，收载于台湾 1985 二册、台湾 2004 和台湾 2013；种子经炒后的加工品用作炒大米，收载于部标藏药 1995 附录和青海藏药 1992 附录；成熟果实除去外壳后经再加工而得的内种皮用作粳米，收载于部标成方五册 1992 附录；干燥种子用作粳米，收载于药典 2010 附录；种仁（籼米）经曲霉科真菌紫色红曲霉 *Monascus purpureus* Went. 接种发酵而成的干燥米粒用作红米（红粬），收载于上海药材 1994；颖果经加工而脱下的果皮用作米皮糠，收载于浙江药材 2007。

糯稻

Oryza sativa Linn. var. *glutinosa* Matsum.

干燥根及根茎用作糯稻根，收载于药典 1977、贵州药材 1988、上海药材 1994、北京药材 1998、山东药材 1995、山东药材 2002、贵州药材 2003、湖南药材 2009 和湖北药材 2009；干燥种仁加工的细粉用作糯米粉，收载于部标成方十二册 1997 附录；干燥成熟的种仁用作糯米，收载于浙江药材 2002。

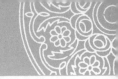

菰

Zizania latifolia (Griseb.) Stapf [*Zizania caduciflora* (Turcz.) Hand.-Mazz.]

干燥成熟果实用作菱白子，收载于江苏药材 1989 和上海药材 1994。

*《中国植物志》第 9 (2) 卷 17 页。

芦竹

Arundo donax Linn.

新鲜或干燥根茎用作芦竹根，收载于部标成方十二册 1997 附录、四川药材 1980、四川药材 1987 和四川药材 2010。

芦苇

Phragmites australis (Cav.) Trin. ex Steud. [*Phragmites communis* (Linn.) Trin.]

新鲜或干燥根茎用作芦根，收载于药典 1963—2015、贵州药材 1965、新疆药品 1980 二册、台湾 1985 一册、台湾 2004 和台湾 2013。

《中国植物志》第 9 (2) 卷 27 页。

卡开芦 (大芦)

Phragmites karka (Retz.) Trin. ex Steud.

干燥根状茎或干燥全草用作大芦，收载于部标成方八册 1993 附录和广西药材 1990；干燥全草用作过江龙，收载于部标成方三册 1991 附录。

淡竹叶 (淡竹)

Lophatherum gracile Brongn. (*Lophatherum elatum* Zoll. et Moritzi)

干燥块根用作淡竹叶根，收载于上海药材 1994 附录；干燥全草或干燥茎叶用作淡竹叶，收载于药典 1963—2015、新疆药品 1980 二册、香港药材五册、台湾 1985 一册和台湾 2013；新鲜竹竿经干馏流出的液汁用作竹沥，收载于贵州药材 2003 附录。

大麦

Hordeum vulgare Linn. (*Hordeum sativum* Jess var. *vulgare* Hack)

成熟果实经发芽干燥而得的麦芽，收载于药典 1953—2015、新疆药品 1980 二册、中华药典 1930 和台湾 2013；干燥成熟果实用作大麦，收载于药典 1985 附录—2015 附录、部标维药 1999、山西药材 1987 附录和新疆维药 1993；颖果经加工发芽品用作大麦芽，收载于台湾 1985 二册。

裸麦 (青稞)

Hordeum distichon Linn. var. *nudum* Linn. (*Hordeum vulgare* Linn. var. *nudum* Hook. f.)

成熟种子用作青稞，收载于部标藏药 1995 附录和青海藏药 1992 附录。

*《中国植物志》第 9 (3) 卷 34 页 -FOC。

黑麦

Secale cereale Linné

子房中生长的麦角菌的干燥菌核用作麦角，收载于药典 1953。

小麦

Triticum aestivum Linn. (*Triticum sativum* Lam.)

干燥茎秆用作麦秆草，收载于上海药材 1994 附录；干燥瘪瘦的果实用作浮小麦，收载于药典 1963、药典 2010 附录、药典 2015 附录、部标中药材 1992、贵州药材 1965、贵州药材 1988、贵州药材 2003、江苏药材 1986 一、江苏药材 1989、河南药材 1991、山西药材 1987、四川药材 1984、四川药材 1987、湖南药材 1993、新疆药品 1980 二册、内蒙古药材 1988、香港药材五册、台湾 2004 和台湾 2013；干燥成熟果实或干燥成熟种子用作小麦，收载于药典 2005 附录—2015 附录、部标藏药 1995 附录、青海藏药 1992 附录、湖南药材 1993、山东药材 1995 附录、山东药材 2002 附录、湖南药材 2009 和广东药材 2011；干燥颖果用作淮小麦，收载于上海药材 1994；成熟果实经发芽而得用作小麦芽，收载于贵州药材 2003；用作麦芽，收载于湖南药材 1993、湖南药材 2009 和贵州药材 1988；干燥种皮用作麦麸，收载于山西药材 1987 附录、山东药材 2002、山东药材 2012 和福建药材 2006；干燥种仁经加工制成的细粉用作面粉，收载于部标成方十二册 1997 附录和福建药材 2006；种子中所得之多糖类物质用作淀粉，收载于药典 1953、药典 1963、中华药典 1930、台湾 1980 和台湾 2006。

野燕麦

Avena fatua Linn.

干燥地上部分用作野燕麦，收载于上海药材 1994 附录；全草或干燥全草用作燕麦草，收载于山东药材 2002 和山东药材 2012。

燕麦

Avena sativa Linn.

干燥种子用作燕麦，收载于山东药材 1995 附录和山东药材 2002 附录。

鲫鱼草

Eragrostis tenella (Linn.) Beauv. ex Roem. et Schult.

全草用作香榧草，收载于药典 2000 附录。

牛筋草

Eleusine indica (Linn.) Gaertn

干燥全草用作牛筋草，收载于部标成方九册 1994 附录、福建药材 1990、福建药材 2006、湖南药材 1993、湖南药材 2009、上海药材 1994、江西药材 1996、江西药材 2014、广东药材 2004 和山东药材 2012。

狗牙根

Cynodon dactylon (Linn.) Pers.

干燥全草用作铁线草，收载于云南药材 2005 一册。

稷*（黍）

Panicum miliaceum Linn.

干燥成熟种子用作黍米，收载于山西药材 1987。

*《中国植物志》第 10 (1) 卷 202 页。

梁[*]（粟）

Setaria italica (Linn.) Beauv.

　　成熟果实发芽干燥品用作谷芽，收载于药典 1995—2015 和新疆药品 1980 二册；用作谷芽（稻芽），收载于药典 1985 和药典 1990；干燥颖果用作秫米，收载于上海药材 1994；成熟果实发芽制品用作粟芽，收载于药典 1963；干燥种子用作黄米，收载于部标成方六册 1992 附录；感染禾指梗霉而产生糠秕的病穗用作糖谷老，收载于山东药材 1995 和山东药材 2002。

　　*《中国植物志》第 10 (1) 卷 353 页。

狗尾草

Setaria viridis (Linn.) Beauv.

　　干燥全草用作狗尾草，收载于上海药材 1994。

白茅

Imperata cylindrica (Linn.) Beauv.

　　干燥根茎用作白茅根，收载于贵州药材 1965。

大白茅^{**}

Imperata cylindrica (Linn.) Beauv. var. *major* (Nees) C. E. Hubb.

　　干燥根茎用作白茅根，收载于药典 1963—2015*、贵州药材 1965*、新疆药品 1980 二册*、台湾 1985 二册*和台湾 2013*；干燥带茎花序或干燥花穗用作茅针花，收载于江苏药材 1989*和上海药材 1994*。

　　**Flora of China* Vol.22 (2006)。

　　* 上述标准均称本变种为白茅。

甘蔗

Saccharum officinarum Linn.

　　干燥嫩芽用作蔗鸡，收载于福建药材 2006；茎杆经榨出蔗浆后的干燥渣滓用作甘蔗滓，收载于广东药材 2011；叶液中所得之一种糖用作蔗糖，收载于药典 1953、中华药典 1930、台湾 1980 和台湾 2006。

竹蔗

Saccharum sinense Roxb.

　　茎节间生长的干燥嫩芽用作蔗鸡，收载于部标成方九册 1994 附录*和湖南药材 2009。

　　* 该标准称本种为甘蔗。

金丝草

Pogonatherum crinitum (Thunb.) Kunth.

　　干燥全草用作金丝草，收载于部标成方八册 1993 附录。

高粱

Sorghum bicolor (Linn.) Moench[*] (*Sorghum vulgare* Pers.)

　　干燥根用作高粱根，收载于上海药材 1994 附录；根及根茎用作抓地虎，收载于贵州药材 2003；干燥成熟白色种仁用作秫米，收载于北京药材 1998 附录。

　　*《中国植物志》第 10 (2) 卷 128 页。

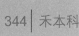

桔草
Cymbopogon goeringii (Steud.) A. Camus

干燥全草用作青香矛，收载于部标维药 1999 附录。

青香茅
Cymbopogon caesius (Nees ex Hook. et Arn.) Stapf *

干燥茎叶用作香茅，收载于部标维药 1999。

*《中国植物志》第 10 (2) 卷 196 页。

柠檬草 * (香茅)
Cymbopogon citratus (DC.) Stapf

干燥地上部分用作香茅草，收载于广东药材 2011；干燥全草用作香茅，收载于部标成方九册 1994 附录；新鲜茎和叶经蒸馏得到的挥发油用作香茅油，收载于贵州药材 2003。

*《中国植物志》第 10 (2) 卷 197 页。

芸香草
Cymbopogon distans (Nees) Wats.

干燥地上部分用作芸香草，收载于药典 1977、内蒙古药材 1988、湖北药材 2009 和湖南药材 2009；全草经蒸气蒸馏得到的挥发油用作芸香草油，收载于药典 1977 和药典 1985。

玉蜀黍
Zea mays Linn.

干燥根用作玉米根，收载于上海药材 1994 附录；干燥果序轴用作玉米心，收载于上海药材 1994 附录；干燥花柱和柱头用作玉米须，收载于药典 1977、药典 2015 附录、部标中药材 1992、山西药材 1987、河南药材 1991 和贵州药材 2003；种子中所得之多糖类物质用作淀粉，收载于药典 1953、药典 1963、中华药典 1930、台湾 1980 和台湾 2006；干燥花粉用作玉米花粉，收载于福建药材 2006 和湖北药材 2009。

薏苡
Coix lacryma-jobi Linn.

干燥根或干燥根及根茎用作薏苡根，收载于上海药材 1994 和云南傣药 2005 三册；用作薏苡仁 (苡米)，收载于药典 1963 和贵州药材 1965。

薏米 **
Coix lacryma-jobi Linn. var. *ma-yuen* (Roman.) Stapf

干燥根及根茎用作薏苡根，收载于贵州药材 2003*；干燥成熟种仁用作薏苡仁，收载于药典 1977—2015*、新疆药品 1980 二册 *、广西壮药 2008*、台湾 2004* 和台湾 2013*。

** *Flora of China* Vol.22 (2006)。

* 上述标准均称本种为薏苡。

一四八、莎草科 Cyperaceae

扁秆荆三棱 *（扁秆镳草）

Bolboschoenus planiculmis (F. Schmidt) T. V. Egorova* (*Scirpus planiculmis* F. Schmidt)

干燥块茎用作泡三棱，收载于甘肃药材（试行）1995。

* *Flora of China* Vol.23 (2010)。

玉山针蔺 *（头状花序蔗草）

Trichophorum subcapitatum (Thwaites et Hook.) D. A. Simpson* (*Scirpus subcapitatus* Thw.)

干燥全草用作龙须草，收载于浙江炮规 2005。

Flora of China Vol.23 (2010)。

水葱

Schoenoplectus tabernaemontani (Gmel.) Palla* (*Scirpus tabernaemontani* Gmel.)

干燥地上部分用作水葱，收载于北京药材 1998 附录。

* *Flora of China* Vol.22 (2006)。

荆三棱

Bolboschoenus yagara (Ohwi) Y. C. Yang et M. Zhan*[*Scirpus fluviatillis* (Torr.) A. Gray；*Scirpus yagara* Ohwi]

干燥块茎用作黑三棱，收载于四川药材 1987 增补、内蒙古药材 1988 和辽宁药材 2009；用作三棱，收载于贵州药材 1988 附录；用作荆三棱，收载于吉林药品 1977、黑龙江药材 2001、山东药材 1995、山东药材 2002 和台湾 1985 二册；用作泡三棱，收载于甘肃药材（试行）1995。

Flora of China Vol.23 (2010)。

荸荠

Heleocharis dulcis (Burm. f.) Trin. ex Henschel[*Eleocharis tuberosa* (Roxb.) Roem. et Schult.]

干燥地上部用作通天草，收载于江苏药材 1989 和上海药材 1994；球茎用作荸荠，收载于部标成方七册 1993 附录；新鲜鳞茎加工制成的粉末或干燥球茎淀粉用作荸荠粉，收载于药典 2015 附录和北京药材 1998 附录；用作地栗粉，收载于药典 1977 附录；用作地粟粉，收载于部标成方六册 1992 附录；用作地栗粉（荸荠粉），收载于上海药材 1994；用作马蹄粉，收载于部标成方十册 1995 附录。

香附子 *（莎草）

Cyperus rotundus Linn.

干燥根茎或干燥地下块茎用作香附，收载于药典 1963—2015、贵州药材 1965、内蒙古蒙药 1986、新疆药品 1980 二册、新疆维药 1993、香港药材五册、台湾 2004 和台湾 2013；用作香附子，收载于台湾 1985 二册。

*《中国植物志》第 11 卷 134 页。

短叶水蜈蚣[*]（水蜈蚣）

Kyllinga brevifolia Rottb.

干燥或新鲜全草用作水蜈蚣，收载于药典 1977、上海药材 1994、贵州药品 1994、贵州药材 2003 和广西壮药 2008。

*《中国植物志》第 11 卷 187 页。

浆果薹草

Carex baccans Nees

干燥地上部分用作红稗，收载于云南彝药 II 2005 四册。

乌拉草

Carex meyeriana Kunth

干燥地上部分用作乌拉草，收载于浙江炮规 2005。

一四九、棕榈科 Palmae

棕榈

Trachycarpus fortunei (Hook.) H. Wendl.[*] (*Trachycarpus wagneianus* Becc.)

干燥成熟果实用作棕榈子，收载于部标中药材 1992、部标成方十七册 1998 附录、贵州药材 1988 和贵州药材 2003；陈久的叶鞘纤维用作陈棕，收载于上海药材 1994；干燥叶柄用作棕榈，收载于药典 1963 和药典 1990—2015；用作棕板，收载于药典 1977、药典 1985 和新疆药品 1980 二册。

*《中国植物志》第 13 (1) 卷 12 页。

蒲葵

Livistona chinensis (Jacq.) R.Br.

干燥成熟果实用作蒲葵子，收载于上海药材 1994 和广西药材 1996。

麒麟竭

Daemonorops draco Bl.

果实及树干中渗出的树脂用作血竭，收载于药典 2000—2015、药典 1990 附录、药典 1995 附录、部标进药 1977、部标进药 1986、局标进药 2004、新疆药品 1980 二册、内蒙古蒙药 1986、香港药材六册、台湾 1985 二册和台湾 2013。

短穗鱼尾葵（董棕）

Caryota mitis (Lour.) Becc.

树干髓部加工而成的粗制淀粉用作董棕粉，收载于云南药品 1974、云南药品 1996 和云南药材 2005 七册。

槟榔

Areca catechu Linn.

干燥未成熟果实用作枣槟榔，收载于山东药材 1995、山东药材 2002、山东药材 2012、贵州药材 1988

附录、贵州药材 2003 附录和四川药材 1987 增补；用作枣儿槟榔，收载于上海药材 1994；干燥成熟种子用作槟榔，收载于药典 1953—2015、部标进药 1977、局标进药 2004、云南药品 1974、藏药 1979、新疆药品 1980 二册、内蒙古蒙药 1986、广西壮药 2008、香港药材六册、台湾 1985 二册、台湾 2004 和台湾 2013；干燥成熟果皮或去外果皮干燥成熟果实用作大腹皮，收载于药典 1977—2015、部标进药 1977、部标进药 1986、局标进药 2004、云南药品 1974、新疆药品 1980 二册、台湾 1985 二册、台湾 2004 和台湾 2013；用作大腹皮（大腹毛），收载于药典 1963；干燥花序或雄花蕾用作槟榔花，收载于海南药材 2011；干燥佛焰苞片用作大肚皮，收载于海南药材 2011。

椰子（椰树）
Cocos nucifera Linn.

干燥根用作椰树根，收载于海南药材 2011；成熟果壳经干馏收集 150—260℃馏出液用作椰馏油，收载于药典 1963、药典 1977 和海南药材 2011；成熟种子的胚乳用作奶桃，收载于部标维药 1999。

巴西蜡棕榈
Copernicia cerifera Mart.

叶上所得之蜡质用作棕榈蜡，收载于台湾 1980 和台湾 2006。

一五〇、天南星科 Araceae

菖蒲（水菖蒲、藏菖蒲）
Acorus calamus Linn.

干燥根茎用作菖蒲，收载于四川药材 1987；用作白菖蒲，收载于上海药材 1994；用作建菖蒲，收载于四川药材 1977；用作水菖蒲，收载于部标成方二册 1990 附录、吉林药品 1977、辽宁药品 1980、内蒙古蒙药 1986、内蒙古药材 1988、河南药材 1991、宁夏药材 1993、北京药材 1998、黑龙江药材 2001、贵州药材 2003、湖北药材 2009、新疆药品 1987 和新疆药品 1980 一册；用作藏菖蒲，收载于药典 2000—2015、药典 1977 附录—1995 附录、部标藏药 1995、藏药 1979 和青海藏药 1992。

金钱蒲
Acorus gramineus Soland.

干燥根茎用作石菖蒲，收载于药典 1963—1985、贵州药材 1965、藏药 1979、新疆药品 1980 二册、内蒙古蒙药 1986、香港药材五册、台湾 1985 二册、台湾 2004 和台湾 2013；新鲜带叶根茎用作鲜石菖蒲，收载于上海药材 1994*。

* 除该标准外，上述其余标准均称该种为石菖蒲。

石菖蒲
Acorus tatarinowii Schott.

干燥根茎用作石菖蒲，收载于药典 1990—2015。

石柑子（石蒲藤）
Pothos chinensis (Raf.) Merr.

干燥全草用作石蒲藤，收载于部标成方十册 1995 附录和广东药材 2011；用作石柑子，收载于云南傣药 II 2005 五册和广西瑶药 2014 一卷。

穿心藤
Amydrium hainanense (Ting et Wu ex H. Li et al.) H. Li.

干燥全株用作穿心藤，收载于广西瑶药 2014 一卷。

爬树龙
Rhaphidophora decursiva (Roxb.) Schott

干燥全草用作青竹标，收载于云南彝药 III 2005 六册。

狮子尾 (崖角藤)
Rhaphidophora hongkongensis Schott

干燥全株用作狮子尾，收载于部标成方八册 1993 附录和广西药材 1990。

千年健
Homalomena occulta (Lour.) Schott

干燥根或干燥根茎用作千年健，收载于药典 1977—2015、云南药品 1974、山西药材 1987 附录、贵州药材 1988 附录、贵州药材 2003 附录、内蒙古药材 1988、新疆药品 1980 二册和台湾 2013。

芋 (茵芋)
Colocasia esculenta (Linn.) Schott

干燥块茎用作芋艿，收载于部标成方四册 1991 附录；用作芋头，收载于湖北药材 2009；干燥叶用作茵芋叶，收载于北京药材 1998 附录。

尖尾芋 * (海芋)
Alocasia cucullata (Lour.) Schott*[*Alocasia macrorrhiza* (Linn.) Schott； *Alocasia odora* (Roxb.) C. Koch]

干燥根茎用作广狼毒，收载于海南药材 2011、广西药材 1990 和广西壮药 2008；用作海芋，收载于云南傣药 II 2005 五册；用作海芋 (痕芋头)，收载于药典 1977 和上海药材 1994。

　*《中国植物志》第 13 (2) 卷 76 页 -FOC。

大藻
Pistia stratiotes Linn.

干燥全草用作大浮萍，收载于广西药材 1990。

东亚蘑芋 * (疏毛摩芋)
Amorphophallus kiusianus (Makino) Makino* (*Amorphophallus sinensis* Belval)

新鲜或干燥的块茎用作蛇六谷，收载于上海药材 1994 附录。

Flora of China Vol.23 (2010)。

花蘑芋 * (魔芋)
Amorphophallus konjac K. Koch* (*Amorphophallus rivieri* Durieu)

干燥块茎用作魔芋，收载于湖北药材 2009；用作魔芋 (独脚乌柏)，收载于广东药材 2011。

Flora of China Vol.23 (2010)。

疣柄蘑芋 *（疣柄魔芋）
Amorphophallus paeoniifolius (Dennst.) Nicolson* (*Amorphophallus virosus* N. E. Brown)

干燥块茎用作鸡爪芋，收载于部标成方十一册 1996 附录和广东药材 2011。

Flora of China Vol.23 (2010)。

鞭檐犁头尖（水半夏）
Typhonium flagelliforme (Lodd.) Bl.

干燥块茎用作水半夏，收载于药典 1977、药典 2010 附录、部标中药材 1992 和四川药材 1987 增补。

独角莲
Typhonium giganteum Engl.

干燥块茎用作白附子，收载于药典 1990—2015；用作独角莲，收载于辽宁药品 1980 和辽宁药品 1987；用作禹白附，收载于药典 1963 和新疆药品 1980 二册；用作白附子（禹白附），收载于药典 1977 和药典 1985。

东北南星 *（东北天南星）
Arisaema amurense Maxim.

干燥块茎或干燥根茎及根用作天南星，收载于药典 1963—2015、藏药 1979、新疆药品 1980 二册、内蒙古蒙药 1986、台湾 2004 和台湾 2013。

《中国植物志》第 13 (2) 卷 173 页。

刺柄南星
Arisaema asperatum N. E. Brown

干燥块茎用作南星，收载于四川药材 1984 和四川药材 2010；用作天南星，收载于四川药材 1987。

红根南星
Arisaema calcareum H. Li

新鲜或干燥根茎用作红根，收载于云南药品 1996。

一把伞南星 **
Arisaema erubescens (Wall.) Schott (*Arisaema consanguineum* Schott)

干燥块茎或干燥根茎及根用作天南星，收载于药典 1963—2015*、贵州药材 1965*、藏药 1979*、新疆药品 1980 二册*、内蒙古蒙药 1986*、台湾 1985 一册*、台湾 2004*和台湾 2013*。

* 上述标准均称本种为天南星。

**《中国植物志》第 13 (2) 卷 188 页。

螃蟹七
Arisaema fargesii Buchet

干燥块茎用作南星，收载于四川药材 1984、四川药材 2010；用作天南星，收载于四川药材 1987。

象头花
Arisaema franchetianum Engl.

新鲜或干燥块茎用作狗爪南星，收载于贵州药材 1988 和贵州药材 2003。

天南星 * (异叶天南星)
Arisaema heterophyllum Blume

干燥块茎或干燥根茎及根用作天南星，收载于药典 1963—2015、藏药 1979、新疆药品 1980 二册、内蒙古蒙药 1986、台湾 2004 和台湾 2013。

*《中国植物志》第 13 (2) 卷 157 页。

雪里见
Arisaema rhizomatum C. E. C. Fisch.

干燥根茎用作雪里见，收载于湖北药材 2009。

象南星 * (川中南星)
Arisaema elephas Buchet* (*Arisaema wilsonii* Engl.)

干燥块茎用作南星，收载于四川药材 1984 和四川药材 2010；用作天南星，收载于四川药材 1987。

*《中国植物志》第 13 (2) 卷 146 页 -FOC。

山珠南星
Arisaema yunnanense Buchet

干燥块茎用作山珠半夏，收载于云南药品 1974、云南药品 1996 和云南药材 2005 七册。

滴水珠
Pinellia cordata N. E. Br.

干燥块茎用作滴水珠，收载于浙江炮规 2005。

虎掌 (掌叶半夏、虎掌南星、禹南星)
Pinellia pedatisecta Schott

干燥块茎用作虎掌南星，收载于江苏药材 1989、湖北药材 2009 和山东药材 2012；用作天南星 (虎掌南星)，收载于河南药材 1991；用作禹南星 (天南星)，收载于上海药材 1994；用作掌叶半夏，收载于部标成方四册 1991 附录。

半夏
Pinellia ternata (Thunb.) Breit.

干燥根茎或干燥块茎用作半夏，收载于药典 1953—2015、贵州药材 1965、新疆药品 1980 二册、台湾 1985 一册、台湾 2004 和台湾 2013。

一五一、浮萍科 Lemnaceae

紫萍
Spirodela polyrrhiza (Linn.) Schleid.[*Lemna polyrrhiza* (Linn.) Schleid.]

干燥全草用作浮萍，收载于药典 1963—2015；用作浮萍草，收载于新疆药品 1980 二册。

一五二、谷精草科 Eriocaulaceae

毛谷精草
Eriocaulon australe R. Br.

干燥头状花序用作谷精珠，收载于四川药材 1987 增补和四川药材 2010；用作毛谷精草，收载于江西药材 1996。

谷精草
Eriocaulon buergerianum Koern.

干燥全草或干燥头状花序用作谷精草，收载于药典 1963—2015、四川药材 1979、四川药材 1987、新疆药品 1980 二册、台湾 1985 一册、台湾 2004 和台湾 2013；用作赛谷精草，收载于四川药材 2010。

白药谷精草 [*]
Eriocaulon cinereum R. Br. (*Eriocaulon sieboldianum* Sieb. et Zucc.)

干燥全草用作谷精草，收载于四川药材 1979 和四川药材 1987；用作赛谷精草，收载于四川药材 2010。

[*]《中国植物志》第 13 (3) 卷 49 页。

华南谷精草
Eriocaulon sexangulare Linn.

干燥头状花序用作谷精珠，收载于海南药材 2011、四川药材 1987 增补和四川药材 2010。

一五三、鸭跖草科 Commelinaceae

大苞水竹叶
Murdannia bracteata (C. B. Clarke) J. K. Morton ex Hong

干燥全草用作痰炎草，收载于广东药材 2011 和广西瑶药 2014 一卷；用作痰火草，收载于部标成方五册 1992 附录。

蛛丝毛蓝耳草
Cyanotis arachnoidea C. B. Clarke

干燥根用作露水草根，收载于云南彝药 III 2005 六册。

鸭跖草
Commelina communis Linn.

干燥地上部分用作鸭跖草，收载于药典 1977—2015。

一五四、灯心草科 Juncaceae

灯心草
Juncus effusus Linn.[*Juncus effusus* Linn. var. *decipiens* Buchen.；*Juncus decipiens* (Buch.) Nakai]

干燥茎髓或干燥茎或全草用作灯心草，收载于药典 1963—2015、上海药材 1994、香港药材三册、台湾 1985 一册和台湾 2013。

野灯心草
Juncus setchuensis Buchen. ex Diels

干燥根及根茎用作秧草根，收载于云南彝药 II 2005 四册；干燥地上部分用作龙须草，收载于江苏药材 1989；用作川灯心草，收载于湖北药材 2009；干燥全草或地上部分用作水灯心，收载于湖南药材 2009、四川药材 1987 增补和四川药材 2010。

假灯心草 *（拟灯心草）
Juncus setchuensis Buchen. var. *effusoides* Buchen.

干燥地上部分用作龙须草，收载于上海药材 1994。
*《中国植物志》第 13 (3) 卷 162 页。

一五五、百部科 Stemonaceae

百部 *（蔓生百部）
Stemona japonica (Bl.) Miq.

干燥块根用作百部，收载于药典 1963—2015、贵州药材 2003 附录、新疆药品 1980 二册、台湾 1985 二册、台湾 2004 和台湾 2013。
*《中国植物志》第 13 (3) 卷 255 页。

细花百部 *（小花百部）
Stemona parviflora C.H. Wright

干燥块根用作海南百部（细花百部），收载于海南药材 2011。
*《中国植物志》第 13 (3) 卷 258 页。

直立百部
Stemona sessilifolia (Miq.) Franch. et Sav.

干燥块根用作百部，收载于药典 1963—2015、贵州药材 1965、贵州药材 2003 附录、新疆药品 1980 二册、台湾 1985 二册、台湾 2004 和台湾 2013。

大百部 *（对叶百部）
Stemona tuberosa Lour.

干燥块根用作百部，收载于药典 1963—2015、贵州药材 1965、贵州药材 2003 附录、新疆药品 1980 二册、台湾 2004 和台湾 2013。

　　*《中国植物志》第 13 (3) 卷 256 页。

一五六、百合科 Liliaceae

叉柱岩菖蒲
Tofieldia divergens Bur. et Franch.

干燥全草用作小扁草，收载于云南彝药Ⅲ 2005 六册。

丫蕊花
Ypsilandra thibetica Franch.

干燥全草用作丫蕊花，收载于云南彝药Ⅲ 2005 六册。

毛叶藜芦
Veratrum grandiflorum (Maxim.) Loes. f. (*Veratrum puberulum* Loes. f.)

　　干燥根或根茎用作藜芦，收载于贵州药材 1988、四川药材 1987 增补和四川药材 2010；用作披麻草，收载于云南药品 1996。

蒙自藜芦
Veratrum mengtzeanum Loes. f.

　　干燥根或根茎用作藜芦，收载于贵州药材 1988 和贵州药材 2003；干燥根及根茎用作披麻草，收载于云南药品 1996 和福建药材 2006。

藜芦
Veratrum nigrum Linn. (*Veratrum nigrum* Linn. var. *ussuriense* Nakai)

　　干燥带鳞茎或鳞茎盘的根或干燥根及根茎或干燥带根全草或干燥茎叶用作藜芦，收载于部标成方十四册 1997 附录、江西药材 1996、江西药材 2014、贵州药材 1988、贵州药材 2003、山东药材 1995、山东药材 2002、山东药材 2012、山西药材 1987、四川药材 1987 增补、四川药材 2010、新疆药品 1980 二册、吉林药品 1977 和湖南药材 2009。

牯岭藜芦 *（黑紫藜芦）
Veratrum schindleri Loes. *[*Veratrum japonicum* (Baker) Loes. f.]

　　干燥带鳞茎或鳞茎盘的根或干燥根或根茎用作藜芦，收载于贵州药材 1988、贵州药材 2003、江西药材 1996 和江西药材 2014；干燥根或根茎用作黑紫藜芦，收载于部标成方十七册 1998 附录。

　　*《中国植物志》第 14 卷 28 页 -FOC。

狭叶藜芦
Veratrum stenophyllum Diels

　　干燥根或根茎用作藜芦，收载于贵州药材 1988 和贵州药材 2003；干燥根及根茎用作披麻草，收载于部标成方十七册 1998 附录和云南药品 1996。

大理藜芦
Veratrum taliense Loes.f.

干燥根及根茎用作披麻草，收载于部标成方十七册 1998 附录和云南药品 1996。

知母
Anemarrhena asphodeloides Bge.

干燥根或干燥根茎用作知母，收载于药典 1963—2015、新疆药品 1980 二册、香港药材三册、台湾 1985 一册、台湾 2004 和台湾 2013。

玉簪
Hosta plantaginea (Lam.) Aschers.

新鲜干燥全草用作白鹤草（白萼草），收载于上海药材 1994 附录；干燥花用作玉簪花，收载于部标蒙药 1998 和内蒙古蒙药 1986。

紫萼 *（紫玉簪）
Hosta ventricosa (Salisb.) Stearn

根及根茎用作紫玉簪，收载于云南药品 1974 和云南药品 1996。

*《中国植物志》第 14 卷 50 页。

黄花菜（金针菜）
Hemerocallis citrina Baroni

干燥根及根茎用作萱草根，收载于药典 1977、部标中药材 1992、江苏药材 1986 一、江苏药材 1989、内蒙古药材 1988 和新疆药品 1980 二册；用作野金针菜根（藜芦），收载于上海药材 1994*；干燥全草用作萱草，收载于贵州药材 1994 和贵州药品 2003；干燥花蕾用作萱草花，收载于上海药材 1994。

* 该标准称本种为萱草。

萱草（黄花萱草）
Hemerocallis fulva (Linn.) Linn.

干燥根及根茎用作萱草根，收载于药典 1963、药典 1977、部标中药材 1992、江苏药材 1986 一、江苏药材 1989、山西药材 1987、内蒙古药材 1988 和新疆药品 1980 二册；用作野金针菜根（藜芦），收载于上海药材 1994；干燥全草用作萱草，收载于贵州药材 1994 和贵州药品 2003；干燥花蕾用作萱草花，收载于上海药材 1994。

小黄花菜 *（小萱草）
Hemerocallis minor Mill.

干燥根及根茎用作萱草根，收载于药典 1963、药典 1977、部标中药材 1992、山西药材 1987 和新疆药品 1980 二册；干燥全草用作萱草，收载于贵州药材 1994。

*《中国植物志》第 14 卷 56 页。

折叶萱草 *（褶叶萱草）
Hemerocallis plicata Stapf

干燥块根用作褶叶萱草根，收载于云南彝药 II 2005 四册。

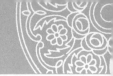

*《中国植物志》第 14 卷 59 页。

库拉索芦荟
Aloe barbadensis Miller

新鲜叶用作鲜芦荟叶，收载于贵州药材 2003；植物汁液或叶汁液的浓缩干燥物用作芦荟（老芦荟），收载于药典 1990—2015 和局标进药 2004。

好望角芦荟
Aloe ferox Mill.

新鲜叶用作鲜芦荟叶，收载于贵州药材 2003；植物汁液或叶汁液的浓缩干燥物用作芦荟，收载于药典 1963、药典 1990—2005、部标 1963、部标进药 1977、部标进药 1986、新疆维药 1993、中华药典 1930、台湾 1980、台湾 1985 一册和台湾 2006。

索哥德拉芦荟
Aloe perryi Baker

叶汁液的干燥制成物或叶中所得之一种液汁用作芦荟，收载于中华药典 1930、台湾 1980、台湾 1985 一册和台湾 2006。

芦荟**（斑纹芦荟）
Aloe vera (Linnaeus) N.L.Burman**[*Aloe vera* Linn. var. *chinensis* (Haw.) Berger]

植物汁液或叶汁液的干燥品用作芦荟，收载于药典 1963、1977，部标 1963*，部标进药 1977，部标进药 1986*，云南药品 1974，云南药品 1996，新疆药品 1980 二册，新疆维药 1993*，贵州药材 1988 附录，台湾 1980* 和台湾 2006*。

** *Flora of China* Vol.24 (2000)。

* 上述标准均称该植物为库拉索芦荟。

山慈菇（丽江山慈姑）
Iphigenia indica Kunth

干燥球茎用作丽江山慈菇，收载于云南彝药 2005 二册；用作慈菇，收载于云南药品 1974 和云南药品 1996。

洼瓣花
Lloydia serotina (Linn.) Rchb.

干燥地上部分用作萝蒂，收载于部标藏药 1995 附录。

西藏洼瓣花（西藏萝蒂）
Lloydia tibetica Baker ex Oliv.

干燥地上部分用作萝蒂，收载于部标藏药 1995 附录。

老鸦瓣
Tulipa edulis (Miq.) Baker

干燥鳞茎用作光慈姑，收载于药典 1977、部标中药材 1992、内蒙古药材 1988、山西药材 1987 和河南药材 1991。

川贝母 (卷叶贝母)

Fritillaria cirrhosa D. Don

干燥鳞茎用作贝母，收载于青海药品 1976；用作川贝母，收载于药典 1963—2015、部标 1963、内蒙古蒙药 1986、香港药材七册和台湾 1985 一册。

棱砂贝母 (稜砂贝母、梭砂贝母)

Fritillaria delavayi Franch.

干燥鳞茎用作贝母，收载于青海药品 1976；用作川贝母，收载于药典 1977—2015、内蒙古蒙药 1986 和台湾 1985 一册。

鄂北贝母

Fritillaria ebeiensis G. D. Yu et G. Q. Ji

干燥鳞茎用作鄂北贝母，收载于湖北药材 2009。

紫花鄂北贝母

Fritillaria ebeiensis G. D. Yu et G. Q. Ji var. *purpurea* G.D.Yu et P. Li

干燥鳞茎用作鄂北贝母，收载于湖北药材 2009。

砂贝母 * (滩贝母)

Fritillaria karelinii (Fisch.) Baker (*Rhinopetalum karelinii* Fisch.)

干燥鳞茎用作滩贝母，收载于新疆药品 1980 一册。

*《中国植物志》第 14 卷 113 页。

天目贝母 * (湖北贝母、彭泽贝母)

Fritillaria monantha Migo * (*Fritillaria hupehensis* Hsiao et K. C.)

干燥鳞茎用作奉节贝母，收载于四川药材 1980 和四川药材 1987；用作湖北贝母，收载于药典 2000—2015、部标中药材 1992、湖南药材 1993、贵州药材 1988 附录和香港药材四册；用作江西贝母，收载于江西药材 1996。

*《中国植物志》第 14 卷 111 页 -FOC。

轮叶贝母

Fritillaria maximowiczii Freyn

干燥鳞茎用作轮叶贝母，收载于黑龙江药材 2001。

伊贝母 (伊犁贝母)

Fritillaria pallidiflora Schrenk

干燥鳞茎用作伊贝母，收载于药典 1977—2015 和新疆药品 1980 二册。

甘肃贝母

Fritillaria prezewalskii Maxim.ex Batal

干燥鳞茎用作贝母，收载于青海药品 1976；用作川贝母，收载于药典 1977—2015、部标 1963、内蒙古蒙药 1986 和台湾 1985 一册。

罗氏贝母
Fritillaria roylei Hook.
干燥鳞茎用作川贝母，收载于药典 1963；用作川贝母（川贝），收载于部标 1963。

太白贝母
Fritillaria taipaiensis P. Y. Li
干燥鳞茎用作川贝母（太白贝），收载于药典 2010、药典 2015 和四川药材 1987 增补；用作西贝母，收载于甘肃药材（试行）1996 和甘肃药材 2009。

宁夏贝母
Fritillaria taipaiensis P.Y.Li var. *ningxiaensis* Y.K.Yang et J.K.Wu
干燥地下鳞茎用作盘贝，收载于宁夏药材 1993。

东贝母
Fritillaria thunbergii Miq. var. *chekiangensis* Hsiao et K. C. Hsia
干燥鳞茎用作浙贝母（大东贝、小东贝），收载于浙江药材 2000。

浙贝母
Fritillaria thunbergii Miq. (*Fritillaria verticillata* Willd. var. *thunbergii* Bak.)
干燥鳞茎用作浙贝母，收载于药典 1963—2015、部标 1963、新疆药品 1980 二册、香港药材三册、台湾 1985 一册、台湾 2004 和台湾 2013；干燥带茎梢的花用作贝母花，收载于药典 1977；干燥鳞茎经加工制成的流浸膏用作浙贝流浸膏，收载于药典 2010 和药典 2015。

暗紫贝母
Fritillaria unibracteata Hsiao et K. C. Hsia
干燥鳞茎用作川贝母，收载于药典 1977—2015、内蒙古蒙药 1986 和香港药材七册。

瓦布贝母
Fritillaria unibracteata Hsiao et K. C. Hsia var. *wabuensis* (S. Y. Tang et S. C. Yue) Z. D. Liu，S. Wang et S. C. Chen
干燥鳞茎用作川贝母，收载于药典 2010 和药典 2015。

平贝母
Fritillaria ussuriensis Maxim.
干燥鳞茎用作平贝母，收载于药典 1977—2015、内蒙古药材 1988 和香港药材三册。

新疆贝母
Fritillaria walujewii Regel
干燥鳞茎用作伊贝母，收载于药典 1977—2015 和新疆药品 1980 二册。

百合
Lilium brownii F. E. Brown var. *viridulum* Baker (*Lilium brownii* F. E. Brown var.*colchesteri* Wils.)
干燥肉质鳞叶用作百合，收载于药典 1977—2015、贵州药材 1965、内蒙古蒙药 1986、新疆药品

1980 二册、台湾 1985 一册、台湾 2004 和台湾 2013。

渥丹 *（山丹）
Lilium concolor Salisb.

干燥肉质鳞叶或干燥鳞片用作百合，收载于药典 1963。

*《中国植物志》第 14 卷 131 页。

毛百合
Lilium dauricum Ker-Gawl.

干燥肉质鳞叶用作北百合，收载于黑龙江药材 2001。

川百合
Lilium davidii Duch.

干燥肉质鳞叶用作山百合，收载于贵州药材 2003。

兰州百合
Lilium davidii Duchartre var. *unicolor* Cotton.

干燥肉质鳞叶用作兰州百合，收载于甘肃药材 2009。

东北百合（轮叶百合）
Lilium distichum Nakai

干燥鳞茎用作米百合，收载于四川药材 1987 增补；干燥肉质鳞叶用作北百合，收载于黑龙江药材 2001。

湖北百合
Lilium henryi Baker

干燥肉质鳞叶用作山百合，收载于贵州药材 2003。

卷丹
Lilium tigrinum Ker Gawl.* (*Lilium lancifolium* Thunb.)

干燥肉质鳞叶用作百合，收载于药典 1977—2015、内蒙古蒙药 1986、新疆药品 1980 二册、台湾 2004 和台湾 2013；干燥花用作百合花，收载于湖南药材 2009。

*《中国植物志》第 14 卷 152 页 -FOC。

麝香百合
Lilium longiflorum Thunb.

干燥肉质鳞叶用作百合，收载于贵州药材 1965。

山丹 *（细叶百合）
Lilium pumilum DC. (*Lilium tenuifolium* Fisch)

干燥肉质鳞叶或干燥鳞片用作百合，收载于药典 1963—2015、内蒙古蒙药 1986、新疆药品 1980 二册、贵州药材 1965、台湾 2004 和台湾 2013。

*《中国植物志》第 14 卷 147 页。

南川百合
Lilium rosthornii Diels

干燥肉质鳞叶用作山百合，收载于贵州药材 2003。

淡黄花百合
Lilium sulphureum Baker

干燥肉质鳞片用作山百合，收载于贵州药材 2003；用作百合 (药百合)，收载于贵州药材 1988；干燥果实用作百合马兜铃 (马兜铃)，收载于贵州药材 1988 和贵州药材 2003。

大百合 * (兜铃)
Cardiocrinum giganteum (Wall.) Makino*[*Cardiocrinum giganteum* (Wall.) Makino var. *yunnanense* (Elwes) Stearn]

干燥成熟种子用作云兜铃，收载于云南药品 1974 和云南药品 1996。

*《中国植物志》第 14 卷 158 页。

荞麦叶大百合 *
Cardiocrinum cathayanum (Wils.) Stearn

干燥成熟果实用作百合马兜铃 (马兜铃)，收载于贵州药材 1988**；用作百合马兜铃，收载于贵州药材 2003**。

*《中国植物志》第 14 卷 158 页。

** 上述标准称该植物为大百合。

火葱 * (细香葱)
Allium ascalonicum Linn. (*Allium cepa* var. *aggregatum* G. Don)

新鲜全株用作生葱，收载于贵州药材 2003；鳞茎用作细香葱，收载于广东药材 2011；新鲜全草用作鲜葱，收载于湖南药材 2009。

*《中国植物志》第 14 卷 258 页。

薤头 * (野薤、薤)
Allium chinense G. Don* (*Allium bakeri* Regel)

干燥鳞茎用作薤白，收载于药典 1963、药典 2000—2015、湖南药材 1993 和台湾 2013。

*《中国植物志》第 14 卷 259 页。

洋葱
Allium cepa Linn.

鳞茎用作洋葱头，收载于部标成方三册 1991 附录；新鲜鳞茎用作洋葱，收载于药典 2010 附录；干燥成熟种子用作洋葱子，收载于部标维药 1999 附录。

葱
Allium fistulosum Linn.

干燥成熟种子用作葱子，收载于部标中药材 1992 和山西药材 1987；新鲜全草用作鲜葱，收载于湖南药材 2009；全草或鳞茎用作葱头，收载于部标成方六册 1992 附录；全株用作葱，收载于山西药材 1987 附录。

分葱
Allium fistulosum Linn. var. *caespitosum* Makino

干燥或新鲜鳞茎用作葱白，收载于湖南药材 1993 和湖北药材 2009。

薤白 *（小根蒜）
Allium macrostemon Bge.

干燥鳞茎用作薤白，收载于药典 1963—2015、新疆药品 1980 二册和台湾 2013。

*《中国植物志》第 14 卷 265 页。

太白韭 *（野葱）
Allium prattii C. H. Wright

干燥全草或干燥鳞茎用作野葱，收载于部标维药 1999 和新疆维药 1993。

*《中国植物志》第 14 卷 207 页。

蒜（大蒜）
Allium sativum Linn.

鳞茎或干燥鳞茎用作大蒜，收载于药典 1977、药典 2010—2015、药典 1985 附录—2005 附录、部标蒙药 1998、藏药 1979、河南药材 1993、山东药材 1995、山东药材 2002、北京药材 1998、内蒙古蒙药 1986、贵州药材 2003 和广东药材 2011；干燥鳞茎煅烧成灰用作大蒜炭，收载于青海藏药 1992 附录和部标藏药 1995 附录；鳞茎用作陈大蒜，收载于上海药材 1994 附录；干燥花葶部分用作大蒜梗，收载于上海药材 1994 附录。

北葱 *（香葱）
Allium schoenoprasum Linn.

新鲜鳞茎用作葱白，收载于湖南药材 1993。

*《中国植物志》第 14 卷 253 页。

韭（韭菜）
Allium tuberosum Rott. ex Spreng.

新鲜或干燥根及根茎用作韭根，收载于贵州药品 1994 和贵州药材 2003；干燥成熟种子用作韭菜子，收载于药典 1963—2015、贵州药材 1965、贵州药材 1988、新疆药品 1980 二册、香港药材六册和台湾 2013；干燥全草用作韭菜，收载于广西壮药 2011 二卷。

海南龙血树（柬埔寨龙血树）
Dracaena cambodiana Pierre ex Gagn.

干燥叶用作龙血树叶，收载于云南傣药 2005 三册；干燥树脂用作血竭，收载于云南药品 1974 和云南药品 1996；用作龙血竭，收载于药典 2010 附录；含树脂的干燥木材用作海南血竭（海南龙血树），收载于海南药材 2011。

剑叶龙血树
Dracaena cochinchinensis (Lour) S. C. Chen.

树脂用作龙血竭，收载于贵州药材 2003 和广西壮药 2008；用作血竭，收载于部标进药 1986；含脂木材用作剑叶龙血树，收载于广西壮药 2008。

矮龙血树
Dracaena terniflora Roxb.

干燥根用作大剑叶木根，收载于云南傣药 2005 三册。

吉祥草
Reineckia carnea (Andrews) Kunth

干燥全草用作吉祥草，收载于部标成方十四册 1997 附录、广西药材 1990、湖北药材 2009、江西药材 1996、上海药材 1994 附录、四川药材 1979、云南药材 2005 一册和湖南药材 2009；用作玉带草，收载于云南药品 1996；用作吉祥草 (观音草)，收载于贵州药材 2003。

开口箭
Campylandra chinensis (Baker) M. N. Tamura，S. Yun Liang et Turland*[*Tupistra chinensis* (Baker) Tamura et al.]

干燥根茎用作老蛇莲，收载于广西壮药 2008；用作开口箭，收载于湖北药材 2009 和广西瑶药 2014 一卷；用作茨七 (刺七)，收载于四川药材 1987 增补；用作心不干，收载于云南彝药 2005 二册。

*《中国植物志》第 15 卷 012 页 -FOC。

筒花开口箭
Campylandra delavayi (Franch.) M. N. Tamura，S. Yun Liang et Turland (*Tupistra delavayi* Franch.)

干燥根状茎用作开口箭，收载于湖北药材 2009。

疏花开口箭
Tupistra sparsiflora S. C. Chen et Y. T. Ma

干燥根状茎用作开口箭，收载于湖北药材 2009。

万年青
Rohdea japonica (Thunb.) Roth

干燥根茎用作白河车 (万年青根)，收载于上海药材 1994 和江苏药材 1989；干燥根和根茎用作万年青，收载于山东药材 2012；干燥果实用作万年青子，收载于上海药材 1994。

蜘蛛抱蛋
Aspidistra elatior Blume.

干燥根茎用作蜘蛛抱蛋，收载于部标成方十五册 1998 附录；用作竹节伸筋，收载于湖南药材 1993 和湖南药材 2009。

长蕊万寿竹
Disporum bodinieri (Lévl. et Vnt.) Wang et Tang

根及根茎用作白龙须，收载于湖北药材 2009。

万寿竹
Disporum cantoniense (Lour.) Merr.

干燥根及根茎用作万寿竹，收载于云南彝药 2005 二册；用作百尾参，收载于贵州药材 2003；用作白龙须，收载于湖北药材 2009。

宝铎草
Disporum sessile (Thunb.) D. Don

根及根茎用作百尾参，收载于贵州药材 2003。

多花黄精 (囊丝黄精、长叶黄精)
Polygonatum cyrtonema Hua (*Polygonatum multiflorum* auct. non (Linn.) All；*Polygonatum multiflorum* Linn. var. *longifolium* Merr.)

干燥根茎用作黄精，收载于药典 1963—2015、广西壮药 2008、贵州 1965、新疆药品 1980 二册、藏药 1979、台湾 2004 和台湾 2013。

长梗黄精
Polygonatum filipes Merr.

干燥根茎用作黄精，收载于浙江炮规 2005。

卷叶黄精 (褐花黄精)
Polygonatum cirrhifolium (Wall.) Royle (*Polygonatum fuscus* Hua)

干燥根茎用作黄精，收载于甘肃药材 (试行) 1992、云南药品 1974、云南药品 1996 和贵州药材 1965；用作鸡头黄精，收载于甘肃药材 2009。

滇黄精
Polygonatum kingianum Coll. et Hemsl.

干燥根茎用作黄精，收载于药典 1977—2015、广西壮药 2008、云南药品 1974、云南药品 1996、新疆药品 1980 二册、台湾 2004 和台湾 2013。

玉竹 (萎蕤、欧玉竹)
Polygonatum odoratum (Mill.) Druce.* (*Polygonatum officinale* All.)

干燥根茎用作玉竹，收载于药典 1963—2015、内蒙古蒙药 1986、新疆药品 1980 二册和台湾 2013；干燥根茎用作萎蕤，收载于台湾 1985 二册；用作欧玉竹，收载于部标维药 1999 附录。

*《中国植物志》第 15 卷 61 页。

康定玉竹
Polygonatum prattii Baker

干燥根茎用作小玉竹，收载于贵州药材 1988、贵州药材 2003、四川药材 1984、四川药材 1987 和四川药材 2010。

紫花黄精 (新疆黄精)
Polygonatum roseum (Ldb.) Kunth

干燥根茎用作新疆玉竹，收载于新疆药品 1980 一册和新疆药品 1987。

黄精 (东北黄精、轮叶黄精)
Polygonatum sibiricum Delar. ex Redoute

干燥根茎用作黄精，收载于药典 1963—2015、广西壮药 2008、内蒙古蒙药 1986、新疆药品 1980 二册、藏药 1979、台湾 1985 二册 *、台湾 2004 和台湾 2013。

　　* 该标准称本种为卷叶黄精。

湖北黄精
Polygonatum zanlanscianense Pamp

　　干燥根茎用作甘肃白药子，收载于甘肃药材（试行）1992 和甘肃药材 2009；用作老虎姜，收载于宁夏药材 1993。

散斑竹根七 *（散斑肖万寿竹）
Disporopsis aspera (Hua) Engl. ex Krause

　　干燥根茎用作肖玉竹，收载于四川药材 1980。

　　*《中国植物志》第 15 卷 84 页。

竹根七
Disporopsis fuscopicta Hance

　　干燥根茎用作竹根七（大玉竹），收载于贵州药材 2003。

深裂竹根七（竹根肖万寿竹、竹根假万寿竹）
Disporopsis pernyi (Hua) Diels

　　干燥根茎用作肖玉竹，收载于四川药材 1980；用作玉竹，收载于贵州药材 1988；用作竹根七（大玉竹），收载于贵州药材 2003。

华重楼 *（七叶一枝花、海南重楼）
Paris polyphylla Simth var. *chinensis* (Franch.) Hara (*Paris chinensis* Franch.；*Paris hainanensis* Merr.)

　　干燥根茎用作重楼，收载于药典 1977—2015、海南药材 2011、贵州药材 2003 附录和云南药品 1974。

　　*《中国植物志》第 15 卷 92 页。

球药隔重楼
Paris fargesii Franch.

　　干燥根茎用作球药隔重楼，收载于四川藏药 2014。

宽叶重楼
Paris polyphylla Smith var. *latifolia* Wang et Chang [*Paris polyphylla* Smith var. *stenophylla* Franch. f. *latitolia* (Wang et Chang) H. Li]

　　干燥根茎用作灯台七（蚤休），收载于甘肃药材（试行）1996 和甘肃药材 2009。

狭叶重楼
Paris polyphylla Smith var. *stenophylla* Franch.

　　干燥根茎用作灯台七（蚤休），收载于甘肃药材（试行）1996 和甘肃药材 2009；用作重楼，收载于浙江药材 2000。

宽瓣重楼 [*]（云南重楼）
Paris polyphylla Smith var. *yunnanensis* (Franch.) Hand.-Mazz. (*Paris yunnanensis* Franch.)

干燥根茎用作重楼，收载药典 1990—2015 和贵州药材 2003 附录

[*]《中国植物志》第 15 卷 92 页。

黑籽重楼（小玉竹）
Paris thibetica Franch. (*Polygonatum delavayi* Hua)

干燥根茎用作黑籽重楼，收载于四川藏药 2014；干燥根茎用作小玉竹，收载于云南药品 1974 和云南药品 1996。

延龄草
Trillium tschonoskii Maxim.

根及根茎用作头顶一颗珠，收载于湖北药材 2009。

天门冬（天冬）
Asparagus cochinchinensis (Lour.) Merr.

干燥块根用作天冬，收载于药典 1977—2015 和内蒙古蒙药 1986；用作天门冬，收载于新疆药品 1980 二册、云南药品 1974、云南药品 1996、台湾 1985 二册、台湾 2004 和台湾 2013；用作天冬（天门冬），收载于药典 1963；用作天冬（天门冬），收载于贵州药材 1965。

羊齿天门冬
Asparagus filicinus Ham.ex D. Don

去皮干燥块根用作小百部，收载于云南药品 1974 和云南药品 1996。

短梗天门冬
Asparagus lycopodineus (Baker) Wang et Tang

干燥去皮块根用作山百部，收载于云南彝药 2005 二册。

密齿天门冬
Asparagus meioclados Lévl.

干燥块根用作小天冬，收载于四川药材 1980 和四川药材 2010；用作天冬（小天冬），收载于四川药材 1987。

石刁柏（芦笋）
Asparagus officinalis Linn.

干燥块根或新鲜或干燥嫩茎用作芦笋，收载于山东药材 1995、山东药材 2002 和山东药材 2012；新鲜嫩茎用作鲜芦笋，收载于四川药材 2010；干燥地下嫩茎用作石刁柏，收载于浙江药材 2000。

小天冬（小天门冬）
Asparagus pseudofilicinus Wang et Tang

干燥块根用作天门冬，收载于云南药品 1974 和云南药品 1996；用作小百部，收载于药典 1977 附录—2015 附录。

滇南天门冬
Asparagus subscandens F. T. Wang et S. C. Chen

干燥块根用作傣百部，收载于药典 2010 附录、药典 2015 附录和云南傣药 2005 三册。

阔叶山麦冬（短葶山冬麦）
Liriope muscari (Decne.) L. H. Bailey

干燥块根用作土麦冬，收载于湖南药材 2009；用作山麦冬，收载于药典 1995—2015、部标中药材 1992；用作麦冬，收载于湖南药材 1993。

山麦冬
Liriope spicata (Thunb.) Lour.

干燥块根用作土麦冬，收载于湖南药材 2009；用作麦冬，收载于湖南药材 1993。

湖北麦冬
Liriope spicata (Thunb.) Lour. var. *prolifera* Y. T. Ma

干燥块根用作麦冬（湖北麦冬），收载于河南药材 1991；用作山麦冬，收载于药典 1995—2015 和部标中药材 1992。

麦冬（沿阶草）
Ophiopogon japonicus (Linn. f.) Ker-Gawl.

干燥块根用作麦门冬，收载于药典 1963、新疆药品 1980 二册、台湾 1985 二册、台湾 2004 和台湾 2013；用作麦冬（麦门冬），收载于药典 1977—2015、内蒙古蒙药 1986、贵州药材 1965 和香港药材三册；干燥叶用作麦冬草，收载于上海药材 1994 附录。

粉条儿菜（肺筋草）
Aletris spicata (Thunb.) Franch.

干燥全草用作粉条儿菜，收载于药典 1977；用作肺筋草，收载于湖北药材 2009；用作肺筋草（粉条儿菜），收载于贵州药材 2003。

马兜铃叶菝葜
Smilax aristolochiaefolia Miller

干燥根用作欧菝葜根，收载于部标维药 1999；用作洋菝葜根，收载于新疆维药 1993。

菝葜
Smilax china Linn.

干燥根茎用作菝葜，收载于药典 2005—2015、部标成方五册 1992 附录、部标成方六册 1992 附录、部标维药 1999、河南药材 1993、江苏药材 1989、江西药材 1996、山东药材 1995、山东药材 2002、上海药材 1994、新疆维药 1993 和浙江药材 2000；用作草薢，收载于四川药材 1984、四川药材 1987；用作红土茯苓，收载于贵州药材 2003 和湖南药材 1993；用作土茯苓（红土茯苓），收载于贵州药材 1988；用作金刚刺，收载于广西药材 1990；用作金刚头，收载于部标成方八册 1993 附录。

长托菝葜
Smilax ferox Wall. ex Kunth

干燥根茎用作草薢，收载于四川药材 1984、四川药材 1987 和四川药材 2010。

土茯苓（光叶菝葜）
Smilax glabra Roxb.

干燥根茎用作土茯苓，收载于药典 1963—2015、广西壮药 2008、贵州药材 2003 附录、内蒙古蒙药 1986、新疆药品 1980 二册、香港药材四册、台湾 1985 一册、台湾 2004 和台湾 2013。

黑果菝葜
Smilax glauco-china Warb.

干燥根茎用作草薢，收载于四川药材 1984、四川药材 1987 和四川药材 2010。

黑叶菝葜
Smilax nigrescens Wang et Tang ex P. Y. Li

干燥根及根茎用作铁丝威灵仙，收载于甘肃药材（试行）1991 和甘肃药材 2009。

红果菝葜
Smilax polycolea Warb.

干燥根茎用作草薢，收载于四川药材 1984 和四川药材 1987。

牛尾菜
Smilax riparia A. DC.

干燥根及根茎用作大伸筋，收载于湖北药材 2009、湖南药材 1993 和湖南药材 2009；干燥根或干燥全草用作牛尾菜，收载于药典 2005 附录—2015 附录、部标成方十四册 1997 附录、广西药材 1990、广西药材 1996、广西壮药 2008 和江西药材 1996。

短梗菝葜
Smilax scobinicaulis C. H. Wright

干燥根及根茎用作铁丝威灵仙，收载于药典 2010 附录、药典 2015 附录、北京药材 1998、河南药材 1991 和内蒙古药材 1988；用作铁丝根（铁丝灵仙），收载于山西药材 1987；用作铁灵仙（威灵仙），收载于山东药材 2012。

华东菝葜
Smilax sieboldii Miq.

干燥根及根茎用作威灵仙（铁灵仙），收载于山东药材 1995 和山东药材 2002；用作铁丝威灵仙，收载于药典 2010 附录、药典 2015 附录、部标成方一册 1989 附录和内蒙古药材 1988。

鞘柄菝葜（翅柄菝葜）
Smilax stans Maxim.

干燥根及根茎用作铁丝威灵仙，收载于药典 2010 附录、药典 2015 附录、北京药材 1998、河南药材 1991、甘肃药材（试行）1991 和甘肃药材 2009；用作铁丝威灵仙（酒炙），收载于药典 2010 附录和药典 2015 附录；用作铁丝根（铁丝灵仙），收载于山西药材 1987。

华肖菝葜
Heterosmilax chinensis Wang

干燥根状茎用作九牛力，收载于部标成方八册 1993 附录和广西药材 1990；用作白土苓，收载于部标成方十四册 1997 附录和四川药材 2010；用作白土茯苓，收载于贵州药材 1988 和贵州药材 2003。

肖菝葜
Heterosmilax japonica Kunth

干燥根茎用作土茯苓，收载于湖南药材 1993；用作白土苓（土茯苓），收载于湖南药材 1993 和湖南药材 2009。

合丝肖菝葜
Heterosmilax gaudichaudiana (Kunth) Maxim. *[*Heterosmilax japonica* Kunth var. *gaudichaudiana* (Kunth) Wang et Tang]

干燥根状茎用作土太片，收载于广西药材 1990 和广西壮药 2011 二卷。

*《中国植物志》第 15 卷 244 页 -FOC。

短柱肖菝葜（云南肖菝葜）
Heterosmilax yunnanensis Gagnep.

干燥根茎或干燥块茎用作白土苓，收载于部标成方十四册 1997 附录、四川药材 1984、四川药材 1987 和四川药材 2010；用作土茯苓，收载于湖南药材 1993，用作白土苓（土茯苓），收载于湖南药材 2009；干燥根状茎用作土太片，收载于广西药材 1990；用作白土茯苓，收载于贵州药材 1988 和贵州药材 2003。

秋水仙
Colchicum autumnale Linn.

干燥成熟种子用作秋水仙子，收载于中华药典 1930；干燥鳞茎用作秋水仙，收载于部标维药 1999 和新疆维药 1993；干燥球茎用作秋水仙球茎，收载于中华药典 1930。

一五七、石蒜科 Amaryllidaceae

石蒜
Lycoris radiata (L'Her.) Herb.

干燥鳞茎用作老鸦蒜，收载于云南彝药Ⅲ 2005 六册。

仙茅
Curculigo orchioides Gaertn.

干燥根茎用作仙茅，收载于药典 1963—2000、贵州药材 1965、新疆药品 1980 二册、云南药品 1974、香港药材四册、台湾 1985 二册和台湾 2013。

一五八、蒟蒻薯科 Taccaceae

箭根薯
Tacca chantrieri Andre*[*Tacca esquirolii* (Lévl.) Rehd.]

干燥块茎或干燥根茎用作箭根薯，收载于药典 1977 附录—2015 附录和云南药材 2005 一册。

*《中国植物志》第 16 (1) 卷 45 页。

裂果薯 (蒟蒻薯)

Schizocapsa plantaginea Hance[*Tacca plantaginea* (Hance) Drenth]

干燥块茎用作水田七，收载于部标成方十七册 1998 附录、贵州药材 2003、湖南药材 2009、广西壮药 2011 二卷和广西瑶药 2014 一卷。

一五九、薯蓣科 Dioscoreaceae

参薯

Dioscorea alata Linn.

干燥圆柱形或圆锥形干燥根茎用作山药，收载于湖南药材 1993、湖南药材 2009、浙江药材 2000 和福建药材 2006；用作参薯，收载于江西药材 1996。

黄独

Dioscorea bulbifera Linn.

干燥块茎用作黄药子，收载于药典 1963、药典 2010 附录、药典 2015 附录、部标中药材 1992、广东药材 2011、贵州药材 1988、贵州药材 2003、江苏药材 1986 二、江苏药材 1989、四川药材 1984、四川药材 1987、内蒙古药材 1988 和新疆药品 1980 二册。

薯莨

Dioscorea cirrhosa Lour.

干燥块茎用作红药子 (薯莨)，收载于湖南药材 1993 和湖南药材 2009；用作薯莨，收载于药典 1997、贵州药材 2003、湖北药材 2009、云南药材 2005 七册和四川药材 2010；用作红孩儿 (薯莨)，收载于药典 1977 和上海药材 1994；用作薯莨 (朱砂莲)，收载于贵州药材 1988；用作薯莨 (金花果)，收载于云南药品 1974 和云南药品 1996。

叉蕊薯蓣

Dioscorea collettii Hook. f.

根茎用作黄山药，收载于贵州药材 2003。

粉背薯蓣 (粉萆薢、粉背叶薯蓣)

Dioscorea collettii Hook. f. var. *hypoglauca* (Palibin) Pei et C. T. Ting[*] (*Dioscorea hypoglauca* Palibin)

干燥根茎用作粉萆薢，收载于药典 1977—2015 和台湾 2013；根茎用作黄山药，收载于贵州药材 2003；用作萆薢，收载于新疆药品 1980 二册。

[*]《中国植物志》第 16 (1) 卷 72 页。

山薯

Dioscorea fordii Prain et Burkill

干燥根茎用作山药，收载于浙江药材 2000；用作广山药，收载于广东药材 2011。

福州薯蓣
Dioscorea futschauensis Uline

干燥根茎用作绵萆薢，收载于药典 1977—2015。

日本薯蓣 * (基隆山药)
Dioscorea japonica Thunb.[*Dioscorea japonica* Thunb. var. *pseudo-japonica* (Hay.) Yamam]

干燥根茎用作山药，收载于湖南药材 1993、台湾 2004 和台湾 2013。

*《中国植物志》第 16 (1) 卷 105 页。

穿龙薯蓣 (穿山龙薯蓣)
Dioscorea nipponica Mak.

干燥根茎用作穿山龙，收载于药典 1977、药典 2005—2015、药典 1985 附录—2000 附录、甘肃药材 (试行) 1995、河南药材 1991、山西药材 1987、山东药材 1995、山东药材 2002、宁夏药材 1993、内蒙古药材 1988 和香港药材七册；根茎提取物用作地奥心血康，收载于药典 2000。

黄山药
Dioscorea panthaica Prain et Burk.

干燥根茎用作黄山药，收载于药典 2010、药典 2015、药典 2000 附录、药典 2005 附录、贵州药材 1988 和贵州药材 2003；根茎提取物用作地奥心血康，收载于药典 2000。

褐苞薯蓣
Dioscorea persimilis Prain & Burkill

干燥块茎用作山药，收载于福建药材 2006、湖南药材 1993 和湖南药材 2009；用作广山药，收载于广西壮药 2008 和广东药材 2011；用作山药 (广山药)，收载于广西药材 1996。

薯蓣 * (山药、恒春薯蓣)
Dioscorea polystachya Turcz.* (*Dioscorea batatas* Decne.; *Dioscorea opposita* Thunb; *Dioscorea doryphora* Hance)

干燥块茎用作山药，收载于药典 1963—2015、新疆药品 1980 二册、台湾 1985 二册、台湾 2004 和台湾 2013。

*《中国植物志》第 16 (1) 卷 103 页 -FOC。

绵萆薢
Dioscorea spongiosa J. Q. Xi，M. Mizuno et W. L. Zhao (*Dioscorea septemloba* aunt.non Thunb.)

干燥根茎用作萆薢，收载于新疆药品 1980 二册；用作绵萆薢，收载于药典 1977—2015。

山萆薢
Dioscorea tokoro Makino

干燥根茎用作萆薢，收载于台湾 1985 一册。

盾叶薯蓣
Dioscorea zingiberensis C. H. Wright

干燥根茎用作盾叶薯蓣，收载于部标成方十七册 1998 附录、湖北药材 2009 和山东药材 2002。

一六〇、鸢尾科 Iridaceae

番红花
Crocus sativus Linn.

干燥柱头用作西红花，收载于药典 1977—2015、部标进药 1977、局标进药 2004、内蒙古蒙药 1986 和香港药材五册；用作番红花（泊夫蓝），收载于药典 1963、中华药典 1930 和台湾 2013。

红葱
Eleutherine plicata Herb.

干燥鳞茎用作小红蒜，收载于云南傣药 2005 三册。

射干
Belamcanda chinensis (Linn.) DC.

干燥根茎用作射干（栽培品），收载于药典 1963—2015、新疆药品 1980 二册、湖南药材 1993、贵州药材 1965、香港药材三册、台湾 1985 一册、台湾 2004 和台湾 2013；干燥叶用作射干叶，收载于云南傣药 2005 三册。

玉蝉花 *（马蔺）
Iris ensata Thunb.

干燥根用作马蔺根，收载于山东药材 1995 附录、山东药材 2002 附录；干燥成熟种子用作马蔺子，收载于山东药材 1995、山东药材 2002 和河南药材 1993；干燥花用作马蔺花，收载于山东药材 1995 和山东药材 2002。

*《中国植物志》第 16 (1) 卷 142 页。

喜盐鸢尾 *（喜碱鸢尾、碱地马蔺、硷地马蔺）
Iris halophila Pall.

干燥根茎用作鸢尾根，收载于部标维药 1999；干燥根茎用作马蔺根，收载于新疆药品 1980 一册和新疆药品 1987。

*《中国植物志》第 16 (1) 卷 167 页。

蝴蝶花
Iris japonica Thunb.

新鲜或半干燥带叶根茎用作铁扁担，收载于上海药材 1994。

白花马蔺 *（马蔺）
Iris lactea Pall.*[*Iris pallasii* Fisch. var. *chinensis* Fisch.；*Iris lactea* Pall. var. *chinensis* (Fisch.) Koidz.]

干燥花用作马蔺花，收载于北京药材 1998 附录、山西药材 1987、青海药品 1992、上海药材 1994 和山东药材 2012；干燥种子用作马蔺子，收载于部标藏药 1995、甘肃药材 2009、上海药材 1994、北京药材 1998、江苏药材 1986 二、江苏药材 1989、山西药材 1987、河南药材 1993、湖南药材 2009、内蒙古蒙药 1986 和新疆维药 1993。

*《中国植物志》第 16 (1) 卷 156 页 -FOC。

鸢尾
Iris tectorum Maxim.

干燥根茎用作川射干（鸢尾），收载于药典 2005—2015、四川药材 1984 和四川药材 1987；用作土知母（川射干），收载于贵州药品 1994 和贵州药材 2003；新鲜或半干燥带叶根茎用作铁扁担，收载于上海药材 1994。

一六一、芭蕉科 Musaceae

小果野蕉*（香蕉）
Musa acuminata Colla* (*Musa nana* Lour.)

未成熟果实用作香蕉，收载于福建药材 2006；干燥成熟果实的果皮用作香蕉皮，收载于江苏苏药管注 (2001) 282 号。

*《中国植物志》第 16 (2) 卷 9 页 -FOC。

芭蕉
Musa basjoo Sieb. et Zucc.

干燥根茎用作芭蕉根，收载于贵州药品 1994 和贵州药材 2003；干燥叶用作芭蕉叶，收载于药典 1977 附录。

大蕉
Musa sapientum Linn. (*Musa paradisiaca* auct. non Linn.)

干燥成熟果实的果皮用作香蕉皮，收载于江苏苏药管注 (2001) 282 号。

一六二、姜科 Zingiberaceae

广西姜花
Hedychium kwangsiense T. L. Wu et Senjen

干燥全株用作温姜，收载于部标成方八册 1993 附录和广西药材 1990。

短蕊姜花*
Hedychium venustum Wight*

根茎用作野姜，收载于药典 1977 附录—2015 附录。

* 该种《中国植物志》未收载。

山奈
Kaempferia galanga Linn.

干燥根茎用作山奈，收载于药典 1963—2015、内蒙古蒙药 1986、新疆药品 1980 二册、藏药 1979、台湾 1985 一册、台湾 2004 和台湾 2013。

土田七[*]（姜叶三七）
Stahlianthus involucratus (King ex Bak.) Craib

干燥根茎和块根用作三七姜，收载于广西药材 1990 和广西壮药 2011 二卷；干燥块茎用作土田七，收载于广东药材 2011。

*《中国植物志》第 16 (2) 卷 44 页。

郁金（毛郁金）
Curcuma aromatica Salisb.

干燥根茎用作莪术，收载于药典 1977、药典 1985 和新疆药品 1980 二册；用作黄莪术，收载于云南傣药 II 2005 五册；用作毛郁金，收载于贵州药材 2003；干燥块根用作郁金，收载于药典 1963—1985、新疆药品 1980 二册和台湾 1985 二册；根茎的干燥纵切片用作姜黄（片姜黄），收载于贵州药材 1988；根茎中的挥发油用作莪术油，收载于药典 1977 和青海药品 1992。

广西莪术
Curcuma kwangsiensis S. G. Lee et C. F. Liang

干燥根茎用作莪术，收载于药典 1977—2015、广西壮药 2008、贵州药材 2003 附录、新疆药品 1980 二册、香港药材二册、台湾 2004 和台湾 2013；干燥块根用作郁金，收载于药典 1977—2015、新疆药品 1980 二册、香港药材六册、台湾 2004 和台湾 2013。

姜黄
Curcuma longa Linn.

干燥块茎用作姜黄，收载于药典 1963—2015、贵州药材 2003 附录、内蒙古蒙药 1986、新疆药品 1980 二册、藏药 1979、香港药材四册、台湾 1985 二册、台湾 2004 和台湾 2013；干燥块根用作郁金，收载于药典 1963—2015 和香港药材六册。

莪术[*]（蓬莪术）
Curcuma phaeocaulis Val. (*Curcuma zedoaria* Rosc.)

干燥根茎用作莪术，收载于药典 1963—2015、广西壮药 2008、贵州药材 2003 附录、新疆药品 1980 二册、香港药材二册、台湾 1985 二册、台湾 2004 和台湾 2013；用作莪茂，收载于中华药典 1930；干燥块根用作郁金，收载于药典 1977—2015、广西壮药 2008、新疆药品 1980 二册、香港药材六册、台湾 2004 和台湾 2013。

*《中国植物志》第 16 (2) 卷 61 页 -FOC。

温郁金
Curcuma wenyujin Y. H. Chen et C. Ling

干燥根茎用作莪术（温莪术），收载于药典 1990—2015、广西壮药 2008、贵州药材 2003 附录、香港药材二册、台湾 2004 和台湾 2013；干燥块根用作郁金（温郁金），收载于药典 1990—2015、广西壮药 2008、香港药材六册、台湾 2004 和台湾 2013；干燥根茎或根茎的纵切片用作片姜黄，收载于药典 1990—2015、新疆药品 1980 二册和内蒙古药材 1988。

云南草蔻（小草蔻）
Alpinia blepharocalyx K. Schum.

干燥近成熟种子团用作草蔻（滇草豆蔻），收载于云南药品 1996；成熟果实去壳而得的干燥种子团用作小草蔻，收载于云南药品 1974 和云南药品 1996。

光叶云南草蔻
Alpinia blepharocalyx K. Schum. var. *glabrior* (Hand.-Mazz.) T. L. Wu

干燥近成熟种子团用作草蔻 (滇草豆蔻)，收载于云南药品 1996。

华山姜 (华良姜)
Alpinia chinensis (Retz.) Rosc.

干燥根和茎用作山姜，收载于广西瑶药 2014 一卷；干燥全草用作华山姜，收载于贵州药材 2003；用作华良姜，收载于贵州药品 1994。

红豆蔻 (大高良姜)
Alpinia galanga (Linn.) Willd.

干燥根茎用作大高良姜，收载于云南药品 1974 和云南药品 1996；用作大良姜，收载于广西药材 1990 和海南药材 2011；干燥成熟果实用作红豆蔻，收载于药典 1963—2015、新疆药品 1980 二册和云南药品 1974。

海南山姜 [*]
Alpinia hainanensis K.Schum

干燥成熟种子用作草豆蔻，收载于广西壮药 2011 二卷 [**]。

[*]《中国植物志》第 16 (2) 卷 83 页。

[**] 该标准称本种为草豆蔻。

山姜 (和山姜)
Alpinia japonica (Thunb.) Miq.

干燥根茎用作山姜，收载于药典 2015 附录、部标成方十册 1995 附录、广西瑶药 2014 一卷、湖南药材 2009 和湖北药材 2009；干燥成熟果实用作湘砂仁，收载于湖南药材 1993 和湖南药材 2009；干燥近成熟种子或干燥成熟种子团用作山姜子，收载于部标成方九册 1994 附录、部标成方十一册 1996 附录、广西壮药 2011 二卷和福建药材 2006。

草豆蔻
Alpinia katsumadai Hay.

干燥近成熟种子用作草豆蔻，收载于药典 1963—2015、新疆药品 1980 二册、香港药材六册和台湾 2013。

长柄山姜
Alpinia kwangsiensis T. L. Wu. et Senjen Chen

干燥根茎用作傣草豆蔻根，收载于云南傣药 2005 三册。

高良姜
Alpinia officinarum Hance

干燥根茎用作高良姜 (良姜)，收载于药典 1963—2015、贵州药材 2003 附录、内蒙古蒙药 1986、新疆药品 1980 二册、藏药 1979、中华药典 1930、台湾 2004 和台湾 2013。

益智
Alpinia oxyphylla Miq.

干燥成熟果实用作益智，收载于药典 1963—2015、内蒙古蒙药 1986、新疆药品 1980 二册、香港药材六册和台湾 2013；用作益智仁，收载于台湾 1985 一册。

宽唇山姜
Alpinia platychilus K. Schum.

干燥近成熟种子团用作草蔻 (滇草豆蔻)，收载于云南药品 1996。

花叶山姜 (箭杆风)
Alpinia pumila Hook. f.

新鲜或干燥叶用作箭杆风，收载于贵州药品 1994 和贵州药材 2003。

艳山姜
Alpinia zerumbet (Pers.) Burtt et Smith

新鲜或干燥成熟果实用作艳山姜，收载于贵州药材 2003；干燥果实用作土砂仁，收载于四川药材 1979。

爪哇白豆蔻
Amomum compactum Soland ex Maton (*Amomum cardamomun* auct.non Linn.)

干燥成熟果实用作豆蔻，收载于药典 1985—2015、部标进药 1986、局标进药 2004 和内蒙古蒙药 1986。

白豆蔻
Amomum kravanh Pierre ex Gagnep.* (*Amomum cardamomum* Linn.)

干燥果实或干燥成熟或近成熟果实用作豆蔻，收载于药典 1963、药典 1985—2015、部标进药 1977、部标进药 1986、局标进药 2004、内蒙古蒙药 1986、新疆药品 1980 二册、藏药 1979、中华药典 1930、台湾 1980、台湾 2004、台湾 2006 和台湾 2013；干燥种子用作白豆蔻，收载于台湾 1985 一册。

*《中国植物志》第 16 (2) 卷 116 页。

海南砂仁 (海南砂)
Amomum longiligulare T. L. Wu

干燥成熟果实用作砂仁，收载于新疆药品 1980 二册、台湾 2004 和台湾 2013；干燥带花的花序轴用作砂仁花，收载于上海药材 1994 附录。

九翅豆蔻
Amomum maximum Roxb.

干燥根茎用作九翅豆蔻根，收载于云南傣药 2005 三册。

草果 (红草果)
Amomum tsaoko Crevost et Lemarie (*Amomum hongtsaoko* C.F.Liang et D Fang)

干燥成熟果实或干燥果实用作草果，收载于药典 1963—2015、内蒙古蒙药 1986、新疆维药 1993、新疆药品 1980 二册、云南药品 1974、藏药 1979、香港药材五册和台湾 2013。

砂仁[*]（阳春砂、阳春砂仁）

Amomum villosum Lour.

干燥成熟果实或种子用作砂仁，收载于药典 1963—2015、新疆药品 1980 二册、台湾 2004 和台湾 2013；干燥带花的花序轴用作砂仁花，收载于上海药材 1994 附录；新鲜叶经蒸气蒸馏得到的挥发油用作砂仁叶油，收载于药典 1977。

* 《中国植物志》第 16 (2) 卷 125 页。

缩砂密（缩砂、绿壳砂）

Amomum villosum Lour. var. *xanthioides* (Wall. ex Bak.) T. L. Wu et Senjen (*Amomum xanthioides* Wall. ex Bak.)

干燥成熟果实或种子用作砂仁，收载于药典 1963、药典 1990—2015、部标进药 1977、台湾 1985 二册、台湾 2004 和台湾 2013；用作缩砂仁，收载于内蒙古药材 1988；干燥带花的花序轴用作砂仁花，收载于上海药材 1994 附录。

珊瑚姜

Zingiber corallinum Hance

新鲜或干燥根茎用作珊瑚姜，收载于药典 2015 附录和贵州药材 2003；干燥根茎用作紫色姜，收载于云南傣药 II 2005 五册。

姜

Zingiber officinale (Willd.) Rosc.

干燥根茎用作干姜，收载于药典 1963—2015、内蒙古蒙药 1986、新疆药品 1980 二册、藏药 1979、贵州药材 2003 附录、台湾 1985 一册和台湾 2013；新鲜根茎用作生姜，收载于药典 1963—2015 和新疆药品 1980 二册；干燥根茎外皮或根茎栓皮用作姜皮，收载于内蒙古药材 1988、山东药材 1995、山东药材 2002、山东药材 2012、上海药材 1994 和湖北药材 2009；根茎用作干姜片，收载于四川药材 1987 增补；干燥根茎用作姜，收载于药典 1953、药典 1963 和中华药典 1930；干燥栓皮用作生姜皮，收载于湖南药材 1993、湖南药材 2009、江苏药材 1986 一和江苏药材 1989；干姜经加工制成的流浸膏用作姜流浸膏，收载于药典 2005—2015。

紫色姜[*]

Zingiber purpureum Rosc.[*]

干燥根茎用作紫色姜，收载于云南药材 2005 一册和云南傣药 II 2005 五册。

* 该种《中国植物志》未收载，我国云南西双版纳有栽培。

闭鞘姜

Costus speciosus (Koen.) Smith

干燥根茎用作闭鞘姜，收载于云南傣药 II 2005 五册和海南药材 2011。

小豆蔻

Elettaria cardamomum White et Maton[*]

干燥成熟果实用作小豆蔻，收载于部标维药 1999；干燥种子用作豆蔻，收载于药典 1953。

* 该种《中国植物志》未收载，华南地区有分布。

茴香砂仁
Etlingera yunnanensis (T. L. Wu et S. J. Chen) R. M. Smith

干燥根茎用作茴香豆蔻根，收载于云南傣药Ⅱ 2005 五册。

一六三、美人蕉科 Cannaceae

美人蕉
Canna indica Linn.

干燥根茎用作美人蕉根，收载于浙江炮规 2005。

一六四、兰科 Orchidaceae

高斑叶兰
Goodyera procera (Ker-Gawl.) Hook.

干燥全草用作石丹凤，收载于四川药材 1979、四川药材 1987 和四川药材 2010。

斑叶兰 *（银线莲）
Goodyera schlechtendaliana Rchb. f.

干燥全草用作银线莲，收载于部标成方九册 1994 附录。
*《中国植物志》第 17 卷 133 页。

金线兰 *（花叶开唇兰）
Anoectochilus roxburghii (Wall.) Lindl.

新鲜或干燥全草用作金线莲，收载于福建药材 1995 和福建药材 2006。
*《中国植物志》第 17 卷 220 页。

绶草（盘龙参）
Spiranthes sinensis (Pers.) Ames[*Spiranthes australis* (R. Brown.) Lindl.；*Spiranthes lancea* (Thunb.) Baches.]

干燥全草或干燥带根全草用作盘龙参，收载于湖北药材 2009、贵州药品 1994、广西壮药 2008、贵州药材 2003 和云南彝药Ⅲ 2005 六册。

绿花舌唇兰
Orchis chlorantha Gust.

干燥块茎用作中亚白及，收载于部标维药 1999。

雄红门兰
Orchis mascula Linn.

干燥块茎用作中亚白及，收载于部标维药 1999。

斑叶红门兰
Orchis maculata Linn.[*]

干燥块茎用作中亚白及，收载于部标维药 1999。

*《中国植物志》第 17 卷 273 页记载：该种在我国无分布，与紫斑红门兰 *Orchis fuchsii* Druce 颇相似。

盔红门兰
Orchis morio Linn.

干燥块茎用作中亚白及，收载于部标维药 1999。

小花蜻蜓兰
Tulotis ussuriensis (Regal et Maack) Hara

干燥全草用作虎头焦，收载于浙江炮规 2005。

裂瓣角盘兰[*]（阿拉善角盘兰）
Herminium alaschanicum Maxim.

干燥块根用作阿拉善角盘兰，收载于青海药品 1976。

*《中国植物志》第 17 卷 350 页。

手参（手掌参、手参兰）
Gymnadenia conopsea (L.) R. Br.

干燥块根或干燥块茎用作手参，收载于药典 1977、部标藏药 1995、甘肃药材 2009、湖北药材 2009、四川药材 1987、内蒙古蒙药 1986、山西药材 1987 和云南药品 1974；用作手掌参，收载于青海藏药 1992、黑龙江药材 2001 和藏药 1979；干燥块茎用作佛手参，收载于北京药材 1998。

西南手参
Gymnadenia orchidis Lindl.

干燥块茎用作手参，收载于四川药材 1987；用作西南手参，收载于四川药材 2010。

香荚[*]
Vanilla planifolia Andrews[*]

荚果中提取香荚素，收载于中华药典 1930。

*该种《中国植物志》未收载，主产于美洲，如墨西哥等国。

毛唇芋兰
Nervilia fordii (Hance.) Schltr.

干燥地上部分用作青天葵，收载于广西壮药 2011 二卷。

毛叶芋兰[*]
Nervilia plicata (Andr.) Schltr.

干燥全草用作青天葵，收载于广东药材 2004 和海南药材 2011^{**}。

*《中国植物志》第 18 卷 27 页。

**该标准称本种为毛唇芋兰。

天麻
Gastrodia elata Bl.

干燥块茎或干燥根茎用作天麻，收载于药典 1963—2015、新疆药品 1980 二册、贵州药材 1965、甘肃药材（试行）1996、湖南药材 1993、云南药品 1974、香港药材三册、台湾 1985 二册、台湾 2004 和台湾 2013。

黄花白芨（黄花白及）
Bletilla ochracea Schltr.

干燥块茎用作白芨，收载于四川药材 1979 和四川药材 1987；用作白及，收载于贵州药材 1988；用作小白及，收载于甘肃药材（试行）1996 和甘肃药材 2009；用作黔白及，收载于贵州药材 2003；用作黄花白及，收载于四川药材 2010。

白芨（白及）
Bletilla striata (Thunb. ex A. Murray) Rchb. f.

干燥肉质块茎或干燥块根用作白芨，收载于新疆药品 1980 二册、云南药品 1974 和台湾 1985 二册；干燥块茎用作白及，收载于药典 1963—2015、内蒙古蒙药 1986、新疆维药 1993、贵州药材 1965、台湾 2004 和台湾 2013。

见血清 *（脉羊耳兰）
Liparis nervosa (Thunb.ex A.Murray) .Lindl.

干燥全草用作见血清，收载于四川药材 2010；用作虎头蕉，收载于浙江炮规 2005。

*《中国植物志》第 18 卷 71 页。

杜鹃兰（毛慈姑）
Cremastra appendiculata (D. Don) Makino [*Cremastra variabilis* (Bl.) Nakai]

干燥假鳞茎或干燥假球茎用作山慈姑（毛慈姑），收载于药典 1990—2015、药典 1985 附录、内蒙古药材 1988、山西药材 1987 附录和新疆药品 1980 二册；干燥假鳞茎或经加工后的干燥块茎用作毛慈姑，收载于四川药材 1979、四川药材 1987、贵州药材 1965 和贵州药材 1988。

建兰
Cymbidium ensifolium (Linn.) Sw.

新鲜叶片用作建兰叶，收载于上海药材 1994 附录。

三褶虾脊兰
Calanthe triplicata (Willemet) Ames

干燥全株用作万筋藤，收载于部标成方八册 1993 附录和广西药材 1990。

竹叶兰
Arundina graminifolia (D. Don) Hochr.* (*Arundina chinensis* Bl.)

干燥地下球茎用作竹叶兰，收载于云南药品 1974 和云南药品 1996；干燥全草用作百样解，收载于云南傣药 2005 三册。

*《中国植物志》第 18 卷 334 页。

独蒜兰
Pleione bulbocodioides (Franch.) Rolfe

干燥假鳞茎用作毛慈姑，收载于贵州药材 1988；用作山慈菇（冰球子），收载于药典 1990—2015。

云南独蒜兰
Pleione yunnanensis Rolfe

干燥假鳞茎用作毛慈姑，收载于贵州药材 1988；用作山慈菇（冰球子），收载于药典 1990—2015。

细叶石仙桃
Pholidota cantonensis Rolfe

干燥根状茎和假鳞茎用作果上叶（小瓜石斛），收载于贵州药材 1988 和贵州药材 2003；干燥全草用作石仙桃，收载于上海药材 1994。

石仙桃
Pholidota chinensis Lindl.

干燥假鳞茎用作石上仙桃，收载于云南彝药 II 2005 四册；新鲜或干燥全草用作石仙桃，收载于部标成方九册 1994 附录、福建药材 2006、海南药材 2011、广东药材 2004 和上海药材 1994。

云南石仙桃
Pholidota yunnanensis Rolfe

干燥根状茎和假鳞茎或干燥全草用作果上叶（小瓜石斛），收载于广西药材 1990、湖北药材 2009、贵州药材 1988 和贵州药材 2003。

钩状石斛
Dendrobium aduncum Wall. ex Lindl.

新鲜或干燥茎用作贵州石斛（黄草），收载于贵州药材 2003。

叠鞘石斛（迭鞘石斛）
Dendrobium aurantiacum Rchb. f. var. *denneanum* (Kerr) Z. H. Tsi (*Dendrobium chryseum* auct.non Rofle；*Dendrobinm denneanum* Kerr.)

新鲜或干燥茎和根用作石斛，收载于江苏苏卫药 (1998) 13 号和江苏苏药监注 (2003) 519 号；栽培品的新鲜或干燥茎用作迭鞘石斛，收载于四川药材 2010。

短棒石斛
Dendrobium capillipes Rchb. f.

新鲜或干燥茎和根用作石斛，收载于江苏苏药监注 (2003) 519 号；用作短棒石斛，收载于江苏苏卫药 (1998) 13 号。

束花石斛 *（黄草石斛）
Dendrobium chrysanthum Lindl.

新鲜或干燥茎用作石斛，收载于药典 1977—2000、内蒙古蒙药 1986、新疆药品 1980 二册、台湾 2004 和台湾 2013。

*《中国植物志》第 19 卷 96 页。

鼓槌石斛
Dendrobium chrysotoxum Lindl.

新鲜或干燥茎和根或栽培品的新鲜或干燥茎用作石斛，收载于药典 2010 和药典 2015。

密花石斛
Dendrobium densiflorum Lindl.

新鲜或干燥茎和根用作密花石斛，收载于江苏苏卫药 (1998) 13 号。

齿瓣石斛
Dendrobium devonianum Paxt.

新鲜或干燥茎用作石斛，收载于浙江炮规 2005；干燥茎用作齿瓣石斛，收载于云南药材 2005 七册。

流苏石斛 *（马鞭石斛）
Dendrobium fimbriatum Hook. (*Dendrobium fimbriatum* Hook. var. *oculatum* Hook.)

新鲜或干燥茎用作石斛，收载于药典 1963—2015、新疆药品 1980 二册、内蒙古蒙药 1986、贵州药材 1988、台湾 2004 和台湾 2013。

*药典 1963 称该植物为石斛。

杯鞘石斛
Dendrobium gratiosissimum Rchb. f.

新鲜或干燥茎用作石斛，收载于浙江炮规 2005。

细叶石斛
Dendrobium hancockii Rolfe

新鲜或干燥茎用作贵州石斛（黄草），收载于贵州药材 2003。

重唇石斛
Dendrobium hercoglossum Rchb. f.

新鲜或干燥茎用作贵州石斛（黄草），收载于贵州药材 2003。

美花石斛 *（粉花石斛、环草石斛）
Dendrobium loddigesii Rolfe

新鲜或干燥茎用作石斛，收载于药典 1977—2000、新疆药品 1980 二册、内蒙古蒙药 1986、台湾 2004 和台湾 2013。

*《中国植物志》第 19 卷 104 页。

罗河石斛
Dendrobium lohohense T.Tang et F.T.Wang

新鲜或干燥茎用作贵州石斛（黄草），收载于贵州药材 2003。

石斛（金钗石斛）
Dendrobium nobile Lindl.

新鲜或干燥茎用作石斛，收载于药典 1977—2015、新疆药品 1980 二册、内蒙古蒙药 1986、台湾 2004 和台湾 2013；干燥茎用作霍山石斛，收载于台湾 1985 一册。

铁皮石斛（黑节草）

Dendrobium officinale Kimura ex Migo (*Dendrobium candidum* auct. non Lindl.)

新鲜或干燥茎用作石斛，收载于药典 1977—2005、内蒙古蒙药 1986、新疆药品 1980 二册、台湾 2004 和台湾 2013；干燥茎用作铁皮石斛，收载于药典 2010、药典 2015 和香港第七册；带根鲜茎用作黑节草，收载于云南药品 1974 和云南药品 1996；干燥茎用作霍山石斛，收载于台湾 1985 一册[*]。

* 该标准称本种为霍山石斛。

球花石斛

Dendrobium thyrsiflorum Rchb. f.

新鲜或干燥茎和根用作石斛，收载于江苏苏药监注 (2003) 519 号。

戟叶金石斛

Ephemerantha lonchophylla (Hook. f.) P.F. Hunt et Summerh.

干燥茎和假鳞茎用作有瓜石斛，收载于广西药材 1990。

流苏金石斛

Flickingeria fimbriata (Bl.) Hawkes (*Ephemerantha fimbriata* (Bl.) Hunt et Summerh.)

干燥茎及假鳞茎用作金石斛（响铃草），收载于贵州药材 1988[*]；带假鳞茎的干燥全草用作有瓜石斛，收载于广东药材 2004 和海南药材 2011。

* 该标准称本种为戟叶金石斛。

绿脊金石斛

Flickingeria tricarinata Z. H. Tsi et S. C. Chen var. *viridilamella* Z. H. Tsi et S. C. Chen

干燥茎及假鳞茎用作金石斛（响铃草），收载于贵州药材 2003。

广东石豆兰

Bulbophyllum kwangtungense Schltr.

新鲜或干燥全草用作石豆兰，收载于浙江炮规 2005。

滇南石豆兰

Bulbophyllum psittacoglossum Rehb. f.

干燥假鳞茎及根状茎用作小绿及，收载于云南药材 2005 七册。

伏生石豆兰[*]（小绿芨）

Bulbophyllum reptans (Lindl.) Lindl.

假鳞茎用作小绿芨，收载于云南药品 1974 和云南药品 1996。

*《中国植物志》第 19 卷 206 页。

参考书籍

巴哈尔古丽·黄尔汗, 徐新 . 2012. 哈萨克药志·第二卷 . 北京 : 中国医药科技出版社

陈邦杰 . 1963. 中国藓类植物属志·上册 . 北京 : 科学出版社

陈邦杰 . 1978. 中国藓类植物属志·下册 . 北京 : 科学出版社

陈德昭 . 1988. 中国植物志·第三十九卷 . 北京 : 科学出版社

陈封怀, 胡启明 . 1989. 中国植物志·第五十九卷 (第一分册). 北京 : 科学出版社

陈焕镛, 黄成就 . 1998. 中国植物志·第二十二卷 . 北京 : 科学出版社

陈家瑞 . 2000. 中国植物志·第五十三卷 (第二分册). 北京 : 科学出版社

陈介 . 1984. 中国植物志·第五十三卷 (第一分册). 北京 : 科学出版社

陈守良 . 1990. 中国植物志·第十卷 (第一分册). 北京 : 科学出版社

陈守良 . 1997. 中国植物志·第十卷 (第二分册). 北京 : 科学出版社

陈书坤 . 1997. 中国植物志·第四十三卷 (第三分册). 北京 : 科学出版社

陈书坤 . 1999. 中国植物志·第四十五卷 (第二分册). 北京 : 科学出版社

陈伟球 . 1999. 中国植物志·第七十一卷 (第二分册). 北京 : 科学出版社

陈心启 . 1999. 中国植物志·第十八卷 . 北京 : 科学出版社

陈艺林, 石铸 . 1999. 中国植物志·第七十八卷 (第二分册). 北京 : 科学出版社

陈艺林 . 1982. 中国植物志·第四十八卷 (第一分册). 北京 : 科学出版社

陈艺林 . 1999. 中国植物志·第七十七卷 (第一分册). 北京 : 科学出版社

陈艺林 . 2001. 中国植物志·第四十七卷 (第二分册). 北京 : 科学出版社

陈艺林 . 2014. 中国药用植物志·第十卷 . 北京 : 北京大学医学出版社

诚静容, 黄普华 . 1999. 中国植物志·第四十五卷 (第三分册). 北京 : 科学出版社

程用谦 . 1982. 中国植物志·第二十卷 (第一分册). 北京 : 科学出版社

程用谦 . 1996. 中国植物志·第七十九卷 . 北京 : 科学出版社

崔鸿宾 . 1998. 中国植物志·第四十二卷 (第二分册). 北京 : 科学出版社

戴芳澜 . 1979. 中国真菌总汇 . 北京 : 科学出版社

戴伦凯 . 2013. 中国药用植物志·第十二卷 . 北京 : 北京大学医学出版社

单人骅, 佘孟兰 . 1979. 中国植物志·第五十五卷 (第一分册). 北京 : 科学出版社

单人骅, 佘孟兰 . 1985. 中国植物志·第五十五卷 (第二分册). 北京 : 科学出版社

单人骅, 佘孟兰 . 1992. 中国植物志·第五十五卷 (第三分册). 北京 : 科学出版社

邓叔群 . 1963. 中国的真菌 . 北京 : 科学出版社

方瑞征 . 1991. 中国植物志·第五十七卷 (第三分册). 北京 : 科学出版社

方瑞征 . 1999. 中国植物志·第五十七卷 (第一分册). 北京 : 科学出版社

方文培, 胡文光 . 1990. 中国植物志·第五十六卷 . 北京 : 科学出版社

方文培, 张泽荣 . 1983. 中国植物志·第五十二卷 (第二分册). 北京 : 科学出版社

方文培 . 1981. 中国植物志·第四十六卷 . 北京 : 科学出版社

冯国楣 . 1984. 中国植物志·第四十九卷（第二分册）. 北京：科学出版社

傅坤俊 . 1993. 中国植物志·第四十二卷（第一分册）. 北京：科学出版社

傅书遐，傅坤俊 . 1984. 中国植物志·第三十四卷（第一分册）. 北京：科学出版社

耿伯介，王正平 . 1996. 中国植物志·第九卷（第一分册）. 北京：科学出版社

谷粹芝 . 1999. 中国植物志·第五十二卷（第一分册）. 北京：科学出版社

关克俭，肖培根，潘开玉 . 1979. 中国植物志·第二十七卷 . 北京：科学出版社

郭本兆 . 1987. 中国植物志·第九卷（第三分册）. 北京：科学出版社

杭金欣，孙建璋 . 1983. 浙江海藻原色图谱 . 杭州：浙江科学技术出版社

何景，曾沧江 . 1978. 中国植物志·第五十四卷 . 北京：科学出版社

何延农 . 1988. 中国植物志·第六十二卷 . 北京：科学出版社

洪德元 . 1983. 中国植物志·第七十三卷（第二分册）. 北京：科学出版社

胡嘉琪 . 2002. 中国植物志·第七十卷 . 北京：科学出版社

胡琳贞，方明渊 . 1994. 中国植物志·第五十七卷（第二分册）. 北京：科学出版社

黄成就 . 1997. 中国植物志·第四十三卷（第二分册）. 北京：科学出版社

黄宗国，林茂 . 2012. 中国海洋生物图集·第二册 . 北京：海洋出版社

黄宗国 . 2008. 中国海洋生物种类与分布（增订版）. 北京：海洋出版社

吉占和 . 1999. 中国植物志·第十九卷 . 北京：科学出版社

江纪武 . 2015. 世界药用植物速查辞典 . 北京：中国医药科技出版社

蒋英，李秉滔 . 1977. 中国植物志·第六十三卷 . 北京：科学出版社

蒋英，李秉滔 . 1979. 中国植物志·第三十卷（第二分册）. 北京：科学出版社

金效华，杨永 . 2015. 中国生物物种名录·第一卷植物种子植物（Ⅰ）. 北京：科学出版社

孔宪武，简焯坡 . 1979. 中国植物志·第二十五卷（第二分册）. 北京：科学出版社

孔宪武，王文采 . 1989. 中国植物志·第六十四卷（第二分册）. 北京：科学出版社

匡可任，李沛琼 . 1979. 中国植物志·第二十一卷 . 北京：科学出版社

匡可任，路安民 . 1978. 中国植物志·第六十七卷（第一分册）. 北京：科学出版社

朗楷永 . 1999. 中国植物志·第十七卷 . 北京：科学出版社

黎跃成 . 2001. 药材标准品种大全 . 成都：四川科学技术出版社

李安仁 . 1998. 中国植物志·第二十五卷（第一分册）. 北京：科学出版社

李秉滔 . 1994. 中国植物志·第四十四卷（第一分册）. 北京：科学出版社

李朝銮 . 1998. 中国植物志·第四十八卷（第二分册）. 北京：科学出版社

李树刚 . 1987. 中国植物志·第六十卷（第一分册）. 北京：科学出版社

李树刚 . 1995. 中国植物志·第四十一卷 . 北京：科学出版社

李锡文 . 1982. 中国植物志·第三十一卷 . 北京：科学出版社

李锡文 . 1990. 中国植物志·第五十卷（第二分册）. 北京：科学出版社

梁宗琦 . 2007. 中国真菌志·第三十二卷（虫草属）. 北京：科学出版社

林镕，陈艺林 . 1985. 中国植物志·第七十四卷 . 北京：科学出版社

林镕，林有润 . 1991. 中国植物志·第七十六卷（第二分册）. 北京：科学出版社

林镕，刘尚武 . 1989. 中国植物志·第七十七卷（第二分册）. 北京：科学出版社

林镕，石铸 . 1983. 中国植物志·第七十六卷（第一分册）. 北京：科学出版社

林镕，石铸 . 1987. 中国植物志·第七十八卷（第一分册）. 北京：科学出版社

林镕，石铸 . 1997. 中国植物志·第八十卷（第一分册）. 北京：科学出版社

林镕 . 1979. 中国植物志·第七十五卷 . 北京：科学出版社

林瑞超 . 2011. 中国药材标准名录 . 北京 : 科学出版社

林尤兴 . 2000. 中国植物志·第六卷 (第二分册). 北京 : 科学出版社

林有润 , 葛学军 . 1999. 中国植物志·第八十卷 (第二分册). 北京 : 科学出版社

刘波 . 1992. 中国真菌志·第二卷 (银耳目和花耳目). 北京 : 科学出版社

刘亮 . 2002. 中国植物志·第九卷 (第二分册). 北京 : 科学出版社

刘玉壶 , 罗献瑞 . 1985. 中国植物志·第四十七卷 (第一分册). 北京 : 科学出版社

刘玉壶 . 1996. 中国植物志·第三十卷 (第一分册). 北京 : 科学出版社

陆玲娣 , 黄淑美 . 1995. 中国植物志·第三十五卷 (第一分册). 北京 : 科学出版社

陆玲娣 . 2015. 中国药用植物志·第四卷 . 北京 : 北京大学医学出版社

路安民 , 陈收坤 . 1986. 中国植物志·第七十三卷 (第一分册). 北京 : 科学出版社

罗献瑞 . 1999. 中国植物志·第七十一卷 (第一分册). 北京 : 科学出版社

马金双 . 1997. 中国植物志·第四十四卷 (第三分册). 北京 : 科学出版社

卯晓岚 . 2009. 中国蕈菌 . 北京 : 科学出版社

潘锦堂 . 1992. 中国植物志·第三十四卷 (第二分册). 北京 : 科学出版社

裴鉴 , 陈守良 . 1982. 中国植物志·第六十五卷 (第一分册). 北京 : 科学出版社

裴鉴 , 丁志遵 . 1985. 中国植物志·第十六卷 (第一分册). 北京 : 科学出版社

裴鑑 , 单人骅 , 周太炎 , 等 . 1959. 江苏南部种子植物手册 . 北京 : 科学出版社

裴盛基 , 陈三阳 . 1991. 中国植物志·第十三卷 (第一分册). 北京 : 科学出版社

齐祖同 . 1997. 中国真菌志·第五卷 (曲霉属及其相关有性型). 北京 : 科学出版社

钱崇澍 , 陈焕镛 . 1961. 中国植物志·第十一卷 . 北京 : 科学出版社

钱崇澍 , 陈焕镛 . 1963. 中国植物志·第六十八卷 . 北京 : 科学出版社

钱崇澍 . 陈焕镛 . 1959. 中国植物志·第二卷 . 北京 : 科学出版社

秦仁昌 , 刑公侠 . 1990. 中国植物志·第三卷 (第一分册). 北京 : 科学出版社

丘华兴 , 林有润 . 1988. 中国植物志·第二十四卷 . 北京 : 科学出版社

丘华兴 . 1996. 中国植物志·第四十四卷 (第二分册). 北京 : 科学出版社

孙祥钟 . 1992. 中国植物志·第八卷 . 北京 : 科学出版社

唐昌林 . 1996. 中国植物志·第二十六卷 . 北京 : 科学出版社

汪发缵 , 唐进 . 1978. 中国植物志·第十五卷 . 北京 : 科学出版社

汪发缵 , 唐进 . 1980. 中国植物志·第十四卷 . 北京 : 科学出版社

王庆瑞 . 1991. 中国植物志·第五十一卷 . 北京 : 科学出版社

王文采 , 陈家瑞 . 1995. 中国植物志·第二十三卷 (第二分册). 北京 : 科学出版社

王文采 . 1980. 中国植物志·第二十八卷 . 北京 : 科学出版社

王文采 . 1990. 中国植物志·第六十九卷 . 北京 : 科学出版社

王战 , 方振富 . 1984. 中国植物志·第二十卷 (第二分册). 北京 : 科学出版社

韦直 . 1994. 中国植物志·第四十卷 . 北京 : 科学出版社

吴德邻 . 1981. 中国植物志·第十六卷 (第二分册). 北京 : 科学出版社

吴国芳 . 1997. 中国植物志·第十三卷 (第三分册). 北京 : 科学出版社

吴容芬 , 黄淑美 . 1987. 中国植物志·第六十卷 (第二分册). 北京 : 科学出版社

吴兆洪 . 1999. 中国植物志·第四卷 (第二分册). 北京 : 科学出版社

吴征镒 , 李恒 . 1979. 中国植物志·第十三卷 (第二分册). 北京 : 科学出版社

吴征镒 , 李锡文 . 1977. 中国植物志·第六十六卷 . 北京 : 科学出版社

吴征镒 , 李锡文 . 1977. 中国植物志·第六十五卷 (第二分册). 北京 : 科学出版社

吴征镒 . 1979. 中国植物志·第六十四卷 (第一分册). 北京 : 科学出版社

吴征镒 . 1999. 中国植物志·第三十二卷 . 北京 : 科学出版社

夏邦美 . 1999. 中海海藻志·第二卷第五册 (红藻门伊谷藻目、杉藻目等). 北京 : 科学出版社

徐炳声 . 1988. 中国植物志·第七十二卷 . 北京 : 科学出版社

徐朗然 , 黄成就 . 1998. 中国植物志·第四十三卷 (第一分册). 北京 : 科学出版社

徐新 , 巴哈尔古丽·黄尔汗 . 2009. 哈萨克药志·第一卷 . 北京 : 民族出版社

应俊生 . 2001. 中国植物志·第二十九卷 . 北京 : 科学出版社

俞德浚 . 1974. 中国植物志·第三十六卷 . 北京 : 科学出版社

俞德浚 . 1985. 中国植物志·第三十七卷 . 北京 : 科学出版社

俞德浚 . 1986. 中国植物志·第三十八卷 . 北京 : 科学出版社

曾呈奎 , 张德瑞 , 张峻甫 . 1962. 中国经济海藻志 . 北京 : 科学出版社

曾呈奎 . 2000. 中国海藻志·第三卷第二册 (褐藻门墨角藻目). 北京 : 科学出版社

张宏达 . 1979. 中国植物志·第三十五卷 (第二分册). 北京 : 科学出版社

张宏达 . 1998. 中国植物志·第四十九卷 (第三分册). 北京 : 科学出版社

张美珍 , 邱莲卿 . 1992. 中国植物志·第六十一卷 . 北京 : 科学出版社

张树仁 , 马其云 , 李奕 , 等 . 2006. 中国植物志·中名和拉丁名总索引 . 北京 : 科学出版社

张树仁 . 2014. 中国药用植物志·第十一卷 . 北京 : 北京大学医学出版社

张宪春 . 2004. 中国植物志·第六卷 (第三分册). 北京 : 科学出版社

张秀实 , 吴征镒 . 1998. 中国植物志·第二十三卷 (第一分册). 北京 : 科学出版社

赵继鼎 . 1998. 中国真菌志·第三卷 (多孔菌科). 北京 : 科学出版社

郑宝福 . 2009. 中国海藻志·第二卷第一册 (红藻门紫球藻目、红盾藻目等). 北京 : 科学出版社

郑勉 , 闵天禄 . 1980. 中国植物志·第四十五卷 (第一分册). 北京 : 科学出版社

郑万钧 , 傅立国 . 1976. 中国植物志·第七卷 . 北京 : 科学出版社

中国科学院神农架真菌地衣考察队 . 1989. 神农架真菌与地衣 . 北京 : 世界图书出版公司

钟补求 , 杨汉碧 . 1979. 中国植物志·第六十七卷 (第二分册). 北京 : 科学出版社

周太炎 . 1987. 中国植物志·第三十三卷 . 北京 : 科学出版社

朱家柟 , 陆玲娣 , 陈艺林 , 等 . 2001. 拉汉英种子植物名称 (第 2 版). 北京 : 科学出版社

朱维明 . 1999. 中国植物志·第三卷 (第二分册). 北京 : 科学出版社

朱兆云 . 2010. 云南天然药物图谱·第六卷 . 昆明 : 云南科技出版社

庄文颖 . 2004. 中国真菌志·第二十一卷 (晶杯菌科、肉杯菌科、肉盘菌科). 北京 : 科学出版社

Flora of China 编委会 .1989-2013.Flora of China.Vol.1-Vol.25. 科学出版社 , 密苏里植物园出版社

中文名索引

拉丁名索引

C

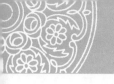